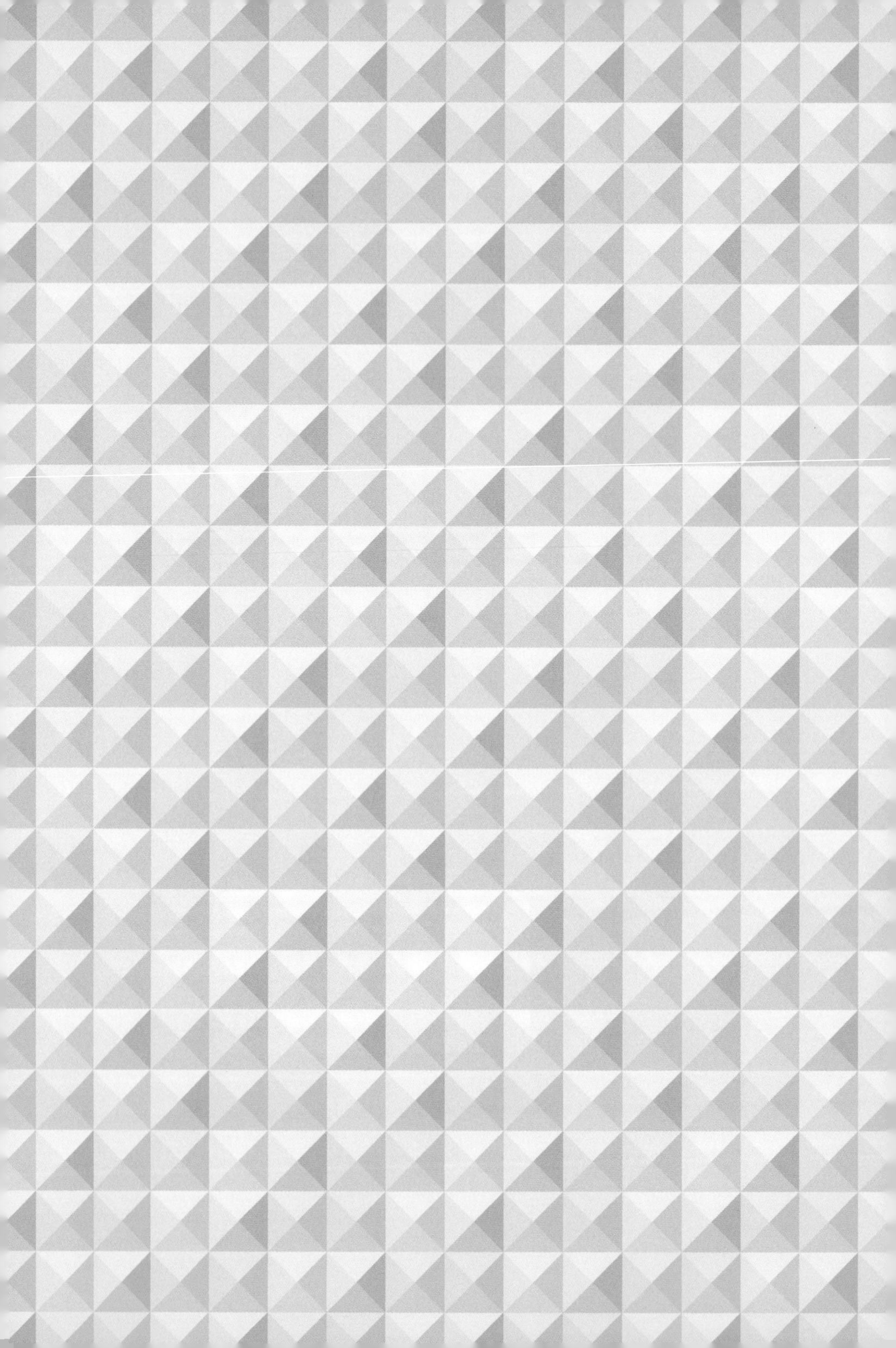

The Big Back Book

Tips and Tricks for Therapists

Jane Johnson, MSc

Copyright© of the original English language edition 2017
by Georg Thieme Verlag KG,
Stuttgart, Germany.
Original title:
The Big Back Book by Jane Johnson
Back cover and section opener images: Reproduced with
permission from Gilroy & MacPherson, Atlas of Anatomy, 3rd edition,
© 2016, Thieme Publishers, New York, New York.

Illustrators: Markus Voll and Karl Wesker.

To all of the students and fellow therapists whose comments over the years have contributed to my knowledge of assessment and treatment techniques.
Also, to the patients from whom honest feedback has proved invaluable.

重要な注意事項

あらゆる科学と同様、医学は絶えず進歩しています。医学の知見、特に治療法や薬物療法に関する知見は、研究と臨床により広がって拡大しています。本書で述べる用量や使用法は、**本書の完成時の医学的知見**と適合しているかを著者、編集者、出版社が仔細に確認しており、読者に信頼していただけるものです。

ただし、用量や使用法の情報は、出版社が保証するものではありません。**薬を使用する場合**は、添付文書を詳細に調べ、必要があれば専門家に相談し助言を受け、そこで推奨された処方や注意された禁忌と本書の内容に齟齬がないかを確認してください。特に広く使われていない薬や新薬については、このような確認が重要です。**用量や使用法については使用者の責任となります。**

頸部・胸部・腰部の治療大事典

療法士のためのヒントとコツ

著者 ジェーン・ジョンソン 理学修士
Jane Johnson, MSc

日本語版監修 高田 治実

翻訳 盛谷 明美

日本語版監修 序文

本書は、英国医療専門家協議会の登録公認リハビリテーション医であり理学療法士でもあるジェーン・ジョンソン氏の著書である。著者は、長年培ってきたアセスメント、治療法を伝えるために頸部、胸部、腰部に対するアセスメントと治療に関するワークショップを多数開催してきた。本書では、その中で行ったディスカッションやディベートに対する答えを臨床の中で実施し効果的であったものを、頸椎（第1部）、胸椎（第2部）、腰椎(第3部）の3つの部で構成し、さらに各部をアセスメント、治療、アフターケアの3つの章に分類してアセスメントおよび治療のヒントになる150の助言としてまとめられている。

助言では、ワークショップでの質問とそれに対する臨床現場で利用できる具体的で分かり易い回答が紹介されているため、実践的であるのみでなくアセスメントおよび治療効果をより高めることができる内容となっている。また、アセスメントと治療法に対する多くのヒントが記載されているので、読者諸氏が獲得している方法とは違った考え方を知ることができ、アセスメントと治療の幅を大きく広げる一助になる。さらに、随所に質問形式による読者への問いかけがあるため、単に知識を得るのみでなく自分自身で考える思考力も育成できる。

第1部の頸椎は、多くの神経と自律神経があるため、ほとんどの治療者はリスクを感じながら消極的なアセスメントおよび治療を行うことが多い。しかし、本書で紹介されているアセスメントおよび治療法は安全性が高く効果的であるうえに、頸の症状を説明するときに有益な情報およびクライアントの状況に合わせた治療を行えるように色々な姿勢で施行する方法が説明されているので、初心者でも安全に実践でき効果を実感できると思われる。アフターケアの章では、クライアント自身で行える症状を効果的に改善する安全で簡単なストレッチおよびエクササイズの方法が紹介されている。そのため、本書によりクライアントの教育およびアドバイスの方法などを知ることができ、効果的なアフターケアを行えるようになる。

第2部の胸椎の部では、頸椎、腰椎に繋がる領域も重要であり不可欠であるため、それらの部位に関する多数の助言および質問と回答など具体的なアセスメントおよび治療法が述べられている。

また、胸郭硬直性および拡張性、筋の短縮に対するユニークなテスト方法、肩甲骨へのアプローチ、側彎症、平背および後弯が著しい症例に対する助言や治療法などが記載されている。アフターケアの章では、胸郭ストレッチ、呼吸運動、トリガーポイントの自己治療、姿勢矯正および胸郭の筋痙攣を自分自身で克服するテクニックなどが含まれているので、本書により治療効果の戻りを防ぎ持続させることができるようになる。

第3部の腰椎の部では、骨盤を確実に後傾させる方法とその理由、軽度側弯の影響を緩和するための運動および腰椎を安全に牽引する方法なども紹介されているため、安全かつ効果を実感できる幅広い治療を行う一助となる。また、腰痛質問票、就寝時のポジションおよび日常生活が腰椎に与える影響などが説明されているため、日常生活の影響を考慮したアセスメントを行える実用書としても利用できる。

本書では、全ての部において骨のランドマークの簡単な特定法、筋を見分ける方法や触診法とそれから得られる情報が紹介されている。私は、骨および筋の触診技術を約40年前から学び続け、20数年前から講習会を開催してきた結果、アセスメントおよび治療技術の質と効果を向上させるには触診技術の習得が必要であることを実感している。読者諸氏も本書で骨および筋の触診技術を身につけ、アセスメントおよび治療技術を大きく進歩されることを願っている。

これまで述べたとおり、本書はワークショップで行ったディスカッションやディベートに対する答えを臨床の中で実践し、安全かつ効果的であったものを助言、質問および回答としてまとめたものである。そのため、臨床現場で実際に用いることができるように平易な言葉で非常に分かり易く書かれている。また、随所にヒントや質問形式による読者への問いかけがあるため、アセスメントと治療方法を自分自身で多方向から考える思考力も育成できる。さらに、筋の緊張緩和法、ストレッチング、筋膜リリース、筋エネルギーテクニック、トリガーポイントおよびテーピングなど多くの安全で効果的な治療法が紹介されているので、治療効果をより向上させることを望んでいる治療者に推薦できる手引書である。

高田 治実

著者 序文

長年に渡り、特に首と背中のアセスメントと治療を主題にした数々のワークショップを行ってきたことが実を結び、本書が生まれました。

ワークショップは、理学療法士およびマッサージ療法士として、長年かけて培った秘訣を人々に広めたいという一心で行ってきました。経験の浅い療法士の間で、特にワークショップは人気がありました。

クライアントに期待した結果が得られず、挫折を感じる療法士、他のテクニックについてぜひ答えを知りたいと思う療法士にも、このワークショップは人気でした。

ワークショップではディスカッションやディベートがたびたび行われ、参加者の間で意見を交換しました。新しいアイデアをワークショップに取り入れ、さらにディスカッションをするため、私はメモを取ることを始めました。こうした考えをまとめ、ヒントとコツが満載の３冊の本にしました。それが、『頸椎』、『胸椎』、『腰椎』です。

ワークショップ中、参加者にはアセスメントのテクニックや治療テクニックをやりとりすることを奨めましたが、そのお蔭で私自身の実践にも大いに役立つ情報が得られました。

ワークショップの期間中、答えに窮する質問を何度もされて、その答えを知りたいという熱意をかき立てられました。度重なる質問、繰り返す実験のお蔭で、己の知識不足に気付かされました。数え切れないほどのメモを取り続けました。役立つと信じて汎用するテクニックが参加者の間でばらばらで、正反対の意見が出るケースもありました。ですから、本書の中で提言されていることは、単なる提言に過ぎません。そこで、アセスメントと治療の方法に関する指示書きは敢えて避けるようにしています。

『頸椎』と『胸椎』は、自主出版の形でプロデュースしました。ありがたいことに、Thieme Medical Publishers 社が２冊を買い取り、『腰椎』を合わせて本書にすることになりました。

首と背中、という主題に関しては、私自身、まだまだ学ぶことが沢山あると感じています。甚だ心許なくはありますが、本書は、ワークショップで私が回答できた質問を元に記したものであり、長年、私がうまくいった方法をまとめ、皆様にお届けするものです。理学療法士になりたての頃に出会えていたら、としみじみ感じる本です。

目次

第1部
頸椎

Section I Cervival Spine

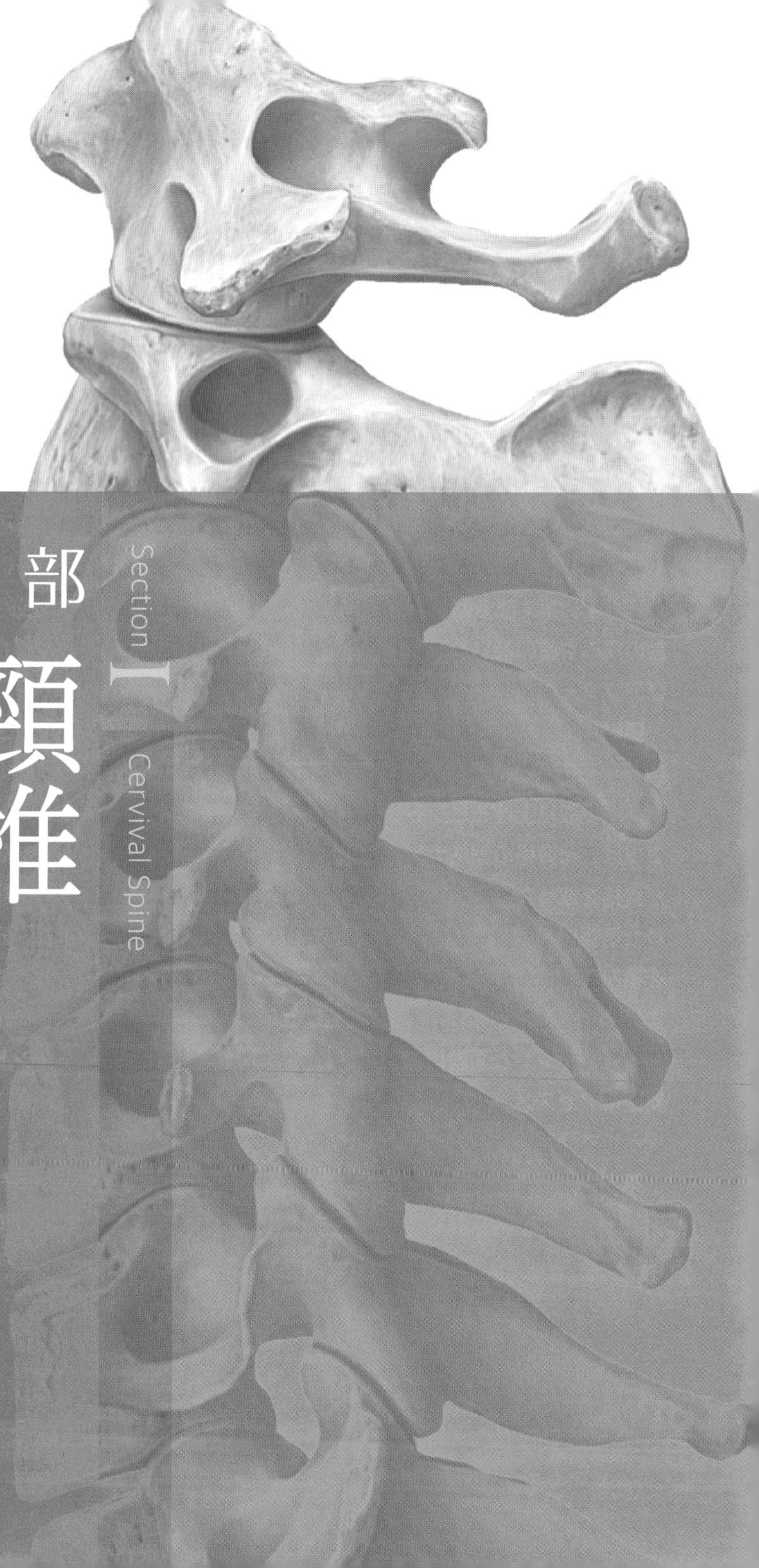

第1部 頸椎　Introduction

首は、多くの療法士が時に施療を怖れる身体部位です。首には多くの神経が密集しており、頸椎の施療には注意するよう教わるのは当然ですが、頸椎の治療を恐がり、ごく一般的で軽いマッサージしかしない療法士がいます。

もちろん、軽擦法や揉捏法による軽いマッサージだけが必要な場合もあります。しかし、この方法で得られる緩和は大概、長く続きません。クライアントの問題が永続的であったり、クライアントが問題を自己解決できるにはどうアドバイスをすればいいか、困っている療法士もいるはずです。第１部では、定期的に担当する機会も多いであろう一般的な首の痛みや首の凝りを訴えるクライアントのアセスメント、治療、およびアフターケアについての考え方を記します。

頸椎の治療の仕方に確信が持てなかったり、自分のスキルを向上させ、自信をつけるきっかけが欲しいのであれば、第１部はうってつけです。

ここで取り上げるヒントやコツは有効で安全です。こうしたヒントやコツは、有資格の療法士しか持っていない類いのものです。もしあなたが資格を取ったばかりの療法士か、実践の経験が浅い場合、ここに記された情報は、理解を深め、自信を得るのに役立つでしょう。また、経験を積んだ療法士にとっても、こうしたヒントが役に立つことを願っています。

クライアントと面談し、一般的な病歴を調べ、担当のクライアントは安全にアセスメントと治療ができ、相手もそれに同意していることを前提として話を進めます。

第１部の各章の最初にヒントを一覧にして載せました。本文からも、さらにヒントが得られることでしょう。よくある質問は、囲みにしてあります。

Chapter 1 Neck Assessment

第1章　頸部アセスメント

第1章　頸部アセスメント

本章では、頸部の症状で来院した患者のアセスメントの方法について、多くのヒントが見つかるでしょう。患者の訴えは、頸部の凝り・痛み、仕事で長時間座った後の張った感じのように単純なもの、あるいはずっと昔の傷による通常と違う頸部の〝ちょっとした痛み〟かもしれません。相手は何ヶ月も治療を受けてきた患者、あるいは新患かもしれません。

本章の助言やコツは、決まった順番がなく書かれています。本書の情報は、皆さんがこれまでに受けてきた訓練を真っ向から覆す類のものではありません。すでにお持ちのスキルを支え、向上させるのが目的であり、さらに初めて聞くような秘訣、著者が長年かけて拾い集めた情報が満載です。実践でこうした助言やコツが役立つと感じてもらえることを願っています。もちろん、よく見慣れた資料もあると思いますが、アセスメントのコツに関して、「おお！　これは、今まで試したことがない、これなら上手くいくかも！」と思えるものを拾っていただければ幸いです。

読者の療法士の方々は、むちうち等、首に急性傷害を負った人のアセスメントをする場面に遭遇することはまずないであろうことは承知でしょう。本章には注意書きが数項目しかありませんが、それはこうしたアセスメントが、大多数の対象になる人にとって100％安全だからです。特に注意が必要な場合は、その旨を書いてあるので、該当のアセスメントを試す前に、助言に関する文書全体を読み通すようにしてください。

助言1　可動域のアセスメント

首に問題があるクライアントが来院した時、問診を終えてから実施できる一番簡単なアセスメントは、首を使ってどのような動きができるか（できないか）を観察することです。すでに実践中でご存知でしょうが、これを可動域(ROM)テストと呼びます。クライアントに自力で動作するように指示するので、これは自動ROMテストです。他動ROMテストも耳にしたことがあるかもしれないですね。他動的ROMは療法士がROMの極限まで関節を動かすテストですが、第1部では頸部の自動ROMテストのみ行います。

6種類の運動（屈曲／伸展、右側屈／左側屈、右回旋／左回旋）で、頸部の自動的ROMのアセスメントを行います。

頸部アセスメントでは、まずこれから行う動作の手本をクライアントに示した後、クライアントの遂行を観察し、クライアントの主訴を書き留めます。

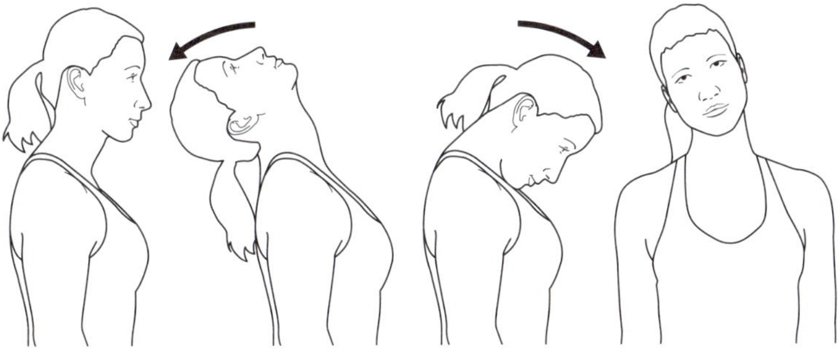

ニュートラル　伸 展　屈 曲　右側屈

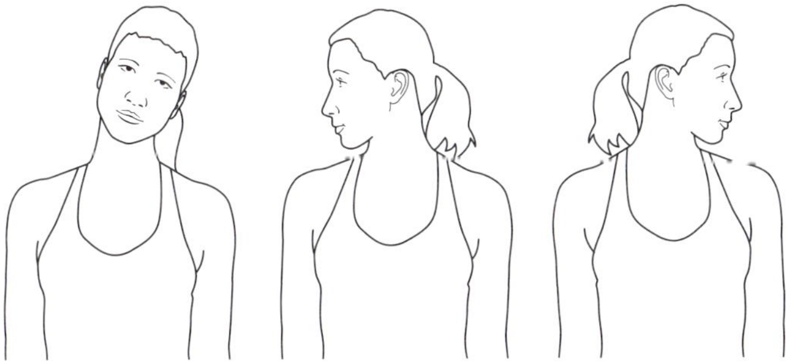

左側屈　右回旋　左回旋

質問　最初に行う動作に決まりはありますか？

ありません。この形式のアセスメントが初めての方は、いつも同じ順番で動作を行ってください（例：屈曲、伸展、ニュートラルに戻す；右回旋、左回旋、ニュートラルに戻す；右側屈、左側屈、ニュートラルに戻す）。ただし、クライアントごとに順序が違っても構いません。こうすれば、すべての動作を満遍なく行うことができますが例外もあります。例えばクライアントが、頸部右回旋等、ある特定の動作に苦痛を感じる場合は、その動作を**最後**に行うよう指示しましょう。それは、アセスメントの最初に苦痛を感じると、続けるのが嫌になり、どの動作ができ、どの動作ができないのかがわからないからです。左後方を見て車をバックさせるときに首が痛いとクライアントが訴える場合は、左回旋のROMテストを最後にし、他の5つの動作を先に行うようにしましょう。

ヒント　ROMテストを行う時は、肩を絶対に動かさないようにクライアントに指示します。首に痛みやコリがあるクライアントは、首を右から左に回すときに胴をひねったり、胸を動かしたりする傾向があります。同様に、側屈を指示すると、両肩を上げる傾向があります。例えば、右側屈が困難／不快感がある場合は左肩を上げ、一見この動きができているように見えますが、クライアントが動かしているのは胴であり、首ではありません。このような、〝ごまかしの〟動作をチェックするには、テスト中にクライアントの肩をよく注意して見ることです。肩が動く場合、クライアントの両肩を動かないように押さえ、やり直しを指示します。クライアントに肩を動さないように伝えると、頸部ROMがより明確になり、どの動作ができ、どの動作ができないか、正確な臨床像を把握することができます。

質問　このアセスメントでは、評価者の立つ位置に決まりがありますか。

頸部の自動的ROMをアセスメントするとき、クライアントの背後に立つ療法士もいます。その利点は、療法士が頸椎を観察できること、欠点は背後に立つとクライアントが不安に思う可能性があることです。いくら頸部ROMテストが短時間で済むと言っても、人は無意識に首を守ろうとする習性があり、首に痛いときや過去に問題があった場合はなおさらです。クライアントの前に立つと、表情を観察できるという利点があります。また、クライアントとの信頼関係を築く早道でもあります。

質問 自動ROMテストはどのクライアントにも安全ですか

自動ROMテストは大半の人に安全です。どんな人も屈曲／伸展／回旋の3つの動きを単独または組み合わせて首を動かし、生活しています。自動ROMテストは特殊な状況、例えば、頸部手術の後では**安全ではない**かもしれません。第1部は、頸部の受傷者の評価に使うことを目的としていません。頭頸部に影響する自動的動作の遂行を指示する場合、注意が必要なクライアントもたまにいます。例えば、病歴調査でメニエール病などの内耳障害に気付いた場合、注意して自動ROMテストを行うようにしましょう。さらに、天井を見上げたときにめまいを訴えるクライアントにも注意が必要です。

質問 注意すべきクライアントに対しては、テストの実施前にどのような指示をすればいいですか。

首を**ゆっくり**動かすか、めまいを起こしたり、具合が悪くなった時点で動作を中止するよう指示しましょう。

助言2 可動域が〝正常〟かどうかを知る方法

これは、クライアントの頸部自動ROMテストをすでに行った方に対する回答です。クライアントが動作している最中に、「頸部可動域が〝正常〟かどうか、どうやればわかるのか?」と疑問に思ったとき、正常な可動域について記した本は探せばたくさんあります。その一つが米国整形外科学会発行の『The Clinical Measurement of Joint Motion』(Green and Heckman, 1994)です。正常な可動域に特化し、明確に図解・説明しているので、大変わかりやすい本です。

しかしながら、一番よい方法は、単純ですが、多くの人をアセスメントすることです。それによって、おのずと視覚的なデータベースを構築することができ、何が正常で何が異常か、頭の中にイメージができ上がるでしょう。首の側屈がわずかしかできない人の場合、ROMは正常未満だとわかり、逆に苦労せず、耳がほとんど肩につく位に首の側屈ができる場合、ROMは正常を上回ることがわかります。

正常な可動域		
可動域	ニュートラル	例
屈 曲 ニュートラルを0°とし、0～90°で測定可能。 正常＝約38° または、クライアントの顎が胸骨から何cm離れているかで直接評価が可能。	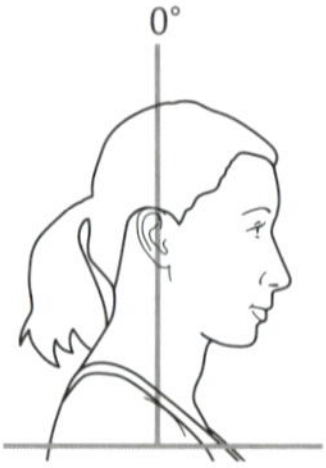	約45°屈曲の例。顎と胸骨の距離は1cm未満。大半の人よりも、頸部屈曲角度が大きいように見える。 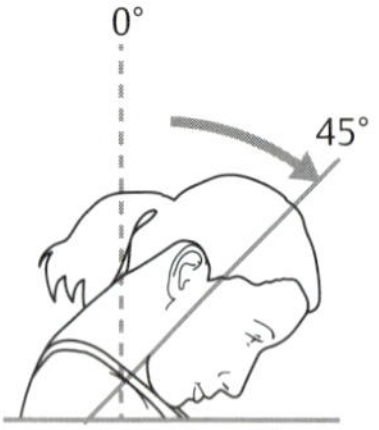
伸 展 ニュートラルを0°とし、0～90°で測定可能。 正常＝約38° または、クライアントの顎が胸骨から何cm離れているかで直接評価が可能。	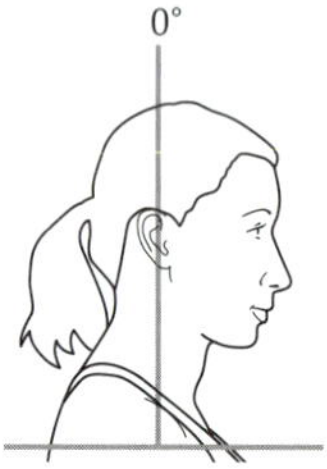	約30°伸展の例。顎と胸骨の距離は22.5cm。正常可動範囲より若干小さいように見える。 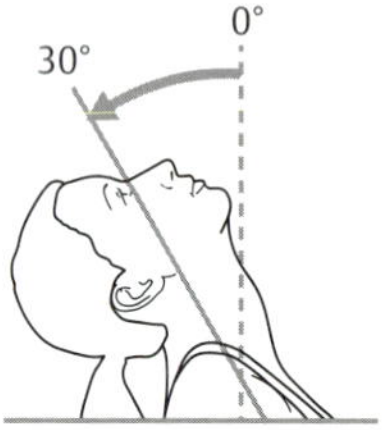
側 屈 ニュートラルを0°とし、0～90°で測定可能。 正常＝約43° または、クライアントの耳が肩から何cm離れているかで直接評価が可能。	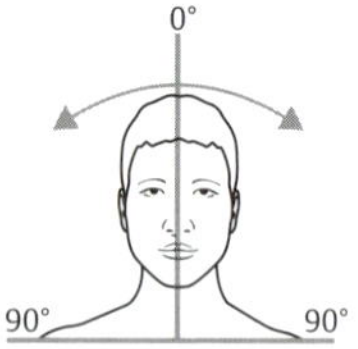	約22°左側屈の例。正常よりも範囲が小さい。 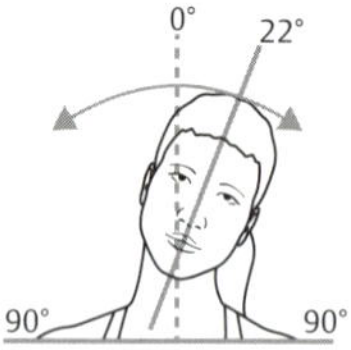
回 旋 ニュートラルを0°とし、0～90°で測定可能。 正常＝約45°	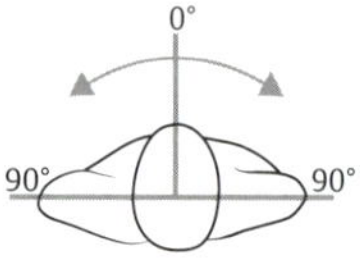	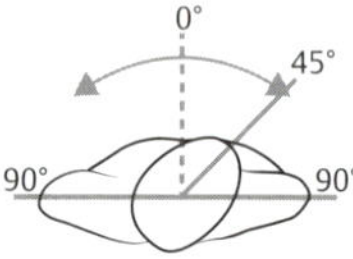

次に挙げる表を使えば、5項目の頸部アセスメント結果の記録に役立ちます。チェックが必要な6つの動作を表の一番上に図示したので、必ずチェックしてください。例に挙げたブラウン夫人（64才）の記録は、屈曲30°、伸展20°、右回旋30°、左回旋25°、右側屈10°、左側屈20°です。

ヒント 職業上または日常的によく運転をする10名、70才以上の者10名、最近5年間でむち打ち症の既往歴がある10名(現在は、安全にアセスメントできることが条件)、長時間同じ姿勢をとることが多い10名、定期的にヨガを行う10名についてアセスメントを行いましょう。対象は適当に選んだものですが、おおよその方法はわかっていただけると思います。似たようなグループの人々をアセスメントすることで、クライアントの間に興味深い類似点が見えてくるでしょう。このようなアセスメントをしたことがない場合、例えば、加齢により首の自動ROMが減ることに気づくかもしれません。受傷後に適切なリハビリテーションを行わなかった場合、複数の動作の可動域が減少します。定期的にヨガをする人は、頸部可動域が増え、年をとっても長期間、頸部可動域を維持できるでしょう。

被験者	屈曲	伸展	右回旋	左回旋	右側屈	左側屈
	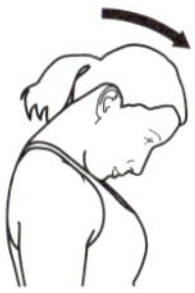	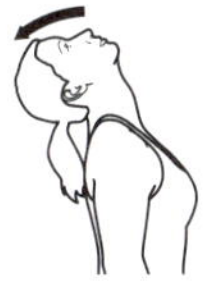	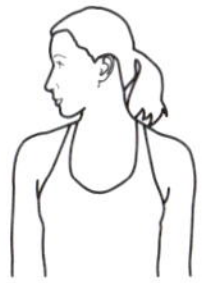	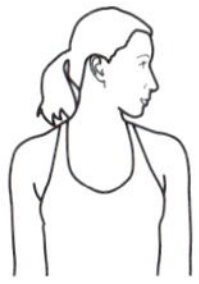	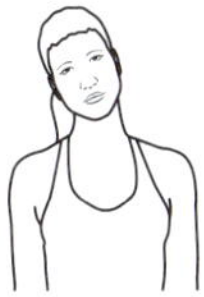	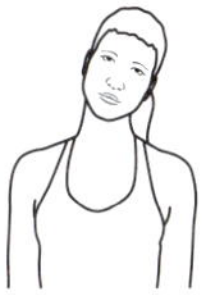
ブラウン夫人	30	20	30	25	10	20

高齢者は皆、頸部ROMが小さいと思うのは間違っているでしょう。人によっては可動域が増えているかもしれません。そのような人はフィットネスを熱心に行っていたり、定期的に首をストレッチしたり、もともと可動域が大きかったのかもしれません。もうおわかりですね。固定観念で人を見たくはありませんが、より多くの人をアセスメントすれば、年齢、職業、生活様式、健康状態から、正常よりROMが大きい人、小さい人を見分ける能力が向上するでしょう。

ROMの測定で問題になるのは、首の〝蝶番〟の位置が人によって違うということです。つまり、〝動かない〟椎骨もあれば、自由に動く椎骨もあり、7つの各頸骨が同じように動いて全体の動きとして見えるのではないということです。椎骨の蝶番というのは単なる比喩ですが、ROMアセスメントで時折みられる動作障害は、蝶番の動きを連想させるかもしれません。

質問　動作が難しいとクライアントは訴えるが、テストしてもROMは正常と思われる場合はどうか？　［すなわち、屈曲、伸展、側屈（左右とも）、回旋（左右とも）正常で、ほんの少し違和感がある場合］。

頸部の違和感の寄与因子はたくさんあります（動作はその一つ）。覚えておきたいのは、人間はこうした動きを**組み合わせて**生活していることです。例えば、この本を水平方向より少し下げて支えながら読んでいる場合、あなたの首は少し屈曲しています。首を曲げたまま、右肩越しに後ろを見るようにすれば、前屈と右回旋を同時にしていることになります。同様に、空を見上げ、頭上を通りすぎる飛行機の軌跡を追うと、あなたの首は伸展した状態で、飛行機が動いていく方向に応じて回旋していきます。頭を動かして、左肩で左耳を掻いてみましょう。今度は、左側屈と左右の回旋を同時に行っています。つまり、単独の動きではなく、複数の動きを同時に行うことでクライアントの状態が悪くなると考えられます。このことを覚えておけば、何が問題で、どのような治療が適しているかを判断できる材料になります。

助言3　角度計を使って頸部ROMを測る

頸部ROMをもっと正確に測りたいのであれば、角度計を使いましょう。まずクライアントを椅子に座らせます(背中の支持があり、足全体が床につくのが望ましい)。絵に示すように角度計をあて、ROMを順次測定します。次頁の手順に従うと、屈曲、伸展、側屈、回旋の測定が容易になります。

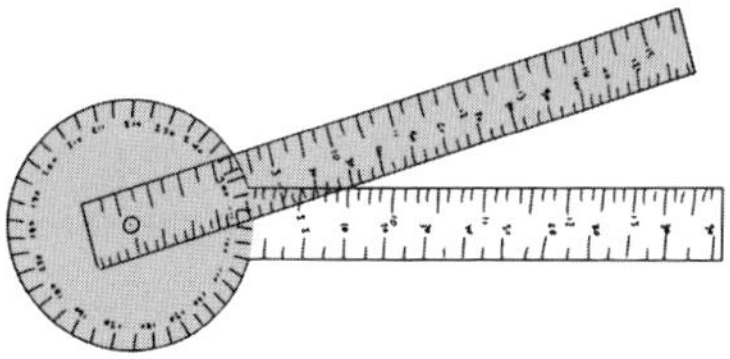

自問

- 角度計を使うと頸部ROM測定がどのように容易になったと感じるか？
- 他と比べて特に容易になった点があるか？　例えば、回旋の方が側屈より測定が簡単だったか？
- 次回はどこを変えれば、角度計による頸部ROM測定のスキルアップができるか？
- もっと大きい、あるいはもっと小さい角度計を使うと有用か？
- クライアントの正しいポジショニングができたか？　測定をより容易に、またはより正確にするため、何らかの方法でポジションを変えることはできるか？
- クライアントへの指示はどのくらい上手くできたか？　クライアントは理解したか？　次回、変えるべき点があるか？
- 所見の記録はどれくらい簡単だったか？

クライアントへの質問

- ROMの測定結果は、同年齢、同性の人とどのように違うか？
- 左側と右側の測定結果に差があるか？
- 測定値に時間的変化があったか？　どのような変化があったか？
- ROMの測定値とクライアントの日常生活にどのような関係があるだろうか？　ROM減少(増加)で、日常的課題の遂行が難しくなるか？
- ROMを変えることで、クライアントのQOLが改善するだろうか？　例えば、頸部回旋が大きくなれば、肩越しに見ながら車をバックさせるのが楽になるだろうか？
- どのようにROMの所見を説明すれば、クライアントを安心させられるか？

角度計を使った頸部屈曲の測定

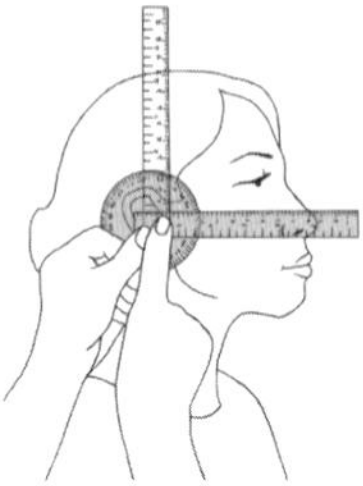

1. 角度計の中心を外耳道の上にあてがいます。

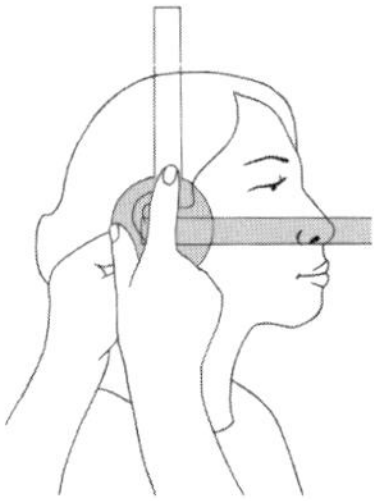

2. 角度計の基本アームは床に対して直角になるよう保持します。

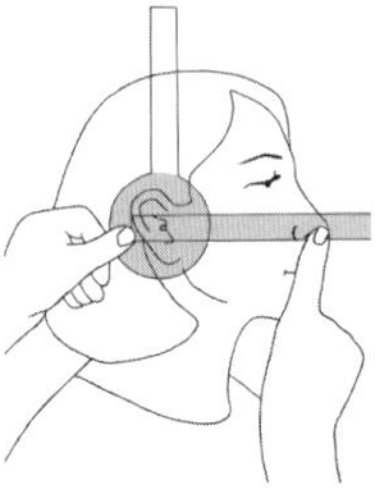

3. 角度計の可動アームの先が鼻孔の位置に来るようにしてください。

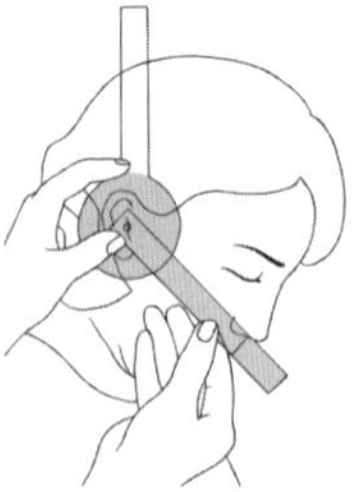

4. クライアントに顎を胸にできるだけ近づけるように指示します。クライアントの動きに合わせ、可動アームを鼻孔の位置まで動かします。基本アームは動かさないようにしてください。最後に角度を読み取ります。

角度計を使った頸部伸展の測定

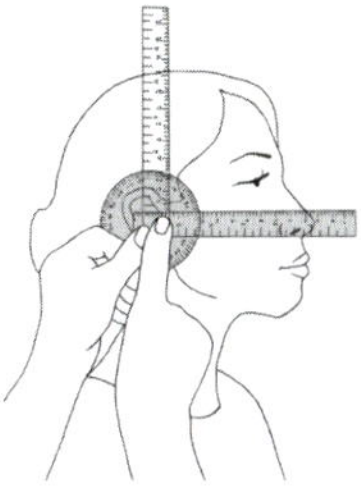

1. 角度計の中心を外耳道の上にあてがいます。

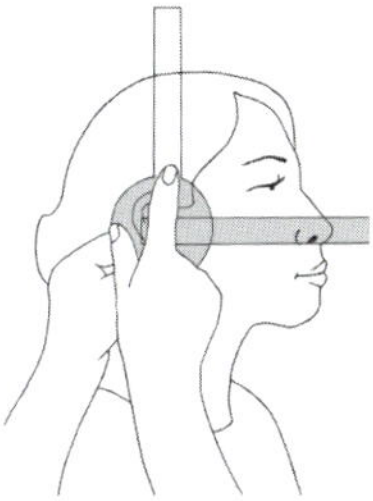

2. 角度計の基本アームは床に対して直角になるよう保持します。

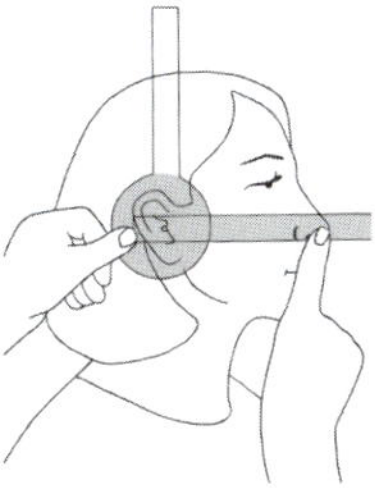

3. 角度計の可動アームの先が鼻孔の位置に来るようにしてください。

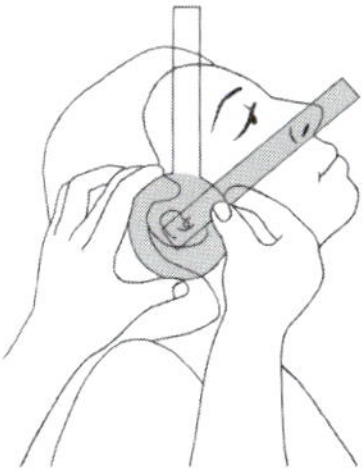

4. クライアントに頭が背中に付くくらい、頭をできるだけ後に反らすように指示します。クライアントの動きに合わせ、可動アームを鼻孔の位置まで動かします。基本アームは動かさないようにしてください。最後に角度を読み取ります。

角度計を使った頸部側屈の測定

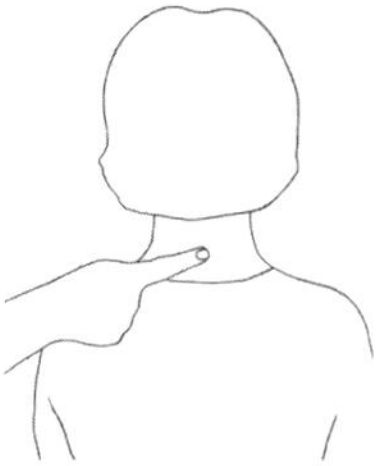

1. C7棘突起の位置を探します。

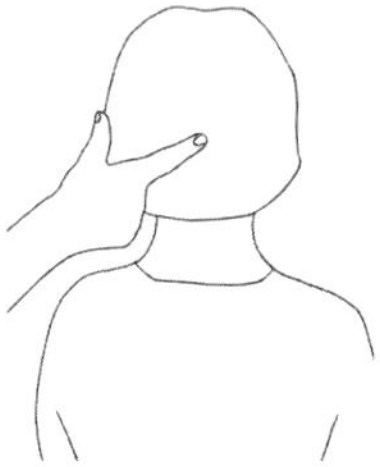

2. 後頭隆起と胸椎棘突起の位置を探します。

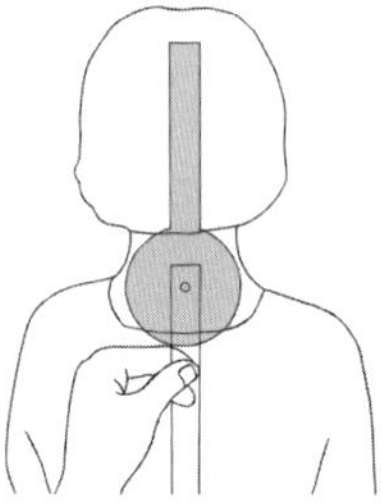

3. 角度計の中心をC7の上に、基本アームを胸椎棘突起の上に、可動アームを後頭隆起の上にあてがいます。

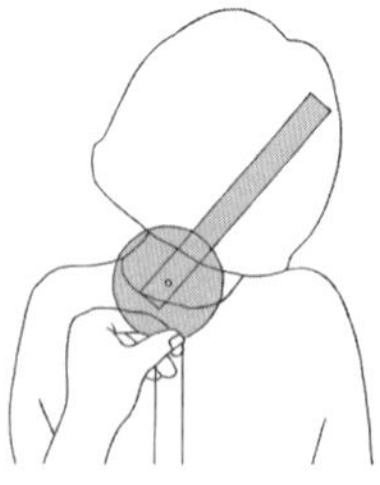

4. クライアントに両肩を下ろした状態で動かさないようにして、耳が肩に付くくらい首を傾けるよう指示します。クライアントの動きに合わせ、可動アームを後頭隆起の位置まで動かします。クライアントの動きが止ったら、角度を読み取ります。反対側も同様に測定します。

側屈の測定(代替法)

療法士がクライアントの正面に立ち、側屈を測定することもできます。

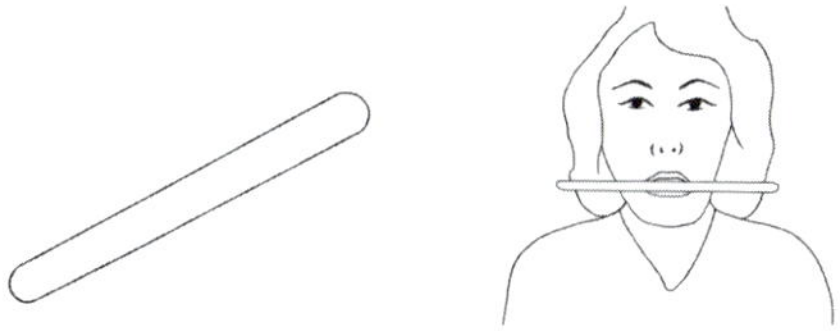

1. まず、上下の歯で舌圧子を咥えたまま動かないようにクライアントに指示します。舌圧子は安価で、薬局に行けば大概手に入ります。

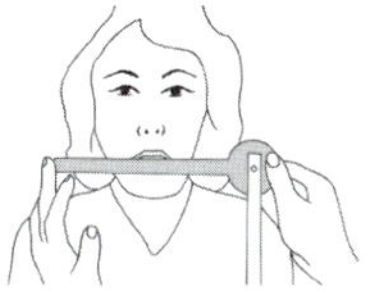

2. 舌圧子と平行になるように角度計をあてがいます。

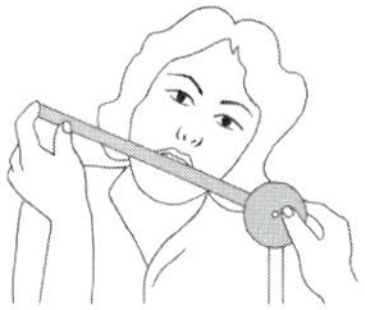

3. 角度計の中心に近い側の耳に肩を近づけるように指示します。クライアントの動きに合わせ、可動アームが舌圧子と平行になるよう動かします。自動ROMの限界に来たら、側屈角度を読み取ります。

角度計を使った頸部回旋の測定

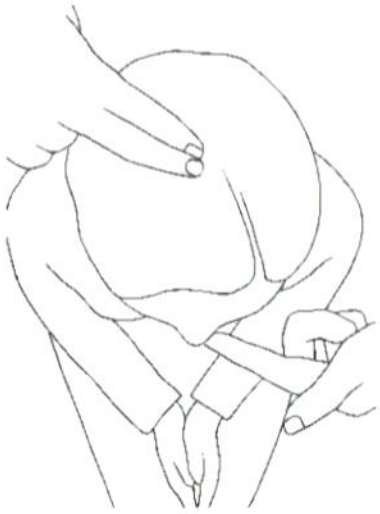

1. 頭頂と肩峰突起を探します。

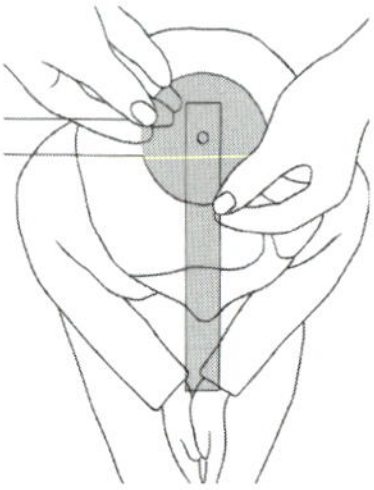

2. 角度計の中心が頭頂、基本アームが肩峰突起の上方に来るように角度計をあてがいます。可動アームを鼻先と重なる位置まで動かします。

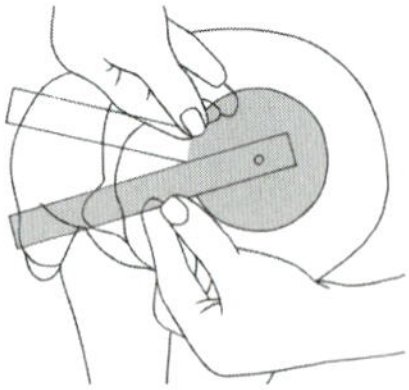

3. 胸部と肩を動かさないようにし、首を捻って肩越しに後を向くよう指示します。クライアントの動きに合わせ、可動アームを鼻先の位置まで動かします。ROMの限界に来たら、角度を読み取ります。反対側も同様に測定します。

所見を記録する

日付を記録
ROMテスト中のクライアントの姿勢を記録
使用器具を記録
測定値を記録

例
- 屈曲50%
- 伸展10%
- 右回旋20%
- 左回旋30%
- 右側屈25%
- 左側屈30%

重要所見と思ったことは何でも記録する。

例：「クライアントは右肩をすくめないと右回旋ができなかった」

助言4　巻き尺を使って頸部ROMを測る

屈曲

顎から胸骨切痕までの距離を測る。

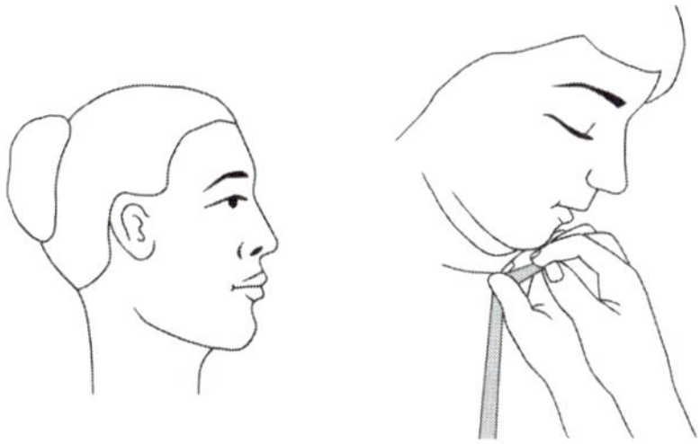

側屈

乳様突起から肩峰突起までの距離を測る。

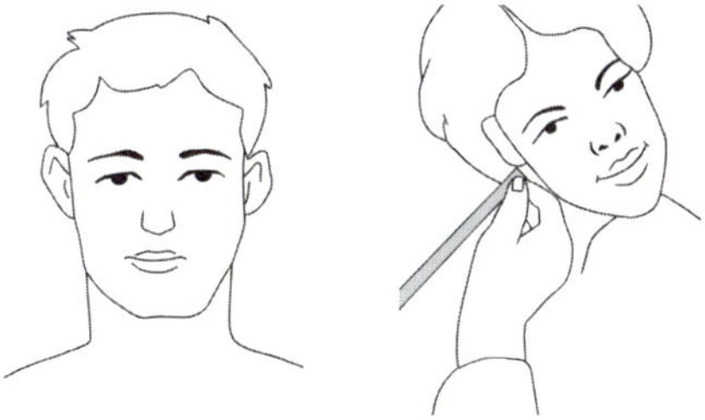

伸展

顎から胸骨切痕までの距離を測る。

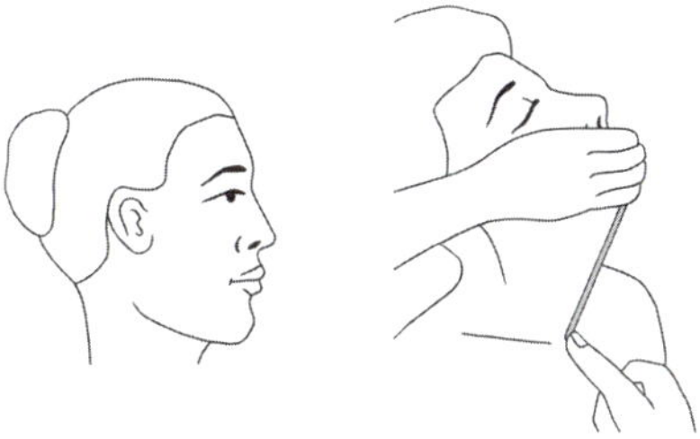

回旋

クライアントの肩峰突起に目印を付ける。顎先から(首を回した方向の) 肩峰突起までの距離を測る。

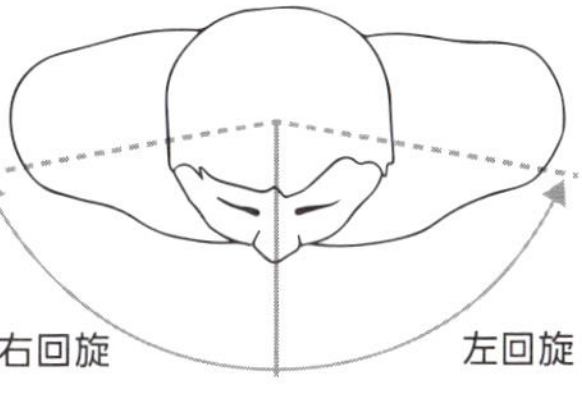

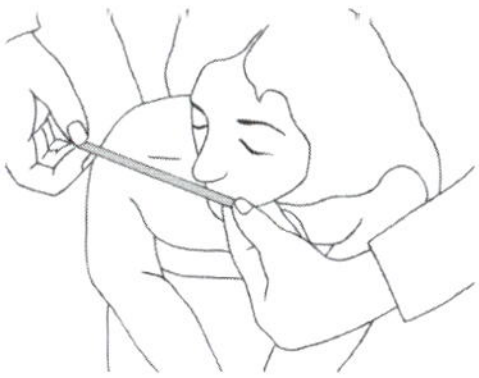

助言5　ROMの所見を書く

首の凝りで来院したクライアントの例を見てみましょう。患者をアセスメントし、自動ROMテストを行い、適切な治療を決めます。治療の目標が、首の凝り感の緩和や自動運動能力の増加だとすると、クライアントの現在のROM制限に加え、治療後のROM増加についても記載する必要があるでしょう。ここでアイデアがあります。

- ちょっとした絵を書いてみましょう。下のイラストのように、小さな楕円で頭を表します。

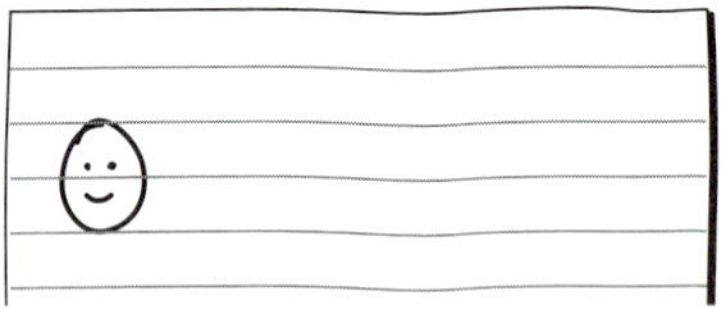

- 線で描いても良いでしょう。イラストの上に線を描いてもいいですし、線だけで描いても構いません。

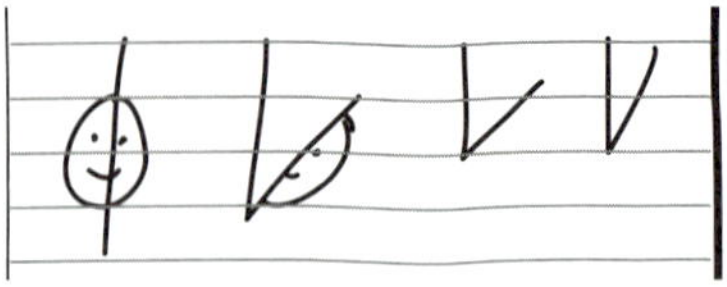

- 可動域の減少量を角度で推測して書いてもいいでしょう。例えば、5°回旋が減少したと思うのであれば、回旋を表わす線を描いてマイナス5°と書き添えます。

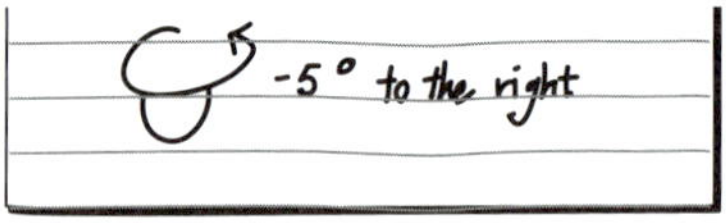

実験的にいろいろな書き方でROM所見を記録し、自分に合った方法を見つけてください。重要なのは、後でその記録を見たときに理解できることです。

助言6　動きの質をチェックする

フルの可動域運動を遂行できても、動きの質が悪い場合があります。完全に動作を遂行する能力が残っていても動作中に顔をしかめたり、ゆがめたりしているかもしれません(ROMテストはクライアントと相対して行うのが良いのはこのためでもある)、首を可動域一杯まで動かしますが、クライアントは動作を止めたり再開したり、ためらいが見られるでしょう。あるいは、クライアントが身を守ろうと注意しているのが感じ取れるでしょう。むちうち症の後はためらい動作が見られることが多く、例えば組織が治癒しても、クライアントは怪我の再発を恐れています。首の自動ROM運動がスムーズにできないクライアントは動作の〝不良〟と書いても良いでしょう。達成したROMを記録するのも大事ですが、動作を遂行する時の質を記録することが大事です。これにより、アセスメントというパズルのピースがまた一つ見つかるわけです。

ROM遂行結果を記載するとき、後で理解できるように動作の質を記録する方法を見つける必要があります。〝不良〟、〝躊躇〟、〝防御？〟などと書くと有用でしょう。〝防御〟のあとに疑問符が付いていますね。首を動かすときに身を守ろうとしているかどうかは、療法士の我々にはわかりません。これは、評価者の目で見た動作の主観的評価に過ぎないからです。

質問　フル可動域の頸部自動運動を遂行できたが、その最中に顔を終始しかめていたのを見た場合、どのように記録すればいいでしょうか

観察所見を次のように書くと良いのではないでしょうか？

フルの運動 ――？　痛み

あなたはどう思いますか？

助言7　不快感について記録する

首の不快感が軽くなることを願い、多くのクライアントが療法士を訪ねてきます。本書をお読みのあなたが経験を積んだ療法士なら、クライアントがどう感じるかを説明するとき、必ずしも〝痛み〟という言葉を使うことはないのを承知でしょう。首が「引っ張られる」、「こわばる」、「カチカチ鳴る」などという言う人に出会ったことはないですか？　あるいは、首が「触ると痛い」、首が「少しポキポキ音を立てる」と言う人はいませんでしたか？　クライアントが使った言葉をあなたが復唱したかどうかを思い出せますか？　あるいは、クライアントに対し「痛みはどのあたりのですか？」などと返しましたか？　〝痛み〟という言葉を使わないようにするのはかなり難しいでしょう。〝痛み〟という言葉を使うと、クライアントとの会話がその応酬になってしまいます。先に列挙した表現の他、〝こわばる〟、〝うずく〟、〝ひどく堪える〟といった細やかな描写を一緒くたに表わそうとして使う言葉が〝痛み〟なのです。それのどこが問題なのでしょうか？　クライアントの問題を、〝痛み〟というざっくりした叙述的な用語を使って記すことのどこがいけないのでしょうか？　正確な記述が大切なのには理由がいくつかあります。第一に、ベースラインの症状の所見記録を使って治療の有効性を判断する場合、正確に行うことが大切です。「引っ張られる」、「ポキポキ音がする」などの言い方はクライアントが感じたことの発露であり、施療者が緩和してあげたいと思う症状のはずです。このような症状を抱えるクライアントを治療した後、「痛みは軽くなりましたか」などと質問してしまったら、その答えはもう無意味です。質問はこうしましょう――「引っ張られる感じは少なくなりましたか」、「ポキポキ音は少なくなりましたか」。

クライアントが使った言葉で記録することが重要なもう一つの理由は、〝聴いてくれている〟とクライアントに感じてもらうためです。それだけでも、クライアントと施療者の信頼関係を築くチャンスが増えます。3つ目の理由は、アセスメントという水場を泥で濁らせないためです。クライアントの症状の描写に〝痛み〟という言葉を頻繁に使い出すと、遅かれ早かれ、クライアントも同じように使い始めるでしょう。そうなると、誤診や不適切な治療へと繋がる可能性があります。

最後の理由として、人は似た病気には同じような言葉を使う傾向があるため、正確な言葉を使うことで、より正確な診断ができるようになるからです。ごく一般的な例えとして、神経の問題を抱えるクライアントは、自分の症状を〝突かれたような〟、〝撃たれたような〟、〝ちくちくするような〟などと表現するのに対し、骨や筋肉に問題を抱えるクライアントは〝深い〟、〝錐で穴を開けられるような〟、〝うずくような〟などの言葉を使うかもしれません。むちうち症発現後の頸症状の描写に使う言葉の中にはひどく奇妙なものもあるでしょう。どんな言葉をクライアントが使おうと、その言葉通りに書くことが重要であり、そうすれば、描写された状態が患者集団ではどのような形で現れるかを総合的に理解する手がかりができるのです。この概念については『Pain：The Science of Suffering』(Patrick Wall, 1999)に詳述されています。

ヒント　クライアントに〝痛み〟という言葉を使わせないようにするために、代わりの質問を書き出しましょう。例えば。

「詳しく教えてもらえますか」

「それはどういう風に辛いのですか

「そのことに最初に気付いたのはいつですか」（×「最初にいつ痛みが起きましたか」）

「それが不快なのですね、もう少し具体的に教えてもらえますか」

このような自由形式の質問を使うことで、クライアントに症状を一番よく表現できる言葉を探すように促し、問題の本質についてより多くを発見できるでしょう。

助言8　識別テスト

このテストはシンプルで、洗練されていないとも言えますが、首の問題は筋肉だけが原因か、その下の骨格／靱帯にも問題があるのかを見分けるのに役立つでしょう。クライアントの問題が頸椎自体に原因がある、またはその関節の靱帯に原因があると考えた場合、これは有用なテストです。関節のアセスメントが自分の職責を超えていれば、理学療法士、整骨医、またはカイロプラクターにクライアントを紹介し、紹介先で検査を受けてもらうようにきちんと伝えられるからです。

このテストを行うには、クライアントの後ろに立つ必要があります。助言1（p.5）に記したような欠点がありますが、このテストには必要なことです。クライアントが発する言葉がテストに肝要で、表現の仕方を聴くことが大切なのです。

まず、クライアントを椅子に座らせ、助言1(p.5)に記したように、屈曲、伸展、側屈、回旋の動作を指示し、ROMをテストします。動作の量と質を観察し、動作中にどのように感じるか、クライアントに質問します。

その結果、得られた所見を記録します。助言7（p.19）で記したように、クライアントが使った言葉――「引っ張られる」、「締め付けられる」、「くっついたように動かない」、「捕まれたような」、「押し潰されたような」などの言葉をそのまま使って、不快感を文字にして記録します。

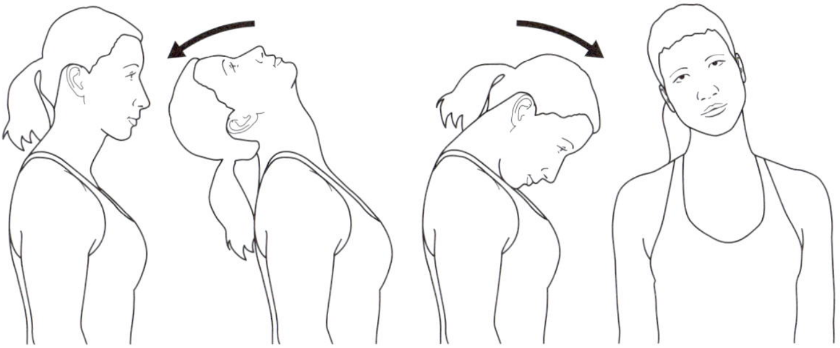
ニュートラル　伸 展　屈 曲　右側屈

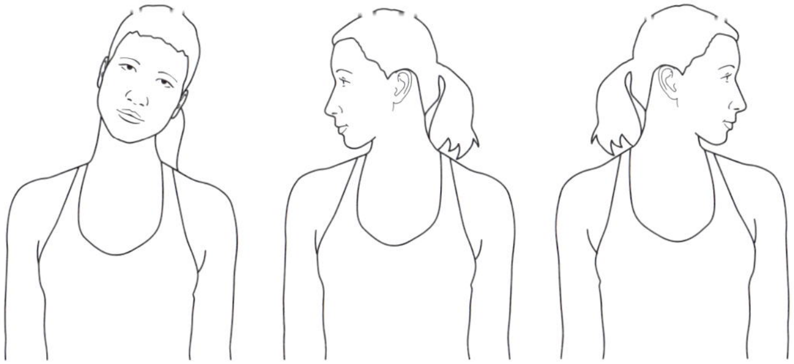
左側屈　右回旋　左回旋

次に、椅子に座った被験者の後ろに立った状態のまま、肘の下から支えて被験者の両肩を持ち上げます。この間、施療者は背中を痛めないよう、安全姿勢をとるようにします。肩が持ち上がった状態のままで首の自動ROMを繰り返すようにクライアントに指示し、その動きを観察し、クライアントから再び感想を聞きます。

両肩を上げてやると、肩頸部の筋肉から力が抜け、その筋肉に繋がる筋膜を引っ張る力が減ります。よって、肩を持ち上げてやることで、痛み／凝り／不快感が軽減し、ROMが増加する場合、僧帽筋上部、肩甲挙筋、または小菱形筋などの筋肉が問題に寄与している可能性が非常に高いです。こうした筋肉、それを覆う筋膜、あるいはその両者が短縮している可能性があります。

しかし、痛み／凝り／不快感がほとんどまたは全く減らず、首のROMが一向に増えない場合、頸椎、頸椎間板、またはその靱帯が問題に影響していると考えられます。その根拠は、肩頸部の組織の緊張によって不快感が生じているのであれば、肩頸部の筋肉の緊張を減らしてやれば、不快感を軽減できるはずだからです。もし症状が軽くならなければ、その症状がこうした軟部組織構造から生じているはずがありません(ただし、関節に問題がある場合は筋肉に何らかの緊張が生じ、同時に動作障害も起きる可能性も高く、このため筋緊張の増加や軟部組織の短縮がクライアントの問題に少ないながら影響する)。

もう一つの考え方として、関節が問題の原因である場合、施療者が両肩を挙上させても違いがなく、その関節は同様に動きます。むしろ、両肩を挙げてやることで筋肉の緊張が減るので、首がもっと動いてしまいます。そうすると障害がある関節にかかる緊張が増えるので、症状を悪化させる可能性があります。実は、こういうことはよく起きます。頸関節障害の既往があるクライアントは、このテストで不快感が少し増すか何も変わらないと訴えるでしょう。一方、首に筋緊張があるクライアントは症状が軽くなったと言うでしょう。筋肉の〝引っ張り〟が消えれば、そう期待できるでしょう。ただし、効果はわずかです。

被験者の両肩を挙げてやることで、首の自動回旋運動中に斜角筋が引っ張られる感じも少なくなります。自分で試してみましょう。右肩越しに後を見て、最中に首の左前側がどのように感じるか注意してください。次に、人に頼み、他力で両肩が挙がった状態で、もう一度同じ動作をしましょう。頭を右に回したときに左の斜角筋にかかる緊張が減るのがわかりますか？

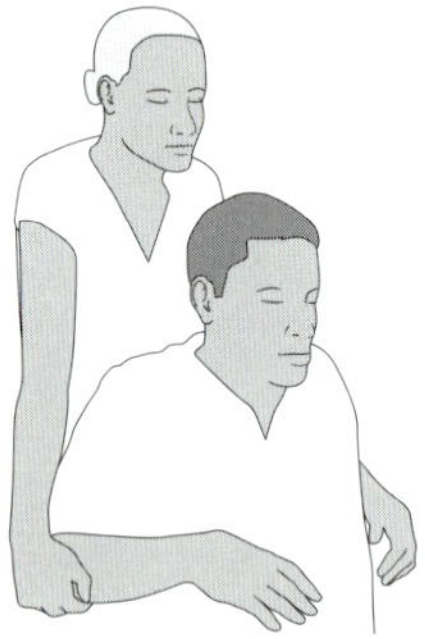

ヒント　これが有用なアセスメントかどうかを自分で決めるには、骨または靱帯に問題があるが、アセスメントが禁忌ではない人を対象に実施してみることです。

助言9　首と肩の距離を測る

もう一つ面白いアセスメントとして、クライアントの頭の横から肩先までの距離を測る方法があります。これは、睡眠中に首のアラインメントを正しく保つことの重要性を、クライアントにわかりやすく視覚的に説明する補助的手段になります。

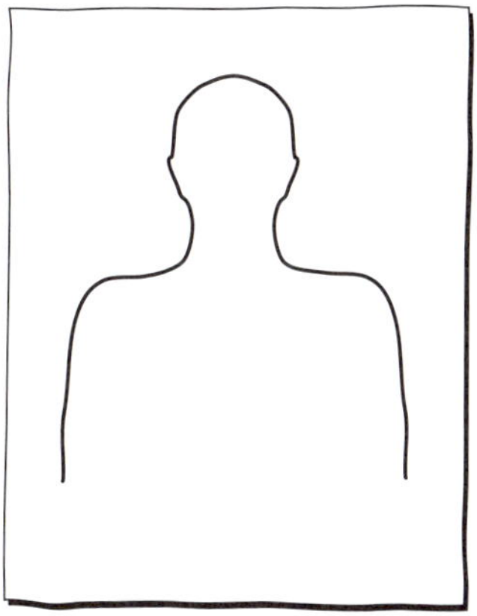

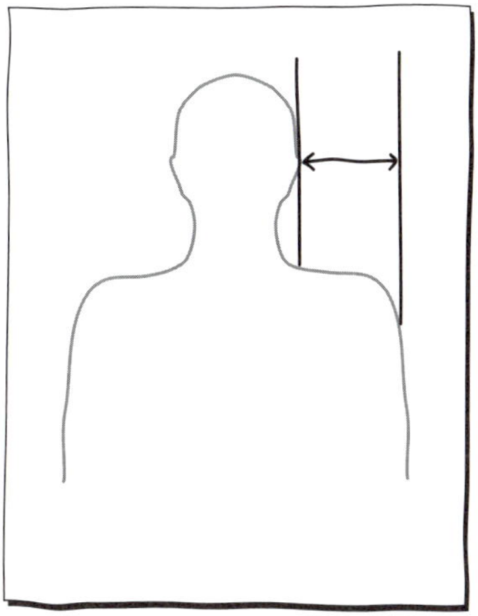

横になったクライアントの脇にひざまづくことができる程度の床面積が必要です。大きな紙（または小さな紙を張り合わせて1枚にする）を1枚床に広げ、クライアントにその上で仰向けになるように指示します。クライアントの頭と肩（胴と下半身が紙の上に乗る必要はありません）が紙の上に乗るように位置を決めます。次に、ペンが紙に対し垂直になるように持ち、クライアントの体形を紙に写し取ります。できるだけクライアントの体に近づけてペンを動かします。終了後、立つように指示します。

次に、その絵を使ってクライアントの頭の横（耳の位置）から肩先までの距離を測ります。左右の比較もします。測定は必要な時に行ってください。距離が長いのに驚きましたか？　クライアントの左右の距離は同じでしたか？

このアセスメントによって、療法士もクライアントも、頭と首の関係を視覚的に理解することができるようになります。この情報を使って、横臥位で首のアラインメントを保つ方法をクライアントに示すことができます。詳細については、第3章の助言6（p.117）をお読みください。

助言10　自分の体でC7を探す

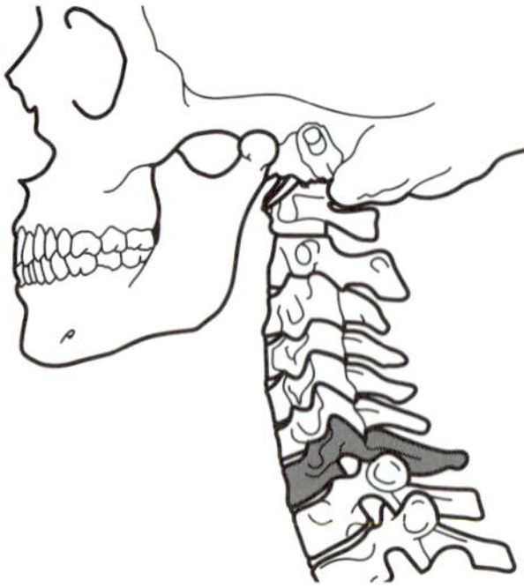

皆さんは治療トレーニングの一環で、椎骨のグループ名(頸椎、胸椎、腰椎、仙椎、尾骨)など解剖について学んだ覚えがあると思います。また、これらの骨には、アルファベットと数字が付けられていることも習ったはずです。頸椎にはアルファベットのＣと1～7の数字が上から下に向かって順番に付けられています。第1頸椎（別名：環椎）はC1と呼び、第2頸椎(軸椎）をC2と呼びます。第7頸椎(C7)は隆椎と呼びますが、最も突き出た頸椎なので最適な呼称であり、位置を探しやすいため有用な骨です。この突き出た骨を探すことができれば、首の問題を抱えるクライアントのアセスメントや治療を行う時に、C7を基準にできます。例えば、C7を使って圧痛点がC7より上か下かを記せば、症状の部位がより明確になります。クライアントを他の療法士に紹介する必要がある場合、C7を基準にして症状を記すとよいでしょう。例えば、「頸部右回旋で後頸部（C7）の痛みありとの訴え。具体的には、C7突起の約2cm右」などと書けます。

首に問題があると訴えるクライアントを触診すると、実はその部位は上部胸椎であったりします。これは、施療者がC7を見分けられるからで、このクライアントの主訴の部位は、「C7より下」です。このようにC7の位置を探せる能力は、不快感がどこで発生しているのか、どこで症状が起きているのか、詳しい臨床像を得るのに有用です。

自分でC7の位置を探し、この突き出た骨の感触をしっかり覚えましょう。首の後に指を当て、首を前に曲げると、椎骨の隆起（棘突起）がよりはっきりわかる場所に気付くと思います。C7からC6、C5へと移ると、棘突起が目立たなくなり、椎骨の区別が難しくなります。この姿勢で、首の後ろで一番突き出ていると感じる場所を特定できますか？　おそらくそれが、C7の棘突起です。

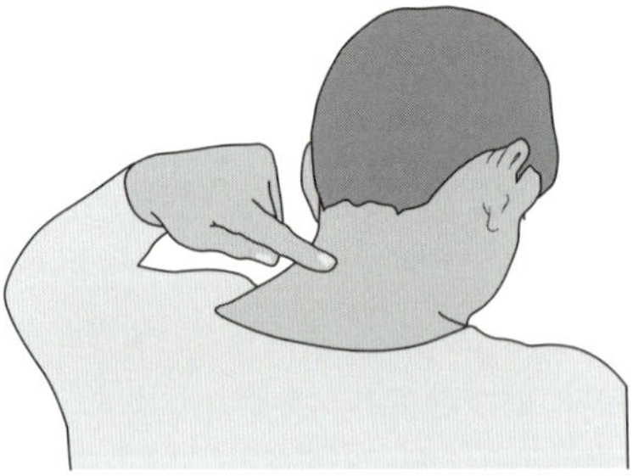

助言11　クライアントの体のC7を探す

C7椎骨はクライアントが立っていても、座っていても簡単に探すことができるでしょう。腹臥位の場合、若干探すのが難しくなるかもしれません。

座位または立位のクライアントのC7を探す

クライアントの横に立ち、首を観察します。首の付け根に明らかな〝こぶ〟があり、クライアントがうつむき、頸椎が曲がった状態では一層はっきりします。このこぶがC7です。首の後ろを触診すると、C7の棘突起は一番突き出ています。肥満または猫背で後頸部に脂肪組織が沢山ついたクライアントの場合、C7がわかりにくくなります。これは当然と考えられますが、隆椎が短く、突起が少ない人でもC7を探すのが難しくなります。

腹臥位のクライアントのC7を探す

頭と顔が中心軸からずれないようにして腹臥位になると、首が後ろに反り気味になり、頸椎の突起が互いに近づきます。首を少し反らすと、椎骨の一つ一つが見分けにくくなります。次の簡単な方法によって、腹臥位でC7を探しやすくなります。

1. 診察台の頭側につき、クライアントの頭に向かって立ちます。右手の親指をC7と思われる場所に置きます。

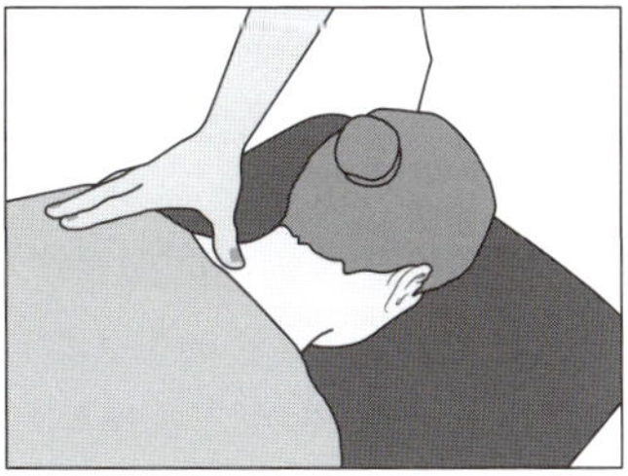

2. 左手の親指をC6と思われる場所に置きます。

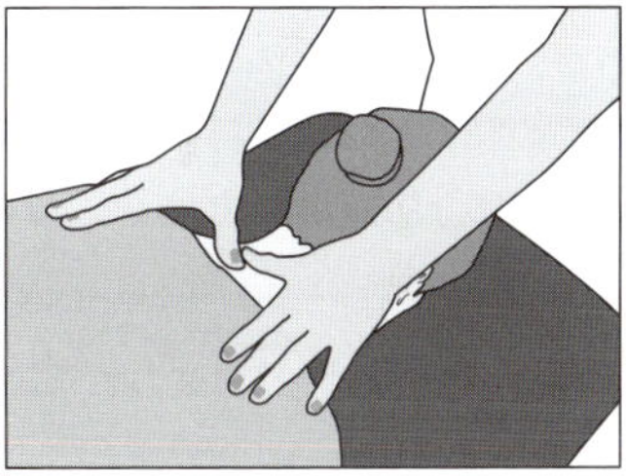

3. 両手の親指をそれぞれの位置に置いたまま、クライアントに診察台からゆっくり頭を浮かすように指示します。

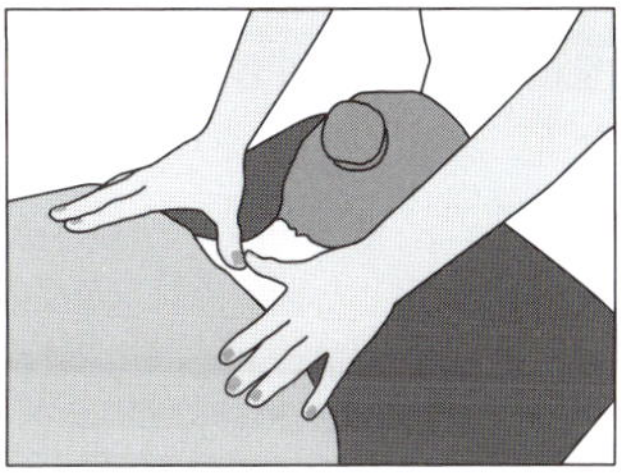

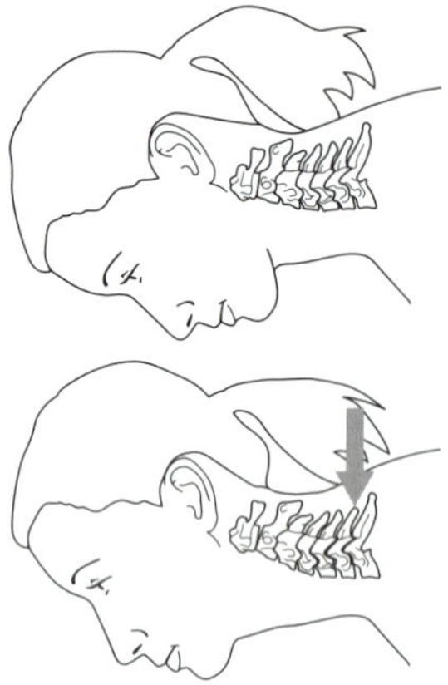

もし右手の親指がC7の上にあれば、左親指の下のC6の突起が〝消えた〟ように感じるはずです。これは、首を反らすと頸椎の棘突起が互いに近づき、触知しにくくなるからです。頸胸関節のC7は他と比べると元の位置に留まっています。C7がわずかに動いたと感じるかもしれませんが、その動きはC6ほど大きくはないはずです。

この識別法の裏付けとなる文献については、Shin他(2011)を参考にしてください。

助言12　C7を上手に探しあてる方法

C7の形と出っ張り具合は被験者間でかなり違いがあり、正確にC7を見分けることができたのかどうか、最初は確信が持てない気がするかもしれません。C7を探し当てたかどうか、確認する3つの方法があります。C7やそれ以外の骨の目印を上手に触知できるようになる最良の方法は、単に練習することです。色々な人で試し、C7を探しましょう。諺にあるように、習うより慣れよ、です。

スキルアップの二つ目の方法は、座っているクライアントのC7に目印をつけてから、触診することです。ボディクレヨンを使い、C7に点印を付けます。C7はクライアントが直立するとより目立ち、視覚的な手掛かりになりますが、クライアントが腹臥位になると目立たなくなります。ただし、座位のクライアントの皮膚につけた点の目印は、腹臥位になった時、同じ椎骨の上になく、椎骨自体が動くにつれて、目印も動くという点に注意することが大切です。付けた目印によって、頸椎の最下点の位置がおおよそ把握できるので、これを手がかりに使うことができます。

3つ目に、助言11(p.25-26)の手順に従って最良の試行をし、次に同じクライアントで、わざと親指を間違った位置に置きます。たとえば、右親指をT1（C7の代わり)、左親指をC7（C6の代わり）の上に置きます。被験者に再度、診察台から頭を浮かすように指示します。助言11に記した正しい位置、つまり右親指C7、左親指をC6に戻します。クライアントに頭を浮かすように指示します。〝正しい位置〟と〝間違った位置〟にある親指の下の感触の違いを比べます。C6とC7の触診で、首の各部位の感触の違いを比較することで、最終的にC7のそれらしい位置を見極められるようになります。腹臥位で触診するとき、C6が左親指の下で〝消え〟れば、右親指の下がC7である可能性が高いのです。

助言13　自分の体の斜角筋を見分ける

斜角筋は、首の筋肉群の中でも興味深い筋肉です。肩甲骨の中心側の縁（菱形筋の位置）、肩、上肢など体の他の部位の関連痛の原因になる場合があるからです。神経や血管は、鎖骨、肋骨、小胸筋、斜角筋に囲まれた小さな領域を横切り、上肢を上から下へと通っています。

首の骨の領域の血管や神経が圧迫されると上肢に様々な症状が現れ、これを胸郭出口症候群と総称します。斜角筋の緊張が胸郭出口症候群に寄与するのかどうかを巡っては議論が続いています。ストレッチ、マッサージ、トリガーポイントの刺激、または運動により頭頸部のポジショニングを整えることで、こうした筋肉の緊張を減らすことができることもあります。例えば、胸郭出口症候群の症状が軽くなる人もいます。第1肋骨と第2肋骨に付着した斜角筋は、呼吸にも重要な筋肉です。よって、斜角筋の位置を特定し、触知できれば、筋緊張のアセスメントに役立ちます。

首、特に前側の触診を怖がる人もいます。この敏感な部位のアセスメントに自信を付けるには、次の手順に従い、自分の斜角筋を見つける練習をしましょう。

斜角筋群

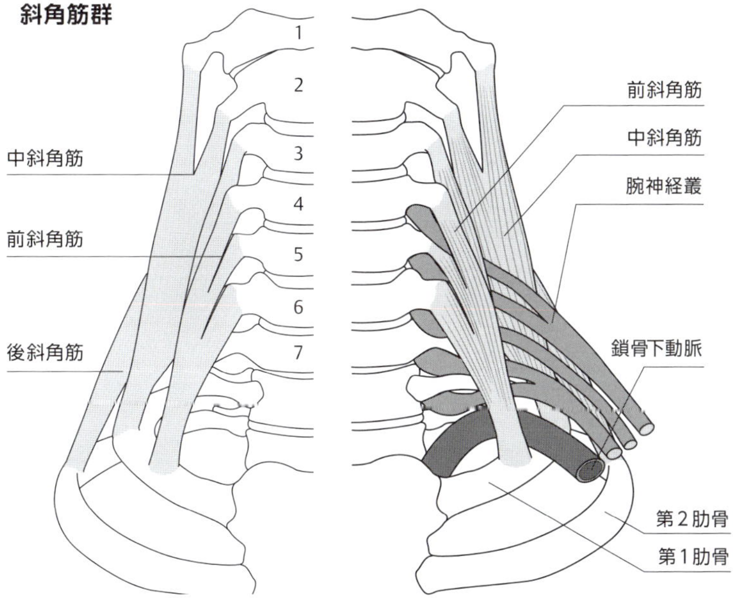

ステップ1　鏡を見ながら、斜角筋とは違う二つの筋肉の位置を探します。口角を下げ（口をへの字にする）、広頸筋というタートルネックのような平らなシートを探します。広頸筋の「腱」は鎖骨の外端にあることに注意しましょう。

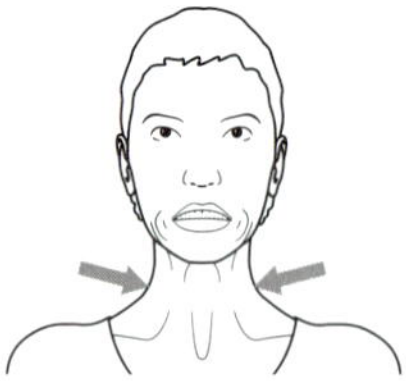

ステップ2　口を緩め、胸鎖乳突筋の位置を探します。胸鎖乳突筋によって、首や頭を反対側に捻ることができます。つまり、右胸鎖乳突筋は頭頸部を左に回し、左胸鎖乳突筋は右に回します。首を一方向に回し、次に反対方向に回し、胸鎖乳突筋を探せるまで練習を続けましょう。

ヒント　胸骨および鎖骨から起始する胸鎖乳突筋の根元を軽くつまむと、筋肉の収縮を感じることができます。例えば、首を左に回すと、右の筋肉の収縮を感じることができます。

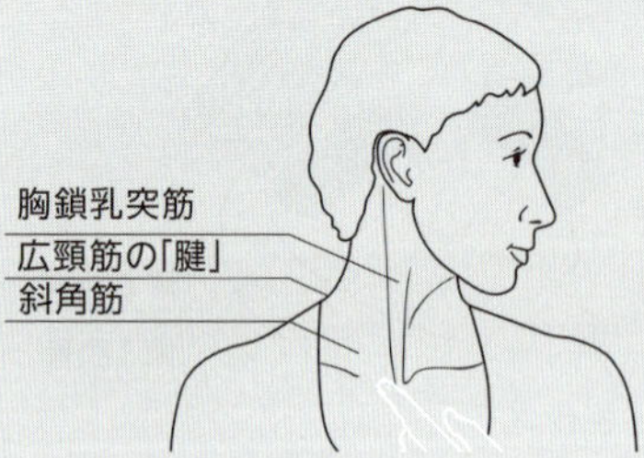

ステップ3　斜角筋の位置を探します。斜角筋は広頸筋の「腱」と胸鎖乳突筋の間にあります。つまり、右の斜角筋は、右広頸筋の「腱」と右胸鎖乳突筋の間にあり、左の斜角筋は、左広頸筋の「腱」と左胸鎖乳突筋の間にあります。

ステップ4　斜角筋を触知できる場所がわかったので、斜角筋を確実に探し当てましょう。鏡を見ながら、右手の拳を額に当てます。頭を拳に軽く押し付けると。斜角筋（両側）が収縮して突き出ます。斜角筋は鎖骨の上側にあり、左右とも胸鎖乳突筋のすぐ外側にありますが、〝タートルネック筋〟である広頸筋の腱よりは内側にあります。

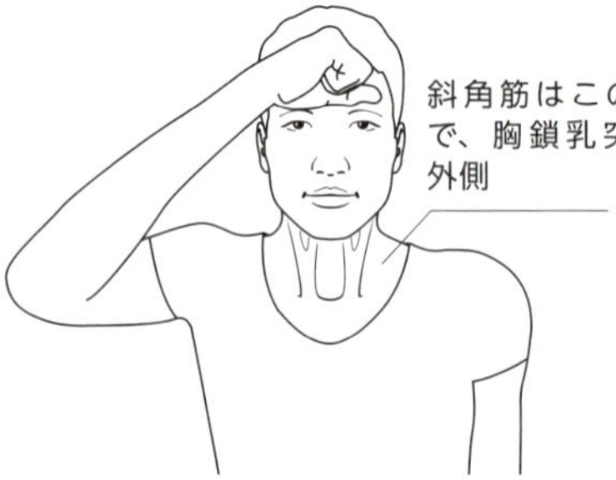

斜角筋はこの辺りで、胸鎖乳突筋の外側

質問 斜角筋を正しく見つけられるかどうか、どうやって確かめればいいですか？

斜角筋の収縮を触診します。筋肉の機能を点検するには、この方法が有用です。斜角筋と胸鎖乳突筋には、首を屈曲させる働きがあり、上で述べた通り、額を拳に押し付けるとこの二つの筋肉はともに収縮します。しかし、首を左にまわしたときに右斜角筋は収縮せず（逆に右胸鎖乳突筋は収縮する）、首を左にまわしたときに左斜角筋は収縮しません（逆に左胸鎖乳突筋は収縮する）。この知識を使って、斜角筋と胸鎖乳突筋を区別することができます。

斜角筋と胸鎖乳突筋を見分ける

ステップ1　首の屈曲に抵抗する力をかけ、右胸鎖乳突筋と右斜角筋が収縮するのを観察し、触って確かめます。頭を拳に押し付けると、右胸鎖乳突筋と右斜角筋が〝出現〟するのがわかり、筋緊張が増すのを手で〝感じる〟ことができるでしょう。これは、二つの筋肉が収縮したことを示しています。
次に、トリックを使います。

ステップ2　右手を頭の右側にあて、首を右に回しながら右手でそれに抵抗し、左手で胸鎖乳突筋と斜角筋に同時に触れます。このとき、左親指を胸鎖乳突筋に、左人差し指を斜角筋にあてると上手くいくでしょう。

首を右に回すと、二つの筋肉の一方は収縮するが、他方は収縮しないのがわかるはずです。つまり、首を右に回すと、二つの筋肉の一方しか緊張しないことがわかるでしょう。首を右に回すと、右斜角筋が収縮しますが、右胸鎖乳突筋は収縮しません。胸鎖乳突筋と違い、左右の斜角筋は首を同じ側に回すときに収縮し、左右の胸鎖乳突筋は反対側に回すときに収縮します。右斜角筋を正しく探すことができたら、首の屈曲と右回旋によって収縮するのが感じ取れるでしょう。

助言14　クライアントの斜角筋の観察法

斜角筋は奥にある筋肉で、安静時の被験者を正面から観察したときに見えないはずです。しかしある種の呼吸障害（斜角筋は呼吸筋であることを思い出しましょう）で余分な負荷が斜角筋にかかり、筋緊張が増した状態の場合、斜角筋が見えるかもしれません。体脂肪が極めて少ない人でも斜角筋が見えるかもしれません。そういう人は斜角筋だけではなく、多くの筋肉が見分けやすくなっています。しかし、普通の健康な成人の場合、斜角筋が隆起して見えることはありません。片側が反対側よりも目立つことがないか、よく観察しましょう。非対称の場合、隆起側の筋緊張が強いことを示しているのかもしれません。このような筋緊張の増加は、同側の症状に符合している可能性があります。

自分の斜角筋を探したときと同じ方法で、クライアントの斜角筋の位置を知ることができます。クライアントと向き合い、手を額に当てて首を前に曲げながらその手で軽く抵抗するよう指示します。クライアントの遂行中、療法士は指示を出しながらクライアントを観察します。自分で実施したときと同じように、広頸筋の「腱」と胸鎖乳突筋の間にある左右の斜角筋が見えるはずです。

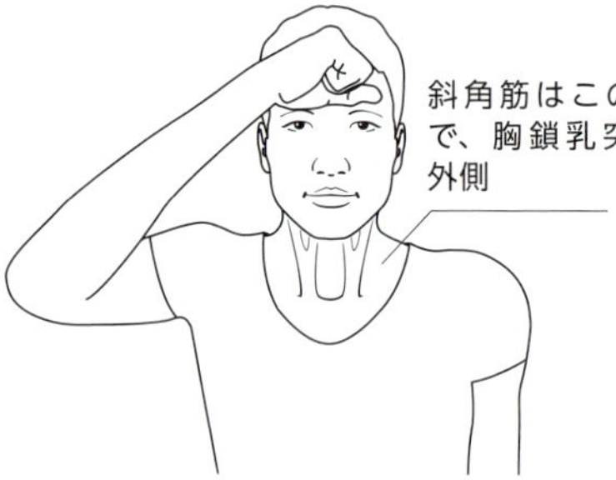

❓質問　仰臥位でクライアントの斜角筋を見分けるにはどうすればいいですか？

診察台から頭をゆっくりと浮かすよう、クライアントに指示すればいいだけです。斜角筋が働いて、隆起してきます。診察台から頭を浮かすには、首を屈曲させる必要があります。頭を重力に逆らって持ち上げるので、クライアントは額を拳に押し当てる必要はありません。

助言15　クライアントの斜角筋の触診法

二つの方法があります。

1. **クライアントを椅子に座らせて、斜角筋を触知：**クライアントの後に立ち、指先で軽くクライアントの首の前部に触れます。

ヒント 片手だけを使います。反対の手はクライアントの肩に軽く乗せておきます。これは、背後に立って両手で首を触ると、アセスメントが目的で専門家の手による行為だとしても、相手をびっくりさせてしまう可能性があるからです。両手が首の周囲にあると、指先で軽く触れるだけでも、不安になるクライアントもいるでしょう。

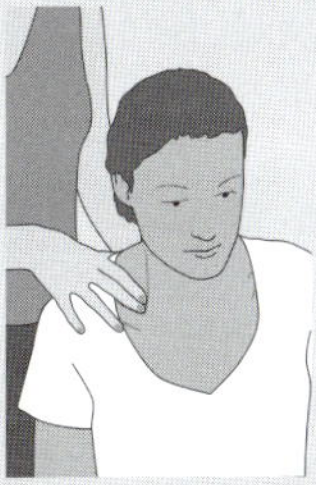

クライアントの鎖骨の位置を確認し、鎖骨の上かそれよりも上方に指を置いたまま動かさないようにします。

クライアントに片手の拳を額にあてがい、額を拳に軽く押し付けるように指示します。斜角筋と胸鎖乳突筋の両方が収縮します。鎖骨に沿って触診すると、鎖骨の上側の斜角筋が収縮するのが感じられます。

助言13（p.27-28）で自分の体で練習したように、回旋運動では同側の斜角筋だけが収縮するのはわかっていますね。つまり、首を右に回すと、右斜角筋が収縮し（胸鎖乳突筋は収縮しない）、首を左に回すと、左斜角筋が収縮します（左胸鎖乳突筋は収縮しない）。クライアントに首を右に回すように指示したとき、右斜角筋の位置の特定がもうできますね。鎖骨の近傍で、その上の胸鎖乳突筋と広頸筋の間に右斜角筋が触知できます。

2. **クライアントを仰臥位にして斜角筋を触知：**座位よりも仰臥位の方が、クライアントの斜角筋を触知するのが簡単な時があります。診察台の頭側に立ち、片手だけで被験者の鎖骨より上側の胸鎖乳突筋と広頸筋の腱の間を触診します。クライアントに診察台から頭を浮かすように指示します。斜角筋が収縮し、指先の下で筋肉の緊張が増すので、斜角筋を特定できます。

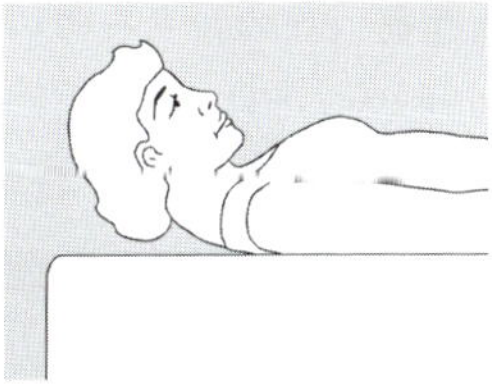

興味のつきないこの筋肉と、そこに存在するトリガーポイントの治療方法については、第2章の助言18『斜角筋を治療する』（p.94-95）に詳述します。

助言16　舌のテスト

大橋渉氏は著書『Do-It-Yourself Shiatsu』(1977)の中で、クライアントに舌を突き出すよう指示すれば、首の左右どちらが〝張っているか〟、舌先が指す方向でわかると言っています。舌先が右を向けば、首の右側が張っており、舌先が左を向けば、首の左側が張っているということです。大橋氏は、これは舌を引っ張る筋肉のせいだと説明しています。皆さんはどう思いますか？このようなアセスメントを行いたいと思いますか？　大橋はどの筋肉によって舌の向きの偏りが起きるか書いていませんが、肩甲舌骨筋は肩甲骨の上角と舌骨を結ぶ紐状の小さな変わった筋肉です。舌骨は喉の前方にある骨で舌を繋ぎ止めています。助言17で学習しますが、肩は首と関係があるため、肩に問題を抱えるクライアントの舌が歪んでいるかどうかを観察するのは興味深いことだと思います。このテストを使ったアセスメントに挑戦してみてください。

助言17　首と上肢の関係を評価する

右手の指を後頸部の中心にある頸椎棘突起に沿わせ、左腕を外転させます。すると、指の下でわずかな動きが感じられるでしょう。手を交替し、今度は、左手の指で首を触診し、右腕を外転させます。僧帽筋の緊張増加を感じることでしょう(頸椎棘突起の上を頭側から尾側へと走る項靱帯という軟部組織構造に僧帽筋が入り込んでいるため)。僧帽筋は首の後ろを覆い、肩甲棘に停止し、その収縮によって肩甲骨の動きを助けます。

なぜこのことが重要なのでしょうか？首と肩は様々な軟部組織によって結ばれています。本章では首が中心ですが、体の一部を単独で治療できないことはよく知られています(多くの人が、体だけを治療することはできない、心も治療しなければならないと言いますね)。クライアントが首の問題で治療にやって来たら、肩のアセスメントが役立ちます。多くの人は、必須だと言うでしょう。肩の既往症・現往症が首の現往症に寄与している場合、その解消には、肩と首の両方を治療する必要があります。

クライアントのアセスメントと治療にかける時間は限られており、治療している首の問題が解消しない場合、肩のアセスメントを考える意義があります。このような場合、クライアントの上肢の使い方を調べてよく考えると有用です。実生活で体を区分けすることはできないからです。この点は、助言18で肩甲挙筋について詳しく学習するので、より明確になるでしょう。

助言18　頸部の〝こぶ〟とは

クライアントにマッサージをするのに慣れていれば、首と肩のある部分がこぶのように膨れているのに気付いたことがあるでしょう。経験豊富な療法士であれば、〝トリガーポイント〟を押すと、〝劇的な痛み〟が出るのを知っています。非常に痛いという場所は、トリガーポイントという、緊張が局所的に溜った点かもしれません。しかし、触診で筋肉の張りがわかる箇所のすべてがトリガーポイントというわけではない、と覚えておくのも重要です。

第一に、トリガーポイントと疑われる箇所は、正常な骨の構造物に過ぎないかもしれません。骨格模型を見て、肋骨がどの程度後ろに突き出ているか注目しましょう。頸部ほど確率は高くないですが、筋緊張を疑った箇所は実は肋骨かもしれません。ごく稀ですが、数パーセントの人は前方向から頸肋を触知できます。

第二に、緊張した箇所は正常な筋肉の構造に過ぎないかもしれません。肩甲挙筋を考えてみましょう。肩甲挙筋は上部頸椎の横突起に起始し、肩甲骨の上角に停止します。肩甲挙筋自体がどのように捻れているか注目しましょう。この領域で時折感じられる〝こぶ〟は、組織の緊張ではなく、正常な筋肉の構造に過ぎないのではないでしょうか。

本当に肩甲挙筋にトリガーポイントがあり、正常な筋肉構造とは違うと思われる場合、第2章を読むと良いでしょう。肩甲挙筋にアクセスしやすくするためのクライアントのポジショニングの各種が書かれています。

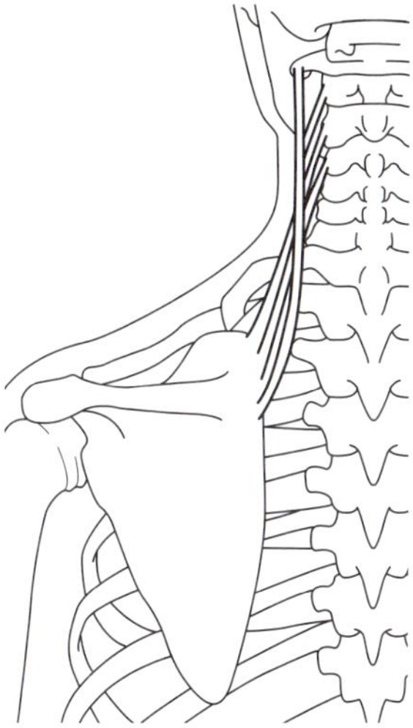

第三に、こぶが触れるのには脂肪腫、腫瘍、瘢痕組織など、他の説明がつくものがあります。第1部の目的は、診断法を教えることではありません。見つかったこぶがトリガーポイントなのか、正常な骨格構造なのか疑問があるときは、クライアントを医師に紹介すべきです。

助言19　後頭下筋群の重要性

第1頸椎および第2頸椎のいずれかに付着した、頭蓋底の四つの小さな筋肉をまとめて後頭下筋群と呼び、頭を前後左右に傾ける役割を担っています。後頭の下を指先で軽く押さえると、後頭下筋群がぴくぴくと動くのがわかります。目をぐるりと回してみましょう。後頭下筋群が震えるのが感じられますか？　後頭下筋群の一つは小後頭直筋と呼び、筋紡錘の割合が高いため、特に関心が注がれます。筋紡錘割合が高い筋肉は、固有受容性に関係するからです。受傷後(むちうち症など)の小後頭直筋の萎縮は重大で、バランス感覚の低下が生じる可能性があります。

小後頭直筋は筋膜層を介して脳の硬膜に繋がっているから重要です。後頭下筋群の緊張とトリガーポイントの発生が、筋緊張性頭痛の原因の一つかもしれません。筋膜層との結合を介して筋緊張の増加が硬膜に伝わるからです。

さらに、後頭下筋群の損傷または萎縮がバランスを損ねることで、後頭下筋群がハムストリングの緊張に寄与する可能性があります。その考察と詳細情報については、McPartland他(1997) およびMoseley(2004)の文献をご参照ください。

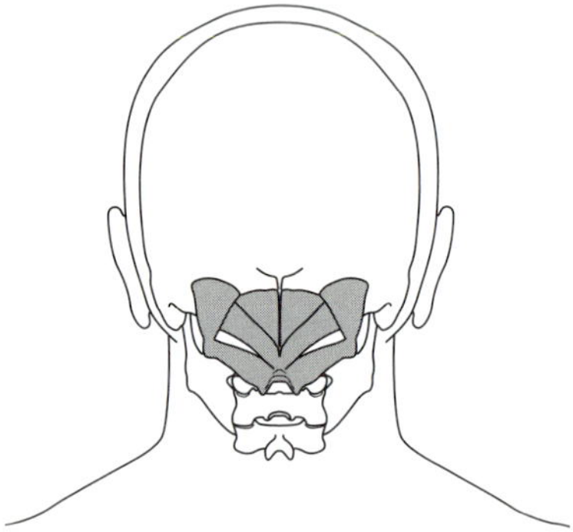

助言20　後頭下筋群の触診

後頭下筋群を効果的に触診するのが難しいのは、この筋肉が僧帽筋よりずっと奥にあり、後頭部の筋膜が厚いからです。後頭部の触診には、クライアントを腹臥位にして行う方法があります。しかし、首をひねろうとすると、頭を浮かせて首を伸ばす必要があり、後頸筋が緊張するため、触診が難しくなります。別の方法として、クライアントを仰臥位にします。以下のポジションで後頸部を触診し、どうすれば後頭下筋が手に一番触れるかを探ります。

- クライアントは腹臥位、療法士は診察台の頭側に立つ。

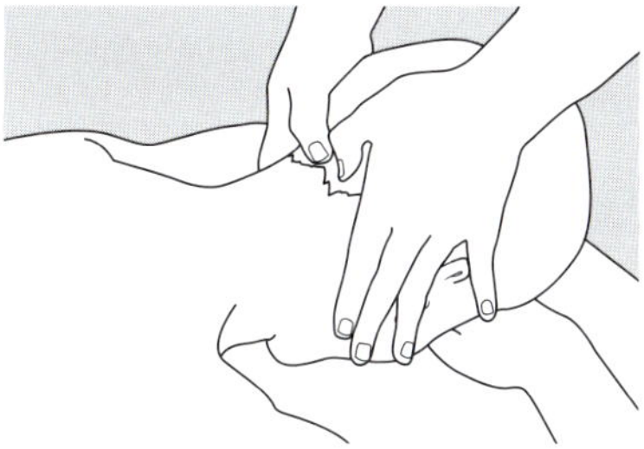

- クライアントは仰臥位、療法士は診察台の頭側に立つ。手でクライアントの首の左右に触れる。

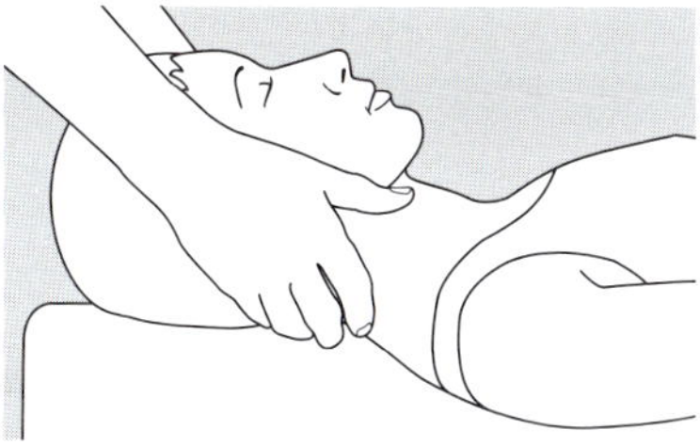

- クライアントは腹臥位、療法士は向かい合わせになり、手でクライアントの首の左右に触れる。

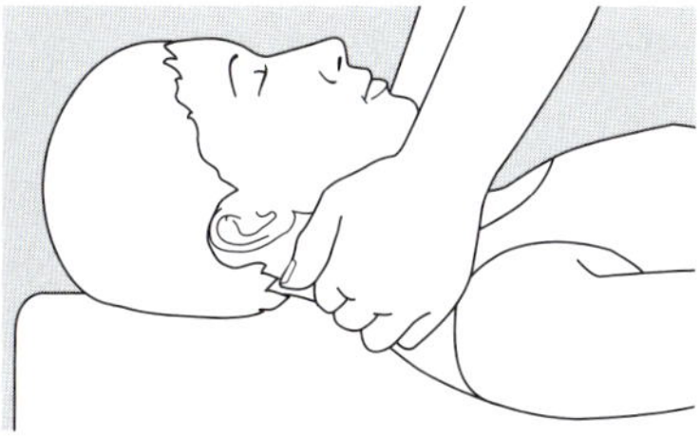

- クライアントは仰臥位、療法士は診察台の頭側に立つ。頭蓋底部を掌で触れる。

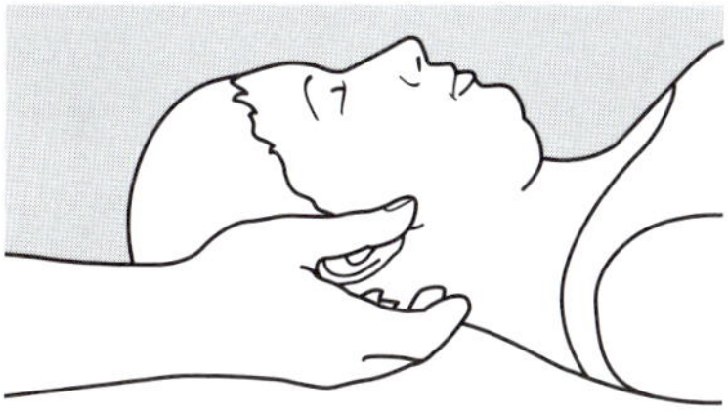

- クライアントは側臥位、療法士はクライアントの後ろに立つ。

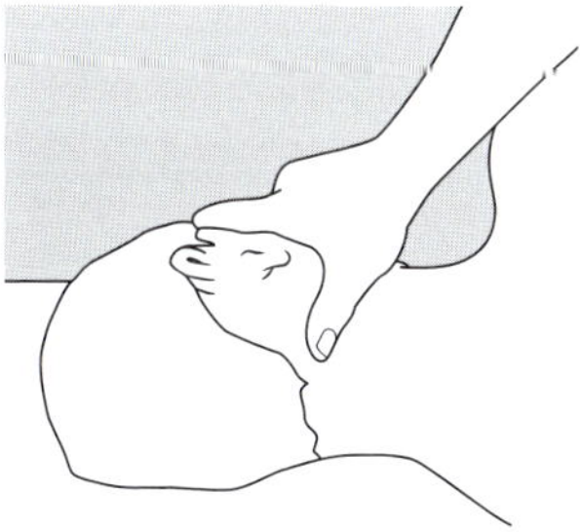

助言21　クライアント自身の疼痛認識

『助言7　不快感について記録する(p.19-20)』で、症状を記録するときはクライアントの言葉通りに書くことの重要性を理解されたと思います。首の問題が日常生活活動（就業、家庭生活、趣味への参加）に与える影響を考えることも重要です。Oswestry腰痛質問票(ODQ)(Fairbank他, 1980）を基にしたNeck Disability Index(NDI）は、頸部疼痛による自覚的能力障害を評価することを目的に作られた質問票です。類似の質問票をノースウィック・パーク病院(英国)のチームが開発し、Northwick Park Neck Pain Questionnaire(NPQ)(Leak他, 1994)と呼ばれています。どちらの質問票も、疼痛強度、パーソナルケア（洗身、更衣等）、リフティング、リーディング、頭痛、集中力、仕事、自動車運転、睡眠、およびリクリエーションに関する質問で構成されています。

このような質問票の目的は、首の問題によって起きる能力障害のレベルを明らかにするのに役に立ちます。得られた結果をベースライン値とし、クライアントが認識する能力障害の全般的レベルが介入によって軽減できたかどうかを、療法士は見極めることができます。

こうした質問票をむちうち関連障害(WAD）の患者に使うことの妥当性を検討したHoving他(2003）の論文によると、質問票では患者に重要と判断される感情面および社会面の項目が省かれているそうです。それでも、首の状態が日常生活に及ぼす影響を明らかにするため、アセスメントするときに、質問票の小見出しを項目として使用できるでしょう。下表は、質問票の一部の項目を使った評価シートです。

活動	コメント
パーソナルケア	
リフティング	
リーディング	
頭痛	
集中力	
仕事	
自動車運転	
睡眠	
リクリエーション	

助言22　頸部能力障害の指数

Vernon と Mior (1991) は Neck Disability Index (NDI) と呼ぶ質問票を開発しました。2人は平均的な1日の中で大半の人が行うことに着目し、首の問題がどう影響するかを考えました。そのアセスメントのため、一連の質問を作成し、以下の10項目に分類しました。

- 1. 疼痛強度
- 2. パーソナルケア(洗身、更衣等)
- 3. リフティング
- 4. リーディング
- 5. 頭痛
- 6. 集中力
- 7. 仕事
- 8. 自動車運転
- 9. 睡眠
- 10. リクリエーション

質問票の各項目への回答で、療法士は日常生活活動の対処能力に首の問題がどう影響しているのかを想像できます。質問への回答には点数が割り当てられているので、総スコアを出すことができます。このため、NDIは経時的な変化の評価に役立ち、特定の介入が有用だったかどうかを明らかにすることができます。

質問 私は医師でも頸部の専門家でもありません。この質問票を使う価値がありますか？

この質問票を使うと便利なのは、問題が**ない**箇所がどこか、首の痛みが日常生活のどの点に影響して**いない**のかが、回答によって特定しやすくなることでしょう。1日の中で痛みのない時間や、痛みがなく実施できる活動をクライアントが自覚できれば、強力なエンパワーメントになります。質問表の別の使い方は、頭の回転を速くし、次々と質問を出す手助けにすることです。例えば、『4. リーディング』のスコアが高い場合、どのポジショニング(背もたれ付きの椅子に座る、ベッドの上に座る) で違いが出るのか、本の重さで違いが出るのか、本を膝に載せるか、書見台に置くかで違いが出るか、など探ると良いでしょう。机に向かって座り、雑誌を読んでいると首に痛みがあると訴えるクライアントが、軽い雑誌を手に持って読んでいる時には同じ痛みを感じない場合もあります。この質問票で得られる情報は、クライアントが疼痛の管理方法を見つけやすくなる点で貴重です。

この質問票を試したい場合は、首に問題がある家族や友人と一緒に実践するとよいでしょう。簡単な手順書に目を通し、質問票に回答するよう依頼します。スコアのつけ方が質問票の末尾にあるので、お読みください(p.40-41参照)。

指示事項を読み、NDIの使い方を理解したら、次の表を使って、首に問題がある5名のスコアを記録し、比較しましょう。パーセントスコアが高い人は、頸関連の高度な能力障害に分類します。(あなたはこれに同意しますか？　スコアが高かった人は能力障害のレベルが高いと言えますか?)　もう一つ有意義な比較の方法は、むちうち症や神経絞扼など共通する頸部関連障害がある5名を調べることでしょう。

Neck Disability Indexスコアの実践

被験者	Disability Indexスコア	コメント
被験者1		
被験者2		
被験者3		
被験者4		
被験者5		

Neck Disability Index

この質問票は、患者様の首の痛みが日常生活にどのように影響しているかを把握するためのものです。各項目に当てはまるものを一つ選んで□にチェックを入れてください。複数が該当する場合、一番近いものを選んで□にチェックを入れてください

1. 疼痛強度

- □ 今は痛みがない
- □ 今はさほど痛みがない
- □ 今はほどほどの痛みがある
- □ 今はかなり強く痛む
- □ 今は非常に痛い
- □ 今は想像できる痛みの中で最もひどい

2. パーソナルケア(洗身、更衣等)

- □ 自力で普通に身の回りのことができ、痛みも起きない
- □ 自力で普通に身の回りのことができるが、そのために痛みが起きる
- □ 自力で普通に身の回りのことをすると痛むので、ゆっくり注意してする
- □ ある程度助けが必要だが、パーソナルケアの大半は自力でできる
- □ 毎日、セルフケアの大部分の面で助けが必要である
- □ 更衣ができず、体を洗うのに苦労し、ベッドで安静にしている

3. リフティング

- □ 自力で重い物を持ち上げることができ、そのために痛みも起きない
- □ 自力で重い物を持ち上げることができるが、そのために痛みが起きる
- □ 痛いので自力で床から重い物を持ち上げることができないが、テーブルの上など持ち上げやすい場所に置いてあれば可能である
- □ 痛いので自力で床から重い物を持ち上げることができないが、さほど重くない物で、持ち上げやすい場所に置いてあれば可能である
- □ 軽い物しか持ち上げられない
- □ 物を持ち上げたり、運んだりできない

4. リーディング

- □ 好きなだけ読むことができ、そのために首が痛むこともない
- □ 好きなだけ読むことができるが、そのためにわずかに首が痛む
- □ 好きなだけ読むことができるが、そのために首がほどほどに痛くなる
- □ 首がほどほどに痛いので、好きなだけ読むことができない
- □ 首がひどく痛いので、ほとんど読むことができない
- □ 全く読むことができない

5. 頭痛

- □ 全く頭痛がない
- □ 軽い頭痛があるが、頻度は少ない
- □ ほどほどの頭痛があるが、頻度は少ない
- □ ほどほどの頭痛があり、頻発する
- □ ひどい頭痛があり、頻発する
- □ ほとんどいつも頭痛がある

6. 集中力

- □ その気があれば、苦も無く十分に集中できる
- □ その気があれば、十分に集中できるが、少し難しい
- □ その気があっても集中することがかなり難しい
- □ その気があっても集中することが非常に難しい
- □ その気があっても集中することが極めて難しい
- □ 全く集中できない

7. 仕事

- □ したいだけ仕事ができる
- □ 通常の仕事しかできず、それ以上はできない
- □ 通常の仕事は大半ができるが、それ以上はできない
- □ 通常の仕事ができない
- □ どんな仕事もほとんどできない
- □ 全く仕事ができない

8. 自動車運転

- □ 自家用車を運転でき、首に痛みもない
- □ 乗りたいだけ車を運転できるが、首にわずかな痛みがある
- □ 乗りたいだけ車を運転できるが、首にほどほどの痛みがある
- □ 首にほどほどの痛みがあるため、乗りたいだけ車を運転できない
- □ 首に強い痛みがあるため、ほとんど運転できない
- □ 全く運転できない

9. 睡眠

□ 睡眠障害はない

□ 軽度の睡眠障害がある（1時間未満の睡眠不足）

□ 中等度の睡眠障害がある(1～2時間の睡眠不足）

□ 重度の睡眠障害がある（3-5時間の睡眠不足）

□ 完全な睡眠障害である（5-7時間の睡眠不足）

10. リクリエーション

□ すべてのリクリエーション活動に参加することができ、首の痛みも全くない

□ すべてのリクリエーション活動に参加することができるが、首の痛みが若干ある

□ 通常のリクリエーション活動の大半に参加することができるが、首の痛みのためすべての活動には参加できない。

□ 首の痛みのため、通常のリクリエーション活動に少ししか参加できない

□ 首の痛みのため、リクリエーション活動にほとんど参加できない

□ 通常のリクリエーション活動に全く参加できない

Neck Disability Indexのスコアのつけ方

10項目の各スコアを出し（各0～5点）、総得点を出す（最高スコア＝50）。各項目に回答が6つあるが、最初の回答のスコアは0であるので注意。最初の回答をチェックした場合、その項目のスコアは0で、最後の回答をチェックした場合、その項目のスコアは5である。

例

3. リフティング

□ 自力で重い物を持ち上げることができ、そのために痛みも起きない(0)

□ 自力で重い物を持ち上げることができるが、そのために痛みが起きる(1)

□ 痛いので自力で床から重い物を持ち上げることができないが、テーブルの上など持ち上げやすい場所に置いてあれば可能である(2)

□ 痛いので自力で床から重い物を持ち上げることができないが、さほど重くない物で、持ち上げやすい場所に置いてあれば可能である(3)

□ 軽い物しか持ち上げられない(4)

□ 物を持ち上げたり、運んだりできない(5)

10項目すべてが記入されていたら、そのクライアントのスコアを2倍し、割合(%)を出す。

例1　クライアントのスコアを加算した結果が、30の場合、30×2＝60になる。このクライアントの能力障害の割合は60%である。

例2　クライアントのスコアを加算した結果が、12の場合、12×2＝24になる。このクライアントの能力障害の割合は24%である。

割合が高いほど、首の問題がクライアントの日常生活に大きな影響を与えている。

すべてに回答ができないクライアントでも、質問票を使うことができますか?

はい、できます。例えば自動車を運転できないクライアントの場合、8の質問への回答はできないでしょう。

ある項目に回答できない場合、または回答を省略した場合のスコアを算出するには、総スコアを回答した項目の数で除し、5を乗じます。

$$\frac{\text{クライアントのスコア}}{(\text{回答した項目の数}\times 5)}\times 100 = \%\text{能力障害}$$

例1

10項目のうち9項目に回答し、スコアが30の場合、

$$\frac{30}{9\times 5}\times 100 = 66.66\%\text{能力障害}$$

$$\frac{30}{45}\times 100 = 66.66\%$$

例2

10項目のうち9項目に回答し、スコアが22の場合、

$$\frac{22}{9\times 5}\times 100 = 4.8\%\text{能力障害}$$

助言23　姿勢のアセスメントで注意すること

頭頸部の姿勢アセスメントで、見るポイントのうち、覚えておきたいことを以下にまとめています。

耳の高さ	頭と首の傾き
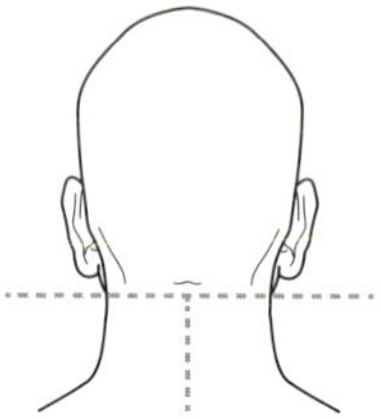	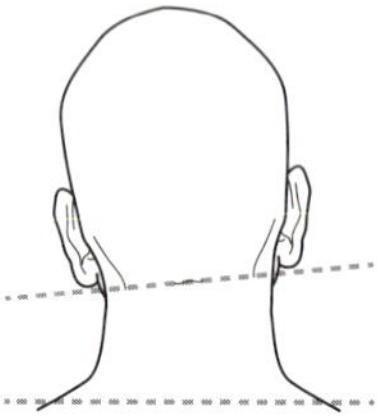
耳の高さが揃っていない場合、首が左右どちらかに曲がっているか、単に一方の耳が他方の耳の位置より高いことを意味します。後者の場合、眼鏡をかけようとしても、ツルが耳に上手くかからないため、クライアントは自覚していることが多いです。	休息時に首が側屈する場合、傾いた側の筋肉(肩甲挙筋、斜角筋、胸鎖乳突筋、および僧帽筋上部繊維)が短縮している可能性が高い。

頸部の姿勢アセスメントで、見るべきポイントの詳細は、Johnson (2012) の論文を参照。

頭と首の回旋	頸椎のアラインメント
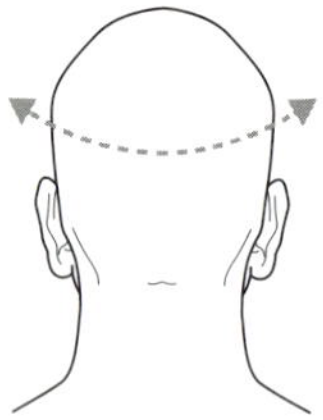	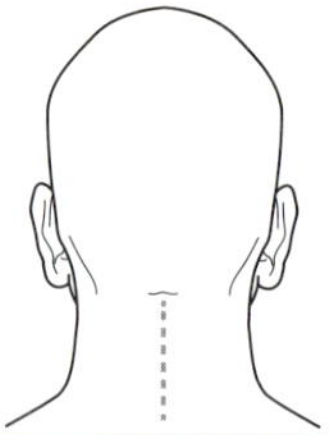
顔面の左右どちらかが他方よりも多く見えますか？　左右どちらかの顎やまつげが他方よりも多く見えますか？　リラックスしている時に、頭が右に回っているように見えるクライアントは、右側の斜角筋と肩甲挙筋が短縮し、首の左側の胸鎖乳突筋の緊張が増している可能性があります。	頸椎そのものが真っ直ぐかどうかをチェックすることも有用です。頸椎が垂直線上にありますか？　何か印になるものや、腫れがありますか？後頸部の上下を走る傍脊柱筋群はどのように見えますか？　著しく突き出ていますか？　筋肉の緊張は左右均等ですか？

下の絵のように、首が左右にわずかでも傾くと、上頸椎と頭蓋の角度が大きく変わることに注意しましょう。角度が小さくなると(a) 組織が短くなり、角度が大きくなると(b) 組織が長くなります。こうした所見はクライアントの症状を解釈するのに役立ち、治療決定の情報源になるでしょう。

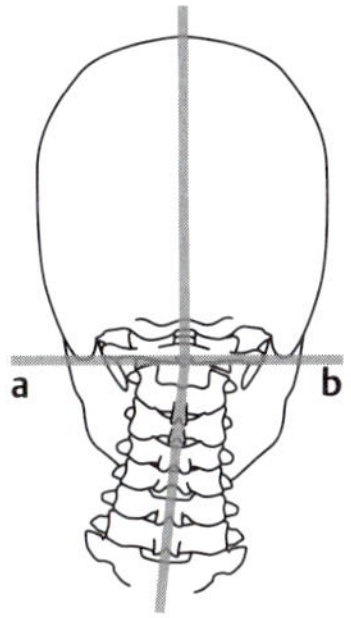

頭が前に傾いている姿勢は、頭が体よりも先に出ることを物語っています。頭は約5kgの重さがあり、本来は胸郭の上にあって、やや前湾した頸椎によって頭の重みが支えられているはずなのです。しかし、頭が前に傾くと、首の後ろの筋肉（肩甲挙筋等）の仕事が極端に増えます。日常的活動で首と頭が交互に屈曲と伸展を繰り返すのはいいのですが、頭が前傾した姿勢が続くのはよくありません。頭が前に傾いた状態が続くと、後頸筋がこの姿勢の維持を求められ、疲労し始め、組織が長くなりストレスがかかります。これが、頭が前に傾いた人が首や肩に痛みを感じる理由の一つです。

後頸筋は伸びて疲労するため、弱くなります。前頸筋も最適な姿勢になっていないので、短縮し、弱くなるでしょう。その結果、首と頭の生体力学が変化し、体の他の部分に連鎖反応を起こします。首以外の脊椎は緊張します。重い頭が前に出過ぎて体の中心線で支えられていないため、釣り合いを取ろうとするからです。胸部と腰部に問題がある場合、首と頭の姿勢にも対処しなければ、胸椎や腰椎を治療しても効果が短いと言う療法士が多いのはこのためです。頭が前傾した姿勢の維持が腰痛を引き起こすのかどうかは不明ですが、このような姿勢が腰部の機能障害を悪化させると考えるのは妥当でしょう。

頭の位置	頸胸部の連結
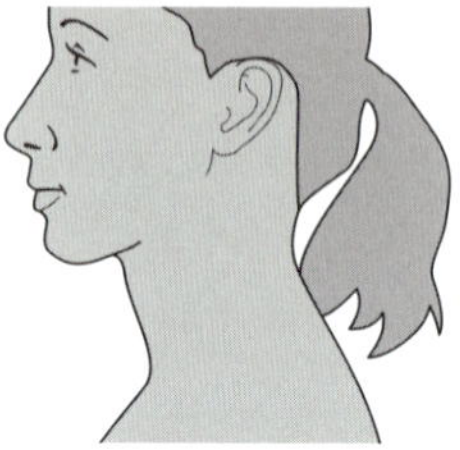	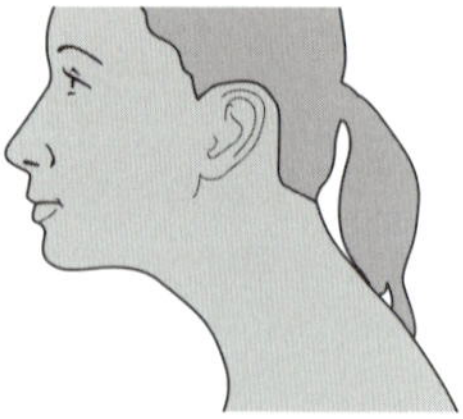
頭が胸郭の上に乗っていますか？　それとも前に押し出されているように見えますか？　後者のような姿勢では、肩甲挙筋が頭を支えようとして最適ではない方法（多くの場合、非等尺性）で頑張るため、過度に緊張します。この姿勢では、目を前に向けようとして頭を後ろに傾けるので、後頭下筋にも負担がかかります。この姿勢のクライアントは、後頭下筋に触れたりマッサージをしたりすると、圧痛が起きることが多いのです。	C7の位置を見ましょう。脂肪組織が異常に多いように見えますか？　これは頭が前傾した人によく見られ、C7/T1連結部の上の組織が盛り上がっています。 **質問：**なぜ脂肪組織がここに溜まるのでしょうか？　これがホルモンの影響なのか（女性に多い）、姿勢の変化と頸胸部の非効率的な生体力学が原因なのかは明らかではありません。

頭の位置	鎖 骨
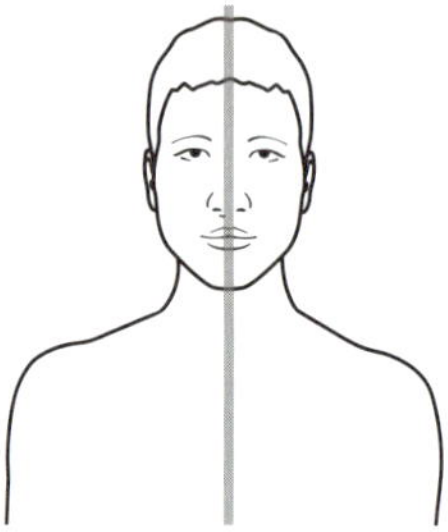	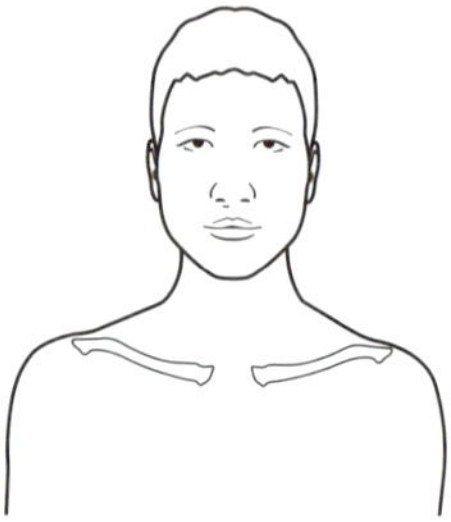
頭が胸の上に楽に乗っていますか？　鼻が胸骨柄のライン上にありますか？　後から見たときの回旋や側傾の所見が、前側でも見られますか？	左右の鎖骨の高さと位置は同じですか？　鎖骨が胸鎖関節と作る角度はどの程度小さいですか？　角度が小さいほど、同側の肩の位置が高いことになります。鎖骨と胸鎖関節の輪郭は滑らかですか？

筋緊張	肩の高さ
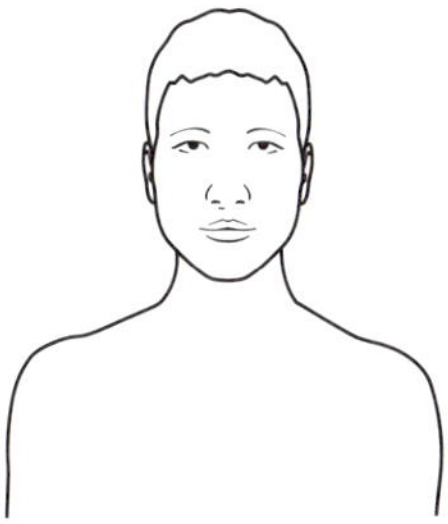	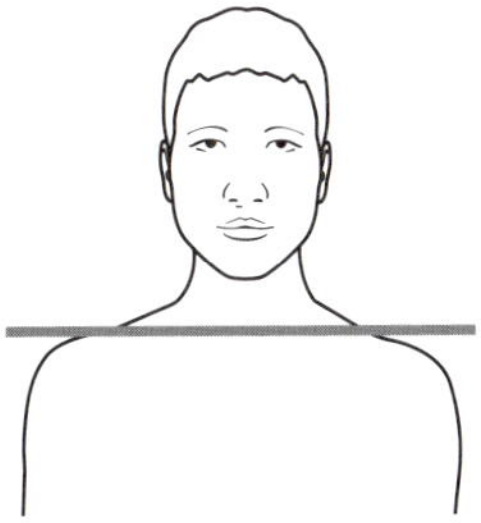
斜角筋または胸鎖乳突筋が見えますか？　首の一方の筋緊張が他方より強くなっていないですか？　この二つの筋肉が目立つ場合、頭が前傾しているか、慢性的な呼吸疾患があることを示しています。	首と肩の領域を区分けすることは不可能なので、首の観察ではクライアントを前、後、横から観察したときの両肩の位置を考慮に入れましょう。

助言24　機能的筋力のテスト

首の筋力をテストするときは、試験者がクライアントの頭を動かないように保持し、クライアントはそれに逆らって首の各可動域運動を順番に、最大限まで行います。試験者はクライアントの筋力に注意し、年齢に応じた正常可動域の範囲内にあるかどうか、明らかな筋力の低下があるか、左右で明らかな差があるか、抵抗をかけることによってクライアントの症状が誘発されるかどうかを観察します。しかしこうしたテストは、マッサージ療法士よりむしろリハビリテーション医、整骨医、カイロプラクター（訳注：英国ではカイロプラクターは国家資格が必要）、およびスポーツセラピストの手で行われる傾向があります。

最も単純で安全な頸部の筋力のアセスメント方法は、重力に逆らって、首の自動運動を遂行するようクライアントに指示することです。以下の表に、検査を行うときの4つのポジションと、各ポジションでの動作に必要な筋肉を示しています。クライアントは動作を6～8回反復できなければなりません。1～2回しかできない場合、その動きに関連した1～2箇所の筋肉の力が弱っていることを示します。

ポジション	動 作	動作に必要な筋肉
仰臥位	首の屈曲 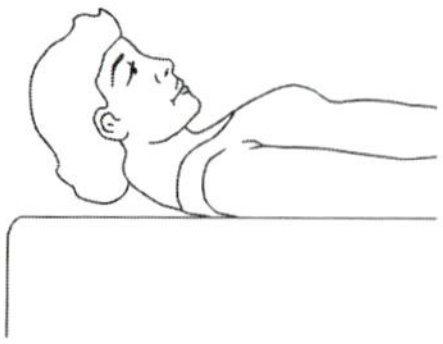	胸鎖乳突筋 斜角筋 頸長筋 頭長筋
腹臥位	首の伸展 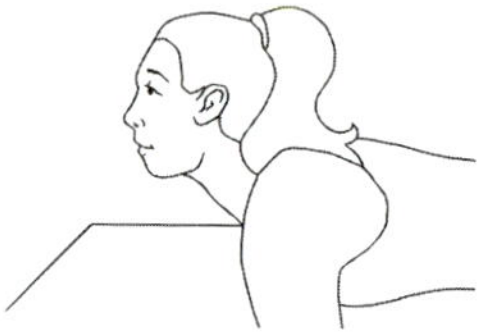	頭板状筋 後頭下筋 最長筋 肩甲挙筋 頭／頸半棘筋 僧帽筋上部線維
側臥位	側屈 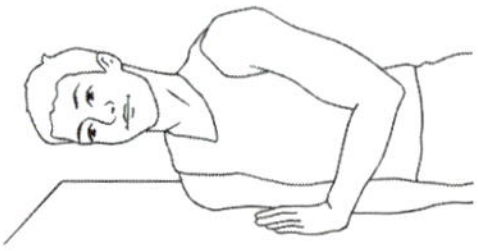	僧帽筋 肩甲挙筋 斜角筋 胸鎖乳突筋 頭板状筋
仰臥位	回旋 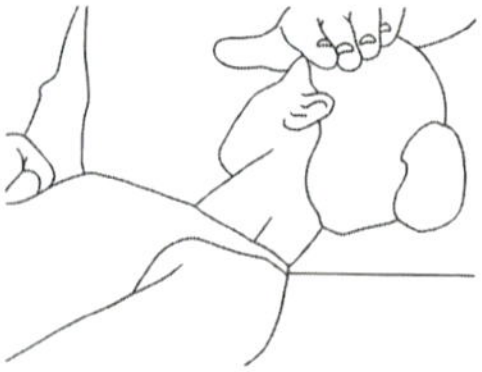	胸鎖乳突筋 頭板状筋 頭頸半棘筋 後頭下筋 僧帽筋

Chapter 2 Neck Treatment

第2章　頸部治療

第2章 頸部治療

首に問題があるクライアントの治療で成果を得ようと奮闘してきた皆さん、治療のアイデアが欲しい皆さん、本章のテクニックの利用を考えてください。本章のテーマは、小で大を得る、です。ここで示す助言の多くが、療法士がリラックスすること、集中すること、ごく軽いタッチで起きる身体のわずかな変化を追求することを勧めています。今まで使っていたテクニックと違うものを試すときは慎重になる傾向があるので、身体と組織の小さく緩やかな動きに気づく可能性が高くなります。微妙な変化であっても、プラスに働き、奥が深いことも多いのです。療法士が働きかけを小さくすることで、リラクゼーションが起きやすくなり、修復プロセスを促すことになります。徒手テクニックの使いすぎによる緊張、疼痛、こわばり、不快感を心配するよりも、タッチを軽くした方が、クライアントはより大きな実を得られるかもしれません。

本章では上記以外のヒントとして、クライアントの治療ポジションの変更を考えることをお勧めします。また、後頭下筋、斜角筋、および胸鎖乳突筋等、特定の筋肉の治療に関するアイデアをご紹介します。

頸部疼痛に対するマッサージの有効性を示すエビデンスもあります。これはマッサージ療法士には朗報でしょう。頸部疼痛に対するマッサージの使用を検討した研究報告については、Sherman他(2009)、Ezzo他(2007)を例にしてください。

助言1　小で大を得る

首に問題があり、初めは改善すると思ったのに、次第に治療結果が頭打ちし始めたクライアントはいませんか？　気がつくとクライアントに同じ類いの治療を繰り返し、改善を願いつつも進展が見られないことに密かに焦りを感じたことはないですか？　あらゆるテクニックを使い、秘密兵器のスキルを使い果たしたのに、狙い通りの改善が見られないことが何度かあったかと思います。このような状況でうつべき手を知るのは困難です。

通常は、〝多少の〟進展があり、そのまま突き進んで同じ治療やアドバイスを繰り返す方に気が向きがちです――いつか急に道が開けて、「こないだの治療で変わるとは全く期待していなかったけれど、日曜日に目を覚ましたら左肩越しに振り向くことができました！」と言いながらクライアントがやって来るのを願って。最後には、「問題の解消には数週間、いや数ヶ月はかかるものだ、何年もかかって生じた首の問題がわずか数回の治療でなる可能性は低い」、などとクライアントに言い聞かせる事態になりがちです。そして、本心ではクライアントに最大の利益になることを願い、治療になってくれそうな何かを始めます。やがて、クライアントから必要とされなくなるか、クライアントが自力で対処できるようなるか、症状が綺麗に消えたのを悟ることになるのです。それでも、最初はクライアントが即座に症状が消えたと言い、治療が上手く行ったように見えたかもしれません。しかし、治療を何度か続けるうち、改善の度合いが減ってきます。とはいえ、最終的に治療プログラムが成功すればそれで良しですし、時が経つほど変化が少なくなるのは最初からわかっていることかもしれません。状態が改善するにつれ、治療を徐々に減らすことが多く、クライアントは自然に治療をやめていきます。しかし、痛み、凝り、その他のやっかいな症状がまだ思ったほど消えていないのに、改善が見られなくなってきた場合、療法士として歯がゆいでしょう。もっとやらなければ、もっとやりたい、と感情が常に働くわけです。ここで朗報です――あるクライアントに実施中の治療が効かないとわかったら、その治療を続ける代わりにできることが実は沢山あるのです。

1. **クライアントの再アセスメント：**クライアントのアセスメントを最初からやり直し、可動域と動きの質を再評価し、仕事、趣味、生活様式に現在の症状に関連するかもしれない変化があったかどうかを明らかにするため、質問します。実は首に影響がある活動をしているけれど、クライアントにしてみれば意外なので、施療者に話す気がしなかったのかもしれません。首に影響がある活動と言っても単純なことで、好きなテレビドラマを片っぱしから視聴したり、トルストイの『戦争と平和』を読破しようとしたり、キングサイズの毛布を編むようなことですから。こうした例はどれも首を固定する必要があり、それは大半の人に良いことではありません。動かない姿勢は首の問題を悪化させる可能性が高いのです。悪化要因を特定できる能力は非常に役に立ちます。だから再アセスメントが有用なのです。第1章では、クライアントをアセスメントする方法について、さらに20のアイデアをご紹介します。

2. **同僚に相談：**クライアントの同意を得て、同僚に再アセスメントをしてもらいましょう。同僚はあなたが見落とした何かを見つけてくれるでしょう。別の手がかりや質問の仕方で、違う回答を引き出すかもしれません。微妙な変化を加えてテストをしたり、もっと力を入れた（抜いた）触診をしたりするかもしれません。〝セカンドオピニオン〟の追求には常に価値があります。同僚が物事に対して違った〝見方〟をするかもしれないからです。同僚の頸部アセスメントの方法を観察することは、それ自体が価値ある学習体験になります。
3. **ブレーンストーミング：**クライアントの秘密を守った上で、他の療法士からアドバイスをもらい、問題について意見を出し合いましょう。思いも付かないアセスメント、治療、テクニックを提案する人もおり、実際に役に立つこともあるでしょう。同僚は似た状態のクライアントを治療したことがあったのではないでしょうか？　それはどのように似ていますか？　どのように違っていますか？　何が有用な方法だったのでしょうか？
4. **インターネットのフォーラムで情報を探す：**有用とわかっている情報をシェアする価値は、非常に高いです。このような情報は同僚から得られることもあれば、インターネットフォーラムで見つかることもあるでしょう。どの情報を取り入れるか、判別する必要がありますが、情報をシェアするのにフォーラムは有用な手段で、フォーラムのユーザーが投稿したコメントを読めば多くのことを学べます。
5. **他院紹介を考える：**クライアントを経験豊富な専門家または、別の職種の医療従事者に紹介しても良いでしょう。担当したクライアントは、あなたの治療では治らない状態であったり、あなたが気づかない状態にあったりするのかもしれません。クライアントを他院に紹介するということは、自分のニーズよりもクライアントのニーズを優先させていることの証しで、短所ではなく長所と見なすべきなのです。

? 質問　クライアントを他院に紹介するまでにどのくらい待つべきでしょうか。

明確にお答えするのが難しい質問です。症状の性質や重症度、さらに管轄の自治体や保険業者が設定した手順に左右されるからです。その答えは、最良の転帰が得られそうな治療についてあなたがどう考えるかによって変わるはずです。

6. **実際の治療を一切避ける：**正しくアセスメントができたと思うのであれば、紹介の必要は全くありません。他の療法士と治療選択肢について話し合いたくないのであれば、とるべきもう一つの選択肢は、首に対する治療を減らすことで、増やすことではありません。極論すると、実際の治療を一切避けてもいいでしょう。第3章のアフターケアに関するヒントのすべてを考慮し、クライアントに適切と思えるものを選びましょう。助言の中にある情報を使って、自力で対処できる手段をクライアントに教え、アドバイスを求められたらすぐ応じられるようにしましょう。

7. **圧を減らす**：施療者は治療過剰という危険を冒すことがあります。つまり、助けてあげたくて、やり過ぎ、先走りしてしまうのです。また特定の治療セッションで圧をかけ過ぎることがあります。クライアントは深部への圧を感じて喜ぶこともあり、それで求める結果が得られることもあります。特にアセスメントの段階で筋緊張増加が触知できる場合、ある部位への〝働きかけ〟で改善したと思えることがあります。マッサージをするときは、力を緩め、皮膚にかかる圧力を半減させましょう。タッチの深さも半減させましょう。強い圧をかけるのに慣れ、特に深部組織マッサージで成果を上げてきた療法士は、アプローチを変えるのが難しいかもしれません。それでも、一歩退いて息を抜き、頑張りすぎずに治療すれば、治療転帰が改善することがあります。もっとゆっくり、丁寧に、根気よく仕事をすることで、恐らく問題の性質に波長を合わせられるようになるからです。極力動かずに座り、辛うじて感じられる程度の軽いタッチで治療をすれば、クライアントに心理的余裕が生まれ、求める癒やしが得られる可能性があります。

8. **視点を変える**：他の部位を治療することを考えてみませんか？　問題の部位そのものではなく、離れた箇所に働きかければ、予想外のプラスの効果が得られるときがあります。その具体的な成功例を助言2に示します。首ではなく肩を治療することで、首の可動域増加を促す方法がわかるでしょう。

助言2　首の可動性を良くするための肩の軽い牽引

この〝小で大を得る〟アプローチを早速実践してみましょう。このアプローチが効果を発揮する良い例として、首の筋緊張があるクライアントを治療する場面を想像してください。首と肩を互いに結ぶ構造が多数あり、さらに両者は顔、頭蓋骨、上肢、喉にも繋がっているため、首と肩を解剖学的に単離できないのはご承知と思います。

質問 首と肩を結合する構造には例えば何がありますか？

肩甲舌骨筋は肩甲骨と舌骨を結ぶ紐状の筋肉で、喉の正面にあります。僧帽筋上部線維は肩甲骨、鎖骨、頸椎、および後頭骨に結合しています。腕神経叢は頸部に起始する腋下の神経グループです。三角筋の筋膜は、胸および首および腕の筋膜と結合しています。肩の皮膚は首、胸、顔の皮膚と繋がっています。

肩の緊張を減らせば、上記の相互連結構造を介して首の緊張をほぐしやすくなるでしょう。ストレッチで筋緊張が緩和することが多いですが、首のストレッチの代わりに、肩と首を連結する組織だけをゆっくりとストレッチしたらどうなるでしょうか?

勿論、これで治療を止めずに首のストレッチ、マッサージ、その他の馴染みのテクニックを使っても良いのです。ただし、簡単なことから始め、その有益性を十分体験してから、患部に直接テクニックを使うようにするのも時には良いことです。

?質問 このシンプルなストレッチの後、プラスの効果が得られた場合、首をさらに治療する必要はありますか?

さらなる治療や他のテクニックを使う必要はないと決めても構いません。効果が出るまで待ち、翌日または数日後に、クライアントの再アセスメントをするのがベストなときもあります。間接的なテクニックの有効性に驚くかもしれません。

?質問 この方法が特に禁忌のクライアントはいますか?

います。肩の亜脱臼または転位、既知の過度可動性症候群、最近の首/肩の外傷歴があるクライアントには適切ではないでしょう。

単純な肩首ストレッチを行うには、禁忌に関する質問を読み、クライアントに適切だと思ったら、以下のステップに従って実施しましょう。

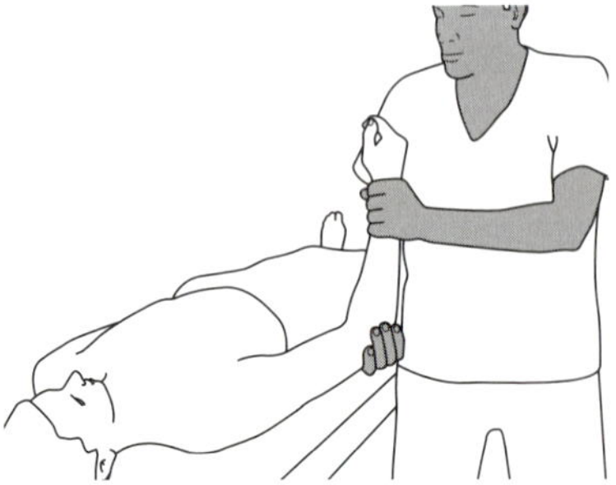

ステップ1 クライアントを無理のない仰臥位にさせ、施療者は診察台の片側に立ちます。できれば頭の下に枕を使うことは避けます。クライアントの腕を軽く持って、体幹に近づけた状態を保持します。肘と前腕を牽引しないよう、肩関節だけを一瞬、優しく引っ張ります。肘関節より上で腕を掴む方法を見つける必要があるのはこのためです。施療者の腕の内側からクライアントが施療者の上腕三頭筋を握るような格好にするか、クライアントに肘を曲げさせた状態で腕を掴

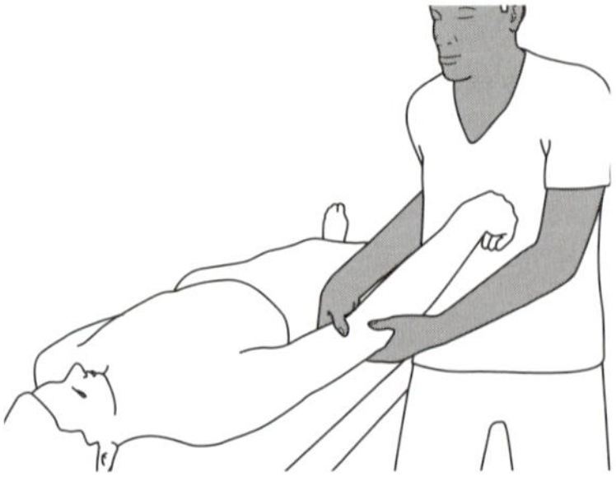

むとやりやすいかもしれません。どちらでも容易にできる方法を選べば良いですが、大切なのは肘を引っ張らないことです。肩関節により近い場所を〝引っぱる〟ことに集中しましょう。施療者とクライアントの両者の姿勢に無理がなくなるまで、色々な持ち方で試しましょう。

? 質問 なぜ肘の牽引を避けるべきなのですか？

上肢を牽引するとき、軟部組織（皮膚、筋膜、筋肉、腱、靱帯、神経、血管等）を介して力が伝わります。腕（二頭筋／三頭筋の部分）を掴んで軽く引っ張ると、そのストレッチの力が肩および、肩を首に連結する軟部組織を介して伝わります。肘より下（前腕部分）で掴むと、その力は肘の軟部組織、腕、次に肩と首を介して伝わり、肩と首がストレッチされた感覚は弱まります。手を掴むと、ストレッチの力は、手首、前腕、肘、腕、肩を経て、最後に頸部軟部組織の一部に伝わります。肘より上で掴むのには二つの理由があります。第1に肩と首の軟部組織にストレッチを集中させたいからです。肘より上を掴めばこれが可能です。第2に、肘関節自体とその遠位組織のどれも牽引されないようにするためです。このストレッチでかける力がどんなに弱くても、上肢の組織が緊張していれば特に苦痛を感じる人が多いからです。肘より遠位側を掴むテクニックもありますが、ここに書かれているテクニックについては、肩と首だけを集中してストレッチするよう、できるだけ肘より上を掴むようにしてください。

! ヒント 同僚と一緒に、互いの手首や前腕を掴んだり、次の図のような掴み方を実践し、それぞれの握り方でストレッチされたときの感じ方を比べましょう。

ステップ2 クライアントの腕を体幹に近づけ、**軽く**牽引し、その状態を保持します。施療者は自分のポジションを維持し、リラックスするようにします。クライアントには声を出さないように指示し、不快感を伝えるときや、苦しいので牽引をやめて欲しいというときだけ、施療者に知らせるように言います。牽引を続けながら、クライアントがリラックスしている感じがするかどうかを観察しましょう。腕と肩の組織が〝リリース〟した感じがするでしょうか？　リラクゼーションとリリースには少し時間がかかるかもしれませんが、その間にクライアントは姿勢が落ち着き、施術に慣れ、自分を〝解放〟していきます。

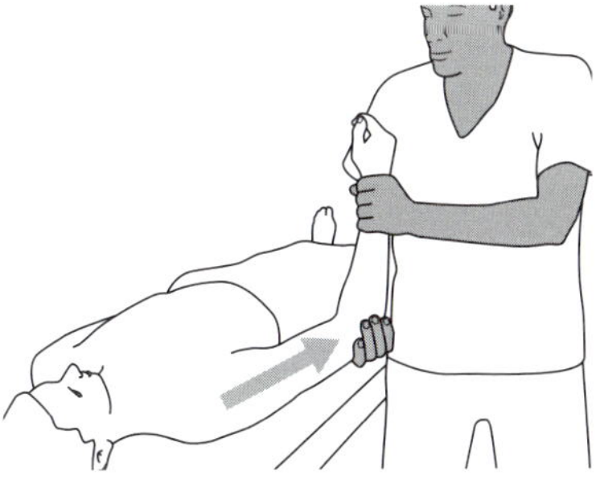

ステップ3　上述の極簡単な肩のストレッチで首と肩を繋ぐ軟部組織が徐々にリリースされるため、首の凝りを若干解消できるでしょう。しかし、施療者から顔を背けるようにゆっくりと首を回すと、さらに有益なクライアントもいるかもしれません。施療者がポジションを決めてストレッチを施した後、クライアントは苦痛のない限界まで反対方向に首を回すだけです。施療者が最初に牽引し、そのあとにクライアントが首を反対方向に回すのがミソです。このようにすれば、クライアントが回旋の程度をコントロールできるので、首と肩の軟部組織にかかる張力もクライアントがコントロールできます。おわかりでしょうか、クライアントの首を回してから施療者が牽引すると、ストレッチをコントロールするのは施療者になってしまいます。このようなやり方をすると、組織に負担をかけすぎる恐れがあります。

ステップ4　数分後、両者ともポジションの維持をゆっくりと止めます。クライアントは頭をニュートラルに戻し（顔を施療者から顔を背けていた場合）、牽引を緩めます。クライアントの腕を診察台の上にゆっくりと下ろし、反対側の腕を同様に施療します。

? 質問　このテクニックは筋膜リリース（MFR）アームプルと同じですか？

いいえ、違います。MFRアームプルを行うとき、施療者は手と手首を掴み、前腕をわずかに回外させます。MFRアームプルは非常に有益であり、興味があれば、トレーニングをする価値があります。

助言3　可動域を増やすためのタオルを使った二つのテクニック

ここではタオルを使って首の可動域を増やす身体に非常に優しいテクニックをまず2種類紹介します。どちらのテクニックも、厚過ぎないタオルを使うとやりやすいでしょう。

テクニック1

仰臥位で、クライアントの頭の下にタオルを置きます。この状態で心地が良ければ、絵のようにタオルの両端を持ち、クライアントの頭を左右交互にゆっくりと横方向に転がします。頭を**ゆっくり**転がすように注意してください。

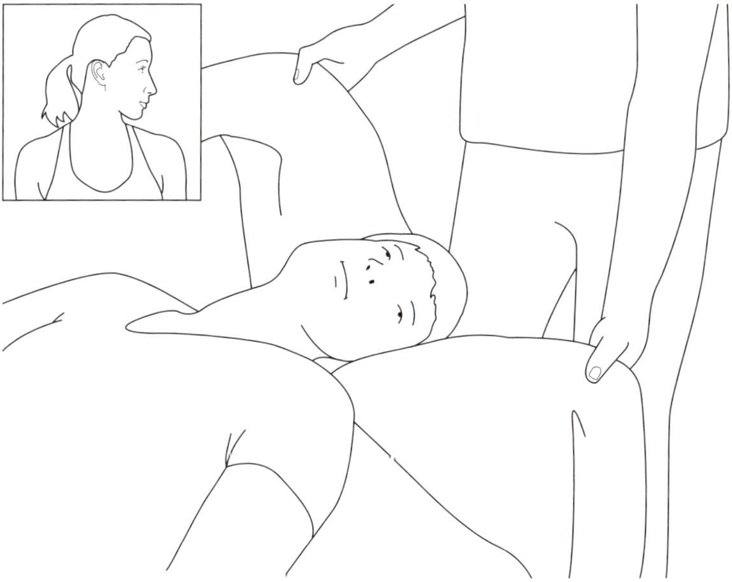

ヒント 診察台から頭が浮かないようにしてください。頭が持ち上がると、本能的にクライアントは首の筋肉を緊張させる傾向があるからです。頭が診察台の上に乗っていれば安心でき、よりリラックスするクライアントが多いのです。

このテクニックの利点は、施療者がクライアントの頭や顔を手で触れずに首の回旋を促すことです。首の受動的回旋の感覚は好きでも、手で直接顔や髪を触られるのを嫌うクライアントもいます。このテクニックの受け手に立つと、左右に首を回すときの最適な速さがわかるので、試す価値があります。

質問 このテクニックが禁忌のクライアントはいますか？

首のマッサージを受けても大丈夫なクライアントは、このテクニックを受けても安全な場合が多いです。ただし、回旋運動を伴うため、メニエール病など内耳障害があるクライアントにこのテクニックを使う場合は注意が必要です。

テクニック2

テクニック1を修正すると、首の回旋ではなく、側屈を促すことができます。施療者のポジションを変えてクライアントの首を屈曲させるだけです。ただし、クライアントからフィードバックをもらうように注意しましょう。首の片側を伸ばし、ストレッチすると、首の反対側が圧縮するためです。

ヒント 首が側屈した状態は短時間で終わるようにします。短縮した側の筋肉が痙攣することがあるからです。

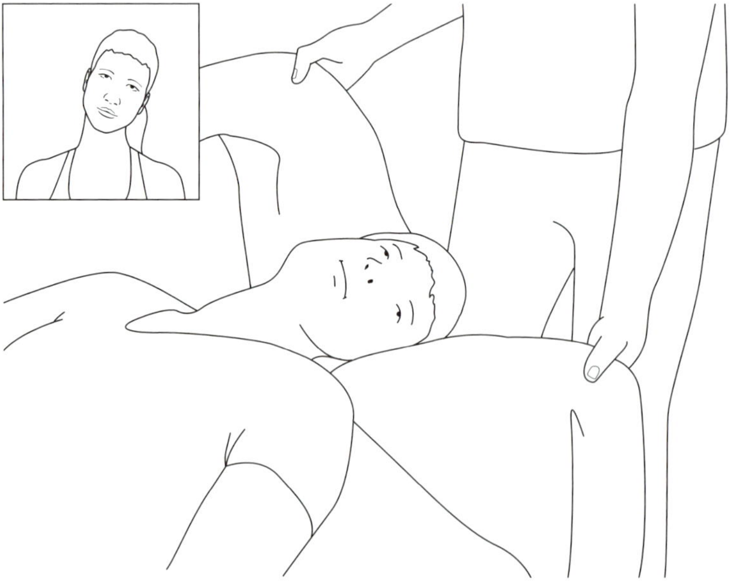

助言4　緩めの受動ストレッチで後頸部組織をリリースする

『The Myofascial Release Manual』(ManheimとLavette, 1989) は、後頸部軟部組織の緊張をほぐす方法について記した良書です。その方法は馴染みがないかもしれませんが、MFR (筋膜リリース) と言います。マッサージ療法士の方は、この助言に記したテクニックをマッサージと併用しないよう認識することが大事です。このテクニックは非常に緩やかものとはいえ、オイルやワックスを使うと皮膚を指先でしっかり捉えられなくなり、組織のリラクゼーションの促進が難しくなるでしょう。したがって、このテクニックを実践するときは、オイルやワックスを使わず、皮膚が乾いた状態で行うようにしてください。

ステップ1　クライアントは仰臥位になります。施療者は診察台の頭側に立ち、必ずリラックスした状態で施術をしてください。このテクニックを一度実践すれば、治療時のポジション変更 (立位から座位等) の要否がわかるようになります。ManheimとLavette (1989) は、施療者が診察台に肘をついて十分な支持が確保できる姿勢がとれるよう、クライアントの位置決めをすることを提唱しています。

ステップ2　クライアントの頭を両手で優しく抱え、安心してもらえるよう声がけをしながら、リラックスするよう促します。用意が調ったら、首の後ろをゆっくりストロークします。準備ができたら、次頁の絵の4つの持ち方のいずれかを選びます。

ステップ3　組織の抵抗がほんの少し感じられる程度の力で、ごく**軽く**牽引します。このポジションを維持します。組織がほぐれた感じが得られるまで続けます。リリースした感じがしたら、牽引を中止するか、再度軽く牽引します。

ヒント　4つの持ち方をそれぞれ実践し (別人を対象にしても良いでしょう)、自分が最もやりやすい手の位置を決めてください。4つの持ち方を同一人物に実践しても構いませんが、過剰治療でクライアントを疲れさせないようにしてください。他のテクニックを使ったときでもわかると思いますが、人体構造は千差万別なので、ベストな持ち方はクライアントによって違います。

色々な持ち方

- 頭蓋底に片手を添えて頭を支え、もう一方の手で少し強めに圧をかける。

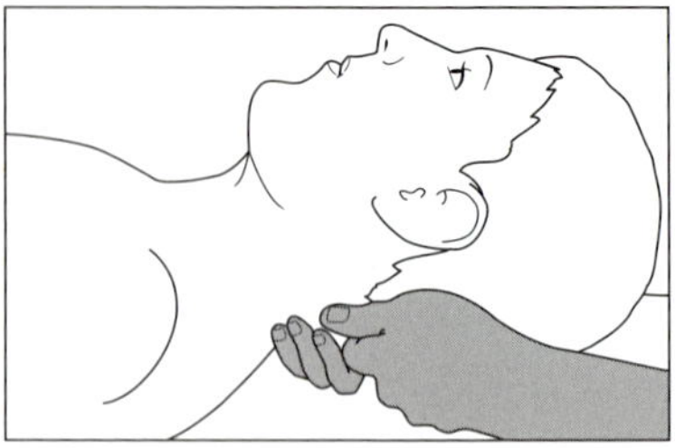

- 頭蓋底に両手を添えて頭を支える。

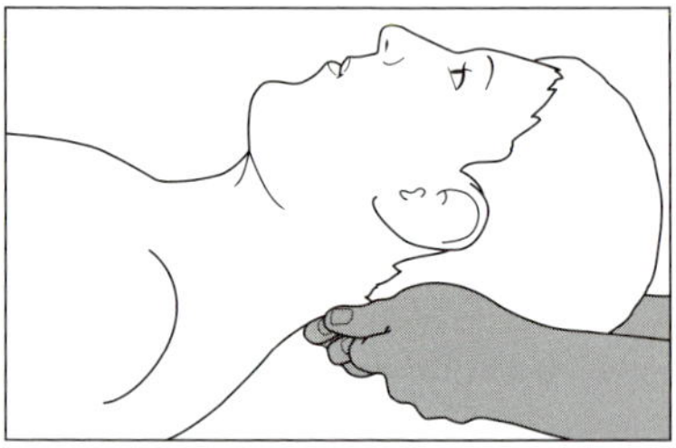

- 頭蓋底に片手を添えて頭を支え、もう一方の手をクライアントの肩に添える。

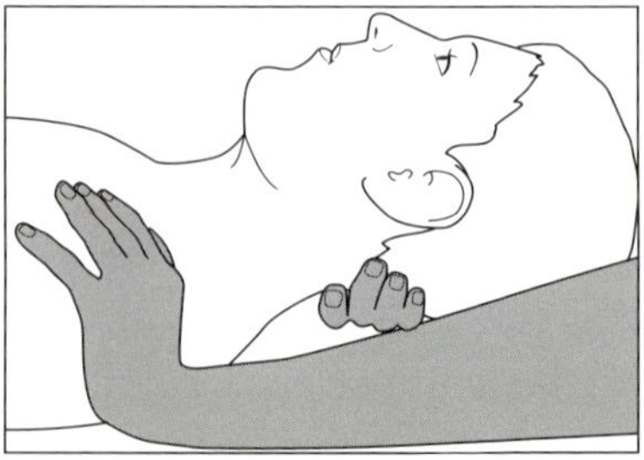

- 片手をクライアントの胸骨の上に置き（この手の位置が不適切と感じる場合もあるでしょう）、頭蓋底にもう一方の手を添えて頭を支える。

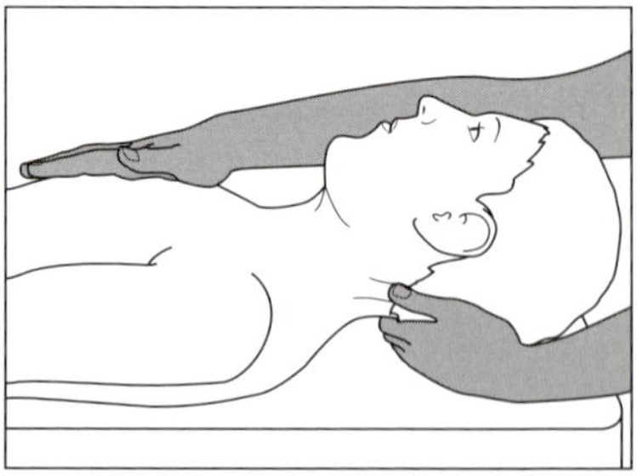

助言5　頸部屈曲で圧のかけ過ぎに注意する

身体の解剖学的構造を理解するほど、良い療法士になれるでしょう。身体の解剖学的構造に関する知識が治療にどう役立つかを示す良い例は、二つの上部頸椎の形状と機能を考えたときです。C1とC2は環椎と軸椎と呼ばれ、その椎間関節の向いている角度が他の頸椎と違います。C3-C7では、椎間関節が同じ角度で傾いています。環椎と軸椎の間の椎間関節も傾いていますが、その度合いが小さいのです。

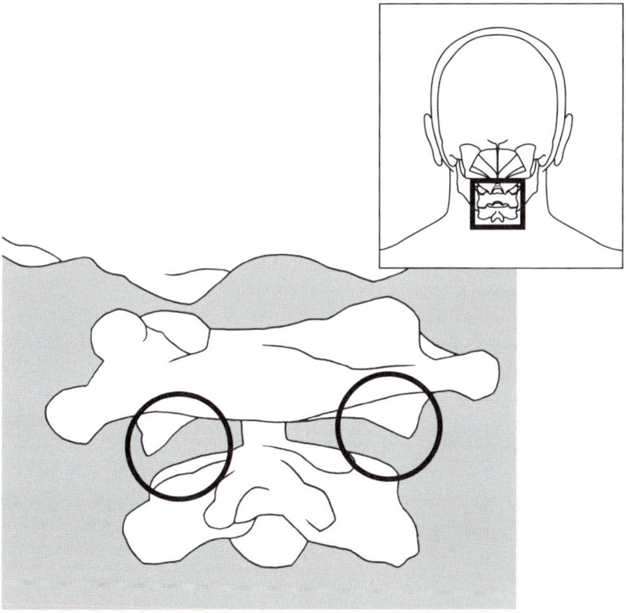

環軸椎間関節は、環軸以外の椎骨の椎間関節よりも水平になっています。ではこの知識が実践にどのように役立つのでしょうか。

後頸部の軟部組織をストレッチしようとして、頭頸部を強く押して屈曲させてしまうことが多いのですが、屈曲時は環椎と軸椎との間の椎間関節が圧迫されます。頸部屈曲ストレッチで過剰な圧をかけてしまうと、環椎と軸椎との椎間関節を過度に引き伸ばしてしまう可能性があります。健康な人の場合は、問題にならない場合が多いですが、骨粗鬆症や椎間関節に病変があるクライアント治療する時はリスクになる可能性があります。その場合、過剰な圧で頭頸部を屈曲させる自動ストレッチや受動ストレッチを避けるのは妥当です。別の方法でストレッチした方が安全かもしれません。助言6では、屈曲させずに後頸部の組織をストレッチする方法を紹介します。

助言6　タオルを使って頸部受動ストレッチを促す

助言4 (p.57-58) で記したストレッチよりもやや強めのストレッチの感覚を好むクライアントの場合、以下のテクニックが有用かもしれません。実践は簡単ですが、クライアントが感じるストレッチの強さは、施療者のタオルの持ち方と診察台の高さにある程度、影響を受けることに注意しましょう。

ステップ1　仰臥位で、クライアントの頭の下に小さなタオルを敷きます。イヤリングは必ず外すように指示してください。タオルを持ち上げたとき、後頭骨(頭蓋底)に上手く引っかかるようにタオルを置きます。クライアントの顔からできるだけ近い位置でタオルを掴みます。クライアントの顔から離れた位置でタオルを掴むと、頭が後ろに傾いて反りぎみになり、首を軽く牽引しているのとは違う感じを受けます。

ステップ2　ゆっくりと慎重に両腕を身体に引きつけ、クライアントの後頸部の筋肉を優しくストレッチします。

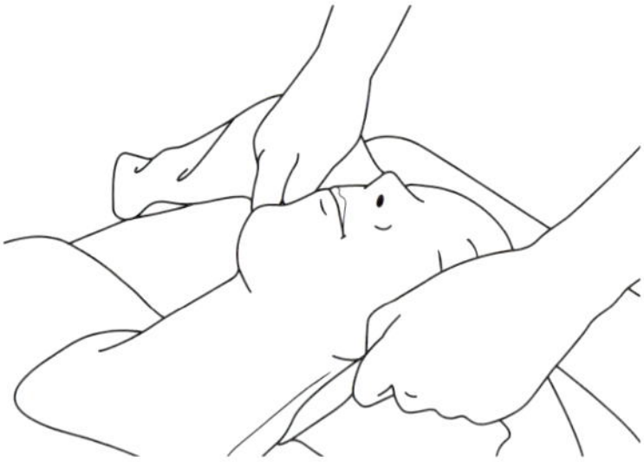

！ヒント　タオルの折り返し部分ではなく、端の端を使うのが秘訣です。後頭骨を〝引っ掛ける〟のに丁度良いからです。

！ヒント　このストレッチの最中はタオルで耳が塞がれているので、クライアントは施療者の声が聞こえません。そこで、ストレッチが強すぎるとか、止めて欲しいことをクライアントが伝えられる簡単な合図を予め決めておくと便利です。クライアントが手を挙げるのは、その簡単な例です。

助言7　治療ポジションを変える

期待した程早く進展が見られない場合の実験として、また施療者とクライアントの両者に単調でない治療を行うため、治療時のポジションを変えるのも良いでしょう。腹臥位から仰臥位、仰臥位から座位、座位から側臥位などの変更を考慮します。助言8、9、10、11に施療者に利になる治療ポジションの使い方を記しています。まず、各ポジションの利点と欠点を下の表にまとめました。

腹臥位	
利点	欠点
●後頸部にアクセスしやすい。 ●後頸部の組織が目視でき、視覚的評価ができ、肩甲挙筋、僧帽筋、傍脊柱筋群などの筋肉の治療を行いやすい。 ●マッサージストロークにより、後頸部から肩・喉へのリンキングが容易になる。 ●施療者は、診察台の頭側または横に立つことができる。 ●極度の円背のクライアントの治療に有用。 ●後頭骨底の治療、胸鎖乳突筋の停止部、または後頭部の治療が必要なときに有用。	●前頸部の組織を安全に治療できない。このポジションでは、側頸部の組織の治療が難しいかもしれない。 ●閉所恐怖症のクライアントには必ずしも最適ではない。 ●コミュニケーションが難しい。このポジションでは、施療者もクライアントも互いの声が聞こえないことがある。 ●チンタックが楽にできるクライアントでなければ、極度に前弯した首や捻れた首の治療が難しい。 ●枕を胃部の下に置かなければ、腰に問題があるクライアントには不快かもしれない。 ●妊娠後期、身体前側に不快感がある場合、最近の受傷・手術歴（腹部膨満、膝前疼痛、乳房摘出術等）があるクライアントには不適切。 ●うつぶせ枕で顔や額に一時的に跡が残るのを嫌うクライアントもいる。 ●長時間腹臥位を続けると、鼻水が出るクライアントがいる。

仰臥位	
利点	**欠点**
● 前頸部と側頸部にアクセスしやすく、斜角筋および胸鎖乳突筋の治療を行いやすい。 ● 後頸部の組織は見えないが、仰臥位でも触診は可能で、リラックスした頭のポジションなので筋緊張が減り、触診がより容易な場合がある。 ● 腹臥位が不快なクライアントの治療に非常に有用。 ● マッサージストロークにより、前頸部・側頸部から胸へのリンキングが容易になる。 ● クライアントと施療者の対話を続ける場合に有用	● 後頸部にアクセスしにくい場合がある。 ● 後頸部の組織が見えない。 ● 極度の円背の場合は不快感があるかもしれない。 ● 腰に問題があるクライアントの場合、股関節と膝関節を曲げるか、膝下に枕を当てないと苦痛かもしれない。 ● 妊娠後期のクライアントは禁忌。

側臥位	
利点	**欠点**
● 側頸部が上になるのでアクセスしやすい ● 妊娠後期等、腹臥位や仰臥位では簡単／安全に横になれないクライアントの治療に非常に有用。 ● 組織を容易に受動で短縮または伸張でき、深部構造にアクセスしやすい ● マッサージストロークにより、側頸部から肩へのリンキングが容易になる。	● 治療中にクライアントが側臥の向きを変えなければならず、治療の流れが中断される。 ● 下敷きになった腕の楽な位置を見つけることが難しい場合がある。 ● 肩に問題があり、肩を下にして横になると痛みが出る場合、適切ではないかもしれない。

座位	
利点	**欠点**
● 治療にもっと参加して欲しい場合、クライアントと施療者との対話継続が重要な場合に非常に有用な治療ポジション。 ● 妊娠後期等、腹臥位や仰臥位では簡単／安全に横になれないクライアントの治療に非常に有用。 ● 前頸部、側頸部、および後頸部にアクセスしやすい。	● 臥位と比べるとクライアントがリラックスできない可能性がある。 ● 他の治療ポジションと比べ、座位では頸部組織がより緊張する。 ● うつぶせ枕がない限り、座位では頸部筋肉が頭を支えているので、クライアントがリラックスしようとしても緊張が増す。

助言8　腹臥位で首にアクセスする5つの方法

1. **頸部屈曲（チンタック）**：後頸部にアクセスしやすくする一つ目の方法として、クライアントに腹臥位で顎を引くよう指示すると良いでしょう。こうすると、クライアントは自力で頭の位置を正して首が屈曲するので、後頸部の組織が伸張し、椎間の後ろ側の間隔がわずかに広がります。極度に前弯した首、捻れた首、老人性円背（組織の脂肪過形成により、後頸部組織へのアクセスが時折難しい）のクライアントを治療するときに特に有用です。うつぶせ枕に顔を載せ、チンタックをしても構いません。または、単に両手の上に額を載せても良いのです。どちらの方法でも、チンタックでポジションを変えると後頸部にアクセスしやすくなります。ただし、このチンタックポジションは後頸部の組織が伸展し、腹臥位のときと比べてわずかに緊張が増すことを覚えておきましょう。

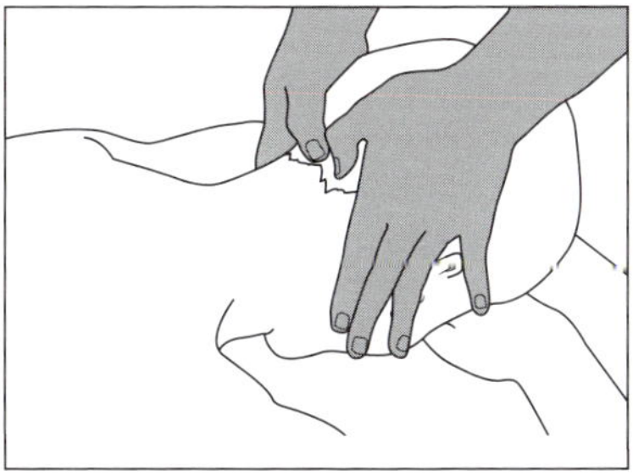

2. **スポンジを使って肩甲骨を受動的に後退させる**：腹臥位の場合、支持がないと両肩は自然に前に突き出ます。腹臥位で、大きなスポンジ、小さく丸めたタオル、または小さなクッションをクライアントの両肩の下に敷き込むと、肩甲骨を受動的に後退する効果があり、首と肩を繋ぐ組織の一部が受動的に短縮します。これにより、深部組織へのアクセスが容易になります。確認のため、自分で両方のポジションを試しましょう。クライアントを腹臥位で顔を伏せさせると、両肩が下に落ちて前に出ます。僧帽筋上部線維をマッサージしたとき、この筋肉はどのように感じられますか？　筋肉が伸びますか？　かなり硬い感じがしますか？

次に、バススポンジ等をゆっくりとクライアントの片側の肩の下に入れます。この状態で、僧帽筋上部線維をマッサージします。受動的に筋肉を短縮したこの状態で、組織はどれくらい柔らかくなったと感じますか。より深部を触診し、第1～4頸椎の横突起に起始し肩甲骨上角に停止する紐状の筋肉である肩甲挙筋を特定できるでしょうか？　伸びると〝弓弦〟に似た感じがするこの筋肉を特定できますか？

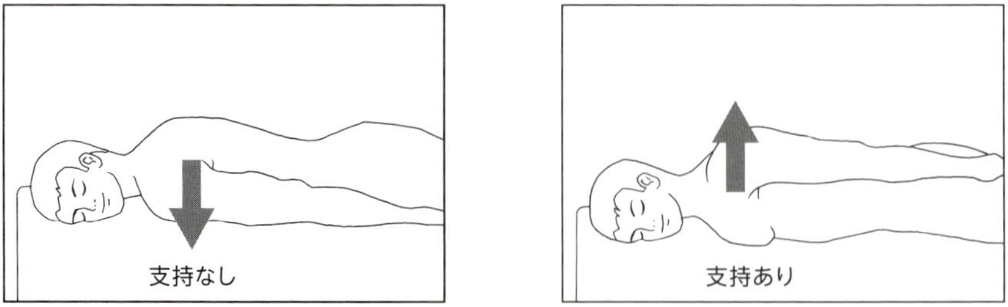

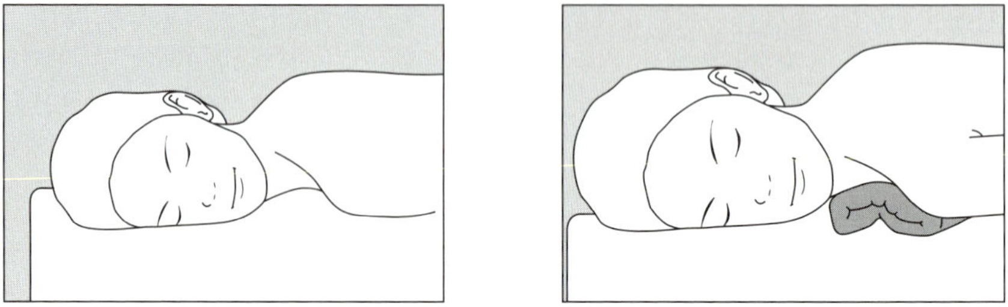

ヒント クライアントの肩を水平方向に牽引しすぎないように注意してください。前肩が引っ張られて苦痛が生じる恐れがあります。腕の神経や血管構造が一時的に圧迫されるため、短時間だが手指にピンや針が刺さったような感じを訴えるクライアントがいます。

3. **施療者の大腿で支える：**タオルや大きなスポンジなどの支持体が手元にない場合、絵のような姿勢を取り、受動的に腕を外転させ、肩甲骨を後退させます。診察台の端に座り、クライアントの腕を持ってゆっくり外転させ、施療者の大腿に載せます。この姿勢は、すべてのクライアントに適切と言えないかもしれません。

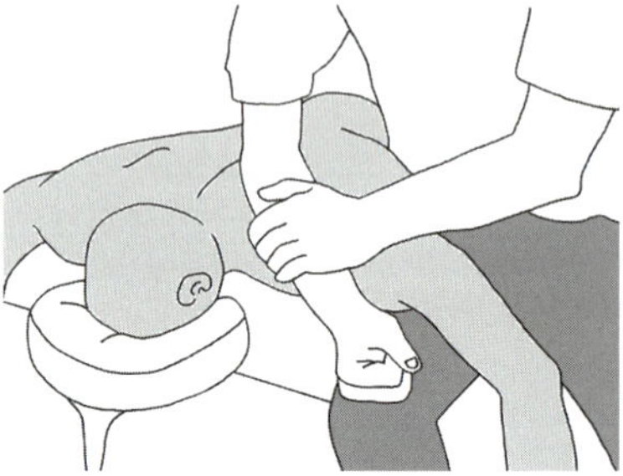

4. 肩を挙上して治療する：肩の挙上も一つの治療ポジションであり、トライしてみましょう。このポジションにより、首と肩の関節を横切る軟部組織が受動的に短縮しますが、棘上筋のひきつりやインピンジメント感が誘発されるクライアントがいるのが欠点です。筋肉を受動的に短縮すると、痙攣することがあるからです。よって、棘上筋腱炎や斜頸のクライアントの治療には不適切かもしれません。

ヒント このポジションでは、前頸部の斜角筋の触診が容易になります。

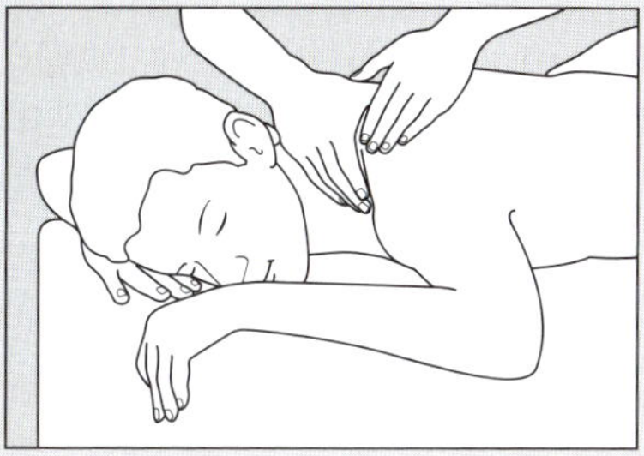

5. 首を大きく屈曲させて後頸部を開く：多くの療法士が、うつぶせ枕部が調節できる診察台を選びます。クライアントが楽に治療を受けられるのが前提ですが、施療者は首の屈曲度を変えて治療を試すのが容易になり、後頸部にアクセスしやすくなります。重度円背、重度肥満、大きな首、老人性円背のクライアントの治療に有用です。

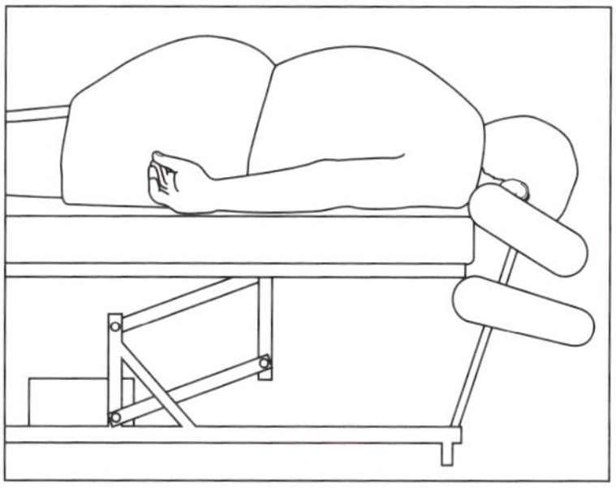

腹臥位で首にアクセスするときの5つの方法の利点と欠点を次表で比較しています。実践の機会があったときは、自分でメモを書き加えましょう。表で指摘した点に賛成ですか、反対ですか？　何を付け加えますか？

利 点	欠 点
ポジション1：自動／受動チンタック	
● 後頸部組織にアクセスできる。 ● 短頸または頸部に脂肪が多いクライアントの治療に良い。	● 押し潰された感じがしたり、閉所恐怖を感じたりする人がいる ● 自動チンタックの場合、疲れずに長時間ポジションを維持することが難しい。
ポジション2：スポンジによる受動的な肩甲骨の後退	
● 肩甲挙筋など深部構造にアクセスしやすくなる。	● 一方の肩を後ろに引くと苦痛を感じるクライアントがいる。 ● 前肩筋肉が硬いクライアントには苦痛。
ポジション3：大腿で受動的に肩甲骨を後退	
● 肩甲挙筋など深部構造にアクセスしやすくなる。 ● 療法士は肩を後退させるために器具を使う必要がない。	● きまり悪さを感じる療法士／クライアントがいる可能性がある。 ● 療法士によっては、不快な治療ポジション。 ● このポジションで一方の肩を受動後退させると苦痛を感じるクライアントがいる。 ● 前肩筋肉が硬いクライアントには苦痛。
ポジション4：肩甲骨の受動的挙上	
● 肩甲挙筋など深部構造にアクセスしやすくなる。	● 場合によって、僧帽筋上部線維や肩甲挙筋の一時的な痙攣を誘発しうる。 ● 肩のインピンジメント症候群の治療には不適切。
ポジション5：首の受動的屈曲	
● 後頸部組織にアクセスできる。 ● 短頸または頸部に脂肪が多いクライアントの治療に良い。	● すべてのクライアントにとって、頭をやや下に向けたこの姿勢が楽とは言えない。 ● 頸部治療を背部マッサージに取り入れる場合、うつぶせ枕を追加すると、診察台の頭側から下背部にアクセスしにくい(軽擦法等)。

助言9　腹臥位での5つの治療テクニック

1. 後頭に向かうストローク：後頸部の組織を伸ばすのに有用です。施療者は後頸部に指を当てて手前方向に軽擦します。これにより時折頭が引き寄せられて軽く屈曲します。あるいは、後頭より下を手で包み込み、組織がわずかに緩むのが指で感じられるまで待ちます。

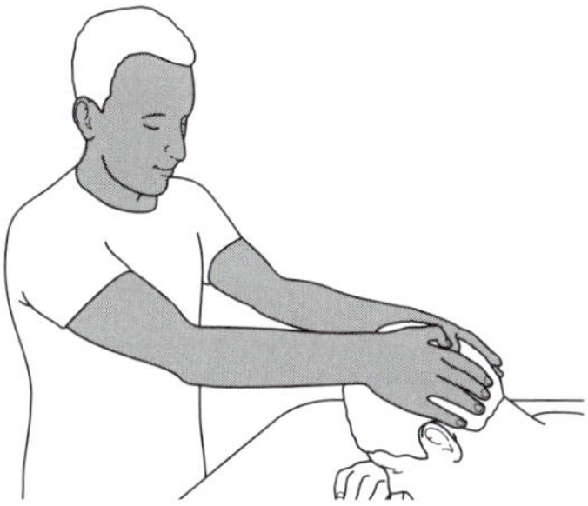

2. 後頸部筋肉を軽く掴む：腹臥位では後頸部の組織を軽く掴むのが容易で、脊椎から剥がすように上向きに優しく引っ張るのも簡単です。皮膚をきつく摘まないようにすれば、緊張がよくほぐれる感じがします。

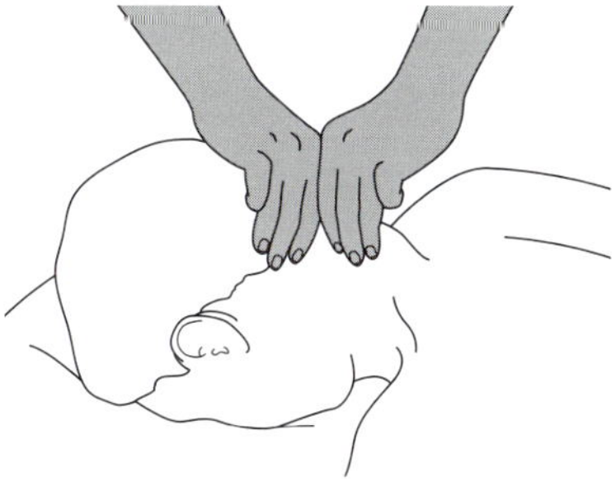

3. トリガーポイントに優しく静圧をかける：トリガーポイントを特定できるのであれば、優しく静圧をかけるとトリガーポイントをほぐすことができます。下の絵のように親指を使う場合、どこに他の指を置くか注意しましょう。絵のようにクライアントの首や顎に4本の指を置きたくなりますが、嫌がるクライアントがいるかもしれません。トリガーポイントに指が載っていれば、60秒ほどで不快感が解消されるはずです。トリガーポイントがまだ痛い場合、圧をかけるのを中止してください。頸部に症状があるクライアントのトリガーポイントを治療するときは慎重に行い、骨粗鬆症の場合は脊椎に圧をかけてはいけません。

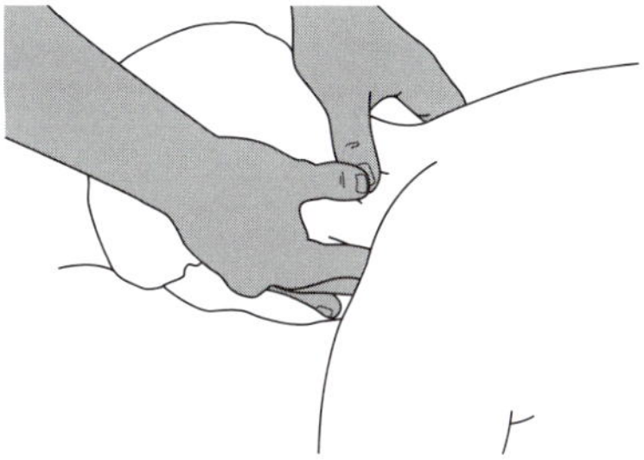

様々なマッサージ用製品を使って試してみましょう。オイル使う場合、筋肉を掴んで手前に引っ張ることは難しいでしょう。ヒントとして、マッサージ用製品を一切使わずに実践してみましょう。単に組織を引っ張って保持した場合、クライアントはどのように感じるでしょうか？　クライアントに対する施療者の立ち位置は関係していますか？

僧帽筋にトリガーポイントを見つけたとします。この場合、腹臥位で簡単に治療ができます。次の絵のようにトリガーポイントを治療してもいいですし、助言8（p.63-66）のように肩を受動的に後退させて治療してもよいでしょう。トリガーポイントに優しく圧をかけると、不快感がなくなっていくはずです。加圧しすぎないようにします。本章のテーマは〝小で大を得る〟であることを忘れないでください。

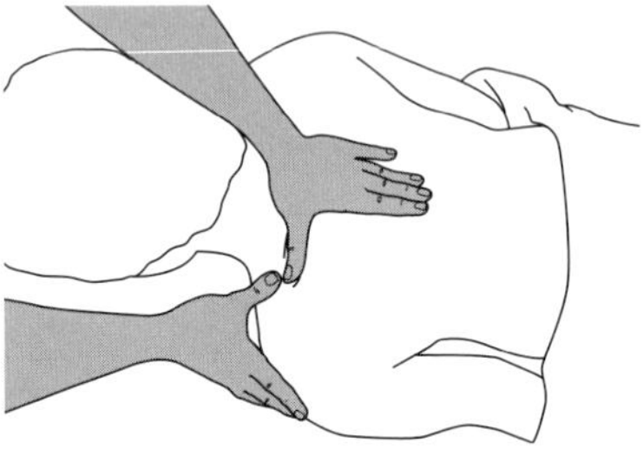

4. 尾側への短いストローク：クライアントの頭から首元に向かって縦方向（尾側）に細かくストロークをします。

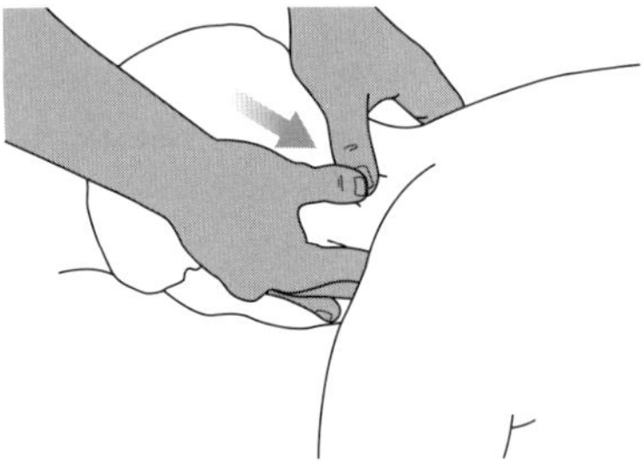

この方法で治療するとき、指のポジショニングに注意してください。首の横を掴んだまま背中や肩に向かってストロークしたり、他の指を梃子に親指で圧をかけたりするのはやめてください。特に、施療者の手が大きい場合や、首が小さいクライアントの場合、親指以外の指を曲げる必要があるかもしれません。両手の親指を重ねて首をストロークする場合と、交互にする場合で比較してください。どちらが自分に合っていると思いますか？

5. 親指意外の指で横方向に軽くストレッチ：絵のように、指を重ね、トリガーポイントに軽く静圧をかけるか、皮膚と組織に指をあてて横方向に軽擦します。組織を前後に〝こする〟必要はないことを覚えていてください。苦痛を緩和せず、むしろ刺激してしまう恐れがあります。組織を斜め向こうに軽く押して皮膚が少し引っ張られる状態になるよう練習し、組織に〝しわ〟ができた後、元に戻る感じを体得しましょう。

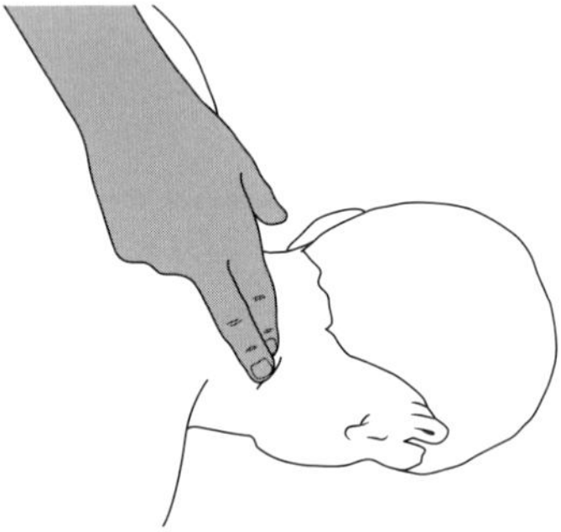

次表に腹臥位での5つのテクニックの使い方をまとめています。

各テクニックの使い方

1. 首から後頭部に向かって手を引き寄せる ● 施療者のタッチに慣れてもらう。 ● 治療の開始と終了時に行う。	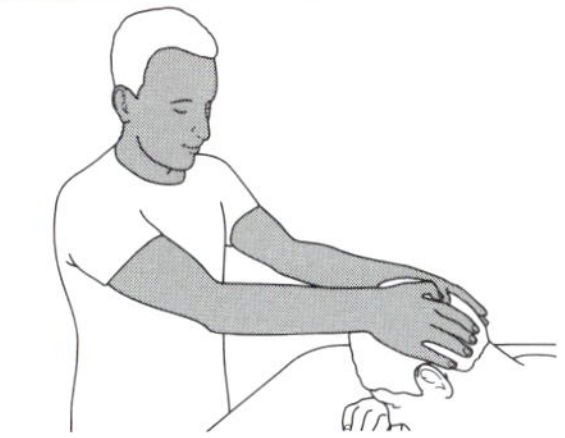
2. 軽く掴む ● 頸部関節を動かさずに、頸部伸筋と筋膜を受動ストレッチする。 ● トリガーポイントを触診する。	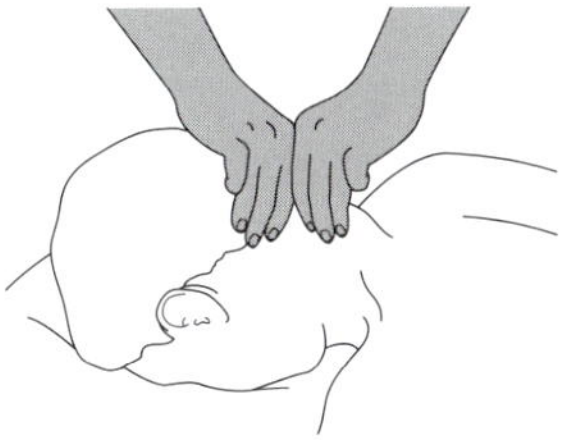
3. 静圧 ● 頸部筋肉が弛緩した状態で、頸部伸筋のトリガーポイントを緩和する。	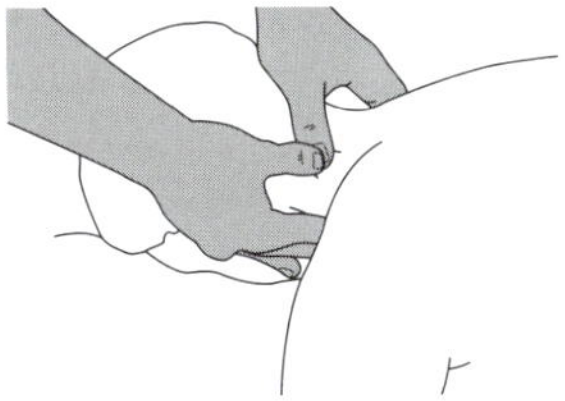
4. 尾側への短いストローク ● トリガーポイントを不活化してから組織の痛みを和らげる。 ● 頸部の伸筋組織を縦方向に局所ストレッチする。	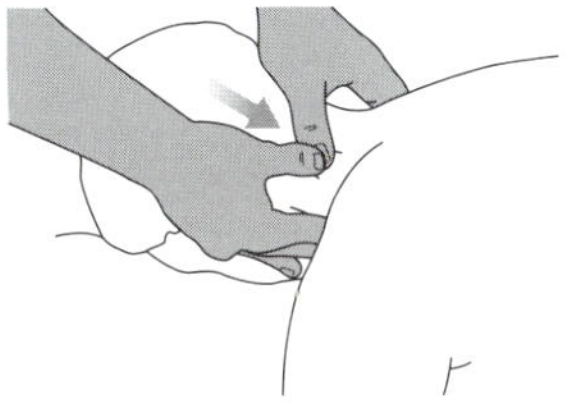
5. 横断ストレッチ ● 頸部関節を動かさずに頸部伸筋を受動的にストレッチする。 ● 特定の場所に集中して組織のストレッチを行う。	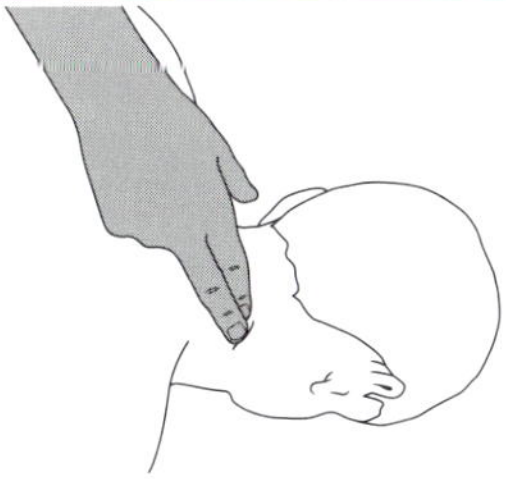

助言10　仰臥位で首を治療するときのヒント

仰臥位で治療をすると、頸部全域を治療することができます。後述の助言で、斜角筋、胸鎖乳突筋、後頭筋群を仰臥位で治療する具体的な方法についてのアイデアを紹介します。仰臥位では第3章の助言7（p.118-120）にある頸部の後退が効果的な場合があります。

テクニックによっては枕を外した方が効果的な場合もありますが、特に頸部前弯が大きい場合は、タオルを小さく丸める等して首を支えた方がクライアントには楽かもしれません。逆に頭の下に小さなタオルを敷き、前弯を小さくしたいと思う場合もあるかもしれません。

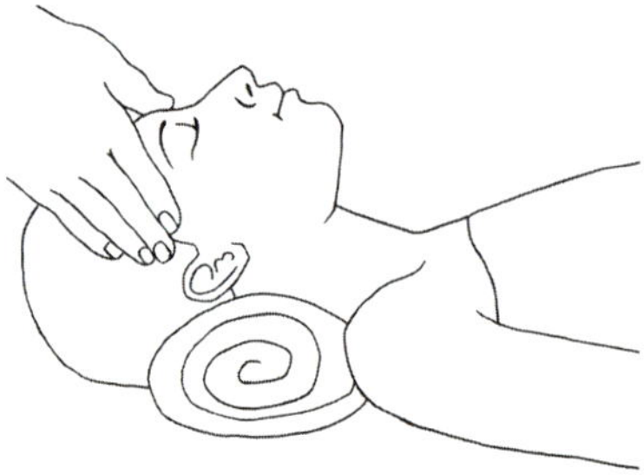

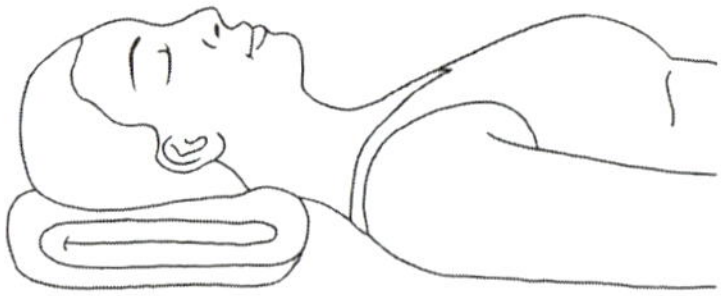

仰臥位では首がニュートラルのポジションになります。首が少し屈曲した状態で休んだ方が楽なクライアントもいるでしょうが、施療者は治療がしにくくなり、診察台をかなり低くする必要があるかもしれません。

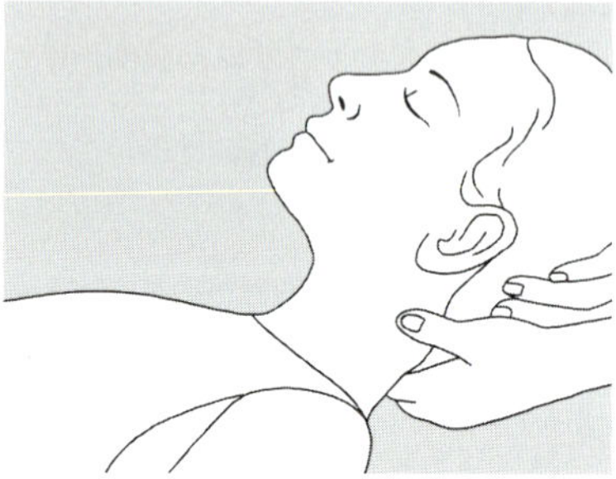

仰臥位では頭を軽く持ち上げて掌で下から支え、左右に優しく首を捻ることができます。この施術が気持ち良いと言うクライアントが多いのです。

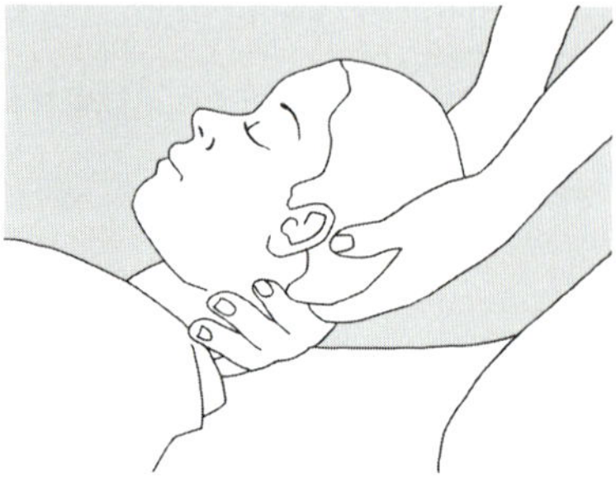

ヒント　同僚とロールプレイで実験をしましょう。施療者役は、「リラックスし、力を抜く」よう指示し、上図のように頭を掌で支えます。次に、「もう一度、リラックスし、力を抜く」よう指示します。1回目と2回目の指示でクライアントが力を抜いた箇所を施療者役は見抜けるでしょうか。

仰臥位のクライアントに使用できるテクニックは、片側／両側の受動的な肩下げ(a)、首の軽擦(b)、軽い頸部側屈による頭頸部の受動ストレッチ(c)があります。

a

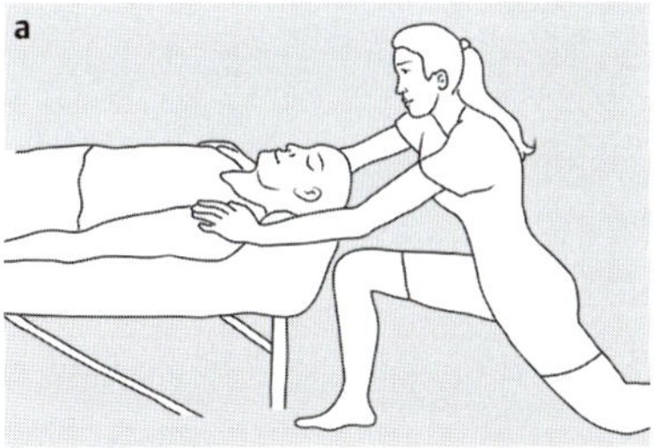

b

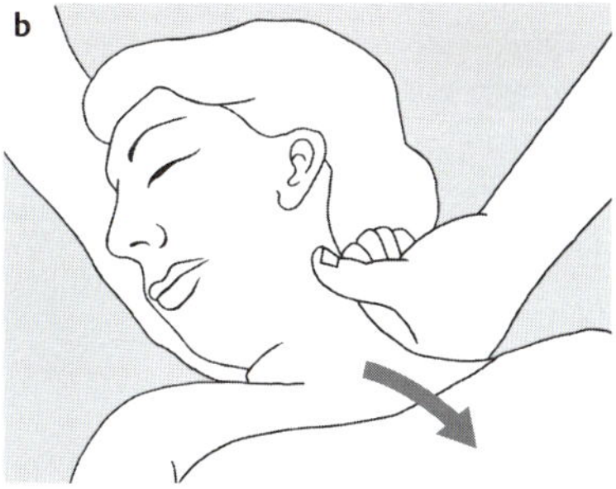

c

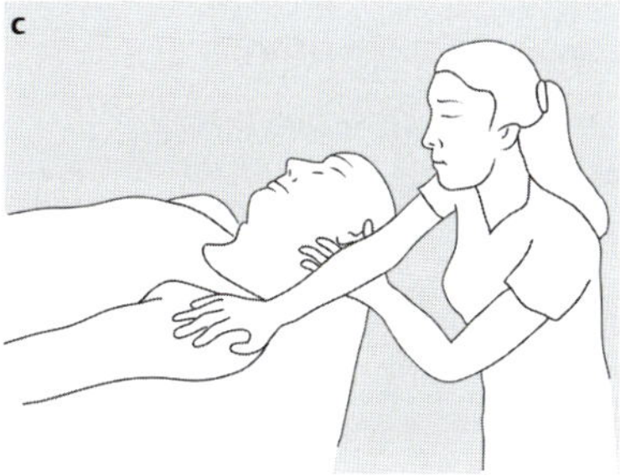

仰臥位で使えるその他のテクニック

最後に述べた3つのテクニックの他、本章の前半では肩の軽い牽引による首のストレッチの効果について学び、仰臥位でタオルを使う3つの首のストレッチ法（首の回旋、側屈、頭頂方向の伸展）について知りました。仰臥位で有用な筋膜ストレッチの方法についても学びました。後半で、指先を使った後頭下筋群のほぐし方、胸鎖乳突筋および斜角筋の治療法など、仰臥位で適用できるテクニックについて学びます。こうしたテクニックに慣れたら、下の表に戻り、試したテクニックに印を付け、もう一度実践したいものに丸印をつけましょう。

テクニック	1	2	3
1. 肩の軽い牽引 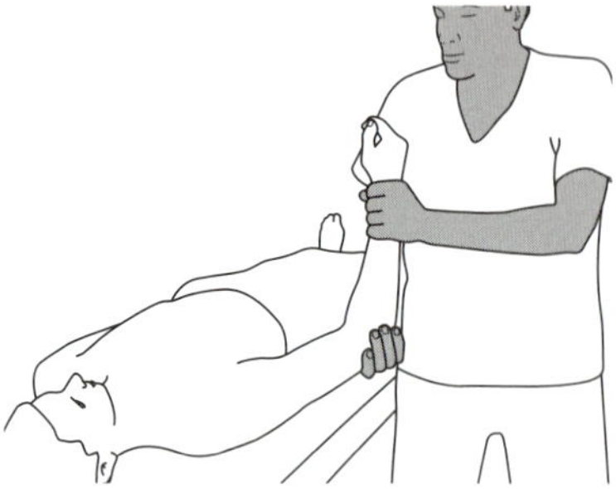			
2. タオルを使った頸部受動回旋 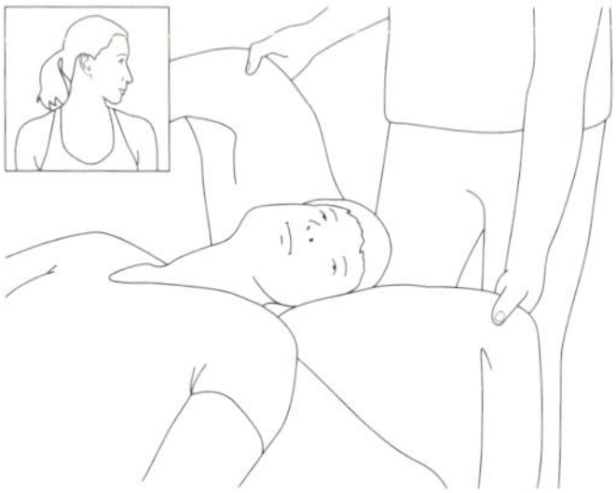			
3. タオルを使った頸部受動側屈 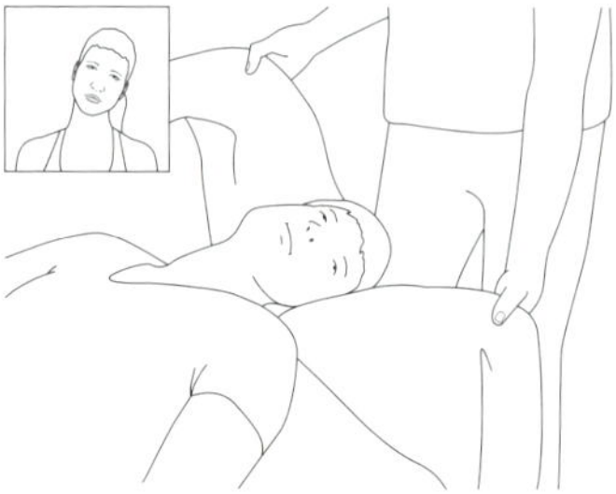			
4. タオルを使った頸部受動ストレッチ(頭頂方向) 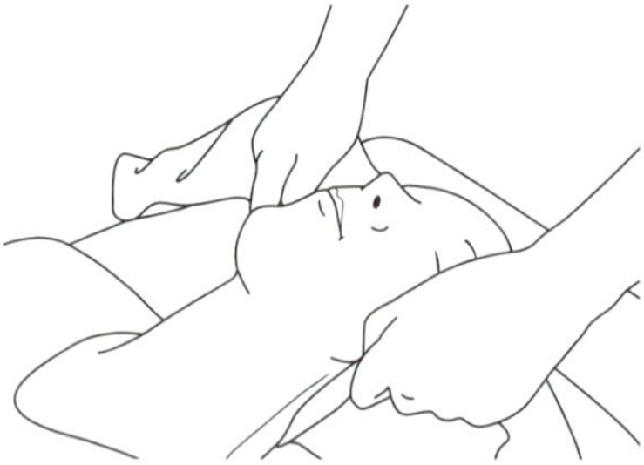			

テクニック	1	2	3
5. 組織の筋膜リリース 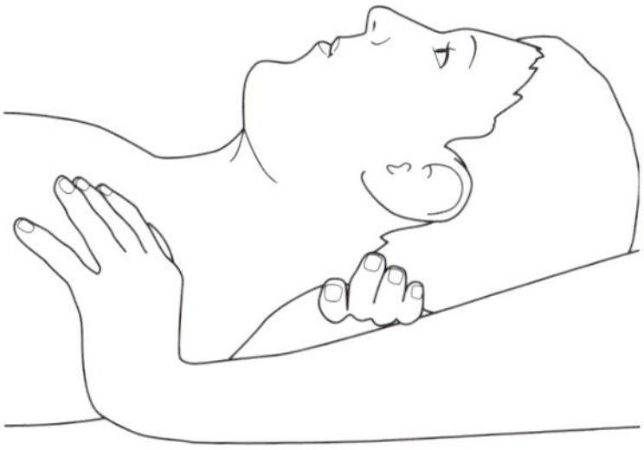			
6. 後頭下筋を指先でほぐす 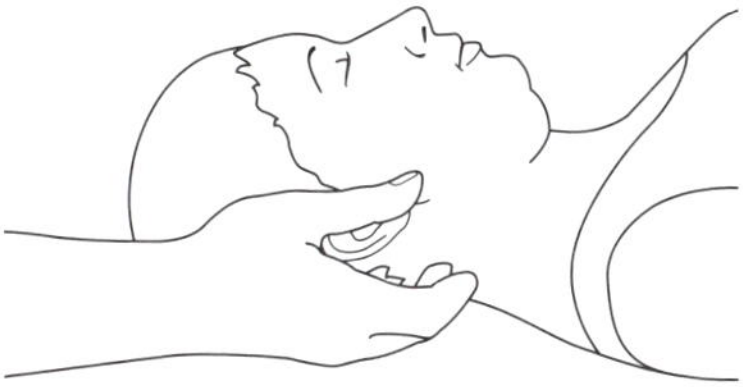			
7. 両肩を下げる 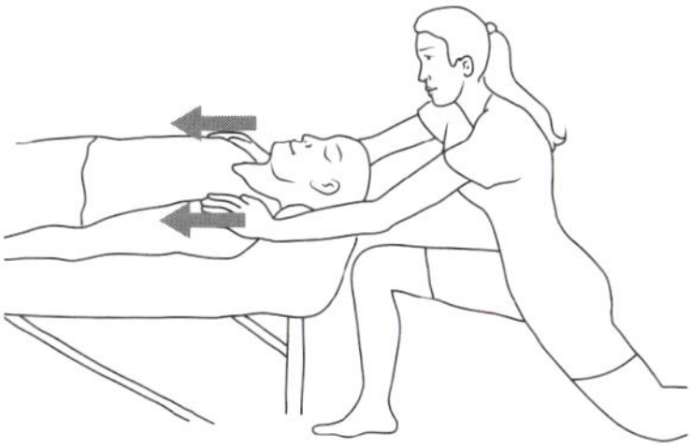			
8. 片側の肩を下げる 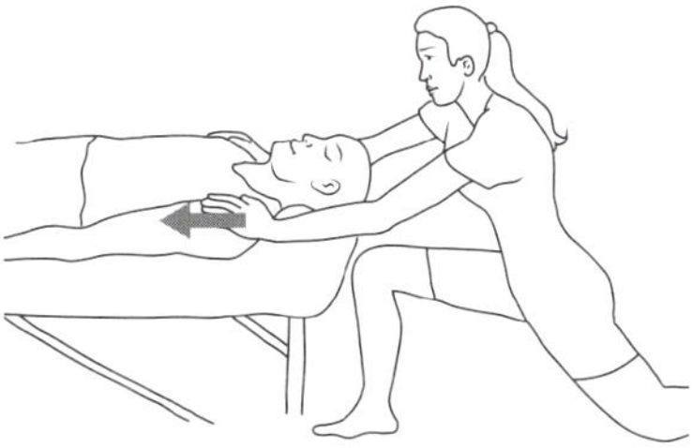			

テクニック	1	2	3
9. 受動側屈 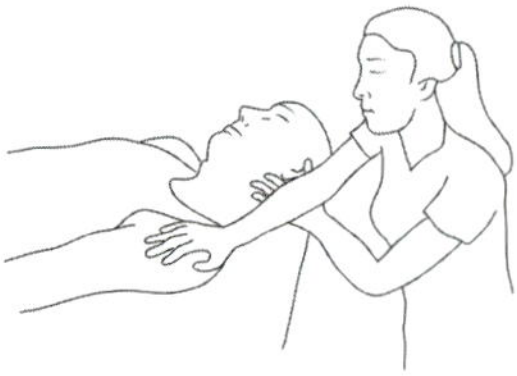			
10. 長軸方向のストローク 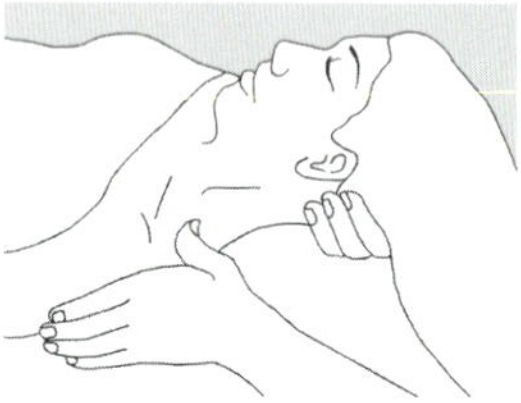			
11. 前頸部の軽擦 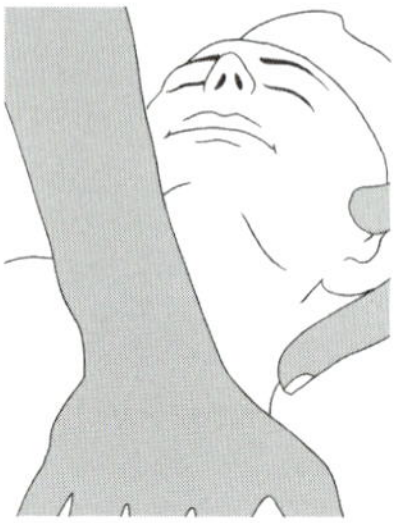			
12. 胸鎖乳突筋の治療 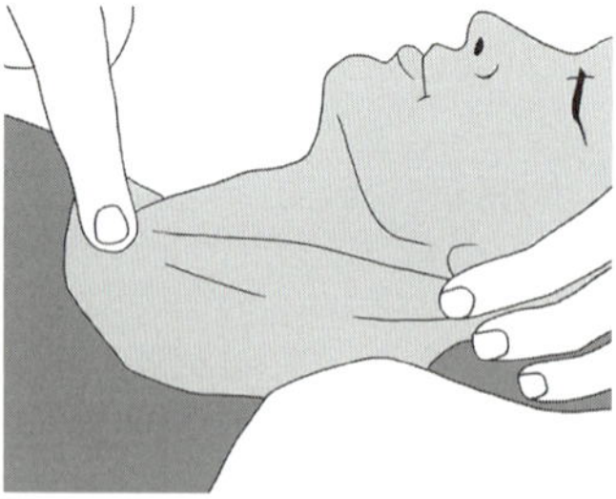			
13. 斜角筋の治療			

ご紹介したのは一部です。どれも使用中のテクニックの合間に入れたり、顔面、前肩、胸部のマッサージと併用できます。

的を絞って試す

ここでは両肩下げと僧帽筋上部線維のトリガーポイントの圧迫という二つのテクニックに焦点を絞りましょう。同僚と一緒に、首の左右にこの二つのテクニックを5分間ずつ練習します。次の質問に答えられますか。

1. 両肩下げ
   - 両肩を同時に押し下げたとき、左右どちらの肩が動かしやすいですか？　相手は違いを自覚していますか？
   - 手の置き位置（上腕骨頭の真上、上腕骨頭より前側）は治療に関係しますか？
   - 肩下げに手のどの部分を使うかは治療に関係しますか？
   - 掌を同じ場所に置いたまま指の向きを変えるとどのような感じがしますか？　この動作は療法士の手首に良いですか、悪いですか？
   - ゆっくり肩を押し下げて、20秒間軽く力をかけて保持するとどのような感じがしますか？
   - 最後に、肩を軽く押し下げ、相手があなたから顔を背けると、どうなりますか？　相手は頸部がストレッチされたと感じますか？　それとも苦痛を訴えますか？

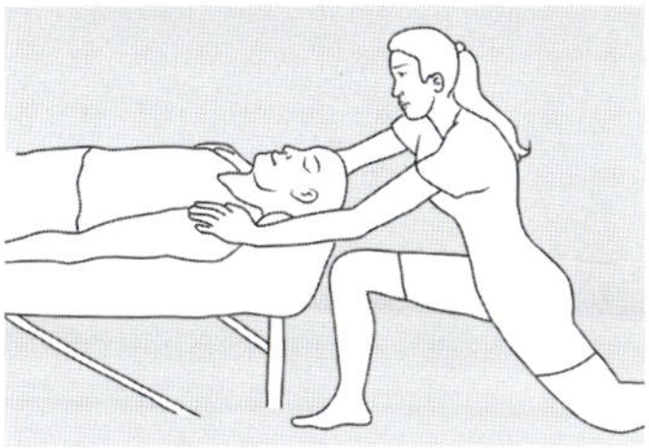

2. 片側の僧帽筋を軽く押し、トリガーポイントを触診します。

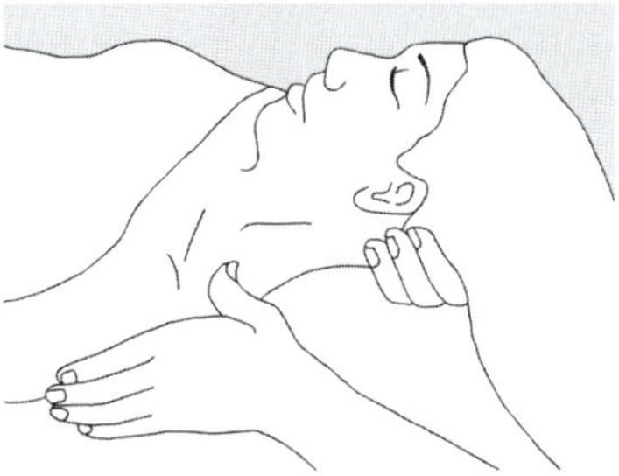

   - 軽くトリガーポイントを押し、もう一方の手で組織が緊張しているトリガーポイントから頭を離すようにゆっくりと動かすと、どうなりますか？　緩和が起きますか、それとも苦痛を訴えますか？
   - 施療者の親指はどう感じますか、痛いですか、痛くないですか？
   - トリガーポイントを見つけることができますか？　どこにありますか？　首の横、肩の近く、または首の近くですか？　あるいは僧帽筋上部線維の真ん中（鎖骨遠位端と首の間）ですか？
   - このポジションで僧帽筋上部線維を圧迫するのは簡単ですか？　トリガーポイントに正しくアクセスするには仰臥位以外の体位が必要と感じますか？　仰臥位でトリガーポイントをアクセスできますか？

こうした質問に正しい答えも間違った答えもないことにご注意ください。施療者と被施療者は違った体感を覚える可能性があります。

下の表を使って、体感した結果を記録しましょう。

左右均等な肩下げができた	はい／いいえ
最良の手の置き位置	
手のどの部分を使うとベストか	
指の向き	
肩下げを保持したとき	
頭部自動運動をしながら肩下げを保持したとき	
トリガーポイントの位置	
頭部自動運動をしながらトリガーポイントを圧迫したとき	
施療者の親指の痛み	はい／いいえ

助言11　側臥位で首を治療するときのヒント

枕を使った実験

側臥位は頸部を〝開く〟のに有用で、首の横側にアクセスできます。側臥位のクライアントに適した枕の使い方を見つける必要があります。枕を使うとクライアントは楽になりますが、後頸部全体へのアクセスが悪くなります。腕や肩を押し潰した状態でなければ側臥位になりにくいクライアントもいます。また、全員が左右同じように側臥位になれるわけではありません。左右側臥位のどちらかが他方よりも楽な場合があり、側臥位で常に左右両方を治療できるとは期待できません。腹臥位、仰臥位が楽ではない妊婦などの治療に側臥位は有用です。

ヒント 側臥位の場合、両脚の間に枕やクッションを挟んだり、上側の膝の下に枕を入れたりする必要があるかもしれないので覚えておきましょう。

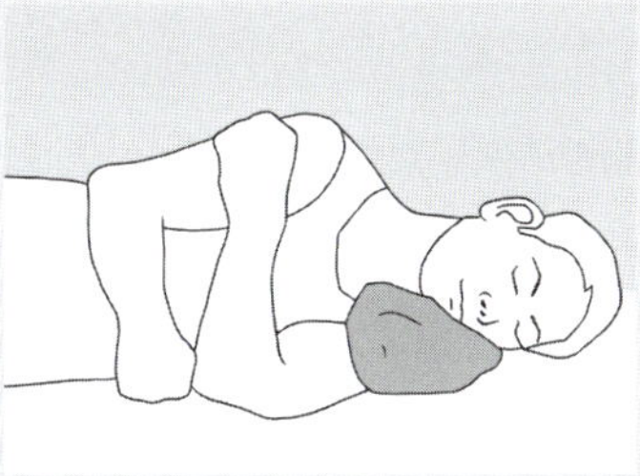

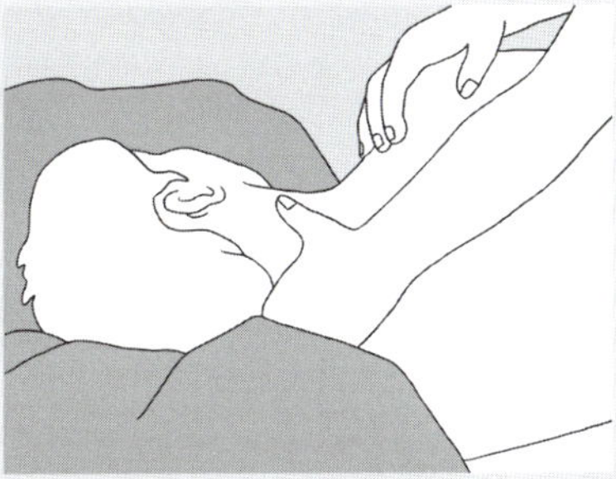

側臥位での腕の受動外転

絵のように腕の受動外転を好んで用いる療法士もいます。肩と首に広がる軟部組織を受動的に短縮する効果があり、深部組織へのアクセスが容易にできます。すべてのクライアントが腕の力を抜いて施療者に〝預けられる〟わけではありません。

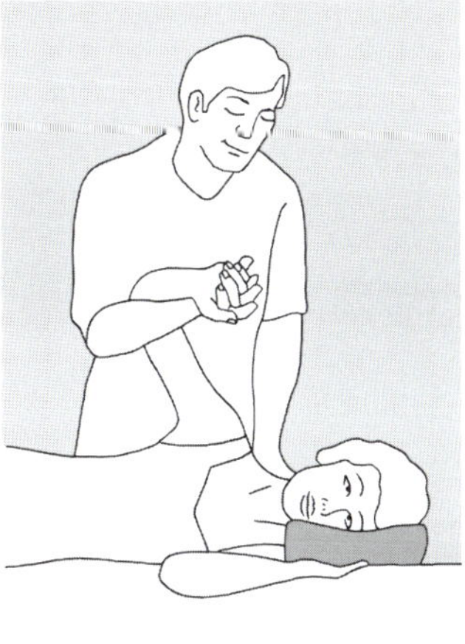

側臥位での首のストレッチ

側臥位で肩と首の筋肉を軽くストレッチできるか、持ち方を変えて試しましょう。診察台の頭側に立ち、クライアントの肩を軽く押し下げるか、互いの腕を組んで絵のように肩を押し下げるか、どちらの方法が自分に合っていますか?

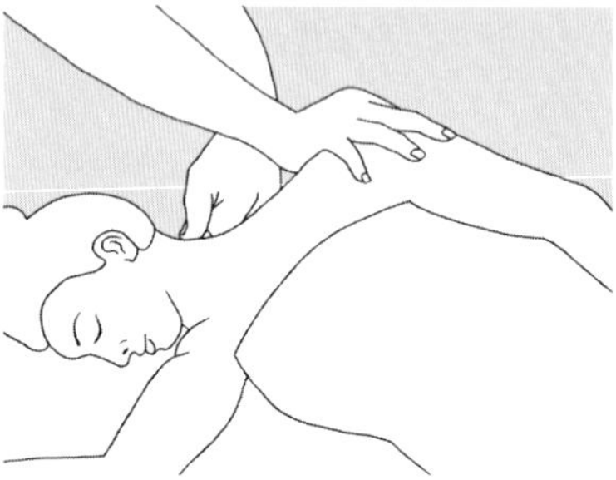

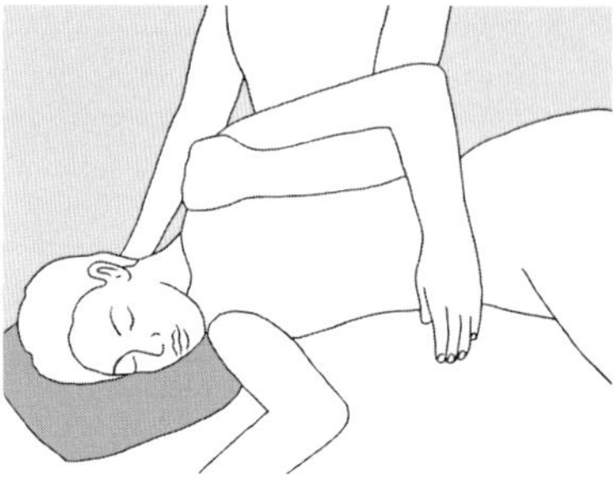

側臥位での前腕マッサージ

助言8(p.63-66)で、腹臥位で肩のポジションを変えると、どのように僧帽筋へのアクセスが容易になるかを見ました。クライアントのポジション全体を腹臥位から半仰臥位に変えるのも、僧帽筋にアクセスしやすくなる一手です。

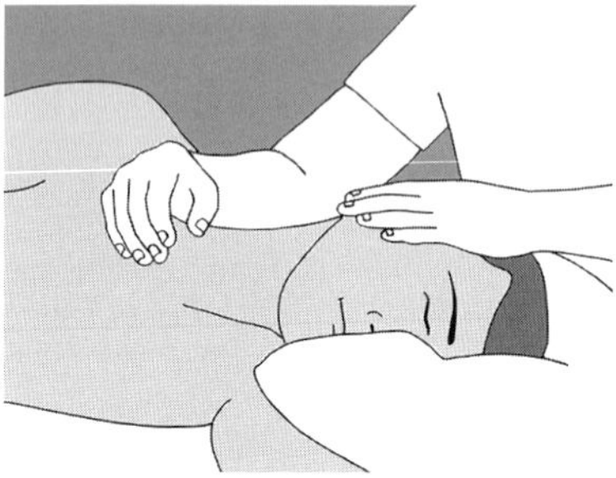

診察台の頭側に立つかひざまづき、首の組織を温めてから、前腕を使って軽擦します。

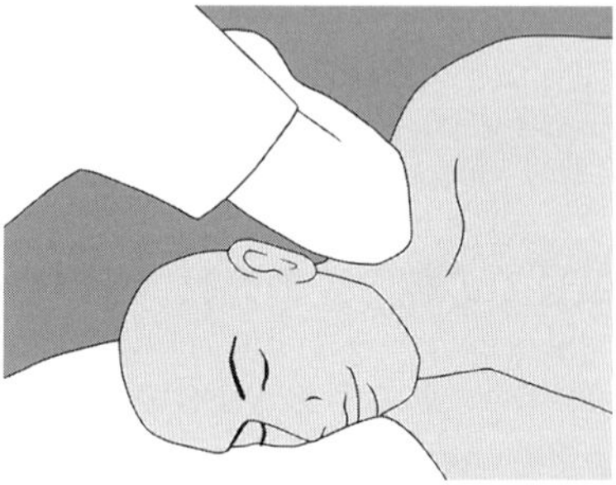

頸椎の横突起の上をマッサージするときは、軽めの圧を維持するように注意しましょう。圧をかけ過ぎると、痣や不快感が生じる可能性があるためです。僧帽筋上部線維の筋肉が隆起した部分は深部に届く位に加圧しても構いません。

助言12　座位で首を治療するときのヒント

座位で腕を外転

座位での僧帽筋上部の触診を練習しましょう。僧帽筋上部の組織はどのような感触がしますか？　柔らかくよく伸びますか、密で硬いですか？

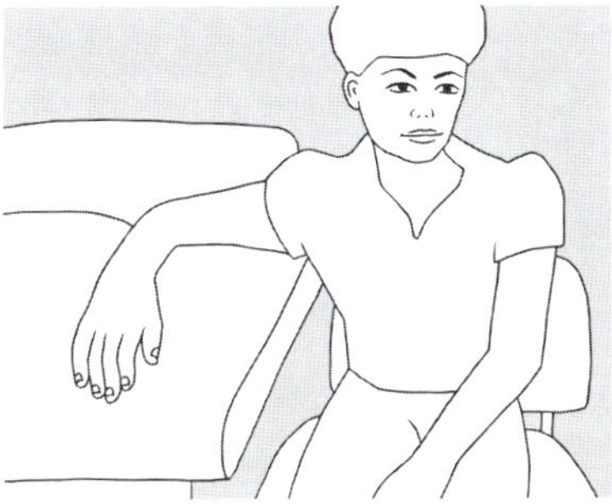

次にクライアントの肩を受動的に外転する方法を、枕等を使って探しましょう。腕を受動外転することで、僧帽筋上部の緊張が少なくなり、深部組織へのアクセスが容易にできるという利点があります。この修正法で、もう一度僧帽筋上部線維を触診しましょう。今度は、組織はどのような感触がしますか？　違いがありますか？

僧帽筋を掴む：頸部を回旋する場合・しない場合

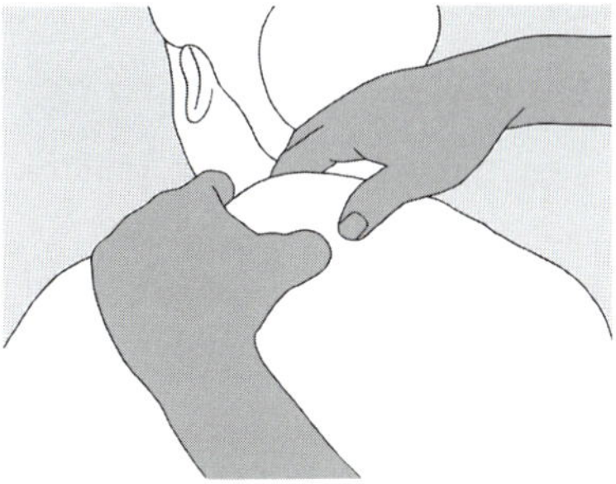

座位で腕の受動外転を伴う／伴わない場合のもう一つのテクニックとして、僧帽筋を軽く掴む方法があります。組織が強く密なため、硬くて掴みにくいクライアントもいるため、この方法は万人に使えるわけではありません。しかし、掴んだだけで緊張が大きく軽減されることがあります。

もう一つのテクニックは、組織を掴んだまま、クライアントに顔を施療者からゆっくり背けるよう指示し、軟部組織をストレッチさせる方法です。

横方向のストローク

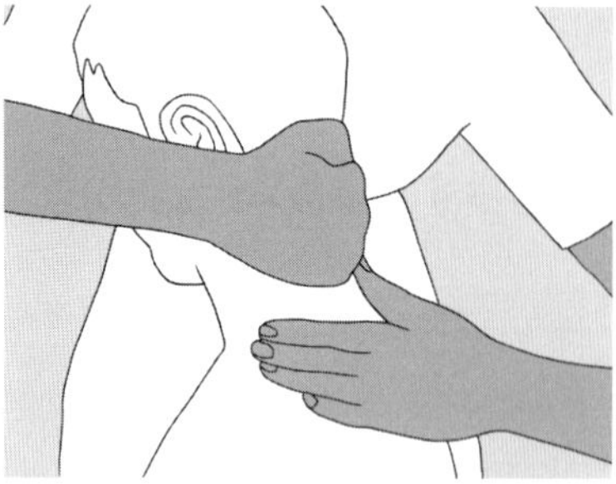

脊椎から腋に向かって横方向に組織を優しくストロークすると苦痛が緩和されますが、絵のようにクライアントの頭を支える必要があります。また、すべてのクライアントにとって、このポジションが楽だというわけではありません。座位では、頭を支えようとして頸部の筋肉が働くので、頸部の緊張を軽減する治療ポジションとして最も効果的というわけではありません。しかし、クライアントが診察台の上に横たわって治療を受けることができない、またはそれを希望しない場合には有用です。

後頭筋を加圧する

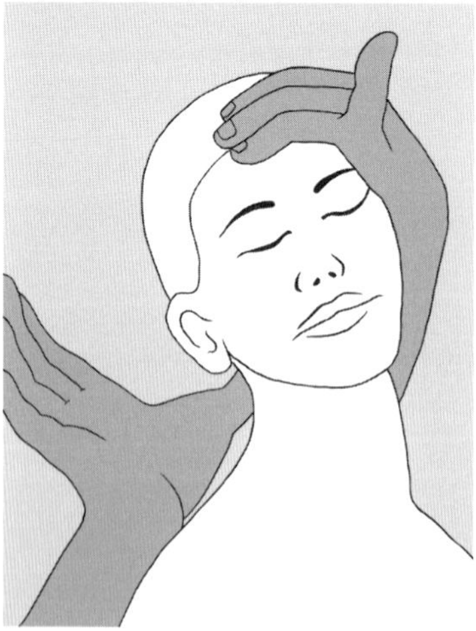

この方法は、後頭下筋群を優しく加圧するときに有用でしょう。頭を軽く反らし首を伸展させると、頸部伸筋の短縮が促され、深部組織によりアクセスしやすくなります。

手指を組んで軟部組織を〝引き剥がす〟

クライアントの後ろに立ち、手指を組んで軟部組織を引き絞るようにします。軽く圧をかけるようにし、組織が頸椎横突起に押しつけられて潰れることのないようにします。

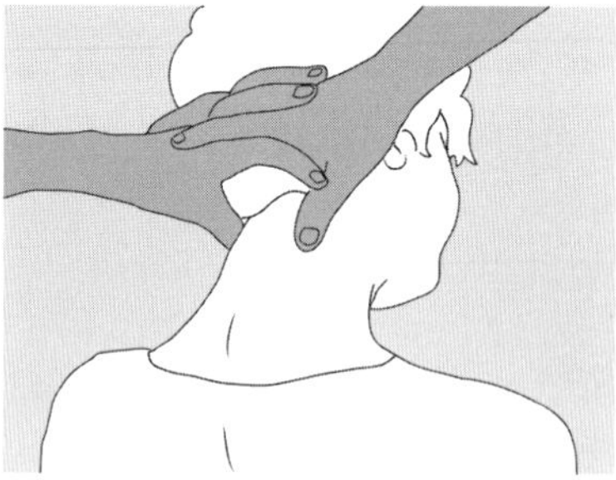

あるいは、片手で軽く組織を掴んで手前に引っ張ります。

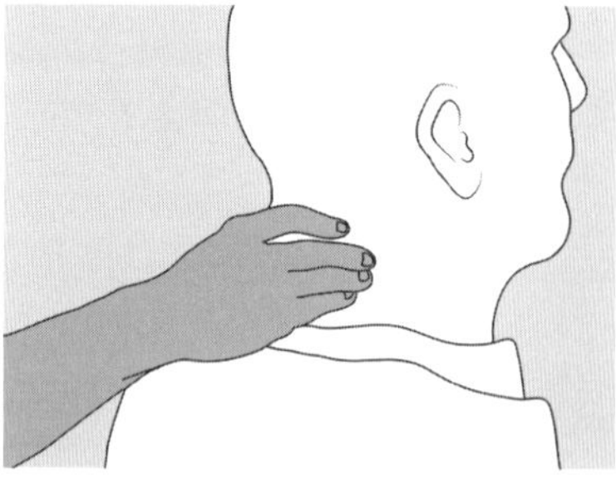

クライアント3名に7つのテクニックをそれぞれ実践し終えたら、次表にチェックを入れましょう。

テクニック	1	2	3
1. 座位(腕の外転なし)			
2. 座位(腕の外転あり) 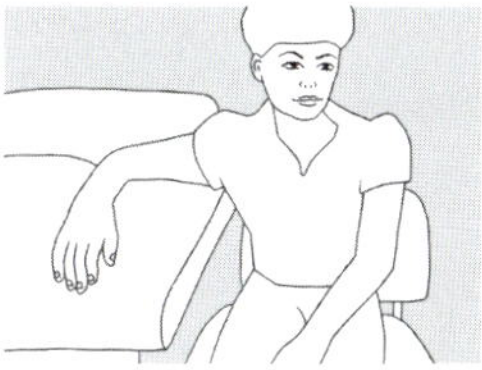			
3. 掴む 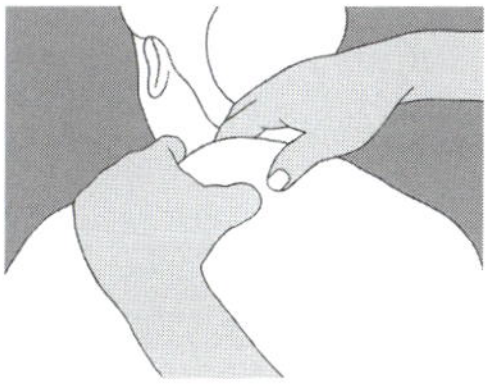			
4. 自動回旋しながら、掴む 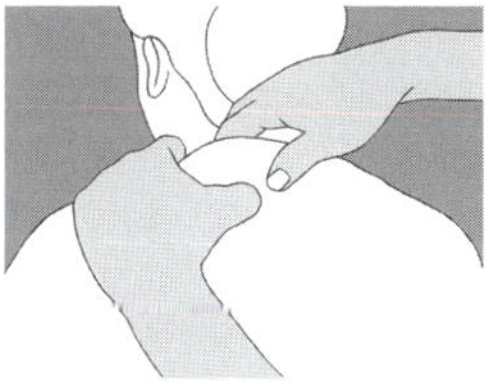			
5. 横方向ストローク 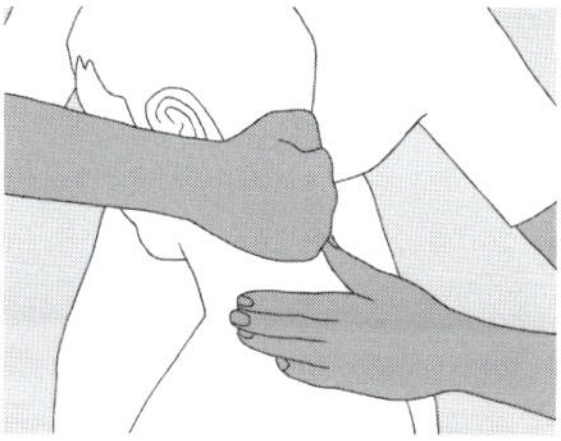			

テクニック	1	2	3
6. 後頭筋を軽く加圧 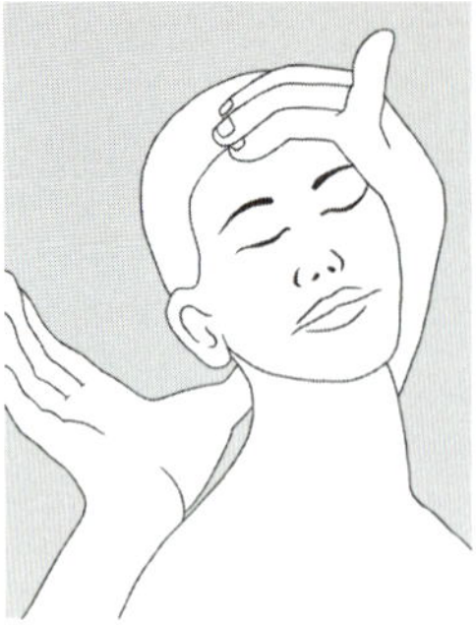			
7. 後頸部を軽く掴む 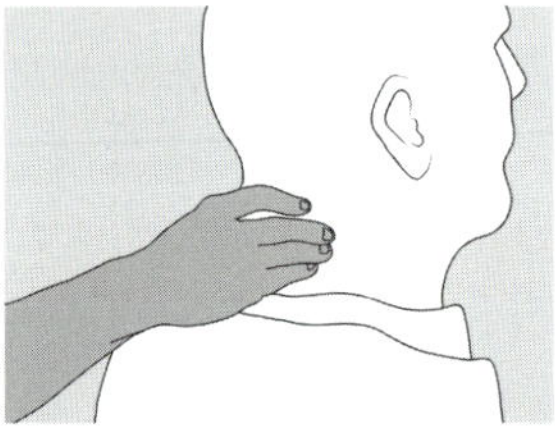			

助言13　後頭下筋を治療する

第1章の助言19 (p.34) で、小後頭筋群の重要性について述べました。また、助言20 (p.35) ではその触診法について述べました。ここでは、様々な治療ポジションを使った後頭筋群の治療方法についてヒントが得られるでしょう。

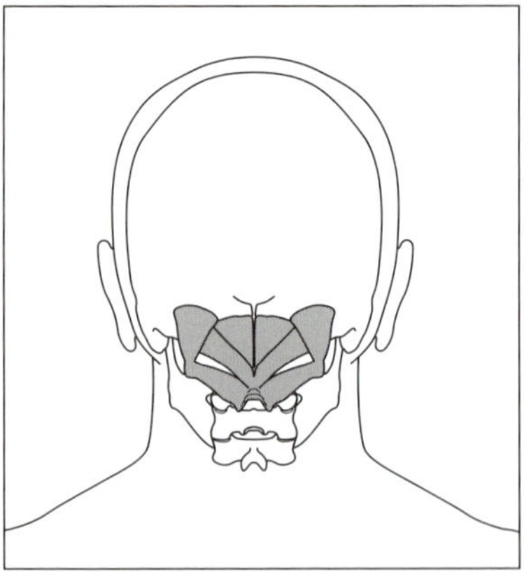

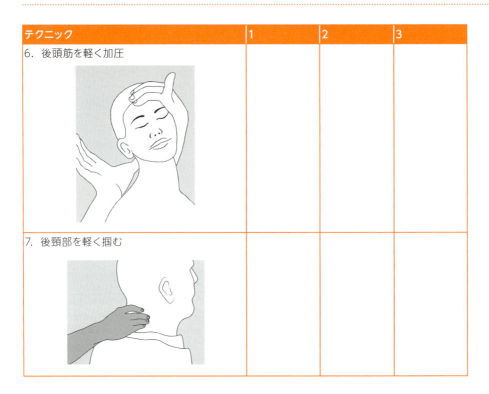

腹臥位

腹臥位では、診察台の頭側に立ち、後頭下を指先で軽くマッサージするか、単に指先を頭蓋底に当ててほんの少し押すと、緊張緩和を促すことができます。親指で頸部横の筋肉を軽く押し、次に皮膚を軽く押しながら後頭から首元、肩まで移動すると、苦痛緩和に大変有効です。指を重ねた状態で行ってもよいですが、頭髪の生え際から頸椎下部までマッサージするときは圧をとりわけ小さくする必要があります。

ヒント 指先を置くだけか、押すかのどちらかで上記のテクニックを実践し、後頭部の左右の感触が同じかどうか自問しましょう。差がある場合、どのような違いですか？　硬い感触がしますか？　柔らかいですか？　柔らかさが少ないですか？　後頭部の反対側と同じように組織が動くように見えますか？　トリガーポイントを見つけられますか？　後頸部の反応が悪く、触診でトリガーポイントを探すことが難しそうですか？

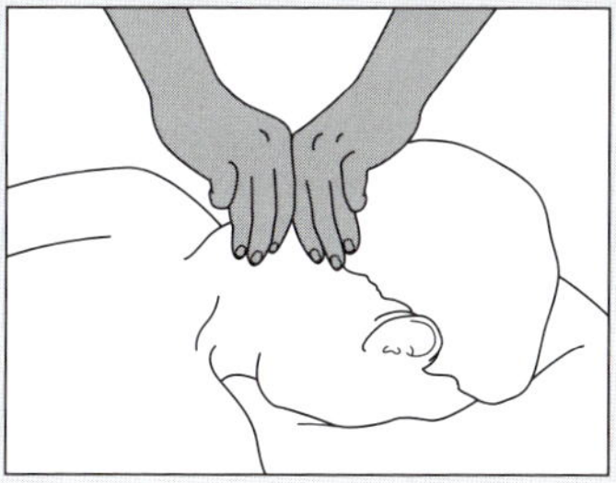

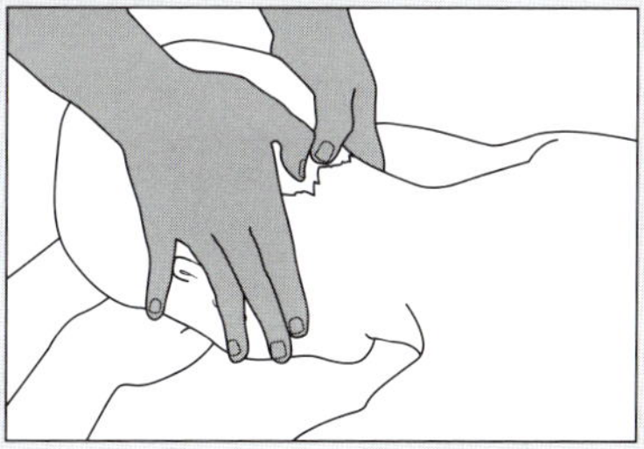

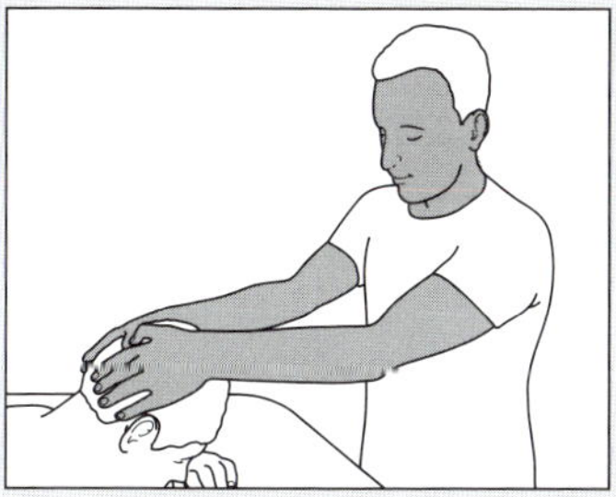

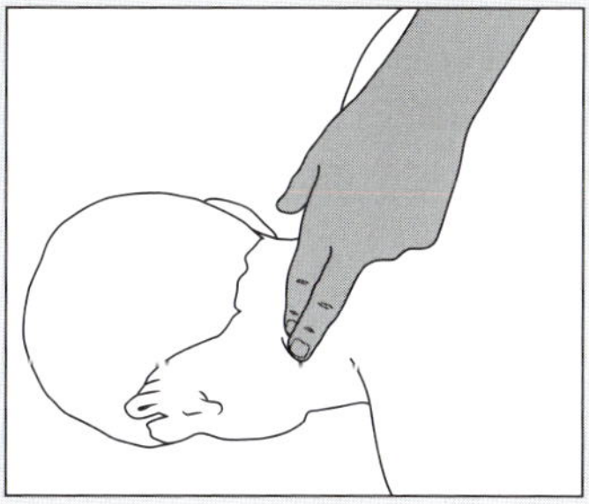

仰臥位

仰臥位では、後頸部の筋肉が弛緩し、腹臥位のときよりも触診が容易になることがあります。仰臥位では、療法士が後頭下部の圧痛やトリガーポイントをアセスメントしたり、クライアントの頭の重みを利用して治療に役立てたりすることができます。

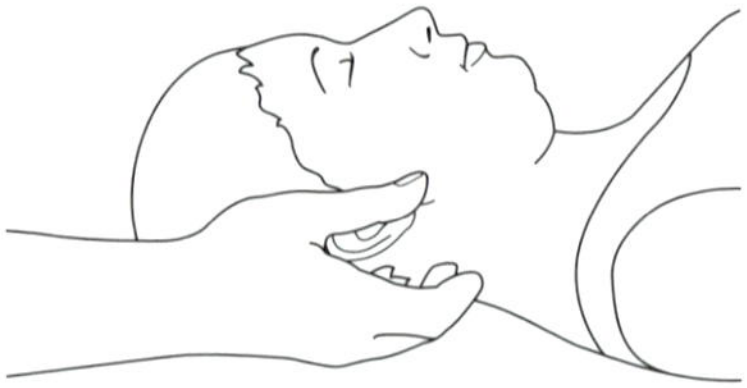

例えば、次のような手順を考えてください。

ステップ1 腹臥位のときと同様、頭蓋底に指を当てた状態でしばらく待ちます。僧帽筋が停止する後頭骨の左右で何か違いが見つけられるか、調べましょう。一方が反対側よりも圧痛が大きいですか？ 指先を後頭骨から頭蓋底に当たる首の一番上の軟部組織に移動させます。そこの組織はどのような感触ですか？

次に、指の位置ですが、数分間同じポジションを続けたとき、どのポジションが施療者にとって一番楽かを確認します。姿勢が楽になるにはどこに肘を置けば良いでしょうか？ 診察台の高低で違いはありますか？ 座ったとき、ひざまずいたとき、しゃがんだときの方が楽ですか？

ステップ2 施療者は楽な位置についたら、中手指節関節を右の絵のように曲げ、クライアントの頭の重みを指で受け止め、

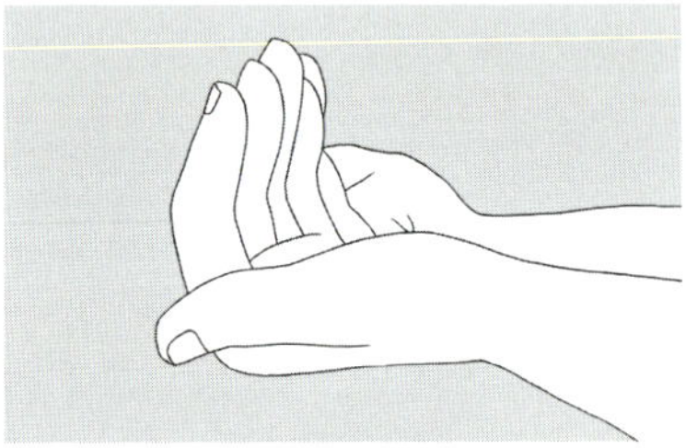

頭を左右に優しく転がします。このとき、力で動かさず、クライアントの頭が指先から付いたり離れたりすればいいだけです。左右とも頭が容易に転がりますか？

どこかで動きが〝滞り〟ますか？ この緩やかな揺り動かしの感触をクライアントはどう感じていますか？ 施療者の姿勢は楽ですか？ 腰に痛みが出始めましたか？ 施療者が安全な姿勢を取ることは重要で、施療者の腰と手が楽なポジションを見つけるには少し時間がかかるかもしれません。

仰臥位で後頭下筋を治療するときの質問のまとめ

後頭下筋の左右とも同じ感触ですか？

違う場合、どのように違う感じがしますか？ 片側に緊張の増加／低下がありますか？

クライアントは一方が他方よりも圧痛が大きいと訴えていますか？
施療者は肘をどこに置く必要がありますか？　診察台の上ですか？　診察台から離しますか？
座ったとき、ひざまずいたとき、しゃがんだときの方が楽ですか？
診察台の高低で違いはありますか？

側臥位

後頭下部の治療を側臥位で行う方法もあります。首の根元から後頭に向かって優しく親指を走らせ、頭頂に向かって皮膚を軽く引きずるようにし、後頭骨に達したら止めます（ストリッピング）。首の左右どちらかの後頭下筋に集中して治療ができるので、有用な方法です。

枕を使うと後頸部が短縮し、枕を使わないと伸張して少し緊張した状態になり、それぞれの状態で組織に上述の軽めのストリッピングを行うことができます。

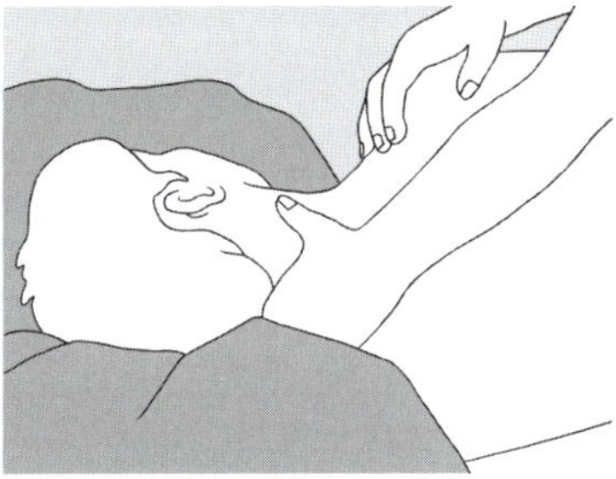

枕を使わない利点は、クライアントにうなずく動作を指示し、頭の屈曲／伸展角度を色々変えて試せることです。

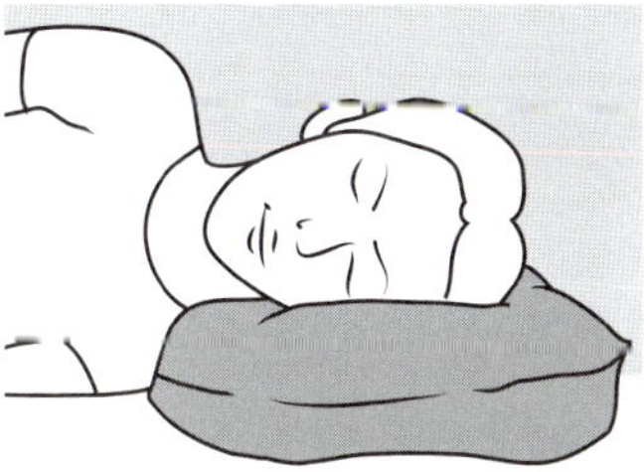

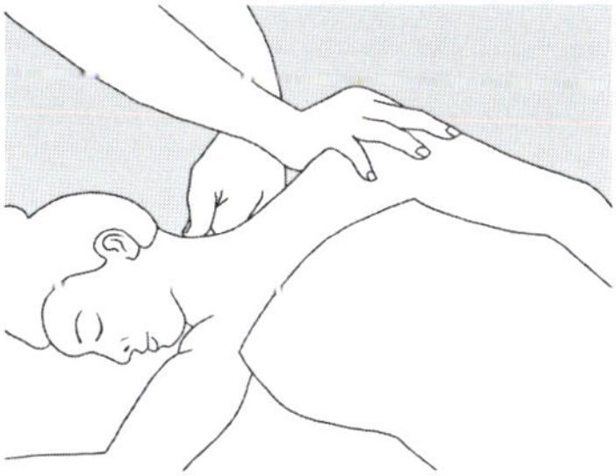

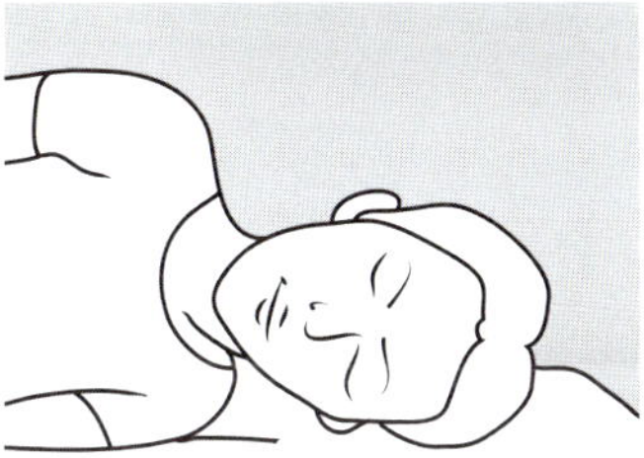

クライアントの腕の位置を変えて実践することもできます。腕の位置が変わると、施療者とクライアントの両方にどのような影響がありますか？

腕の受動外転で腕と肩を覆う組織が短縮し、組織が緩むので、深部構造に触れることができます。反対にクライアントの胴体に片腕を乗せると、首の外側が緊張します。特に、肩を軽く押してやると緊張が高まります。横臥位で片側の斜角筋を触診している最中に、クライアントが軽くうなずくとどうなるか注意してみましょう。クライアントがリズムに合わせたうなずき動作をすると、時に指先で圧をかけただけで苦痛緩和を促進することもできます。

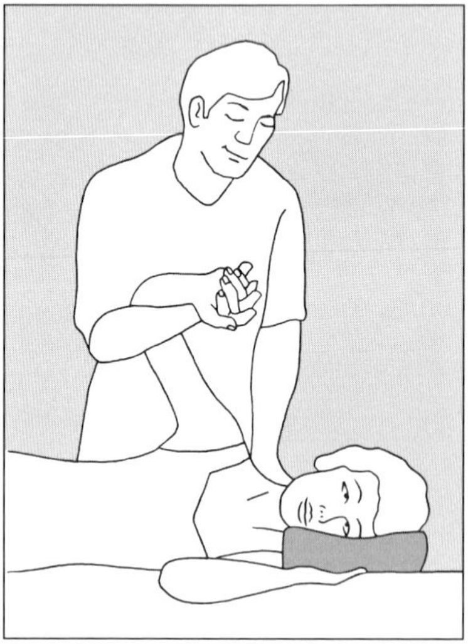

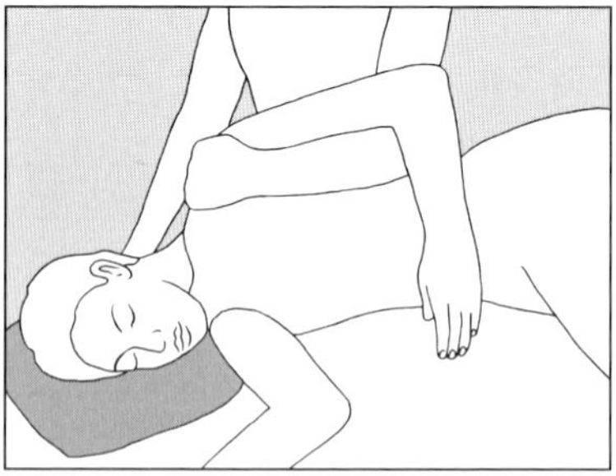

座位

座位でクライアントが頭を軽く後ろに反らせて療法士の親指に載せると、後頭部の片側を軽く加圧することができ、療法士も比較的楽です。クライアントの額を絵のように支える必要があるかもしれません。療法士は親指を怪我しないように身を守る必要がありますが、このテクニックには、深部圧をかけたり、親指を回したりする必要がありません。後頭下部を療法士の親指にそっと載せて約5～10秒待てば良いだけで、その後、親指を別の場所に移動させます。

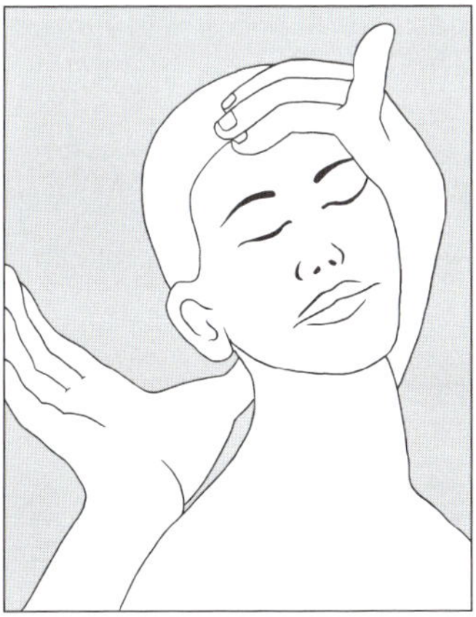

大橋(1977)は、親指で後頭部の軟部組織を軽く押すときにヘッドバンドを使うことを提案しています。後頭部は多くのクライアントが痛みを感じやすい場所で、全般的に後頭部のどの箇所も長く加圧しないようにし、治療をやり過ぎないようにします。

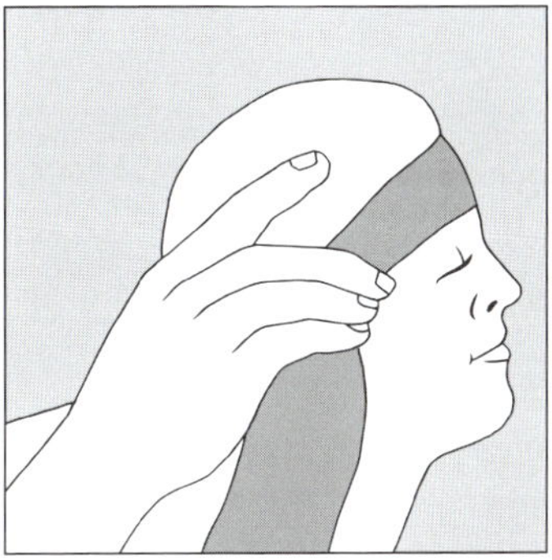

助言14　肩甲挙筋について理解する

肩甲挙筋は興味深い筋肉です。肩甲挙筋は僧帽筋よりも奥にあり、後頸部の両側を上下に走る紐のような感じがします。第3～4頸椎横突起に起始し、肩甲骨上角に停止し、肩甲挙筋が〝張る〟と弦のような感触がし、幅は2cm位です。肩甲挙筋に触れて押さえると、圧痛と緩和が同時に感じられます。その結果、肩甲挙筋をストレッチしようと奥深くまでマッサージをしたい気持ちになります(深部マッサージで緩和されてクライアントが喜ぶときは特に)。しかし、手を止めて、肩甲挙筋の解剖学的構造と機能を考えてみれば、肩甲挙筋を伸ばすのは良くないことがわかるでしょう。

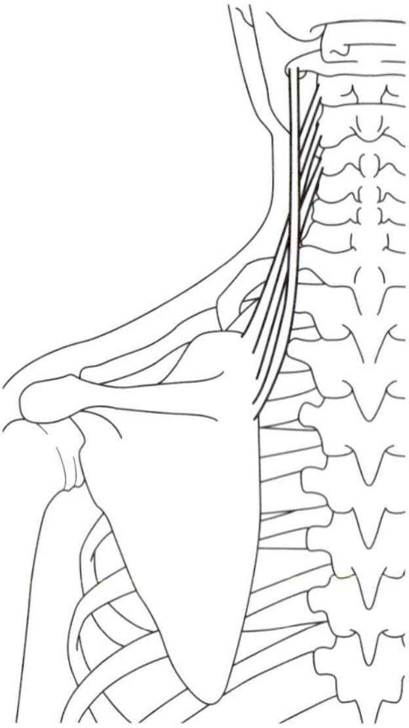

肩甲挙筋は馬の手綱によく似ていて、脳内で支配的役割を果たすことが多く、頭が胸（肩甲挙筋がある場所で、支持組織に対する張力が緩む場所）の上に来るよう働きかけます。慌てているときのように首が伸びて猫背になると、肩甲挙筋は伸張せざるを得なくなります。頭の位置を保とうとすると**等尺性**の動きをし、頭が前に落ちると**遠心性**の動きをし、頭を体幹の上に戻そうとすると**求心性**の動きをし、肩甲挙筋の緊張が増えます。猫背のクライアントが頚痛を訴えることが多くても不思議ではありません。

深部組織マッサージとストレッチは快適で、筋緊張を確実に減らす手立てにもなりますが、猫背のクライアントの長期目標は、猫背を治し、肩甲挙筋を短縮することです。自力で実践する手助けをする方法についてのアイデアは、第3章助言7『首を後ろに引く』(p.118-120)をご覧ください。

助言15　肩甲挙筋のトリガーポイントを治療する

首の痛みや筋緊張を減らす有用なテクニックは、肩甲挙筋のトリガーポイントを触診し、ほぐすことです。療法士がクライアントの横に座り、トリガーポイントに対して90度の方向にかるく圧をかけてやると、効果的な治療ができる場合があります。

肩甲挙筋のトリガーポイントは、腹臥位または座位の状態で治療をしてもよく、両方の体位を試してどちらがやりやすいかを調べましょう。

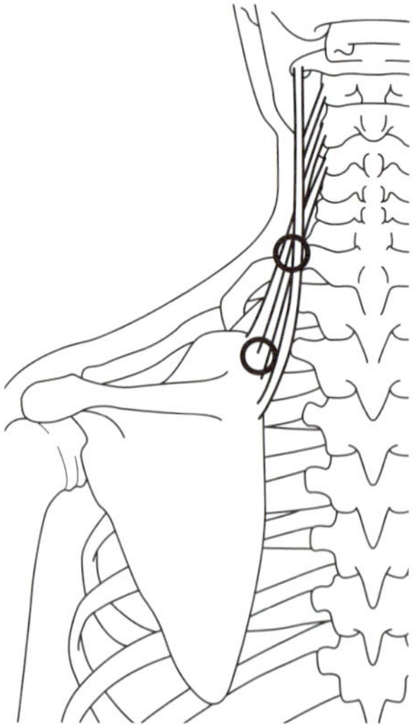

ステップ1　クライアントの体位を決めて、治療域のウォーミングアップを開始します。

ステップ2　治療域をゆっくりと持続的に軽擦することから始め、指先を使ってトリガーポイントを探します。治療域全体をストロークし、トリガーポイントが見つからない場合、やや圧を強めて上記プロセスを再度行い、深部組織を触診します。**ゆっくり**することを忘れないでください。トリガーポイントは指で触れてわかる圧痛ポイントで、帯状になっていることも多いです。肩甲挙筋が肩甲骨上角に停止する付近にトリガーポイントが見つかることがよくあります。

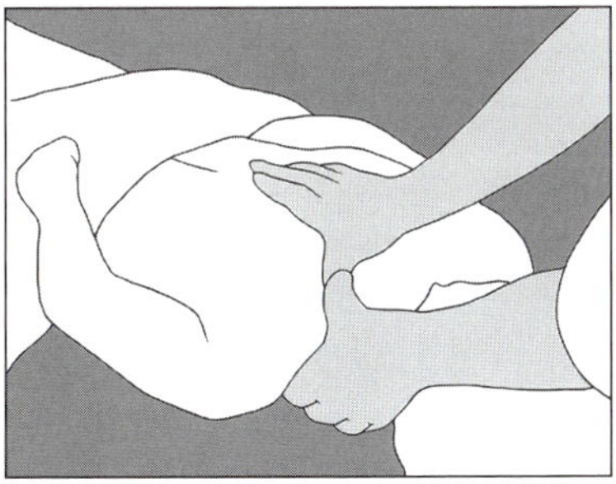

ステップ3　トリガーポイントがわかったら、指を軽くポイントに当てて待ちます。クライアントは圧痛を感じるかもしれませんが、痛くなく耐えられる程度の圧をかけてください。60秒ほどで、トリガーポイントの緊張が減り、クライアントは圧痛が軽くなったと言うはずです。マッサージをしてトリガーポイントを落ち着かせてから、他のトリガーポイントがないか探し、同様に治療します。

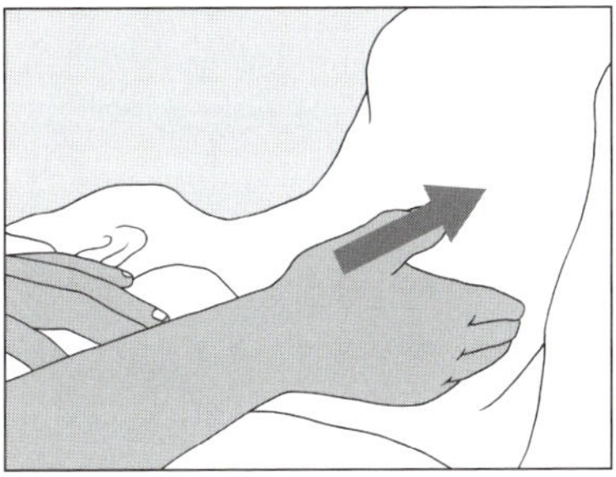

ヒント　圧痛が溶けて無くなる様を想像するようクライアントに促すと治療の助けになることがあります。このような言葉がけをすると、療法士もクライアントも筋緊張の減少に気づくことがあります。

質問　**トリガーポイントにはどの位の時間、手技を続ければ良いですか？**

圧痛が減少するまでトリガーポイントへの手技を続けます。約10～12秒で圧痛が減少しますが、個人差があります。トリガーポイントが慢性的であれば、〝リリース〟により時間を要するかもしれませんが、それが常だというわけではありません。軽い指圧でもクライアントはその部位の痛みが大いに緩和されたと感じ、数秒内で筋緊張が低下したとわかる場合もあります。しかし、トリガーポイントを60秒近く保持しても、緊張の低下が非常に少ない場合もあります。コツは、トリガーポイントを無理にほぐそうとしないことです。繰り返しますが、「小で大を得る」原則を守り、軽いタッチで数回試す方が、力任せにポイントを物理的に押しまくるよりも、遙かに効果的です。

多くの人は、トリガーポイントをほぐした後、軽く首をストレッチすると、筋肉が元の長さに〝リセット〟しやすいことがわかるでしょう。このときのストレッチは自動でも受動でも構いません。ストレッチの代わりに、首の全可動域運動を行ってトリガーポイントの治療セッションを終えても良いです。

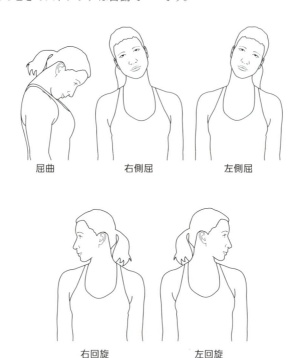

屈曲　右側屈　左側屈

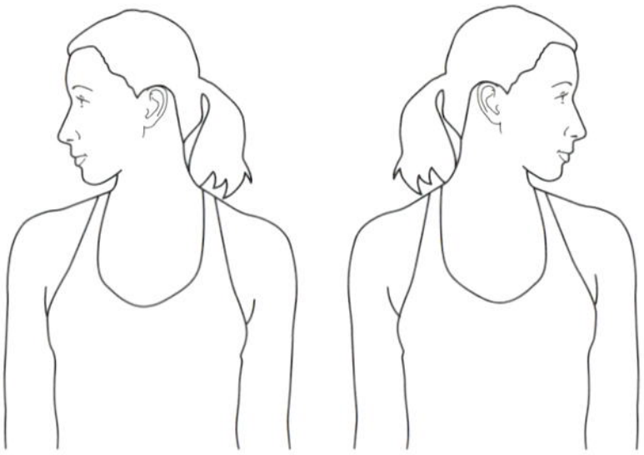

右回旋　左回旋

助言16　肩甲挙筋のポジショナルリリース

肩甲挙筋に圧痛点が見つかった場合、オステオパシー専門家ローレンス・ジョーンズが開発したポジショナルリリースまたはストレイン・カウンターストレインというテクニックを用いて対処する方法があります。このテクニックでは、クライアントの苦痛が緩和されるようにポジションを変えていきます。まず、圧痛点を特定し、それに関連する軟部組織を受動的に緩めます。すなわち、肩甲挙筋であれば、クライアントの頭と首を圧痛がある側に軽く側屈させます。首が側屈し、受動で肩が挙上した状態では、肩甲挙筋の線維は短縮ポジションにあります。肩甲挙筋を短縮させるには色々な方法があり、クライアント毎におそらく治療ポジションを変える必要があるでしょう。座位、仰臥位、側臥位等の治療ポジションに入った後、そのポジションがクライアントの苦痛緩和に効果的かどうかを知るための試行が必要です。

以下のごく簡単な基本手順を踏めば、自分でこのテクニックを試すことができます。

ステップ1　座位で肩甲骨の受動挙上が楽にできるポジションを探します。クライアントは診察台の隣に座り、診察台に片腕をもたせかけるか、適切な状況であればクライアントの片腕を療法士の大腿の上に乗せます。このポジションで、肩甲挙筋の圧痛点を触診します。見つかったら、指を置きます。圧痛点が帯状になっている箇所を特定できたら、中心の圧痛点を選びます。

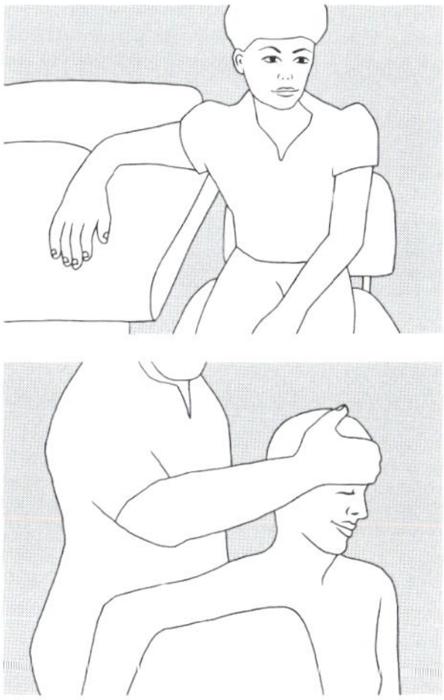

ステップ2　楽なポジションを探します。側屈、伸展、回旋、またはその複合動作により首を楽にさせ、受動で肩甲挙筋が短縮するポジションにします。楽なポジションができたら、指で触れている圧痛点の不快感が70%は取れたとクライアントは言うに違いありません。

側臥位の時の方が簡単に苦痛を緩和できることがわかるでしょう。側臥位ではリラクゼーションがより促され、筋緊張が低下することが利点です。一方、座位では頭の重さを支えるため頸部伸筋が作用しています。

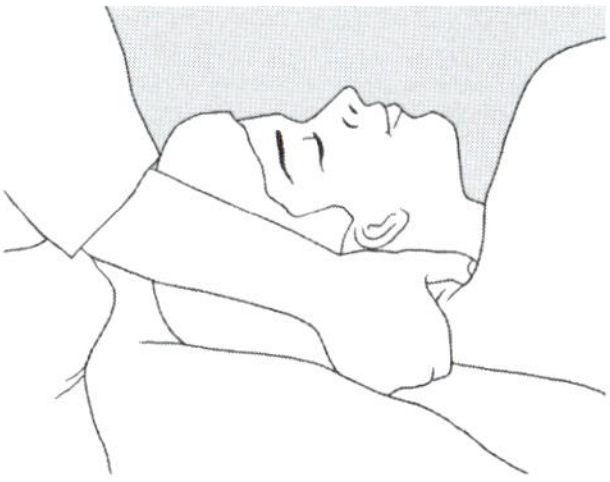

ステップ3　このポジションを90秒間保持し、その間、圧痛点の触診を続け、その後、頭をニュートラルの位置にゆっくりと戻します。ニュートラルで圧痛点を再度チェックします。指で触れると不快感が減っているはずです。

この問題に関する興味深い考察として、FallonとWalsh(2012)をご参照ください。

質問　ストレイン・カウンターストレインに反応する圧痛点は、トリガーポイントと同じですか？

いいえ、違います。圧痛点は、トリガーポイントと同様に局在し、直径は約1cmで、神経筋または筋骨格の機能障害を示しますが、軟部組織リリース（STR、次の助言で説明します）やスプレー・ストレッチなどのテクニックに反応しません。また、トリガーポイントとは違い、注射に反応しません。

助言17 僧帽筋／肩甲挙筋の軟部組織リリース

後頸部の軟部組織の緊張低下とストレッチに役立つ方法として、STRがあります。このピン―ストレッチテクニックはトリガーポイントの苦痛緩和に役立ちます。STRを首に行うとき、療法士ではなくクライアントがストレッチの程度を決めることができるので、比較的安全な首のストレッチ法です。

助言17では僧帽筋と肩甲挙筋にSTRを行う方法について説明します。この二つの筋肉は筋膜で繋がっており、治療実践でこの二つの筋肉を分けることは解剖学的に不可能です。それでも他のテクニックと同様(ストレッチやポジショナルリリーステクニック等)、特に一方の筋肉にテクニックを集中して行うことは可能です。その際、両方の筋肉に影響は及びますが、一方は他方よりも受ける影響が大きいことを頭に入れておきましょう。

僧帽筋に集中してSTRを行う

ステップ1　上背部と首をマッサージし、組織を温め、落ち着かせます。

ステップ2　鎖骨や肩峰突起などの骨の部分は避け、僧帽筋上部線維の隆起に軽く圧をかけます。

各指、重ねた指、または注意が必要ですが肘を使って圧をかけてもよいです。下の絵のように、療法士は前腕を使い、組織に軽く圧をかけクライアントの体が動かないように〝ロック〟します。この療法士はクライアントの背後に立ち、右腕を使っていますが、クライアントの横に立ち左腕を使うこともできます。

ステップ3　軽く圧をかけたまま、クライアントにゆっくりと首を施療者から反らすように指示します。軟部組織が首の横方向に引っ張られる感じがするはずです。この姿勢を約10秒間保持し、その後、施療者はロックを外しクライアントに頭をニュートラルに戻すように指示します。同一スポットに計3回この手技を繰り返すか、別のスポットを選んで手技を行います。

STRは快感が得られるべきものであり、痛みがないようにします。時に軽い圧痛があったとしても、忍容できる程度にすべきです。クライアントが痛みを感じた場合、手技を中止しましょう。また、

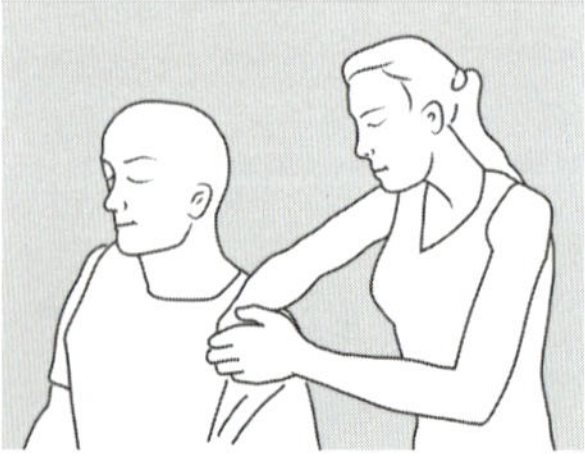

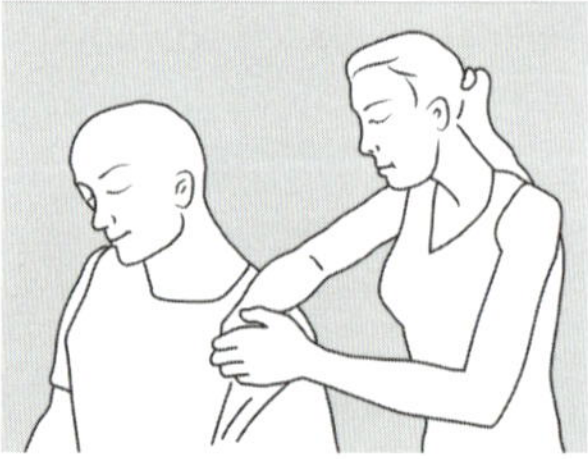

腰椎ヘルニア等の障害がある患者にこのテクニックを用いるときは注意が必要です。僧帽筋(または肩甲挙筋)を軽く圧迫した程度の力でも脊椎に伝わり、既存の脊椎疾患を悪化させる恐れがあります。

肩甲挙筋に対するSTR

肩甲挙筋を直接固定できるよう、施療者はロックのポジションを変える必要があります。また、ストレッチが必要な方向も異なります。

て組織をロックしています。肘を使うときはそれ以上力をかけてはいけないことを覚えておきましょう。肘は指に代わって軽く〝ロック〟する、ただの〝ツール〟です。

ステップ1　僧帽筋上部線維については、軟部組織がある領域を特定し、軽くロックします。下の絵で療法士は肘を使っ

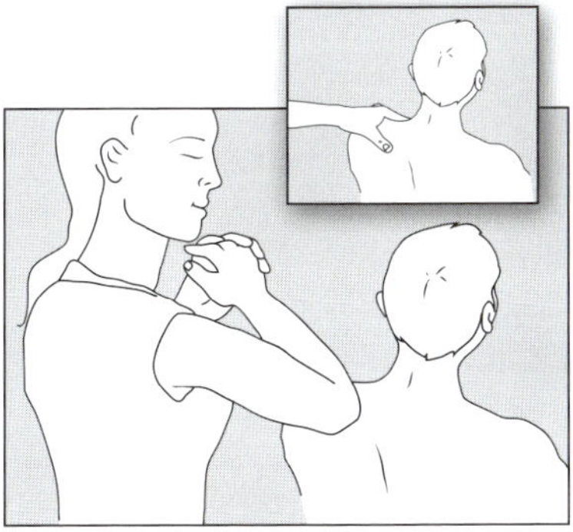

ステップ2　施療者はロックを維持し、顔を背ける方向に約45度首を回し、次に床を見るようにクライアントに指示します。クライアントは後側頸部がストレッチされた感じがするはずです。後側頸部を軽擦して落ち着かせ、同側部にSTRを繰り返した後、治療する位置を少しずらすか、反対側の首にストレッチを行います。首のロックする位置を変えて試行し、ストレッチとリリースを一番良く感じるためには頭頸部のどの動きが必要か、クライアントからフィードバックをもらいます。

? 質問　**クライアントが関連感覚を経験した場合はどうなりますか?**

このテクニックを受けると快適で、クライアントは緩和された感じを受けるはずです。しかし、クライアントが頭、顔、腕、胸など他の身体部位に関連症状を訴えることはよくあります。これはトリガーポイントが存在し、施療者が直接トリガーポイントに圧をかけた場合、普通に起きることです。この手技は無痛であるべきで、クライアントが痛みを訴えた場合は中止しましょう。

このテクニックの詳細情報は、Johnson (2009)をご参照ください。

助言18 斜角筋を治療する

『The Trigger Point Therapy Workbook (Davies, 2004)』の中に、斜角筋内に存在するトリガーポイントがどのように腕、前腕、親指、上胸部、および肩甲骨等の他の身体部位に関連痛を起こすかが記されています。このような苦痛を緩和するには、下図の順番でSTRを行います。

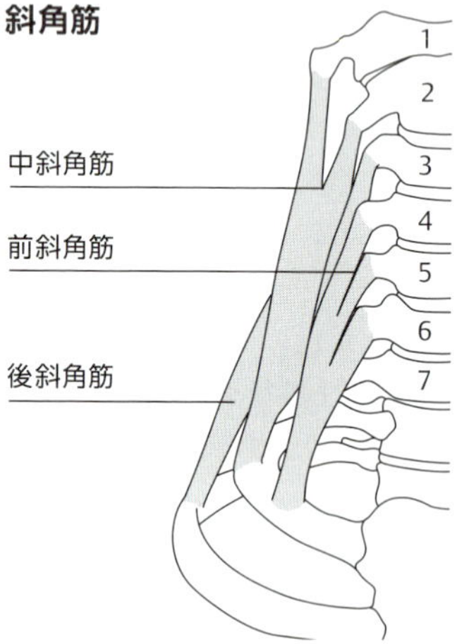

ステップ1 斜角筋の解剖学的構造を思い出し、安静時のクライアントの首の片側の斜角筋が他方より隆起してないか調べましょう。第1章助言14（p.30）のステップに従い、クライアントの斜角筋の位置を探します。

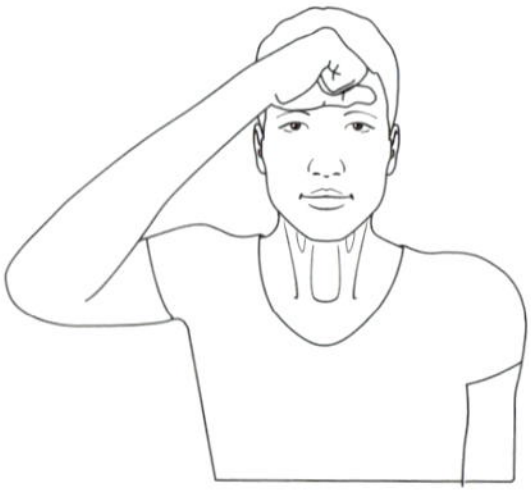

ステップ2 斜角筋の場所を特定できたら、指の腹で鎖骨の上側の筋肉を**軽く**押します。

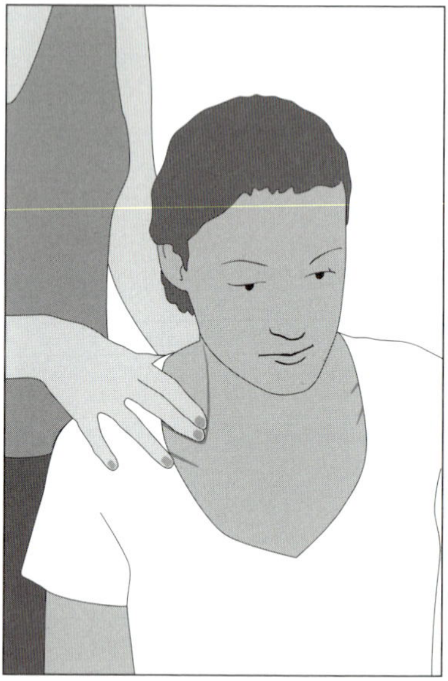

ステップ3 筋肉を軽く押したままの状態で、押さえた指と反対側の方向に首を回すようにクライアントに指示します。クライアントは前側頸部が軽くストレッチされた感じがするはずで、前側頸部の緊張が解れます。数秒後、首を最初の位置（ニュートラル）に戻し、もう一度繰り返します。

反対側の首の斜角筋を触診します。先に治療した側の筋肉の緊張と比べると、どの位緊張していますか？ 緊張が増えていますか、減っていますか？ 首の反対側にSTRを行います。STRの適用に

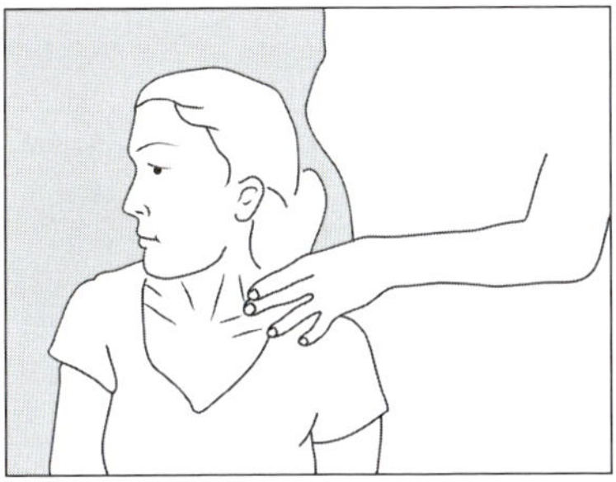

より、クライアントの首の可動域が増えたか、苦痛が軽減できたかを確認しましょう。

助言19　胸鎖乳突筋を治療する

姿勢が悪いクライアントや、むちうち症後のクライアントは、胸鎖乳突筋が過度に緊張する場合があります。スポーツ活動や、オーバーヘッドリフティング等の活動中は、胸鎖乳突筋が緊張する可能性があります。深呼吸の最中、肺容量が約75%に達したとき、および急に息を吸い込む必要があるとき、胸鎖乳突筋の動きが活発になるので、歌手や講演者の場合は時に胸鎖乳突筋が見えることがあります。胸鎖乳突筋は重い労作業に携わる人にとって重要な呼吸筋です。胸鎖乳突筋の軽い触診やマッサージを受けて初めてこの筋が緊張していることに気づくクライアントが多いのです。

この筋肉の長軸方向全体をマッサージしようとする療法士もいますが、前頸部には重要な構造が近くにあるため、感覚を研ぎ澄ませ、注意して行う必要があります。

胸鎖乳突筋の治療の一つとして、この領域をマッサージし、次に片手を胸骨の上に置き、もう一方の手で首の横を軽く引っ張ります。この変法として、首を軽く横に捻り、両手の位置を変えてストレッチをしてもよいでしょう。

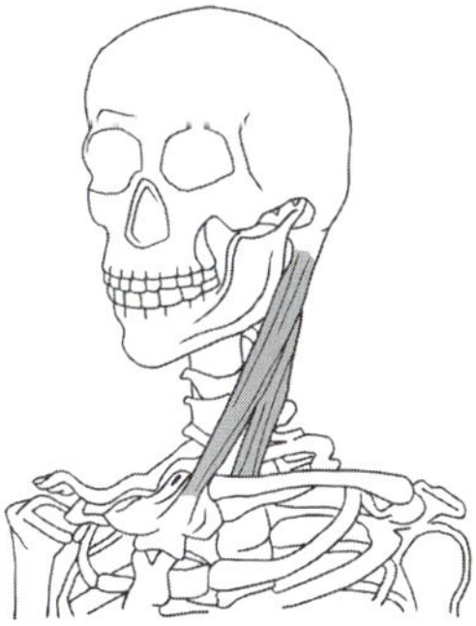

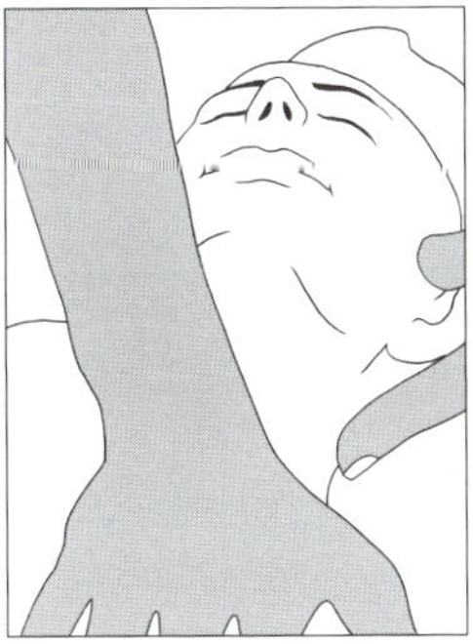

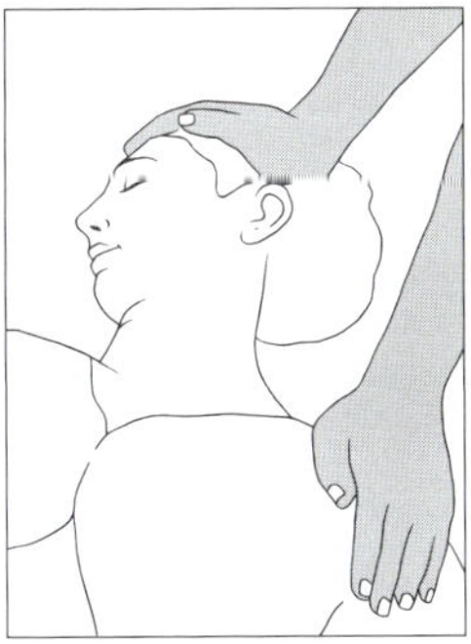

ヒント 筋腹に圧をかけると、咳嗽反射が刺激され、不快感が生じるクライアントもいます。首の横を左右同時にマッサージしたときは特にそうです。このため、胸鎖乳突筋の起始部(胸骨および鎖骨)と停止部(乳様突起)を、円を描くように軽くマッサージするだけにとどめた方が効果的な場合が多いです。

クラシック歌手の胸鎖乳突筋および広背筋の動きのパターンについては、Watson他（2012）をご覧ください。また、Min他（2010）は胸鎖乳突筋のトリガーポイントに由来すると判明した関節痛患者の症例研究について報告しています。

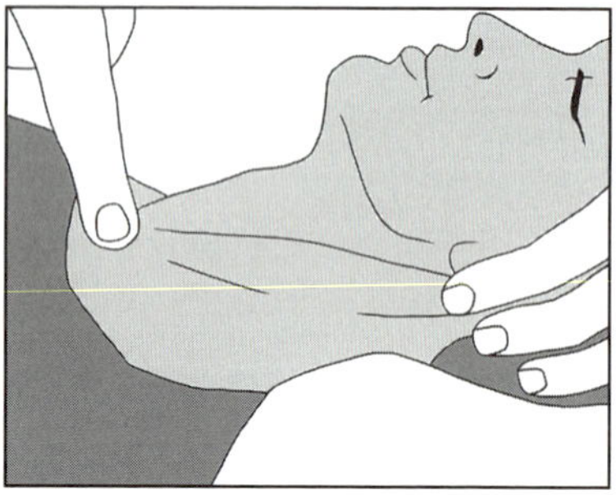

助言20　首に対する筋エネルギーテクニック

筋エネルギーテクニック（MET）はストレッチングと筋力増加の方法の一つです。その応用法や変法は多数あり、頸部疾患患者の治療に有用です。ここでご紹介する2つの方法(両側、片側)はMETを用いて頸部の筋肉（特に、肩の挙上と首の側屈を担う筋肉）を伸ばすことができます。ここに記す手順は、10秒筋肉を収縮させ、クライアントの力の10%を借りますが、これはMET適用法の一つに過ぎず、簡単な部類です。METには様々な変法があり、自分と若干METの使い方が違う療法士に遭遇する可能性は高いでしょう。METが初めての方は、まず試してみて、自分とクライアントのニーズに合わせて、修正を加えてください。

METはクライアントが等尺性収縮を行う必要があるため、安全に実施できるクライアントに限り、使うようにしてください。安全ではない例として、未治療の高血圧症のクライアントは、筋緊張の増加によって血圧が増加します。

脊椎両側へのMET

両肩を同時に足先に向けて押すとクライアントが楽になるのであれば、この方法を適用できます。

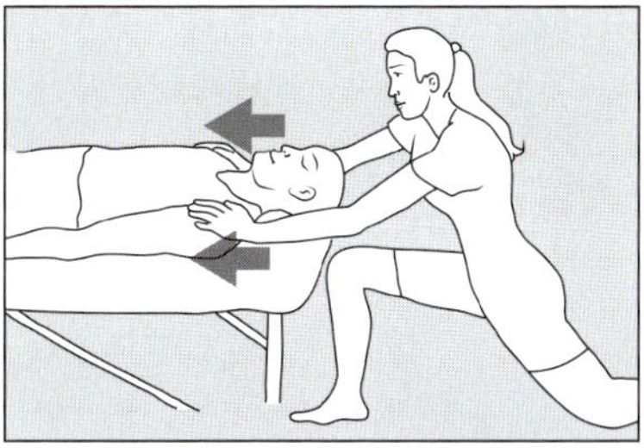

ステップ1 仰臥位で楽な姿勢になってもらい、施療者はクライアントの両肩を軽く足先に向けて押し、圧をかけます。

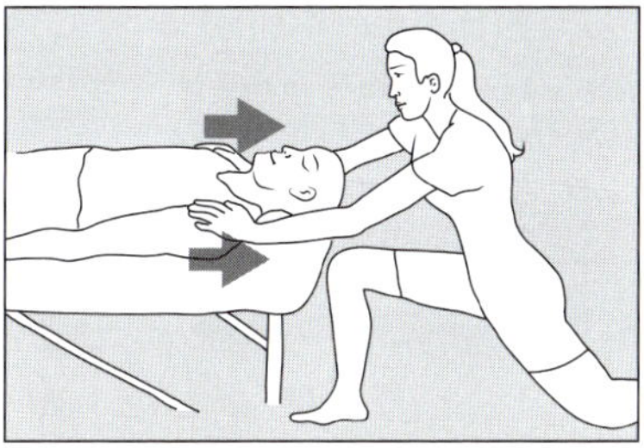

ステップ2 自分が出せる力の10%程度の力で肩をすくめるようにクライアントに指示します。肩が上がってはいけません。ただし、クライアントの両肩を押すときは注意しましょう。クライアントが出す力に療法士は抵抗しますが、クライアントは療法士に抵抗しようとしてはいけません。

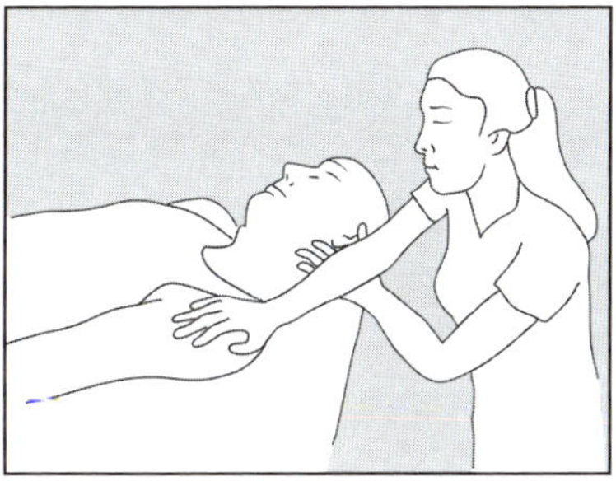

ステップ3 約10秒後、クライアントに力を緩めるように指示し、さらにクライアントの両肩をもう少し押します。この姿勢で保持します。クライアントが希望すれば、もう一度繰り返します。

!ヒント 2回目の両肩押しの代わりに、クライアントが両肩すくめをやめたら、その姿勢を維持して、両手をつま先に向けて伸ばし、自分で両肩を下げるよう指示します。これにより僧帽筋下部線維とその他の筋肉にも影響が及び、上部線維の緊張を減らすのに有用でしょう。

脊椎片側へのMET

肩に問題があり、脊椎両側へのMETで悪化する恐れがあると考えられる場合、片側METを行います。または単純に、両肩下げの代わりとして使います。

ステップ1 仰臥位で楽な姿勢になってもらい、施療者はクライアントの肩に片手を置き、もう一方の手でクライアントの顔に触れます。軽く圧をかけて、クライアントの頭を側屈させます。

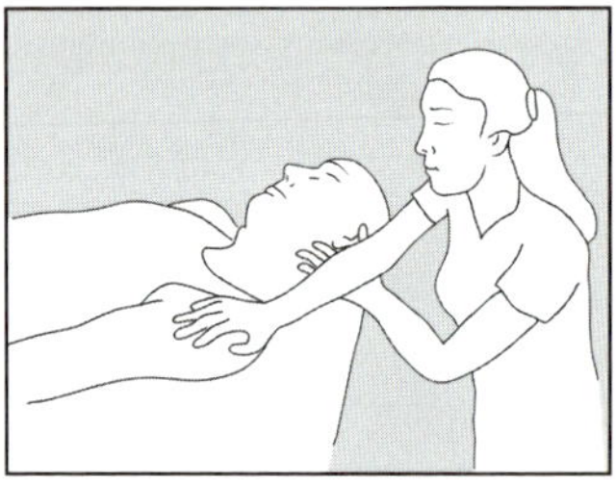

ステップ2 療法士は手の位置を維持したまま、クライアントに対し、出せる力の10%程度の力で肩をすくめた状態で頭をニュートラルの位置に戻すように指示します。この動作で、側頸部の屈筋が作用するのがわかるでしょう。クライアントの頭と肩を押すときは、やはり注意が必要です。クライアントが出す力に療法士は抵抗しますが、クライアントは療法士に抵抗しようとしてはいけません。

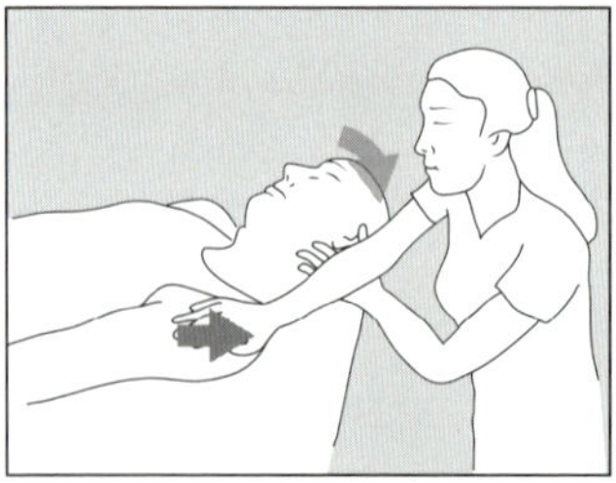

ステップ3 約10秒後、クライアントに力を緩めるように指示し、さらにもう少し首をゆっくりと側屈させます。

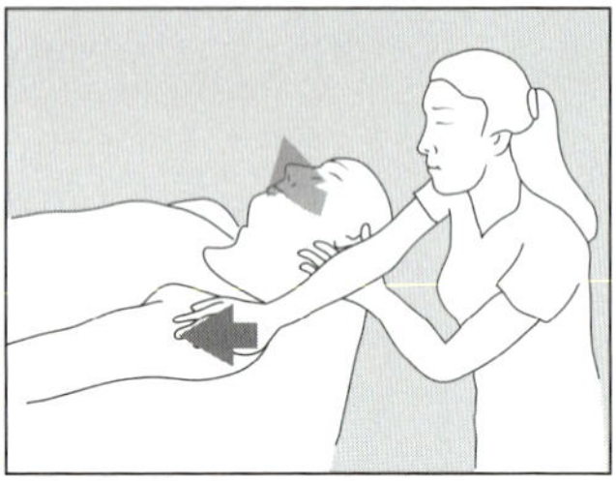

この姿勢で頭を保持します。普通に呼吸をし、リラックスするようクライアントに促します。首がひどく硬直し、側屈の可動域が減少している場合、同じ側をもう一度施術したいと思うかもしれません。しかし、首を大きく側屈させる必要はないので、過剰過ぎる位に注意し、他のテクニックを用いて凝りをほぐして可動域を増やす方が、METで首のストレッチを再度試みるよりも良い場合があります。反対側の側頸部も同様に施術します。

この方法の利点は、両側METを受けることができないクライアントの首のストレッチを促せることです。欠点は、クライアントによっては強すぎるので、組織を伸ばしすぎないよう注意しなければならないことです。このため、可動域が大きすぎるクライアント、頸部側屈の可動域が既に良好なクライアントには不適切です。もう一つの欠点は、首を側屈させたとき、片方の筋肉が短縮し、痙攣を起こすリスクがあることです。

助言21　首をテーピングする

本章の最後はテーピングに関する助言で締めくくります。疑問を投げかけ、考えることを促すための助言です！

テープを使って筋肉の機能を向上させるのは新しくはないですが、最近は様々な種類のテープが手に入るようになり、その使用頻度が増えつつあります。首の機能改善や疼痛緩和の一助としてテープを使いたい場合、特別な訓練を受けることを考えるべきです。しかし、テープを使ったときの効果は一様ではありません。ある種のテープは動きの制限に効果がありますが、痛みの軽減や動きの増幅にテープを使うことについてはエビデンスが少ないのです。このため、頸部疾患患者の治療にテープを使う場合の手順を具体的に書くのは難しいのです。

治療法の一つとしてテープを使うことを考える場合、まず、使用目的が何かを自問しましょう。皆さんの治療の目標は何ですか？

以下のような治療目標の例があります。

- 疼痛軽減
- 苦痛の軽減
- 硬直の軽減
- 筋緊張の軽減
- 筋緊張の増加
- 可動域の改善
- 機能の改善(日常生活活動または運動機能)
- 姿勢のアンバランスの矯正

テープの適用と同等またはそれ以上に良い介入法があるかどうかを次に自問しましょう。

よくある病態として、猫背があります。筋肉のアンバランスのため、クライアントは首や肩の痛みを訴えたり、触れると痛いなどと言ったりします。もしテープで一時的に姿勢を正し、多くの人が陥りがちな〝顎〟を突き出した姿勢を止めさせられるなら、テープを使って頭と首の位置を正しく維持することは可能と考えるのは合理的なように思えます。たとえば上部僧帽筋にテープを使用した場合、クライアントの姿勢が崩れて首を伸ばし始めたら、テープが緊張し、姿勢を正す警告になります。しかし、テープは機械的受容器を刺激すると考えられ、それにより筋緊張を増幅させる可能性があります。クライアントの姿勢が悪いのに僧帽筋上部線維の筋緊張を増加させるのが、目標なのですか？

特定の方法でテープを使えば、筋緊張を下げることができると主張する製造業者もいます。例えば、僧帽筋上部線維の緊張を低下させたい場合、テープを使うことが治療アプローチとしてベストなのでしょうか、他の治療法を使用できるのでしょうか？

Chapter 3 Neck Aftercare

第3章　頸部アフターケア

第3章　頸部アフターケア

最近の首の受傷で痛みがあるクライアント、長期間首の問題に苦しむクライアントにかける言葉がわからず、苦渋するときがあります。〝応急処置〟を求めたり、再度の受傷を恐れて首を一切動かすまいとしたりするクライアントも多くいます。慢性的な首の障害による絶えまない苦痛や、予想外の頸部症状の再燃に対処しようと、それだけで疲れ切ってしまう人もいます。

本章の11の助言は、クライアントが首の症状に対処するときに役立つ情報ばかりです。たとえば、クライアントに首の状態を説明するときに有用な情報、首の障害のベストな回復方法、安全なストレッチに関するアドバイス、クライアントが実行できる簡単なエクササイズ、さらに皆さんが聞いたことがないようなコツについても少々ご紹介します。本章ではまず、クライアントの教育、アドバイス、勇気づけ方に関する助言から始めます。そこで、療法士の皆さんには当たり前であってもクライアントは恐らく知らない首のケアについて光を当てます。

療法士は大半のクライアントより身体に関する知識があると思います。私たちの重要な役割は、症状を予防し、対処し、解消する方法について、クライアントの教育を後押しすることです。もちろん、解剖学、生理学、受傷とリハビリテーションについて非常によく理解しているクライアントも多いです。特に、定期的に身体的活動に参加することを強く願い、症状の悪化を減少させたいと思う場合はそうでしょう。しかし、いくらクライアントが定期的に運動をし、かなりの情報通であったとしても、クライアントが療法士と同じ位、身体について知識と理解があるということにはなりません。クライアントが首の問題の解決策を求めてインターネットを利用することはよくあることです。インターネットは、知識を手に入れるのに素晴らしい情報源ですが、間違った情報も多く含まれています。安全かつ適切な方法で首のケアと症状管理を手助けできる立場にあるのは療法士なのです。

助言1　シャーロック・ホームズを演じる

首の問題が持続する原因の一つは、クライアントが症状を悪化させることをし続けるからです。悪化因子と緩和因子は通常、初回アセスメントで特定し、その情報を使うとクライアントが悩んでいる状態を突き止めるのに役立ちます。悪化因子の特定作業は本章が扱うアフターケアの一環として行います。その理由は、悪化因子を明らかにするためには治療クリニックを出たクライアントも協力して行動する必要があるからです。どの動作、活動、条件で苦痛、痛み、あるいは首の問題の〝再燃〟が起きるか即答できるクライアントが多いですが、できないクライアントもいます。悪化因子がごく普通の活動で、悪化の要因になっていると気づかない場合もあるのです。ある活動を長く続ける程、それが当たり前になってしまい、悪化因子と考える可能性が低くなります。ここで療法士である私たちが問いかけをしてクライアントに自由に答えて貰うことで、クライアントの気づきを促す手助けができるのです。

さらに、悪化因子は必ずしも動作を伴うものではありません。首を長時間動かさず、同じ姿勢に保つことも問題になりうるのです。頭頸部を動かさない、あるいはほぼ動かさない例として、読書、顕微鏡を覗くこと、バードウォッチング、裁縫等の細かい手作業の趣味、座ってパソコンを使うこと、テレビの視聴などがあります。

質問　クライアントが悪化因子を特定できない場合はどうすればいいですか？

7日間（通常生活のサイクル期間）、活動日誌をつけるようクライアントに提案すると良いでしょう。発症したときどのような活動をしていたか、再診時にできるだけ具体的に答えてもらいます。動いていましたか、同じ動作を続けていましたか？　どんな動きをしたか思い出せますか？　首だけを動かしましたか、腕や肩も動かしていましたか？　たとえば、物を持ち上げたり、運んだりしていましたか？　全身を使った活動でしたか？　スポーツや運動をしていましたか？　たとえば泳いでいるときに発症した場合、どの泳ぎ方をしていましたか？　頸痛を悪化させる泳ぎ方は背泳ぎの場合が多く、頭を水面より上に保とうとして首が伸びているときです。首より上だけを動かす活動だった場合、何をしていましたか？　専門的な言葉を使わずに、下を見ていたのか（屈曲）、天井を見上げていたのか（伸展）、肩越しに後ろを見ていたのか（回旋）、といった言い方で質問しましょう。発症したときに、動かない姿勢をとっていた場合、何をしていましたか？　立っていたのですか、座っていたのですか、しゃがんでいたのですか、横になっていたのですか？　横になっていた場合、どのような姿勢でしたか？　仰向け、横向け、腹ばい？　たとえば腹ばいになり、首を右に捻っていたときに発症した場合、仰向けで首を左に捻った状態でも、発症しますか？　座っていた場合、何をしていましたか？　読書？　テレビを見ていた？　居眠りをしていた？　起床時に首が痛かった場合、目が覚めたときに頭と首はどこにありましたか？　頭が前または横に落ちていましたか？

静止しているときに症状が出た場合、姿勢そのものが症状を悪化させるのか、姿勢を続けた時間によって症状が出るのか、クライアントがはっきりさせられるよう手伝わねばなりません。たとえば読書のために同じ姿勢を保つ必要があるときに、どれくらいその姿勢を続けたら症状が出るのでしょうか？

悪化因子について具体的な情報が得られたら、予防方法についてアドバイスできるまであと一歩です。

質問　悪化因子を特定するのに実際に手助けが必要ですか？

たとえば40分間同じ姿勢を続けた後に症状が出たら、その姿勢を30分以上続けるのを避ければ良いだけかもしれません。しかしながら、誰しもこの種の習慣に陥りがちで、「長く座り過ぎですよ」などと注意してくれる人が傍にいるといいですね。アドバイスをしても、「わかっていますよ、おっしゃる通りですが、やり出すと止められないのです」とか、「時間を忘れてしまって」と言い返すクライアントが大勢いたことでしょう。一つの解決策として、「ストップ、100ページ読みました、休憩は必要ないですか」と本に書いてあるといいのですが(ところで、最初からここまで一気にお読みになった方、ストップしてください。既に100ページを超えています。)

悪化因子の特定に役立つ調査時の質問集

悪化因子を特定するためクライアントに質問をするときは、次の質問集を使って療法士は思考力を上げ、調査に役立ててください。そうすれば悪化因子を取り除いたり、減らしたりすることができます。質問で疲れるようなことはなく、特に順番もありませんが、これを起点に詳しく調査ができることを願います。

症状にいつ気づきましたか？

動いていましたか？
じっとしていましたか？
動いていた場合、何をしていましたか？
どの動作をしていたか思い出せますか？
　首だけを動かしましたか、あるいは腕や肩も動かしましたか？
物を持ち上げたり、運んだりしていましたか？
肩をすくめていましたか？
腕はどの位置にありましたか？
両脇に垂らした状態でしたか？

椅子の上に乗せていましたか？
他のポジションをとっていましたか？
スポーツや運動などの全身活動の後に症状に気づきましたか？
　その場合、何をしていましたか？
　どの動作で症状が悪化しましたか？
　たとえば泳いでいた場合、どの泳ぎ方をしていましたか？
　首より上だけを動かした後で症状が現れた場合、何をしていましたか？
　下を見ていたのか(屈曲)、天井を見上げていたのか(伸展)、肩越しに後ろを見ていたのか(回旋)、それとも他の動作でしたか？
　何をしていたか、見せてくれますか？
じっとしているときに発症した場合、どんな姿勢をしていましたか？
　立っていたのですか、座っていたのですか、しゃがんでいたのですか、横になっていたのですか？
横になっていた場合、どのような姿勢でしたか？
　仰向け、横向け、腹ばいですか？
　頭と首はどの位置にありましたか？　やって見せてもらえますか？
座っていた場合、何をしていましたか？
　どのように座っていましたか？
　背筋が伸びていましたか？
　後ろにもたれて座っていましたか？
　椅子やソファーに座っていましたか？
　場所はどこでしたか？　職場？　映画館？　カフェ？　自宅？
　どのように座っていたか見せてもらえますか？
何をしていましたか？　読書？　テレビを見ていた？　裁縫をしていた？
　作業中の姿勢を見せてもらえますか？
座って居眠りをしていましたか？
　目が覚めたときに頭と首はどこにありましたか？
　頭が前または横に落ちていましたか？
どの位、同じ姿勢でいたら症状が現れますか？

質問 悪化因子を特定するとき、なぜ〝具体的〟であることにこだわる必要があるのですか？

第1に、悪化因子は療法士がこれから対処する状態を明らかにするのに役立ちます。第2に、何が症状を悪化させるかがわかれば、それを取り除いたり避けたりする方法を見つける手助けができます。

具体的な情報が悪化因子の特定にどのように役立つか——その例

首の問題の再発でクライアントが来院し、何が原因で悪化するのかわからないと訴えます。在宅ケアのためのアドバイスとして、7日間日誌をつけるよう提案します。しかし、1週間後の再診でも、何で痛みがひどくなるのかわかりませんと訴えます。ひたすら、「近所の人に会いに行ったとき、痛みがあるのです」と言うばかりです。何をしていたのかを聞くと、こう答えが返ってきます、「特に変わったことはしていません。普段通りの日でした」。療法士の任務は、シャーロック・ホームズになり、その日、その時に何が違ったのかを見つけることです。これまでも、隣家の訪問がこの症状の引き金になったことがあるのか？　訪問中に何をしていたのか？　隣家に滞在中の座り方、立ち方が症状の誘発に関係するのか？　クライアントに何をしていたか正確に答えるように指示します(例：「いつも通りです。コーヒーを飲んでいました」)。そこで、「その日は少しでも違っていたことはないですか?」と聞きます。「何も。その日はスカーフをしていなかっただけです」と答えが返ってきたら、どう考えますか?

「いつもスカーフをしているのですか?」と聞きます。クライアントはいつもスカーフを巻いていると答えます。「その理由は?」と聞くと、「わかりません。スカーフがあると気持ちがいいというだけです」と答えが返ってきます。

「スカーフをしていなかったあの日、隣家を訪問中に何が起きましたか?」

「何も。でも首が痛み始めたのです」

「あなたは何をしていましたか?」

「コーヒーを飲んでいました」

そこでクライアントが思い出します、「あの日は寒かったです」

さあチャンス到来です。症状が出たのは、コーヒーを飲もうとしてある姿勢を続けていたためか、コーヒーを飲もうとして寒い場所で座っていたためか、あるいは隣家に滞在中に起きた全く別のことが頸痛を誘発したのでしょうか?　そしてクライアントが言います、「そういえば、寒いときは頸痛が強くなると思います」。そこで、クライアントに説明を求めます。「映画館に行くとき、通路側の座席に座ることができません。そこに通気口があると首が痛むものですから」。そして、以前レストランに行ったとき、空調の吹き出し口の下に座ったら、翌日首が痛くなったことをクライアントは思い出します。

この会話でわかるように、得た情報から原因を炙り出す作業を開始し、クライアントは低温で首の状態が悪化したのだと推測できるかもしれません。この種の受け答えは、そのクライアントにとって首の保温が重要であることを認識する手助けになります。

悪化因子の特定は療法士が行う初回アセスメントの一部ではありますが、クライアントが自分で悪化因子を特定するよう促すことが、介入成功の大きな鍵であることがわかっていただけたと思います。

今の病状に合わなくなった運動を特定する

クライアントは、定期的に行っている運動が悪化因子になりうると思いたくないかもしれません。当初は問題を克服するために始めた活動で、当時は問題の緩和に役立つと思えたのであればなおさらです。

例1 クライアントは首を〝回す〟ようにアドバイスされたことがあり、当時、首を回すことで症状が減っていました。恐らく長時間動かない姿勢を続けていて、首の回旋は首や肩の筋肉の緊張を減らす一つの方法だったのでしょう。

首が凝って可動域（ROM）が減少しており、首を回すことは可動域全体で首を動かすことで改善させる一つの方策として勧められたのでしょう。机に向かって座っている間、1時間に1回、可動域一杯まで首を回すことは、3年後は適切ではなくなっているかもしれません。

例2 あるクライアントは子供の頃、三角倒立をすることは体幹の安定性に良く、首の筋力維持に役立つと教えられたかもしれません。長年経ち、事故でむちうち症になった後、頚部筋力増強策の一環で三角倒立を試みることは、お勧めできないでしょう。

運動が症状再発を防ぐと信じ、予防として続けるクライアントもいます。定期的に行うと有用な首の運動もありますが、回復過程のある時点で、特定の症状に対処しやすくするために処方されたものがほとんどです。クライアントの多くは役に立つと信じて、過去に処方された方法に固執しますが、今となってはせいぜい害にならないだけで、最悪の場合は状態を悪くしてしまいます。療法士の仕事は、クライアントのニーズにもはや合わなくなった運動を特定し、クライアントの教育を後押しすることです。

助言2 急性対慢性——基本的なアドバイス

急性／慢性の頚痛があるクライアントへのアドバイス

- X線写真やMRIスキャンで頚椎の変性変化が見つかることはよくあると伝え、クライアントを安心させます。こうした変化だけが首の問題の原因だと考えるのは間違っているでしょう。頚椎変性の徴候があっても問題がなく、痛みも凝りもない人は大勢います。変性変化は異常ではなく、年をとると誰でも起きることです。
- 首がしばしば、〝クレピタス音〟というきしみ音を立てることがあるとクライアントに伝え、安心させましょう。このような音は必ずしも悪いことではないのです。
- クライアントを助けるためにできることはたくさんあり、試せる介入法もたくさんあると言って、安心させましょう。療法士として、主な問題（痛み、凝り、機能障害等）が何かを考え、あらゆる知識を引き出すことが、こうした問題への対処に有用です。

- ここに書かれた一般的アドバイスと、活動を継続するときのアドバイスについて考慮するようクライアントに伝えます。

急性頸痛のクライアントに対するアドバイス

- 急性頸痛はせいぜい数日で解消するのが大半で、悪くても数週間で治ります。
- 通常の日常活動に戻るのが早い程、早期に良くなる可能性が高くなります。
- 首を動かせるようになるのが早い程、早期に良くなる可能性が高くなります。
- 首を動かすのを避け、通常の日常活動に戻ろうとしない人は、慢性頸痛になるリスクが高くなり、痛みに上手く対処できないと訴えています。逆もまたしかりです。
- まず、自分の活動を修正しましょう。
- 身体の外側を損傷した場合、傷、痣、かさぶた、傷跡などの印が目に見えます。身体の内側を損傷した場合、それを目で見ることはできません。体の外側と同じように、内側の治癒にも時間がかかります。血管、筋肉、腱、靱帯、場合によっては骨も、自然修復と神経の炎症が落ち着くまでに時間が必要です。治癒プロセスが完了する前に痛みが収まることも多いため、大概は、忍耐が必要なだけです。
- 頸椎の原因の多くは、深刻なものではありません。

慢性頸痛のクライアントに対するアドバイス

- 散発性の疼痛に悩むクライアントの場合、誘発因子がないか明らかにします。何が痛みを引き起こしたのか、クライアントに特定してもらいましょう。必要ならば、本章の助言1を読み、療法士が悪化因子を特定し、排除できるか調べます。
- 頸椎の変性変化など根本的な状態が痛みの原因であれば、頸痛の再発まで、無痛または痛みがほとんどない期間が数週間または数ヵ月続くことが多いとクライアントに伝えておきます。
- 痛みが続く場合、適切であれば、鎮痛薬を対処法の一つとして考えるようクライアントに伝えます。常時薬剤を服用する必要はないかもしれませんが、自力での対処を手助けできる有用な方法です。
- 慢性的な痛みがあるクライアントには、活動時間を減らしたり、活動強度を下げたりして活動のペースを調整するよう提案します。たとえば、買い物を数回に分け、一度に運ぶ重さを減らすようにします。
- ペインクリニックに通うことを考えるよう提案します。認知行動療法などのテクニックは、慢性疼痛の管理の一助になる方法として確立されています。

急性および危険性の高い頸部の病態がない限り、ここに挙げた一般的なアドバイスが安全で役に立つ可能性が高いです。

推奨	根拠
比較的安静にする	頸痛の場合、1～2日を超えての安静は通常有益ではありません。
身体活動を続ける	頸痛の場合、身体活動を続けると多大な利益があります。頸痛に安全と思われるあらゆる形式の運動を考えましょう(例：ウォーキング、水泳、ストレッチングクラス)。身体活動を続けると言っても、本格的な運動教室やスポーツに参加する必要はありません。車や交通機関を使わず徒歩で通勤する、徒歩で映画館や店に行くことが身体活動になります。クライアントは自宅でDVDを見ながら運動プログラムを実践できますか？　飼い犬等を散歩させることができますか？　〝自由な発想〟で、なぜできないのか尋ねるのではなく、何が**できる**か尋ねましょう。身体活動レベルを上げる手助けをするために、フィットネスの専門家と協力するのはどうでしょう？　クライアントが毎日、自主的に身体活動レベルを上げるにはどうすればいいでしょうか？
可動域を維持する	首を動かす範囲を最小限にすれば安全だと思う人もいますが、首を全く動かさないと長期的には筋肉が使われないために萎縮し、頭を支える力が弱るため、お勧めできません。したがって、首を固定するカラーも長期的には有用ではありません。少し動くだけでも苦痛を減らし、回復時間を短縮することができます。
悪化因子を避ける	どの動作や活動が首を最も悪化させるのか、クライアントが特定できるよう手助けしましょう。そして、悪化因子を避けるか、最小限にする方法を考えます。たとえば、長時間同じ姿勢でいる場合、時間を区切ってその作業を行うことができないかと尋ねます。1日を通じて、クライアントは活動を分散できますか？　同じ姿勢を続けても大丈夫なように、ストレッチや運動をすることができますか？
疼痛緩和のための温熱／冷却	疼痛緩和のため、患部を温めたり、冷やしたりしてもよく、どちらを選ぶかはおおよそ患者の好みで決めます。急性期は冷やすことが多く、身体を全般的に麻痺させる効果があるため、痛みが減ります。しかし、頸部を冷やせば常に気持ちが良いというわけではなく、頭痛が起きるクライアントもいます。このため、冷却は短時間にとどめ、我慢できる場合でも数分にします。温める場合は、高熱を使わないようにし、時間も長すぎないように注意します。温熱は、疼痛の寄与因子である筋痙攣の減少に有用です。温めた後は、首の可動域運動や、首の軽いストレッチが容易になるでしょう。
冷感を避ける	身体が冷たくなると、肩をすぼめがちですが、これにより頸部筋肉の緊張が増えます。このため、寒冷時は衣服で身体をしっかり包み、空調のある部屋にいるときなどのリスクを特定することが重要です。特に頸痛のクライアントは、寒さに弱い人がいます。クライアントはどのような予防策をとっていますか？　特定の環境を避けていますか？　スカーフを携帯していますか？　カイロを携帯していますか？
リラクゼーションを勧める	ストレスや怒りを感じると筋緊張が増加し、首の状態を悪化させる可能性があります。首の状態に対処し、回復を早めるには、肉体的、感情的にリラックスする方法を探すことが重要です。首の運動を計画するときのように、リハビリテーションプログラムに休息とリラクゼーションをどのように取り入れるか、積極的に考えるようクライアントに勧めましょう。

助言3　クライアントに動作をさせる

ここに書いたマッサージは、頸椎椎間板ヘルニア、頸椎骨折／腫瘍等の重篤な疾患による頸痛がある場合や、受傷急性期でないことが前提です。前提条件に合えば、じっとしているよりも体を動かし、運動をした方が良いのです。

頸痛がある人が活動する利点と、活動しないことの不利な点	
活動による利点	**不活動による不利な点**
首の可動域を維持・向上させる	首の可動域減少に繋がる可能性が高い
凝り感の軽減を促す可能性	凝り感が増す可能性が高い
疼痛軽減を促す可能性	痛みが増す可能性がある
気分向上を促す	うつ感情に寄与する可能性がある
筋力の維持、向上に役立つ	筋力が低下する
頸椎椎間関節の固有受容感覚の維持向上を促し、バランスの維持向上を促すこともできる	頸椎椎間関節の固有受容感覚とバランスの低下に繋がる可能性が高い
動くことで筋肉、腱、靭帯への血流を増やし、リンパドレナージを助け、修復を促す	筋肉、腱、靭帯への血流が減り、リンパドレナージの減ることで、瘢痕組織が増え、修復が妨害される可能性が高い
クライアントが首を制御できる感覚、改善している感覚を持てるようになる	無力感と改善しないという気持ちに繋がりうる

首の今の状態を悪化させずに頸部運動を日常活動に取り入れる方法についてのクライアントに対するアドバイス	
睡 眠	目が覚めたら、仰向けになりゆっくりと首を左右に回します。次に、端座位になり、可動域一杯まで首の屈曲、伸展、左右回旋、左右側屈をそれぞれ1～2回行います。首と肩の筋肉が繋がっているので、1～2回肩を上げ下げし、肩回しをしましょう。こうした動作を行うことで、頸部関節が動くようになり、少し体がほぐれた感じで1日を始めることができます。
運 転	頭、首、肩を長時間動かさずにいると、筋緊張が増加し、首の状態が悪化する恐れがあります。運転時間を短くする方法を考えましょう（運転する回数を減らす、運転時間を短くする）。運転をやめるか、数日でも他の交通機関を利用するか、便乗させてもらうことはできませんか？　どうしても運転をしないといけない場合、または特に長時間運転の予定がある場合、できるだけ休憩を挟み、停車して休みましょう。休憩中、首を動かす、ストレッチをする、肩を上げ下げする、肩を回すなどの簡単な可動域運動をしましょう。できるだけ楽に座れる位置にシートを調節してから、運転を始めます。

首の今の状態を悪化させずに頸部運動を日常活動に取り入れる方法についてのクライアントに対するアドバイス	
通勤・旅行	首を常時動かし、長時間同じ姿勢をとらないようにすることが重要です。可動域運動や肩の上げ下げであれば、駅のプラットホームや空港での待ち時間の間に人目を引かずにこっそり行うことができます。混雑したバス、電車等に乗る必要がある場合、空席があれば座りましょう。手すりや吊り皮に掴まると肩が挙上し、首や肩の筋肉が収縮・短縮し、場合によって筋痙攣に繋がる恐れがあるからです。特に頸部痙攣が起きやすい人はその可能性が高いです。腕を上げて何かに掴まらなければならない場合、首が痙攣している側の腕を使うのを避けるか、できるだけ腕を交替するようにしましょう。物に掴まっている間に、痙攣しやすい側の対側の筋肉を収縮させ肩甲骨を数回下げる練習をしましょう。
テレビを見る	おおよそ40分以上、首を動かさずにいるのは避けましょう。CMの時間になったら、簡単な首の運動と肩の上げ下げを行いましょう。首をわずかでも捻った状態で長時間座るのは避けましょう。画面は正面にありますか、首を捻って見る必要がありますか？　壁掛け式のスクリーンを見上げたり、床に近いスクリーンを見下ろしたりする必要がある場合、長時間になると筋緊張が増加し、首の状態を悪化させる可能性が高いです。可能であれば、テレビの画面が正面になり、画面トップが目の高さになるように家具を再配置しましょう。
デスクワーク	テレビの視聴と同じように、おおよそ40分以上、首を動かさずにいるのは避けましょう。凝り感や痛みが出る前に、動くようにしましょう！　定期的にちょっとした（30秒程度）休息をとり、簡単な首の運動や肩の上げ下げをしましょう。視覚／聴覚による警告が画面に出るようにして、休憩をとりましょう。使用中の画面が正面にあり、画面トップが目の高さにあるか確認しましょう。可能であれば、今やっている仕事の種類を変え、首の位置を変えましょう。たとえば、タイピング、筆記、電話応答の仕事を交替にします。エアコンの送風口や窓の近くにいて首の痛みや痙攣が始まるのであれば、軽い襟巻きを常時携帯し、必要な時に使えるようにします。肩と首の筋肉は繋がっており、机上の物を取ろうとして腕を伸ばしすぎると、首の状態を悪化させることがあります。可能であれば、物品を近くに移動させましょう。
趣味	読書、裁縫、絵画、精密なモデル作り等、趣味で首を長時間動かさずにいる必要がある場合、40分程度で手を止めて休憩をとりましょう。時計や電話のアラームをセットして、休憩時間がわかるようにし、首や肩を動かしましょう。犬の散歩中に急に手綱を引っ張られると、頸痛を誘発することがあると報告されています。対策として、綱を持つ手を交替するか、伸縮式の綱を使うようにします。
日常活動と家事	物を持ち上げたり運んだりすると、その荷重が腕と肩を通じて肩と首に広がる筋肉に伝わるため、首の状態を悪化させる恐れがあります。持ち運びの必要性を最小限にし、運ぶときは体に近づけるか、スーツケース、カート、バックパックを使いましょう。重い鞄を片方の肩にかけて持つときは、その肩を上げる傾向がありますが、首の状態を悪化させ、使っている側の筋肉の痙攣に繋がる恐れがあります。鞄を持つ必要がある場合、手・肩を交替しましょう。長時間、受話器を片側に当てると首が側屈するので、避けましょう。できればそのような受話器の使い方は最小限にするか、スピーカー、ヘッドセット、スカイプ等に変えましょう。片側で物を持ち上げたり、片腕／両腕を頭上に上げたりする動作を伴う日常活動は、頸部筋肉の痙攣の引き金になり得ます。たとえば、ドライヤーで髪を乾かす、手を伸ばして食器棚に食器を入れる、手を伸ばしてカーテンをフックにかける、洗濯物を干す、手を伸ばして窓を拭く等の動作です。急性期では、こうした動作を避けましょう。掃除やアイロンがけなど、首をほぼ動かさずに腕を繰り返し使う動作を伴う活動は避けるか、時間を最小限にしましょう。

首の今の状態を悪化させずに頸部運動を日常活動に取り入れる方法についてのクライアントに対するアドバイス	
運動とスポーツ	運動とスポーツは疼痛管理の一助になり、リハビリテーションプロセスに有用です。衝撃や接触を伴う活動は、首に問題を悪化させる可能性があるので、衝撃や接触を伴わない活動が良いでしょう。スポーツや運動をやめる必要はなく、修正すれば良いだけです。たとえば活動そのものを変える(例：サイクリングからウォーキングに)、活動の強度を変える（例：1日1回ではなく、2日に1回）、活動時間を変える（例：1日に60分ではなく1日20分）、などです。活動によっては、衝撃レベルを減らすよう修正が可能です。たとえば、平泳ぎの代わりに背泳ぎにする等です。

助言4　首の簡単なストレッチ

一番簡単なストレッチは、自動ROMストレッチです。ROMテストは首のアセスメントの一環で行いますが、通常可動域内での首の自動運動でストレッチになるクライアントもおり、自動ROMストレッチを行ってから他のストレッチを試すと良いでしょう。

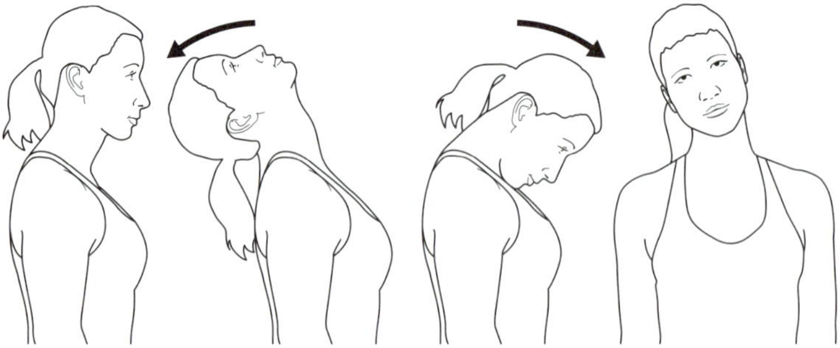

ニュートラル　伸展　屈曲　右側屈

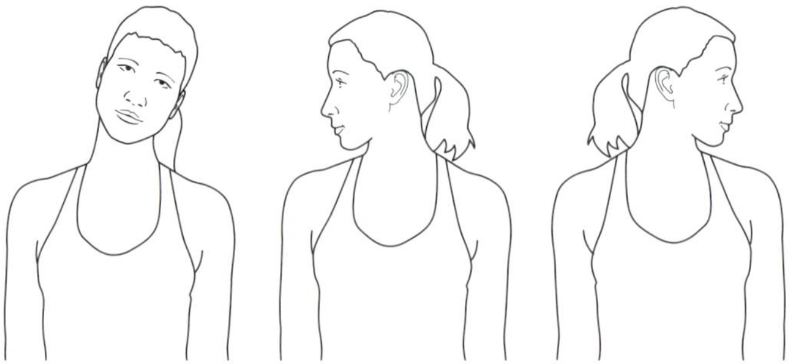

左側屈　右回旋　左回旋

次の簡単な手順に従い、首のROMを増やします。

1. クライアントに屈曲、伸展、右回旋、左回旋、右側屈、左側屈を行うように勧めます。各動作はゆっくり行い、動かす範囲は気持ち良く感じる程度にとどめます。クライアントが首の運動を気持ち良いと感じるようになったら、少し痛みが出始める所まで動かしてその姿勢を維持するように指示します。**少しずつ頻繁に**行うという原則に従い、1日を通じて上記の運動を繰り返し行うよう促します。

2. ROM運動を行うことに自信がついたら、減少度に関係なく少しでも可動域を増やすようクライアントを励まします。各動作とも、苦痛を感じ始めるポイントに近づいたら、ゆっくりと1～2cm動きを進めるよう声がけします。不快感が生じるかもしれませんが、痛くならない程度にとどめます。クライアントが痛みやめまいを訴えたら、勿論、その時点で中止します。

このROMストレッチを1日の間に定期的に行い、翌週、改善がないか記録をします。改善は次のような形で見られます。

- 可動域が広がった
- 可動域は同じだが、痛みが減った。
- 可動域は同じだが、躊躇することが減った
- 可動域は同じだが、凝りやめまい等が減った

両肩を動かさないこと、動作を容易にするために腰を捻ったり肩を上げたりせずに実施することが大事なので、覚えておきましょう。

クライアントに忘備録になる日誌（下表を参考）を渡し、記録させると有用でしょう。日誌には、以下を記録できます。

- 可動域の増加
- 問題点
- 特定の動作を実施できた回数

	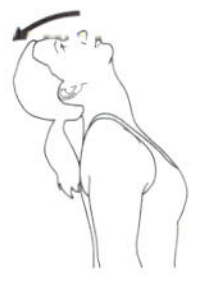	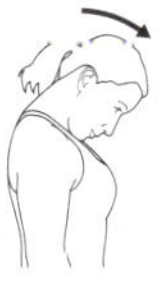	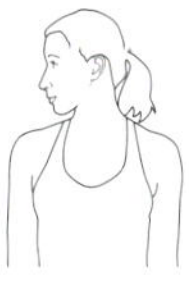	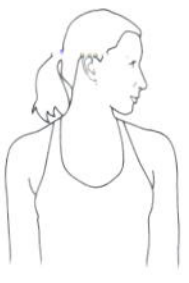	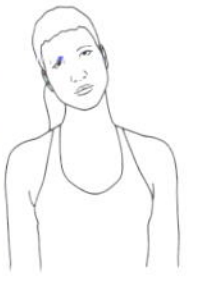	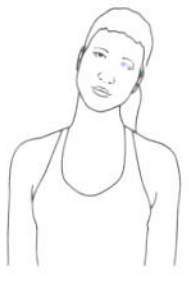
月曜日						
火曜日						
水曜日						
木曜日						
金曜日						
土曜日						
日曜日						

首の可動域を増やす別の方法

自力で首の自動回旋を増やす第1の方法は、仰向けになり、ベッドか床に頭が着いた状態で、首を左から右にゆっくりと回します。

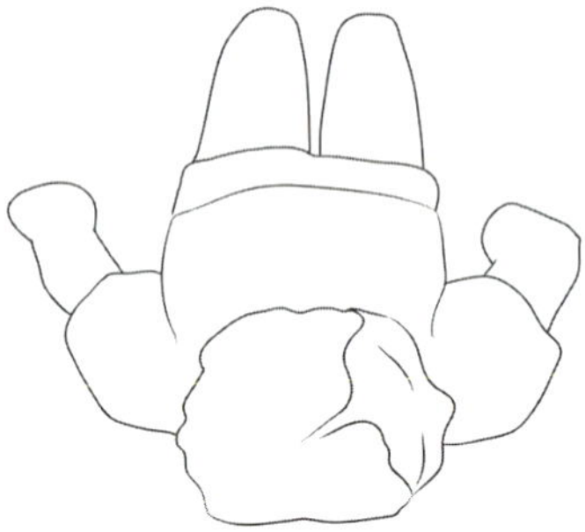

第2の方法として、クライアントが自分で軽く顎の横を押します。

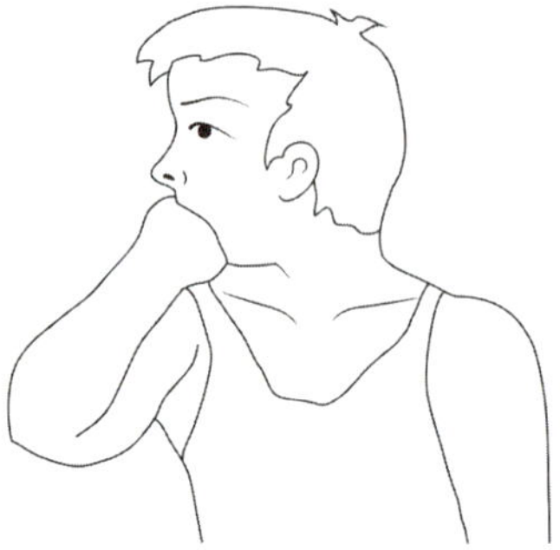

第3の方法として、仰臥位または座位でタオルを後頭部に当て、タオルの端を持ってクライアントが自分で首を回します。

Mulligan (2010) によると、特定の椎骨の棘突起にタオルの縁を引っかけ、上向きで1方向(例：右回旋、左回旋等) に軽く力を加えることで、特定の椎骨を動かしやすくなるそうです。さあ、どうでしょう?

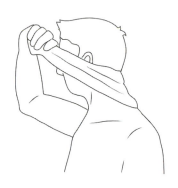

助言5　首のストレッチの効果を高める

在宅ケアについてアドバイスをする中で、簡単なストレッチを処方することはよくあるでしょう。そこで、ストレッチのポジションを少し変更し、ストレッチの効果を高められるかどうかを考えてみる価値があります。側屈の場合、肩、頭、またはその両方のポジションを変えると、ストレッチされていると感じる首の箇所も変わり、その組織の緊張度に依りますが、ストレッチの強さも変わります。

ヒント 首のストレッチの方法を教えるときに考えなければならないのは、片側の首の筋肉を伸ばすと、反対側の筋肉が短縮するということで、短縮した筋肉が時に痙攣することを意味します。痙攣した側の首をストレッチするだけで、簡単に治まります。しかし、たとえば右側が斜頸の傾向にあるのかわかっているならば、左側の筋肉を伸ばすと右側の筋肉の痙攣を誘発する恐れがあるので避けた方が良いでしょう。

側頸部の単純ストレッチを、緊張した組織だけに集中して行うための方法を、幾つか紹介します。

- ニュートラルポジションでの簡単な側頸部のストレッチから開始。頭を持って、軽く反対側に引っ張ります。

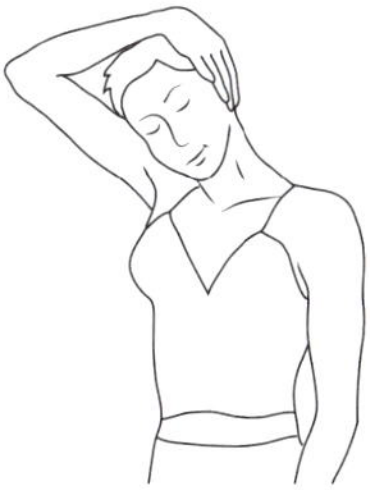

- このポジションのまま、肘で床を押すようにして、自力で肩を下げます。

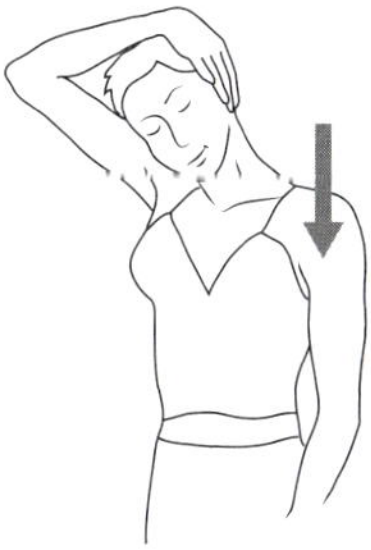

- 椅子の両脇を持って肩を下げてから、首を側屈させます。

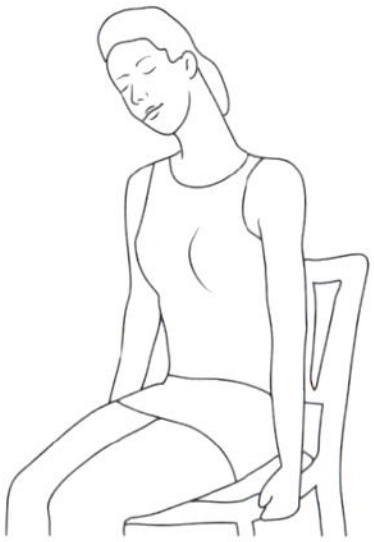

- 軽めの物（買い物袋等）を持ってから、首を側屈させます。

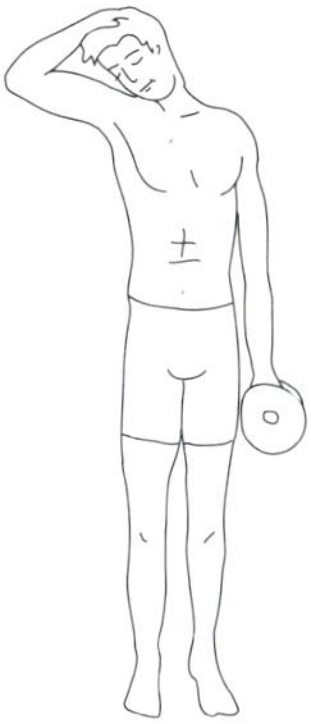

● 仰向けになり、肩を下げ、腕を体の下に敷いてから、首を側屈させます。

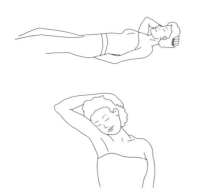

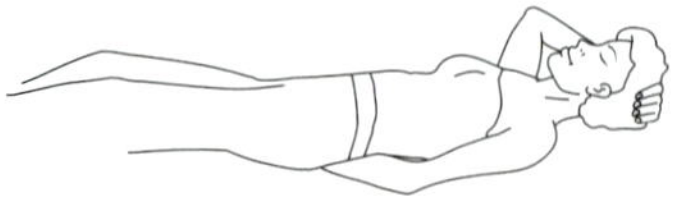

● 腕のポジションを変えます（肩を外転させる）。

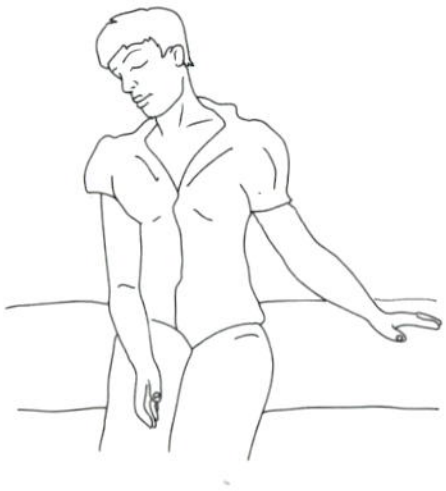

● 腕のポジションを変えます（肩を内転させる）。

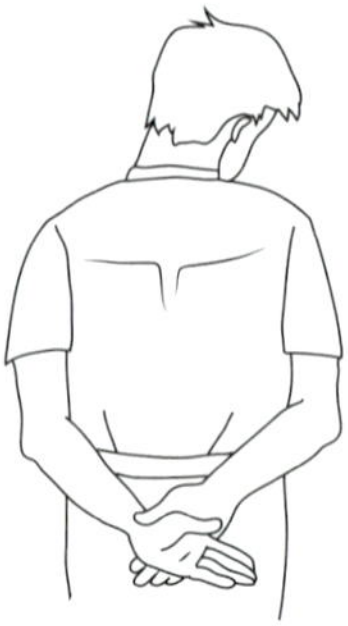

● 頭の位置を変えます。どのようにすれば僧帽筋または肩甲挙筋を集中的にストレッチできるか注意しましょう。斜角筋をよく伸ばすには、頭をどの位置に動かせばよいでしょうか。

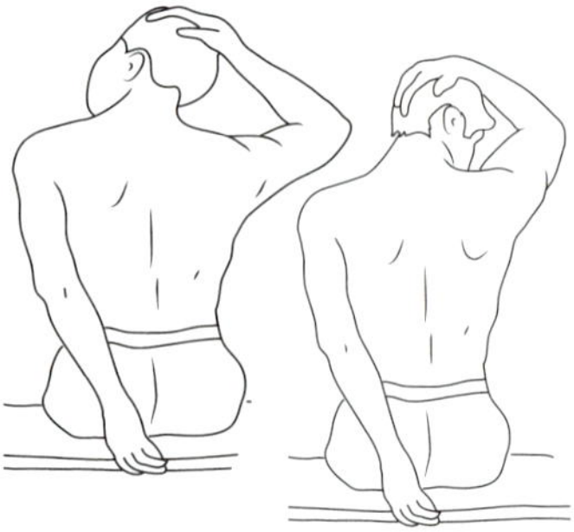

助言6　睡眠中の首のアラインメント

第1章助言9（p.23）で、首と肩の距離をよく理解するために、クライアントの体形を写し取る方法について学びました。

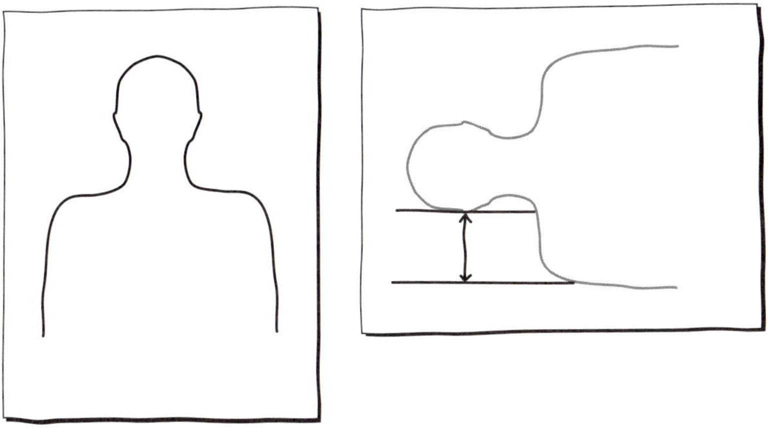

写し取った絵を90度回転して使えば、枕を重ね過ぎたり（または厚過ぎる枕）（a）、枕が少な過ぎたりする（薄過ぎる枕）（b）と、側臥位で寝たときの首に何が起きるかをクライアントに説明するのに役に立ちます。首に問題がある場合、側臥位では下敷きになった側の軟部組織が受動短縮して症状が悪化し、組織が痙攣する恐れがあると同時に、反対側の首の軟部組織は伸び、過度に伸展する可能性があることを図で説明できます。このように首を側屈させて寝ることはお勧めできません。第1章助言9の図を使うと、肩と頭の段差を正しく埋めれば（c）頸椎を真っ直ぐに保てることが説明できます。このポジションであれば、組織が短縮も伸張もせず、頸椎に負担がかからない状態を保てます。

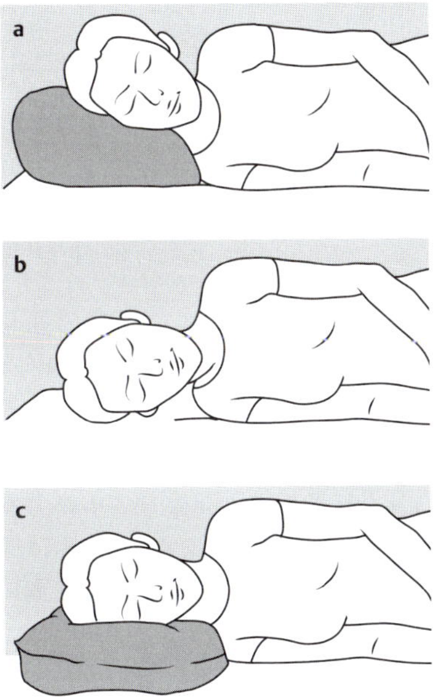

助言7　首を後ろに引く

ヒトの重心は、頭頸部が屈曲・伸展するときの横軸の少し前にあります。これは、座っているときも、じっと立っているときも、頭が前に落ちないように後頸筋が働いていることを意味します。電車で居眠りしている人の頭が前か横に落ちているのを見たことがあるでしょう。これは、後頸筋が弛緩し、重力で頭が下に引っ張られるためです。居眠り中の人がビクッと動くのは、頭部の伸張反射が起き、筋紡錘が筋の伸張を検知し、信号を送って後頸筋群を収縮させるためです。

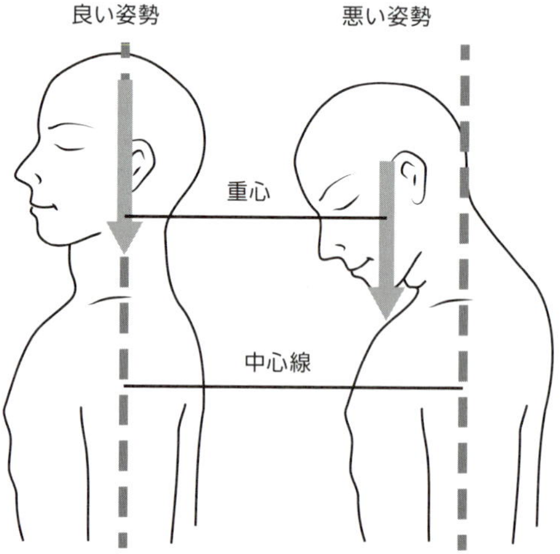

書いたり、本を読んだり、編み物をするときなど、少し下を見ながら同じ姿勢を保つとき、首をやや屈曲させたポジションを維持するには後頸筋を酷使する必要があります。頭を垂れて屈曲させるときは遠心性に収縮し、頭をニュートラルの位置に戻すときは求心性に収縮します。腹臥位で天井を見上げるなど、頭を反らすにはさらに後頸筋の働きが必要です。同じ姿勢を続けると、首の張りや痛みを感じた経験がある人が大勢いても不思議ではなく、こうした筋肉の緊張を中和するため、定期的に実施できる運動をクライアントに処方するとよいでしょう。その一つが首を後ろに引

くことです。

この簡単な在宅運動療法は、頸椎前弯が大きく後頸筋が緊張したクライアントに有用です。弱った深部頸屈筋群（頸長筋、頭長筋）の強化に役立ちます。首を後退させるには、頭を後ろに引き、二重顎を作る必要があります。鏡で首を見ながらするか、手を顎に当てて顎が引いているか確認する

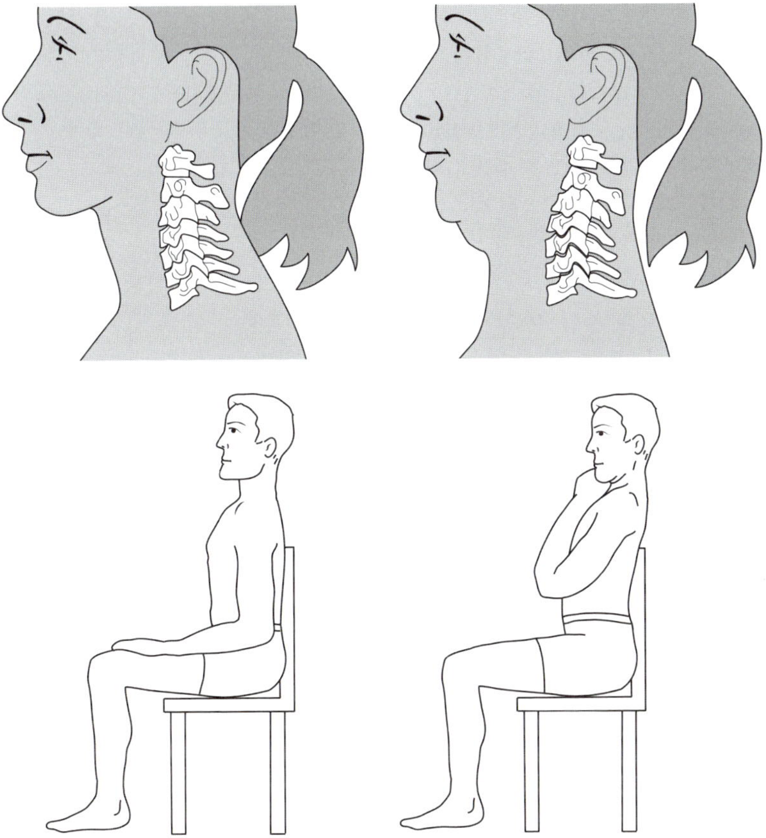

だけでも良いでしょう。

しかし、この方法が難しいと感じるクライアントが多いので、まず診察台に仰向けになった状態で練習させると良いでしょう。

1. 療法士はクライアントの後頸部の中心に指が来るようにして、皮膚に軽く触れます。
2. クライアントは頭と首を後ろに引いて、療法士の指に押しつけるようにします。
3. クライアントの首の動きが指先に感じ取れたら、指をゆっくりと診察台に近づけ、さらにクライアントの頭と首を後退させます。

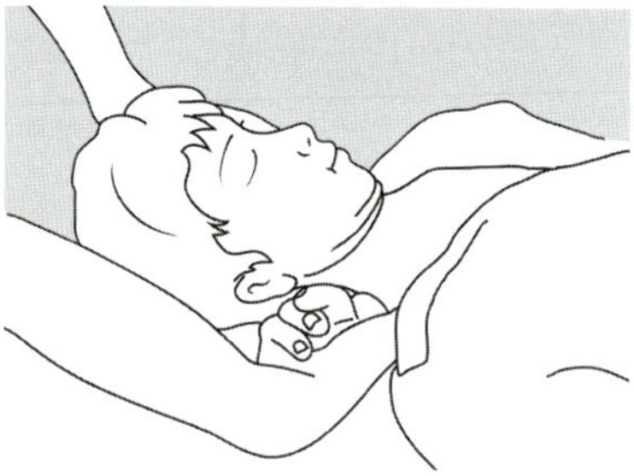

これを練習させて、クライアントが座った状態で行うときの運動の方法を説明しましょう。

座って行う場合は、以下のようにします。

1. クライアントに顎を棚に載せた状態を思い浮かべるように言います。こうすると、顔がまっすぐ前に向いた状態を保ちやすくなります。そうでないと、首を伸ばしてしまうクライアントがおり、好ましくありません。
2. 首を後ろに引くとき、筋肉の最大収縮が持続しないようにすることが重要なので、注意しましょう。少しだけ〝力を抜く〟ように指示し、頭と首の位置が変わっても斜角筋が最大収縮しないようにします。

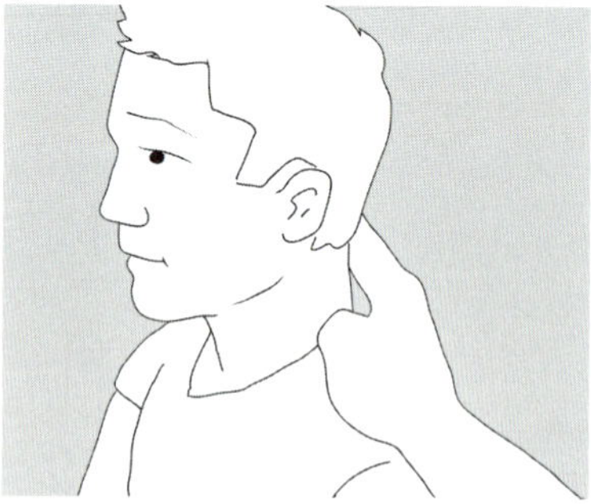

助言8　トリガーポイントのマッサージ

硬質ゴムまたはプラスチック製の治療用スパイクボールを使えば、クライアントは後頸部を含め全身のトリガーポイントの治療方法を学び、頸部伸筋にアクセスができます。

質問　セルフトリガー療法が禁忌のクライアントはいますか？

急性疾患、骨粗鬆症、リューマチ性関節炎、マッサージが禁忌のその他の頸部疾患があるクライアントは、セルフトリガー療法を避けるべきです。あざができやすい人は注意をします。また、どのクライアントにも頸部の筋緊張を軽くすることを目的とし、首の骨を強く押圧しないように指示してください。

下表は立位と仰臥位で治療ボールを使ってトリガーポイントをほぐすときの利点と欠点を比較しています。

	立位	仰臥位
	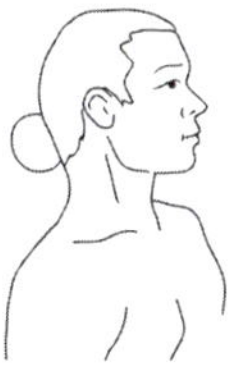	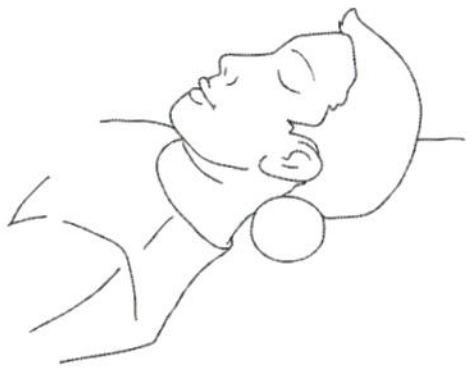
利点	● ボールでどれくらい圧をかけるかクライアントが自分で決めることができるので、セルフトリガー療法の効き目を初めて体感するのには良いポジション。 ● 就業中など、日中にボールを使いたいクライアントには便利。 ● ボールをゆっくり上下に転がしながらうなづく動作をするだけで、後頭下筋群にアクセスできる。	● ほぼ完全に脱力し、力を入れずに首を左右に捻った状態になれる。 ● つまり、組織が緩むので、奥の軟部組織構造にボールの圧を届かせることが可能。 ● 首を軽く捻った状態で横になれるので、後頸部の左右の筋肉にアクセスしやすいと感じるクライアントもいる。
欠点	● ボールを所定の位置に保持するのが難しい。 ● 頭を真っ直ぐに保持するために働いている筋肉を介して圧をかける必要があり、後頭下筋群など深部筋肉にアクセスしにくい。 ● ボールの配置に手こずり、膝を曲げ続けることで四頭筋の疲れを感じるクライアントがいるかもしれない。 ● ボールを左から右に移す場合が難しいことがある。 ● 円背または少しでも背中が丸いクライアントは特に、壁に近づいて後頸部にアクセスするのが難しいかもしれない。	● ボールが当たっている箇所より上または下のトリガーポイントに移動するのが難しいことがある。これは上半身が床から離れた状態で、次の標的のトリガーポイントの直上、上方、または下方にボールが当たるように身体を持って行く必要があるためである。 ● 頭は重いので、この方法では圧を掛けすぎる危険性があり、過剰治療になる恐れがある。そこで、数分間練習をして、翌日の組織反応を見るようアドバイスするとよい。

治療用ボールを使ってトリガーポイントをほぐす方法

次ページによくあるトリガーポイントの場所を示しています。トリガーポイントは触れると痛みがあり、何ヶ月あるいは何年もかけてできます。上半身が動かない姿勢を続けると、頸部筋肉にトリガーポイントができるきっかけになると考えられます。ボールを使う治療では、トリガーポイントに約30秒間、ボールを軽く押し当てます。そのとき若干不快感はあっても、痛みがない程度にしてください。重要なのは、軽く押圧後、その感覚がすぐに消えてなくなることです。その後、再度トリガーポイントを軽く押します。2回目も、不快感が約60秒以内に消えてなくなる程度に押圧してください。これを3回ほど繰り返します。ボールで治療した後の皮膚をさすったり、マッサージをしたりしてください。不快感が消えない場合、それ以上の押圧はやめましょう。もし翌日、触ると首が痛かったり、痣になっていたりしたら、トリガーポイント治療をしてはいけません。こうした症状は和らぐことが多く、その場合は同じ方法でボールを使って治療を再開してもよいでしょう。

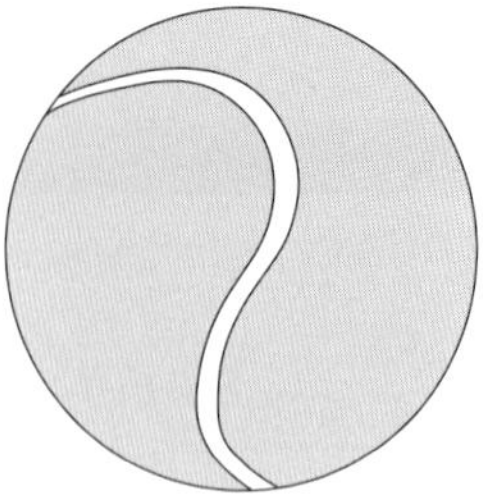

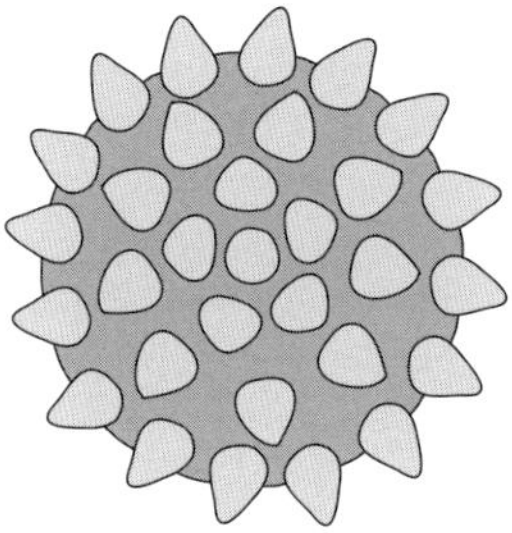

首によく見られるトリガーポイントの例

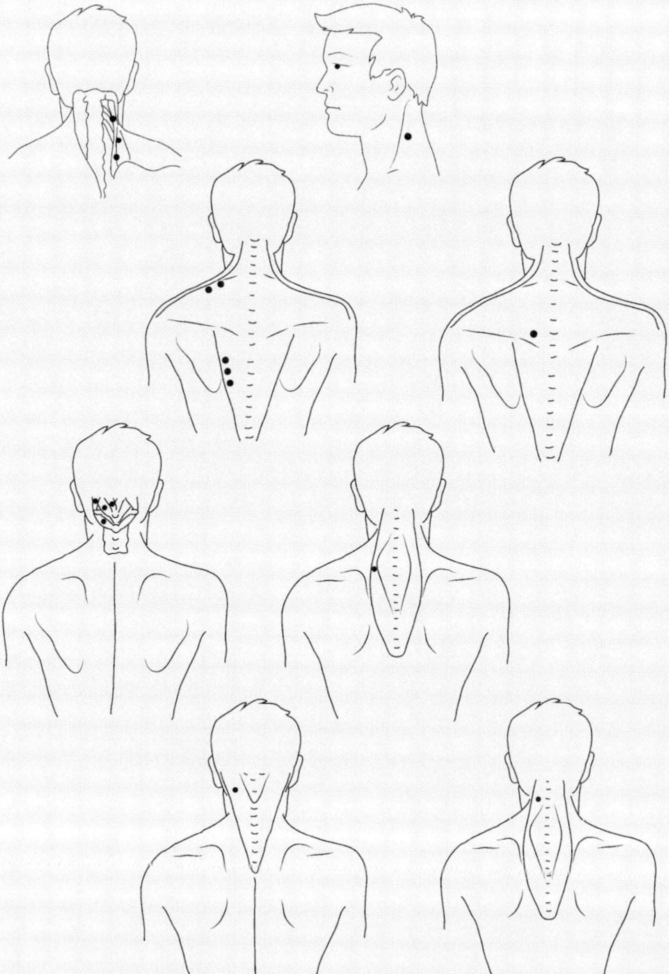

詳細はDavies (2004)を参照。

助言9　治療の小技――目を使う

クライアントが自分で行うこのテクニックで首の回旋が良くなります。まずは療法士自らが練習して、どのように効くか体感しましょう。

右回旋の可動域を増やす

1. 首をできるだけ**右**に捻りましょう。

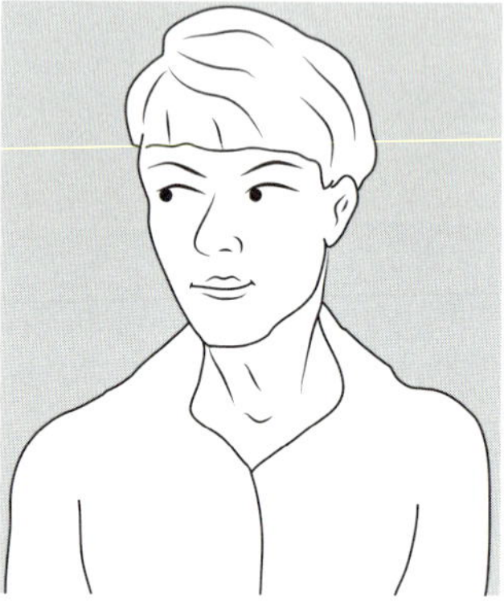

2. このポジションのまま目だけを動かし、できるだけ**左端**を見るようにして10秒間待ちます。

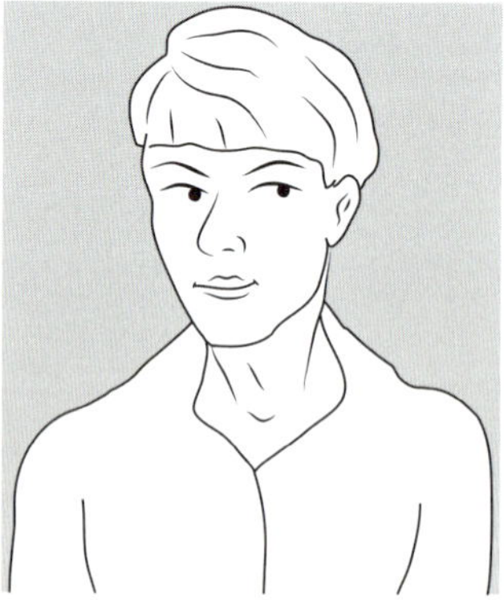

3. 次に**右**を見ます。首の右回旋が数ミリ増えたと思います。

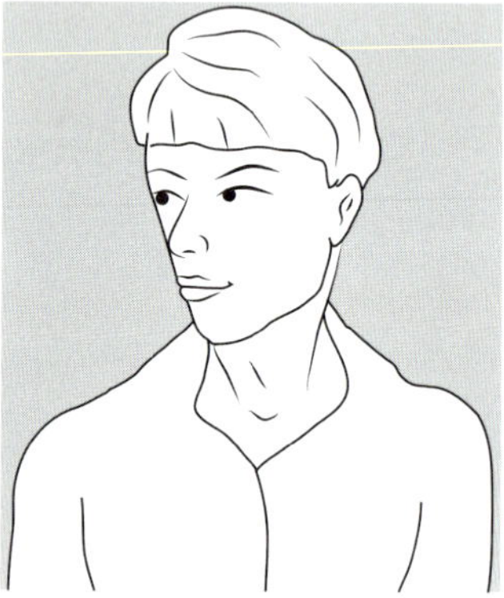

クライアントに教えるときは、実践の前後に忘れずに頸部ROMを測りましょう。

左回旋の可動域を増やす

1. 首をできるだけ**左**に捻りましょう。

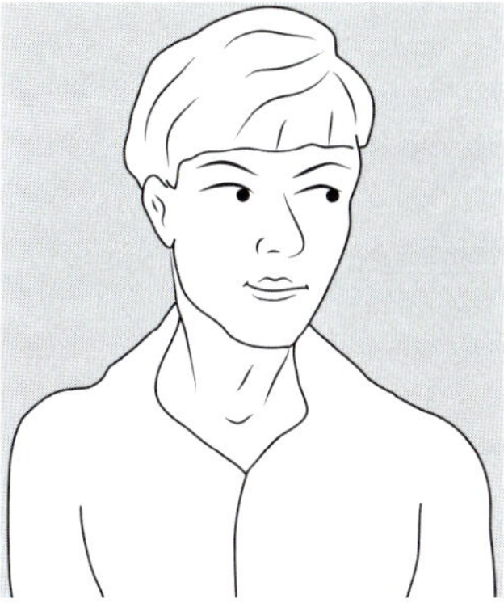

2. このポジションのまま目だけを動かし、できるだけ**右端**を見るようにして10秒間待ちます。

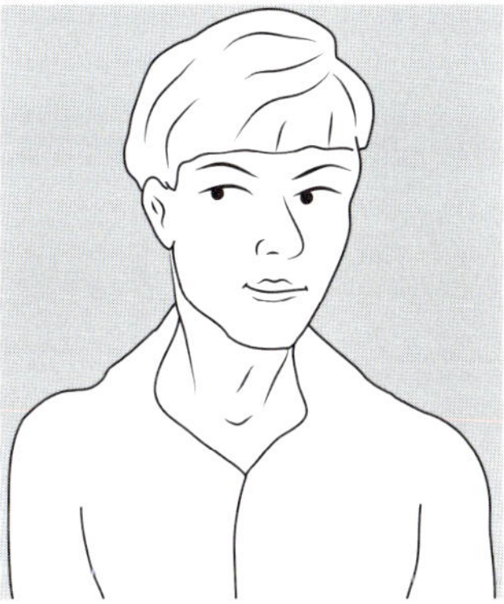

3. 次に**左**を見ます。首の左回旋が数ミリ増えたと思います。

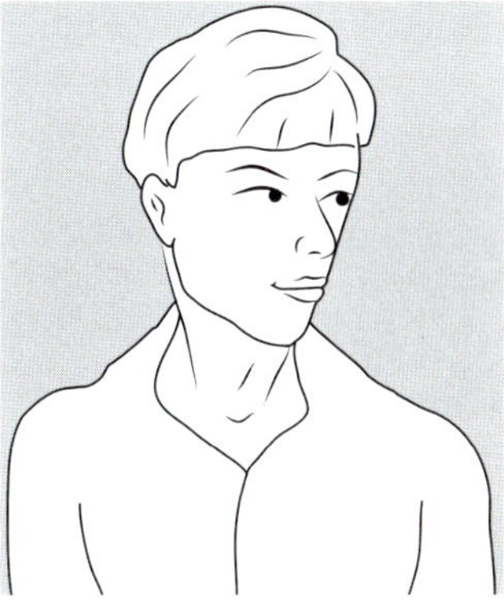

助言10　セルフマッサージ

ここに示す例を使い、クライアントに首のセルフマッサージの方法を教えると非常に役立つでしょう。

a 後頭部を絞るようにする

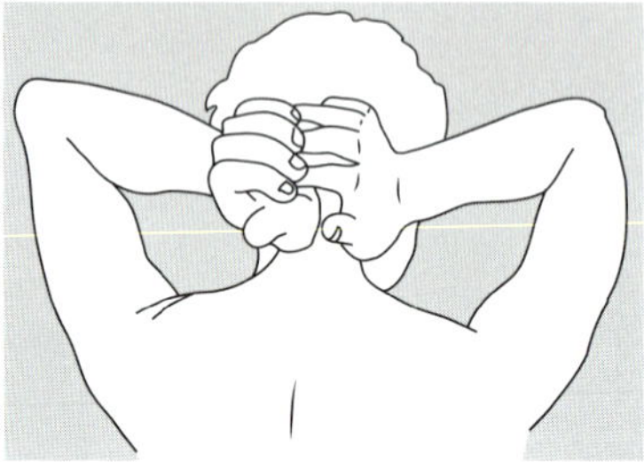

d 僧帽筋上部には長柄を使う

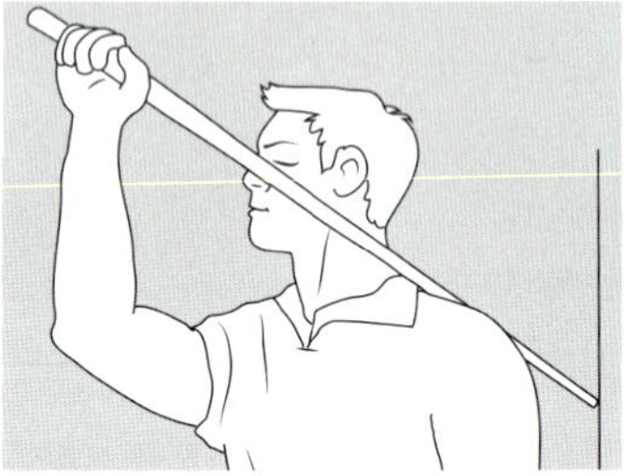

b 頸部伸筋をストロークしたり握ったりする

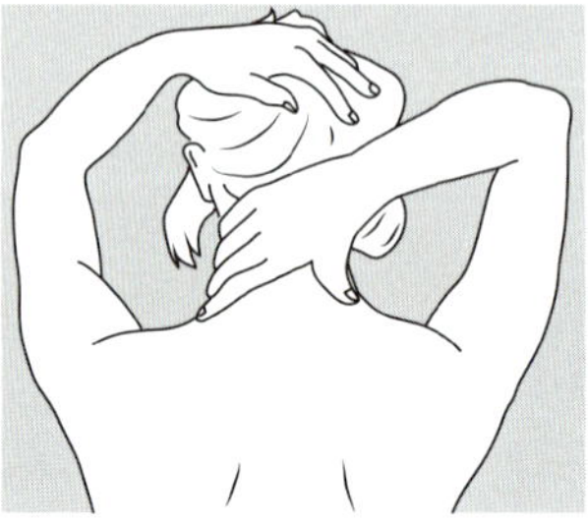

g 斜角筋を軽くマッサージする

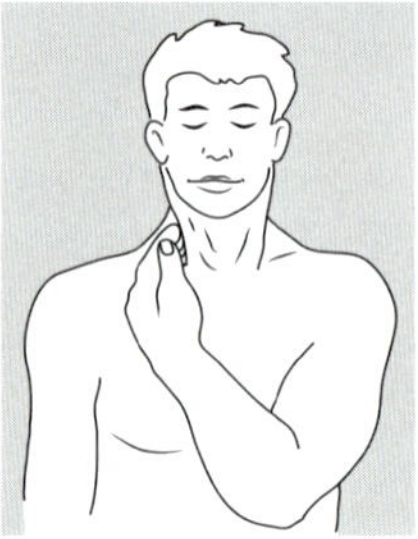

f 親指で後頭下筋群をマッサージする

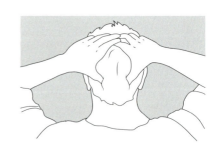

c セラケインを使ってトリガーポイントをほぐす

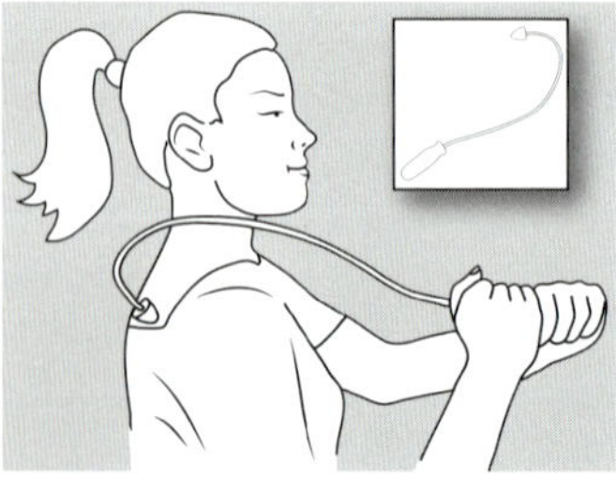

助言11　頸部筋力の強化

等尺性筋力強化運動により、弱った筋肉を強化します。下に簡単な運動をいくつかご紹介します。下の絵のポジションでバンド、プーリー、ウェイト（絵にはありません）を使うと等尺性筋力強化運動ができます。身体損傷の恐れがあるので、こうした高度な等尺性筋力強化運動は監視下で行いましょう。

	屈曲	伸展	右側屈
手を使った等尺性運動	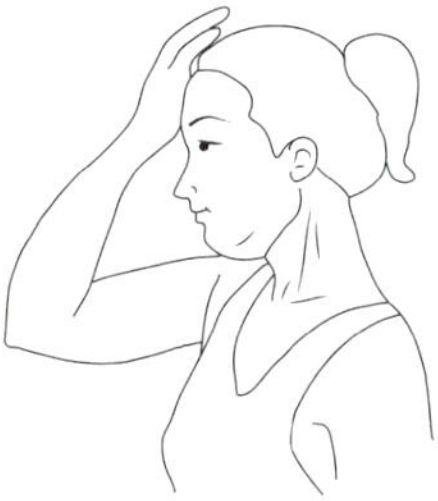	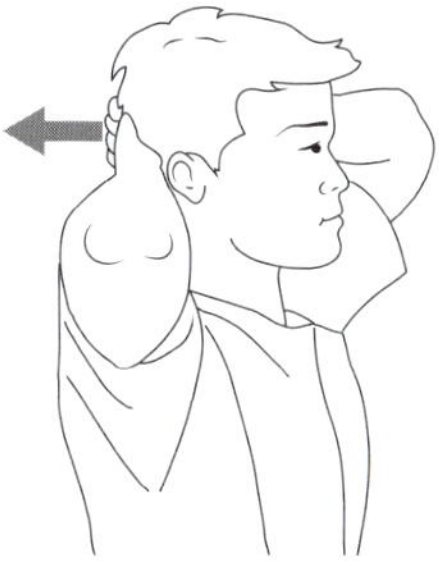	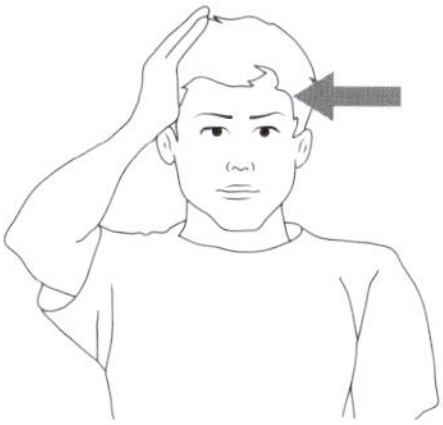
柔らかい治療用ボールを使った等尺性運動	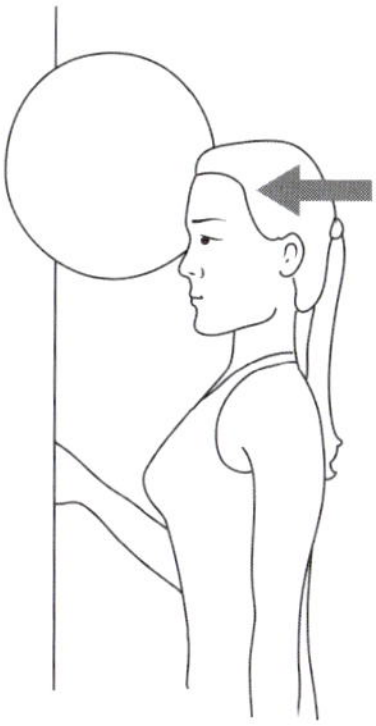	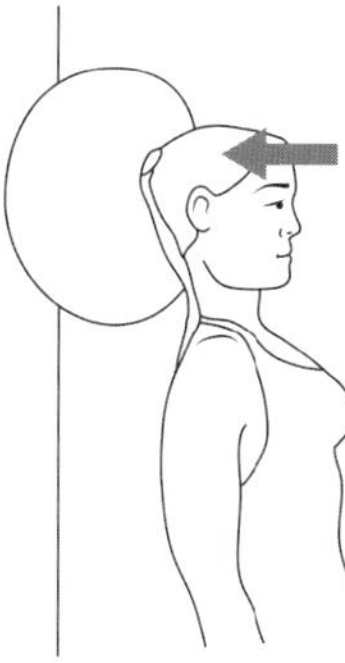	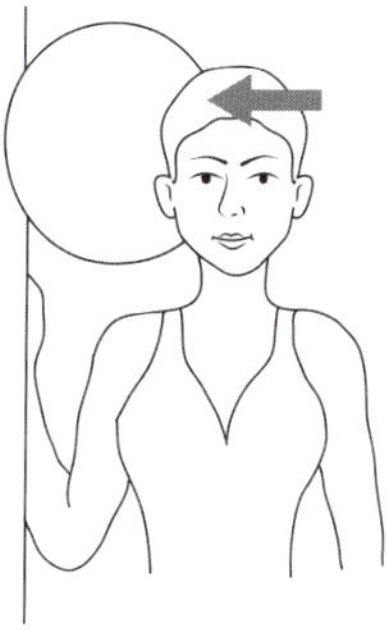
重力を利用した等尺性筋力強化運動	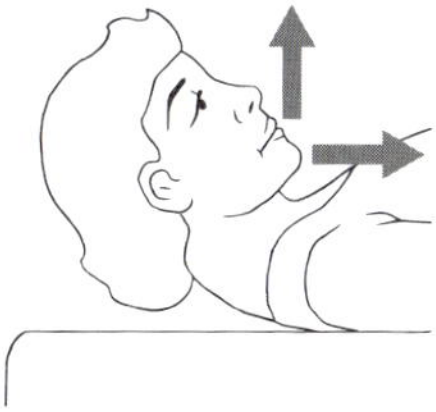	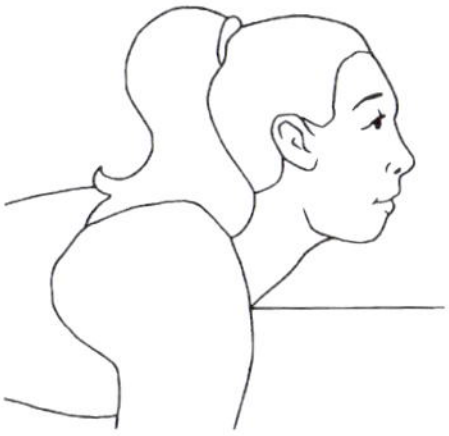	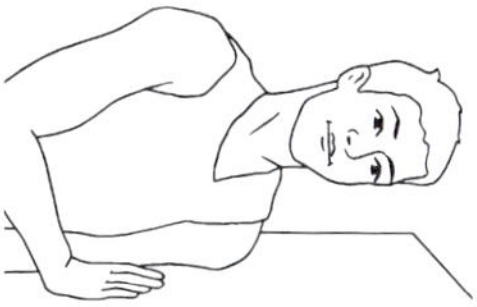

	左側屈	右回旋	左回旋
手を使った等尺性運動	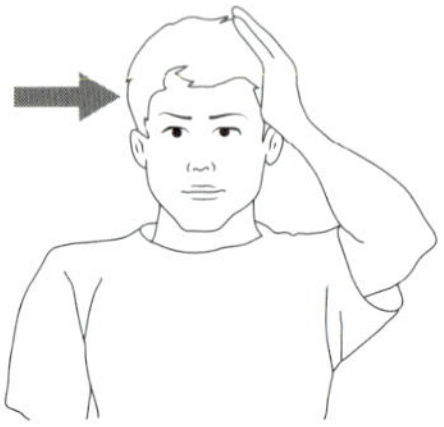	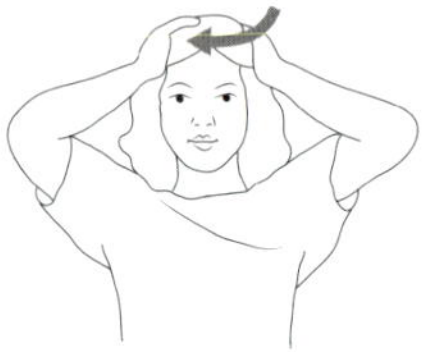	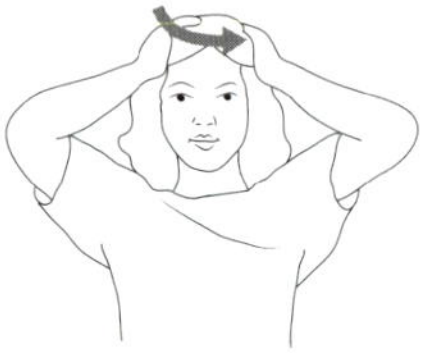
柔らかい治療用ボールを使った等尺性運動	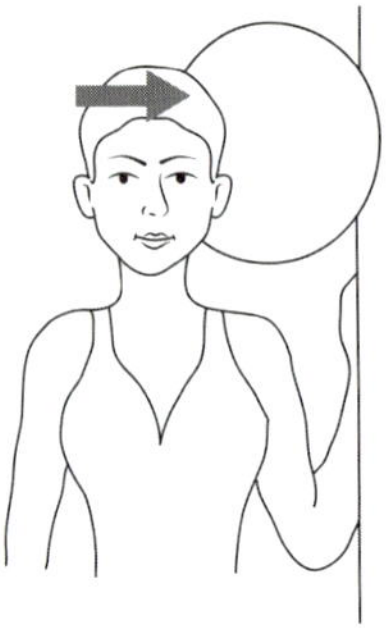	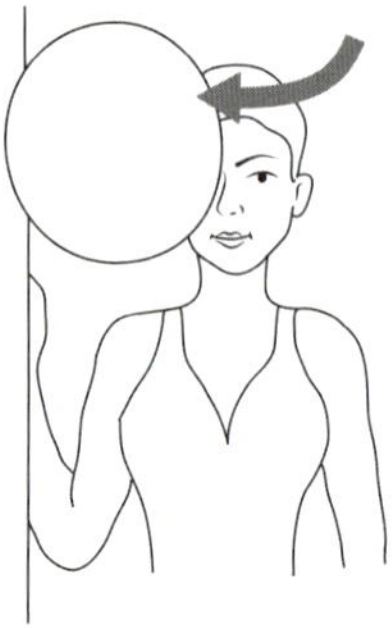	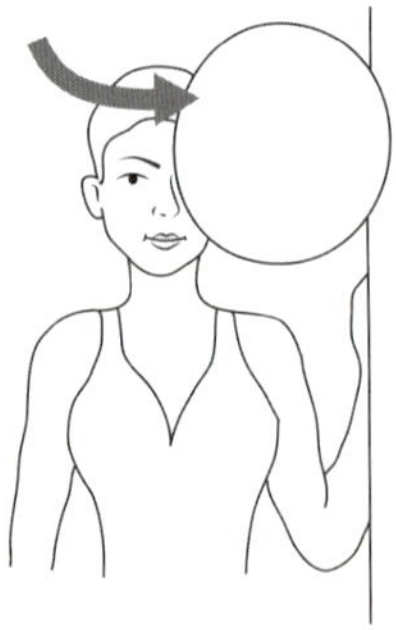
重力を利用した等尺性筋力強化運動	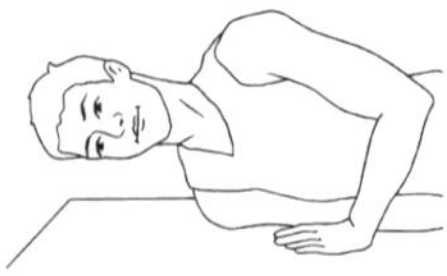	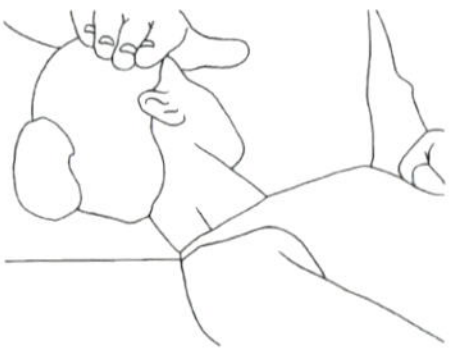	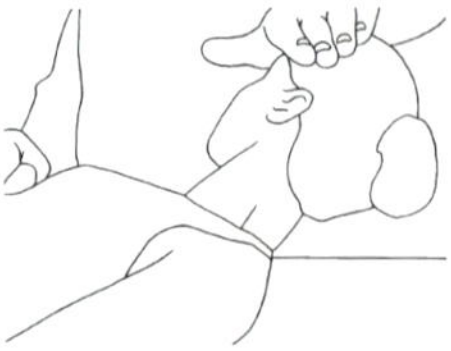

第2部 胸椎

Section II Thoracic Spine

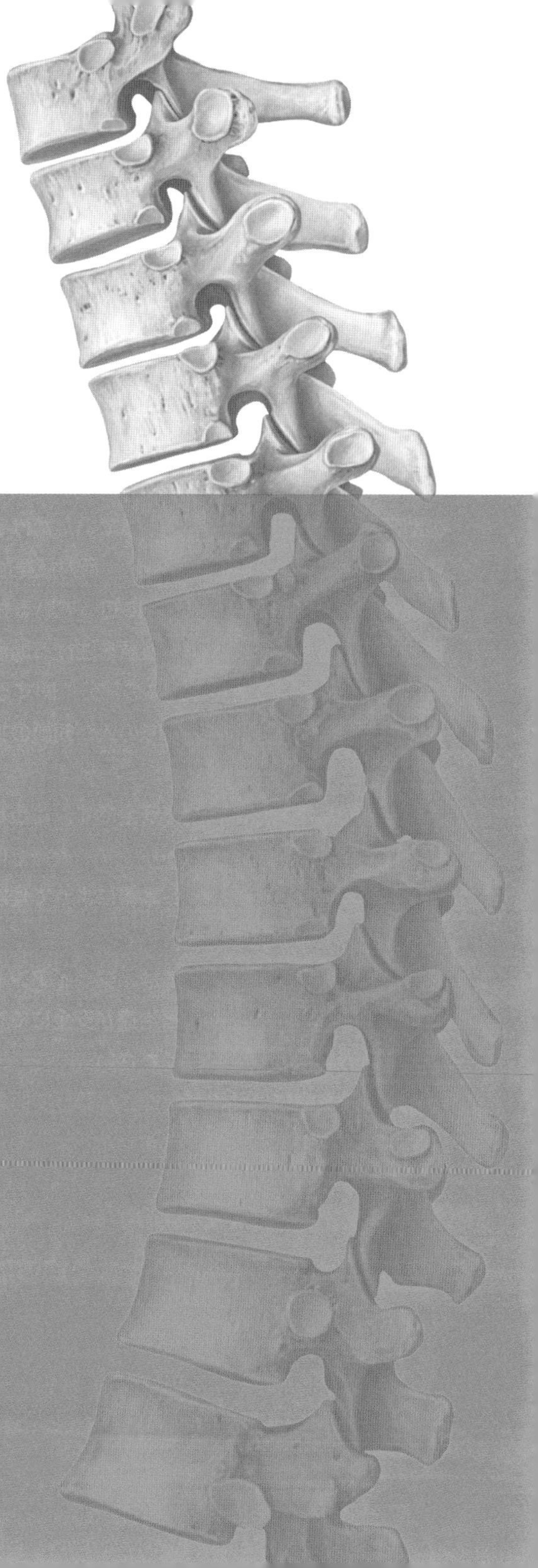

第2部　胸椎　　Introduction

後胸部の痛みに苦しむ人が大勢います。慢性疼痛は長時間同じ姿勢を続ける人に多く見られるのに対し、急性疼痛は受傷に伴って起きます。療法士に突きつけられた難題は、最良のアセスメントと治療アプローチに関するエビデンスがないことです。第２部の目的は、実践で役立ちそうなテストの方法と治療を紹介することです。適切なタイミングと場面で、これだと思った助言を長期にわたり実践したい、同僚や同期と本書の助言について議論したいと思っていただけるかもしれません。この助言は実用できるか、賛成意見は？　反対意見は？　好みに合わないもの、手間が掛かりそうなもの、すでに知っているものもあるかもしれません。皆さんの好奇心をかき立て、熱意を注げる助言が見つかることを願っています。脊椎という重要な身体の部分に関する知識は少なく、情報をシェアし、照査することで、すべての人が知識の拡充に貢献することができるのです。

本書に記した方法は有効で安全です。こうした方法は、有能な療法士しか知らないようなものばかりです。資格を取ったばかりの療法士、しばらく施療していない方は、本書によって理解が深まり、自信が持てるようになるでしょう。

本書を実践するにあたっては、クライアントと面談し、既往歴全般について調べ、アセスメントと治療が安全にできると判断した上で、クライアントから同意を取ってください。

第２部の各章には助言がたくさん載っています。本文の中にもさらにヒントが隠れているかもしれません。よくある質問と答えは囲み記事にしています。

第4章　胸部アセスメント

Chapter 4　Thoracic Assessment

第4章　胸部アセスメント

背中の上部、すなわち胸椎の痛みを訴えるクライアントに遭遇したことがある人は多いでしょう。胸椎だけが痛む時もありますが、多くの場合、頸椎や腰椎にも症状を伴います。症状は、筋肉の硬直から灼熱痛まで様々で、同じ姿勢を続けることに因る疼痛が多いです。頸椎および腰椎に繋がる領域のアセスメントは不可欠ですが、見過ごしている療法士が多いです。

本章の26の助言には、骨のランドマークの簡単な見分け方、触診、可動域(ROM)テストが含まれています。お馴染の方法もあるかもしれませんが、胸郭硬直性のユニークなテスト、胸郭拡張性テスト、および筋肉短縮の評価に役立つ迅速テストについても記しています。体系的アプローチに則ったアセスメントが好ましいですが、各人にすべてのアセスメントを行う必要はありません。

こうした方法は、胸の症状がある人に対しほぼ安全なアセスメントです。しかし、稼働中の療法士なら、間違いなく自分で適切かどうかの判断ができるでしょう。たとえば、脊柱側弯症のアダムテストでは、被験者が立位で胴の位置から前屈する必要があります。腰椎に問題があるクライアントや、アダムポジションでめまいを感じるクライアントにはさせたくない動作でしょう。また、可動性アセスメントのために、骨粗鬆症やリューマチ性関節炎があるクライアントの椎骨を〝前後に揺らす〟ことはしたくないでしょう。これは常識的に考えて禁忌であり、読者の皆さんは多分ご存知でしょう。しかしながら、特に注意が必要な場合は、文中にその旨を記します。

助言1　重要な骨ランドマークの見分け方

本章の助言に書かれているアセスメントの方法の中には、特定の骨の位置を探す必要があります。たとえば助言2では、T12/L1関節および腸骨稜を見分ける力があると便利です。助言3では肩甲骨の内側縁と下角を見分ける必要があり、助言15では第10胸椎（T10）の位置を探す必要があります。他の助言も多くが骨のランドマークについて触れています。イラストでこうした骨を見分けるのは、生体で見分ける時よりも簡単です。では早速、助言を参考に骨のランドマークを素早く探し当てましょう。

胸部脊柱はC7/T1で頸椎と繋がり、そこで第1胸椎（T1）が第7頸椎（C7）と関節を形成しています。胸部脊柱と腰椎はT12/L1で繋がり、そこで第12胸椎（T12）が第1腰椎（L1）と関節を形成しています。

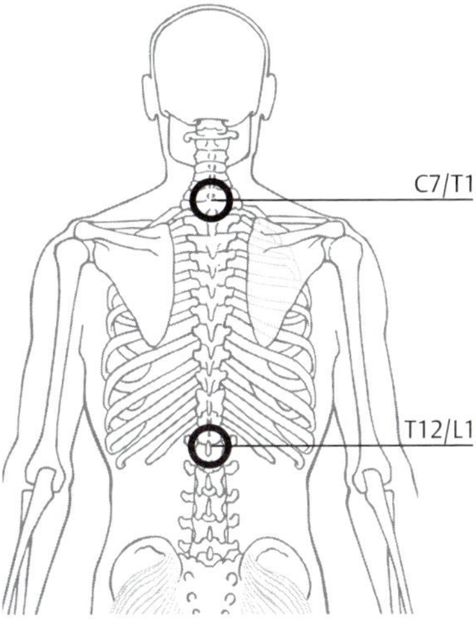

C7の位置を探す

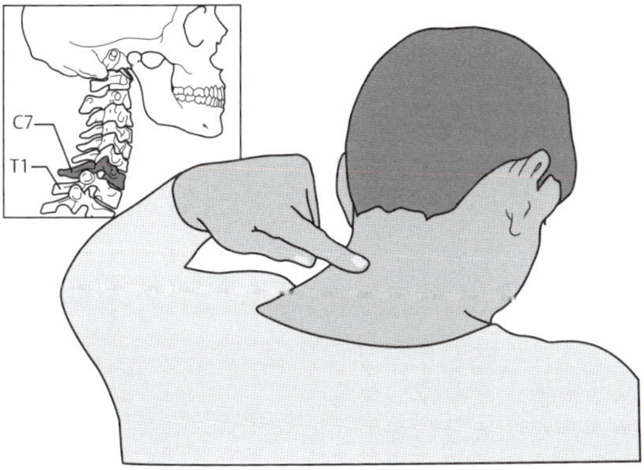

C7は頸椎の中で一番突き出ている椎骨です。立位または座位で首を曲げるだけで、簡単にその位置を探し当てることができます。首の後ろに一番目立つ〝コブ〟がC7の棘突起です。このコブが非常に目立つ人もいれば、それほどでもない人もいます。C7は、首の動きに合わせて動きます。

第1胸椎の位置を探す

C7を見つけることができたら、指をC7より下にずらし、胸椎の始まりである第1胸椎(T1)の棘突起を触診だけで探しましょう。首を動かすと、軟部組織の変化が感じられるかもしれませんが、T1自体はC7ほど動きません。

!ヒント　後頸部に手を当て、首を動かしながらC7とT1を特定できるか、どの椎骨が一番動くかを判別できるか、やってみましょう。同僚を被験者にして試してみましょう。

第12胸椎の位置を探す

後頭骨から第12胸椎に到達するまで一つずつ棘突起を〝上から下に数える〟代わりに、T12の両側に浮動肋骨が付いていることを覚えておきましょう。つまり、第12肋骨の位置がわかれば、比較的容易にT12を特定することができます。この近辺にはご存知の通り腎臓があるので、触診には注意しましょう。第12肋骨を見付けるのは難しいでしょうが、第11肋骨は簡単に触知でき、そのほぼ水平線上にT12の棘突起があります。

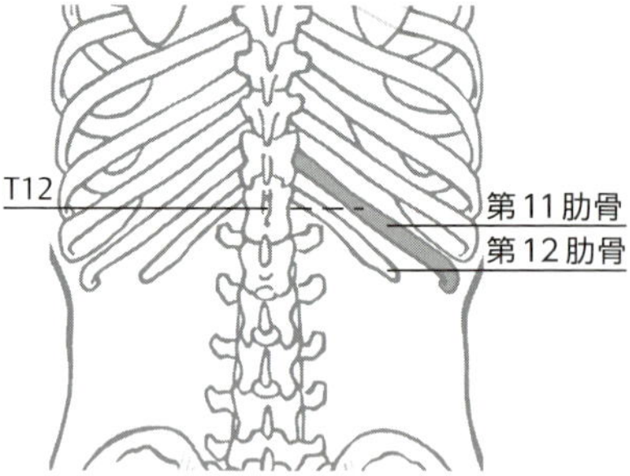

T12を探すときには3つのポジションがあります。

第1のポジションは、立位で両腕を少し外転させ、療法士は後ろから胸郭に両手を置きます。触診で一番低位の肋骨の位置を探り当てます。そのまま、両手を中心に向かって這わせ、軟部組織と骨の識別を試みます。この方法の欠点は、胸腰筋膜と、働いている脊柱起立筋を触診することになる点です。また、立位で背中を押されるためバランスをとろうとしてクライアントが施療者の指に背中を押しつける傾向があり、脊柱起立筋群の緊張がさらに増します。また、施療者は前屈みにならないよう、膝をつくか、クライアントの後ろに座る必要があります。

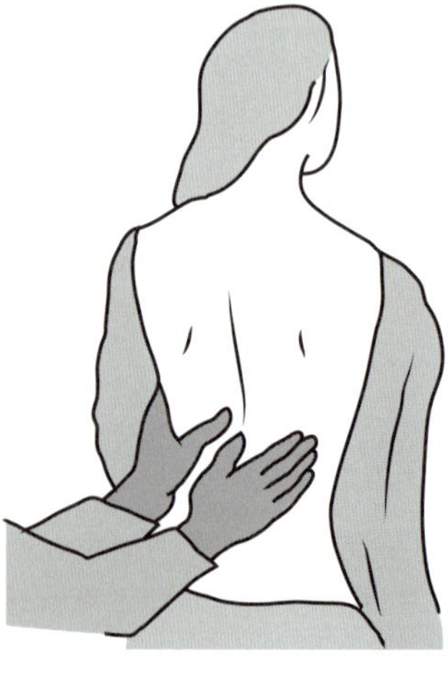

第2のポジションは、椅子に跨がるように座らせるもので、場合によって腹部と椅子の背中の間に枕をあてます。これによりクライアントはリラックスしやすくなり、脊柱起立筋群の緊張がやや緩みますが、やはり施療者は座るか、クライアントの後ろで膝を着く必要があります。

第3のポジションは、腹臥位です。腹臥位になると脊柱起立筋群の緊張が減るので、触診で目的の肋骨に容易に到達できます。脊柱に対して第11、12肋骨は下斜め方向に付いているので、第11、12肋骨よりやや上方にT12があると考える必要があります。

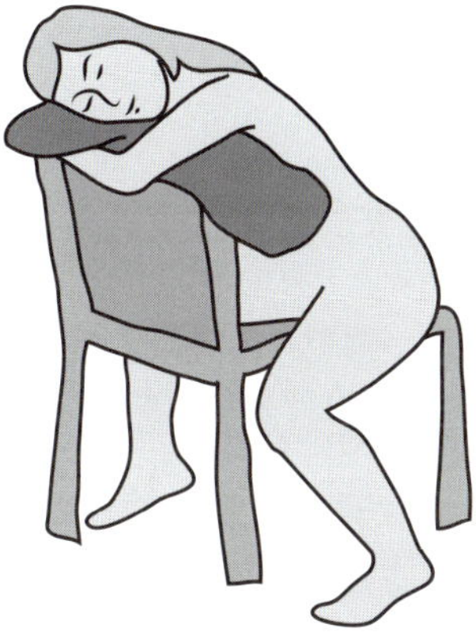

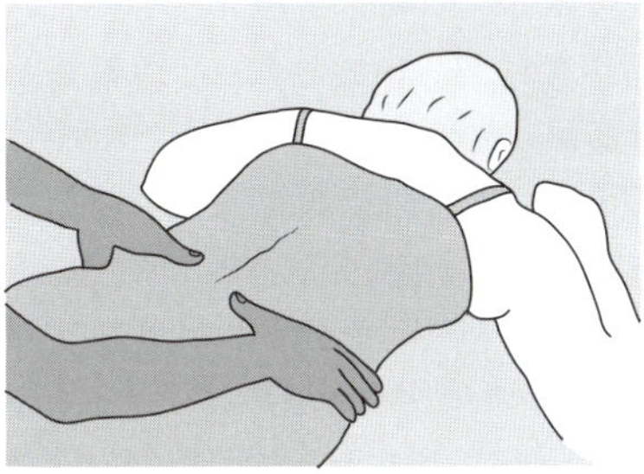

腸骨稜の位置を探す

クライアントを立位または腹臥位にさせ、施療者は親指と人差し指の間で胴を軽く握ります。両手で下向きに押し、左右どちらかに骨の抵抗を感じたら、それが腸骨稜です。

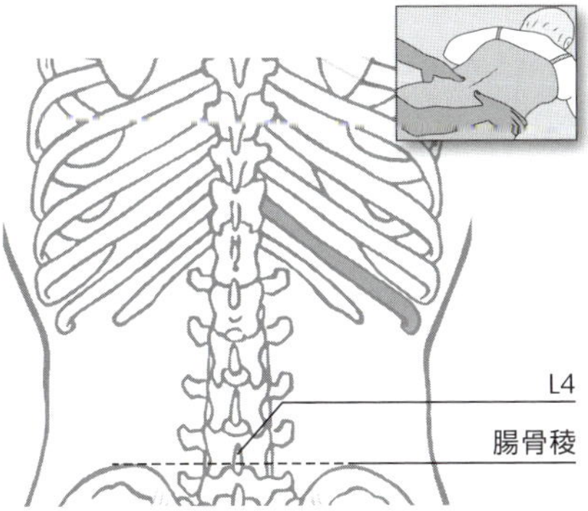

L4の位置を探す

施療者は腸骨稜に両手を載せた状態で、左右の親指の先が触れあう位に親指を伸ばします。このとき親指の先にあるのがL4です。過剰腰椎の症例の場合は正しいアセスメントができませんが、一般には大雑把とは言え、L4を探す有用な方法です。L4の位置がわかったら、上側を触診するとL3、L2、L1の棘突起、下側にL5の棘突起があります。

肩甲骨の内側縁と下角の位置を探す

肩甲骨は突き出ており、その輪郭が容易にわかる人が多いです。そうでない人は、肩甲骨を覆う筋肉組織や過剰な体脂肪によって、肩甲骨を見分けるのが難しい場合があります。肩甲骨を迅速に見分けるには、クライアントに片手を背中に回すよう指示しましょう。こうすると肩甲骨の内側縁と下角が突き出ます。ただし、腕を下げると肩甲骨の位置が変わり、突起が目立たなくなるので覚えておきましょう。よって、このテストは、肩甲骨の識別に使うだけで、その安静時の位置を記録するときには使えません。

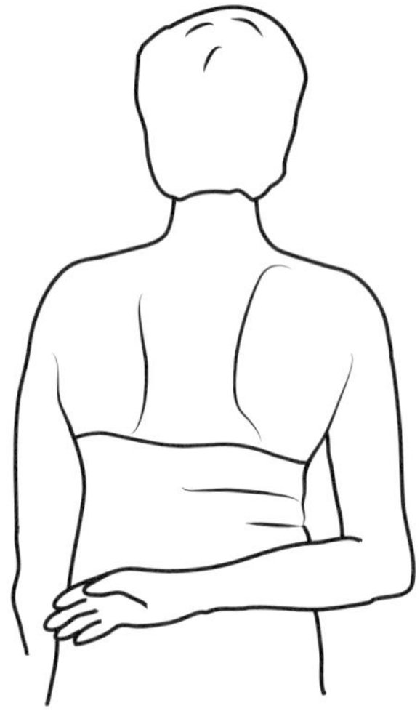

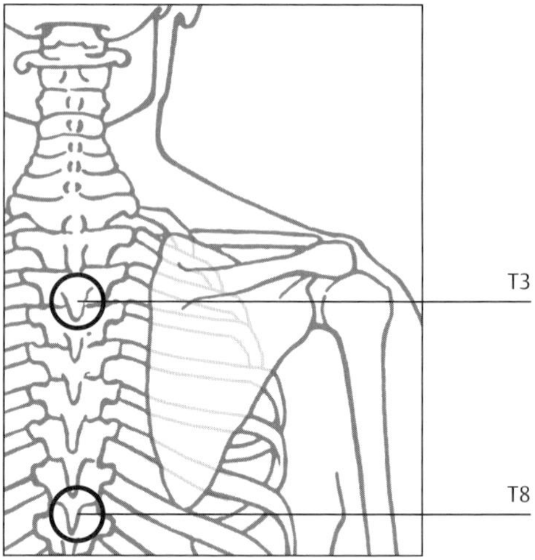

下角はT8棘突起のほぼ水平線上にあり、肩甲棘はT3のほぼ水平線上にあります。内側縁は、棘突起の約5cm内側にあると言われています。

横突起の位置を探す

胸椎の横断面は下の図のとおりです。

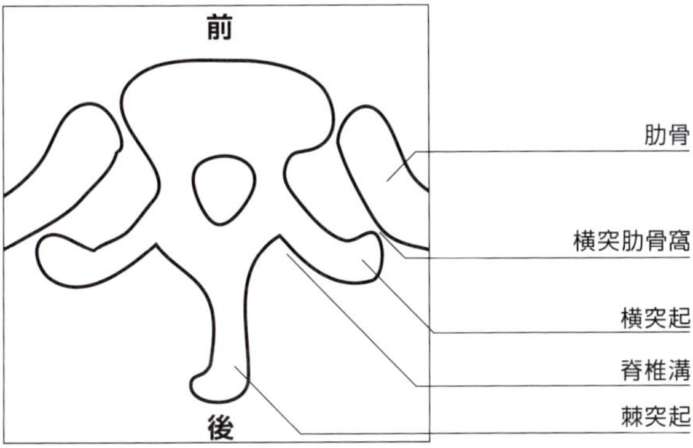

棘突起は椎骨の中心にある最も突き出た部分です。まず、指をクライアントの棘突起に置きます。棘突起の左右どちらかにゆっくりと指をずらすと、窪んだ箇所があります。これが椎骨の横突起が作る脊椎溝です。さらに外側に少し指をずらすと、横突起の先端が突き出ているのが感じられるでしょう。

肋椎関節の位置を探す

さらに外側に指をずらすと、横突肋骨窩が感じられるでしょう。肋骨のアラインメントが正しいか判断するときに、このポイントが探せると有用です。

ヒント クライアントが座位または立位のときに触診すると、収縮した筋肉を触診していることになり、腹臥位のときは弛緩した筋肉を触診していることになります。

肋骨角の位置を探す

肋骨角は、肋骨の最も突き出た箇所です。掌でも感じられますし、腕を交差させ、ウエストの位置で軽く曲げてもらって観察してもわかります。詳細は2助言22『肋骨のアセスメント』(p.185-186)を参照。

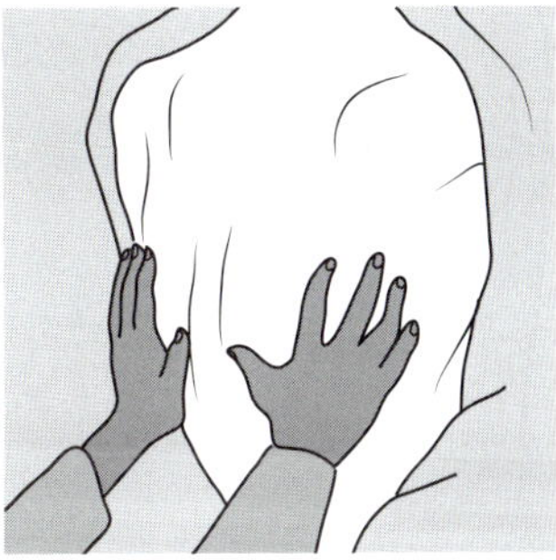

助言2　胸腰椎症候群(メイン症候群)

第2部は上背部を扱いますが、身体を簡単に区分けすることができないことや、お互いが影響し合っていることは療法士の皆さんはご承知でしょう。このことを再確認するため、助言2は上背部アセスメントの部の冒頭付近に入れています。1974年、Robert MaigneはT10-T11、T11-T12、T12-L1の関連痛の現象について研究報告をしました。

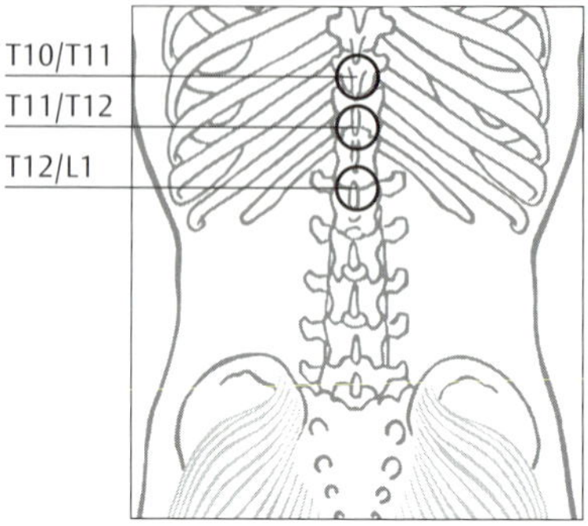

Maigne (1974) によると、T12/L1から出た神経は、以下の場所に関連痛を起こすことがあります。

- 後腸骨稜
- 大転子
- 鼠径部

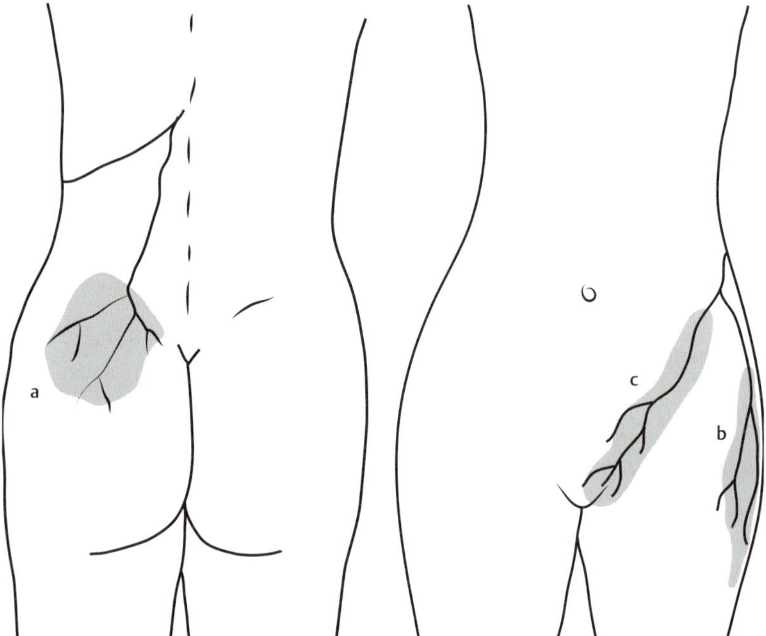

Maigneは、問題がT12/L1に起因すると推測しました。それは、回旋ができる椎骨(T12、最下位の胸椎)と、ほぼ回旋ができない椎骨(L1、最上位の腰椎)がここで繋がっているからです。

Maigneは、臀部、大転子、鼠径部の症状で、胸腰椎症候群と判断する方法を提唱しました。

まず、棘突起を軽く横方向に押し(図a)、患部に圧がかかると、T12-L2に不快感が現われる、とMaigneは述べています。

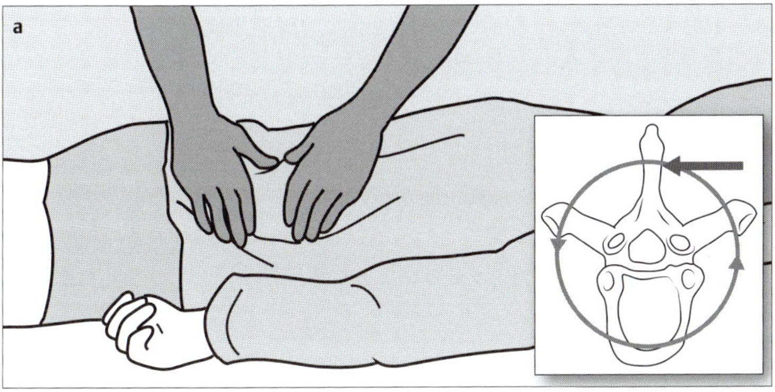

次に、皮神経の痛み(cellulalgia)が存在すると、Maigneは述べています。cellulalgiaは、ピンチロールテスト(図b)を行うと圧痛が現われる皮膚が厚い領域、と書かれています。こうした症状が現れる領域を支配する脊椎神経に問題があります。胸腰関節に問題がある場合、腸骨稜/上臀部の皮膚が肥厚していると考えられます。

第3に、腸骨稜の中心線から7～8cmの箇所を擦る(図c)と、胸腰椎症候群の症状が再現できるでしょう。ここは、原因であるT11、T12、またはL1皮神経が腸骨に交差する場所だからです。Proctor他(1985)が、二つの興味深い症例について報告しているので、参考にしてください。

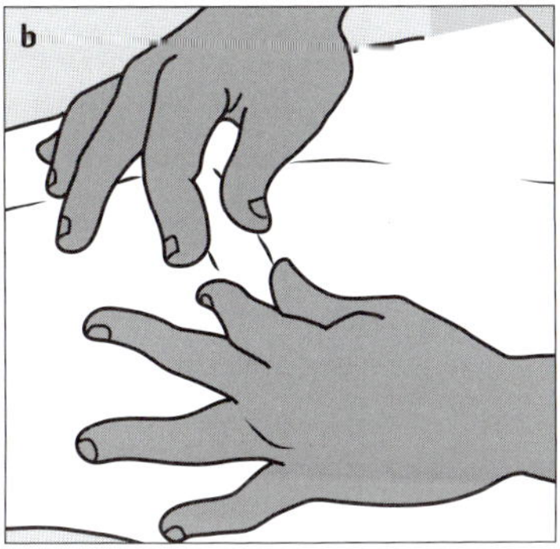

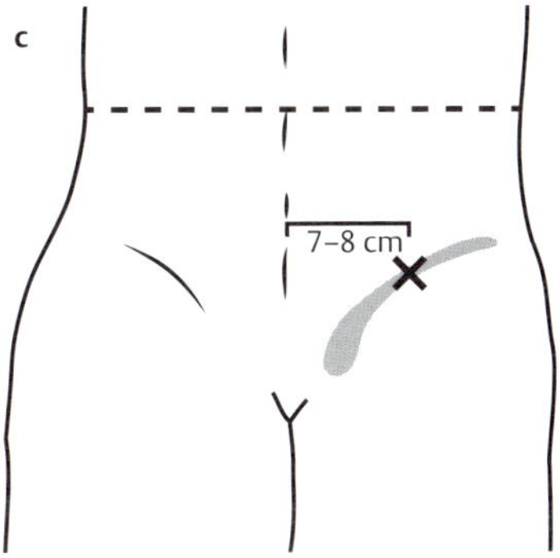

助言3　胸部の姿勢アセスメント——留意事項

これから数ページにわたり、胸部の姿勢アセスメントを行うときに考えるべき重要点が思い出せるよう、質問形式でチェック項目を挙げました。上半身の姿勢アセスメントには頭頸部のアセスメントが含まれています。そこで必ず、クライアントの頭のポジションを観察し、特に頭部が前傾していないか、調べましょう。頭部前傾は、胸郭の筋肉の機能性に影響するからです。クライアントを前後左右から観察し、胸部のすべての箇所を検査する必要があります。

質問　アクセスはどこから(前／横／後)始めてもいいですか?

どこからでもいいです。ただし、真正面からアセスメントを始めると、不安に思うクライアントがいるかもしれません。姿勢のアセスメントを受けた経験がない人が多く、半裸で立たされ、正面から姿勢アセスメントをされたら、威圧感を受けるかもしれません。

後面像

胸郭が骨盤中心線の上にあるか?
胸椎回旋、側屈、側方偏位(a)の徴候があるか?

脊椎が真っ直ぐに見えるか?
側弯症(b)のエビデンスがあるか?
側弯症のアセスメントの方法については助言6(p.146-149)を参照。

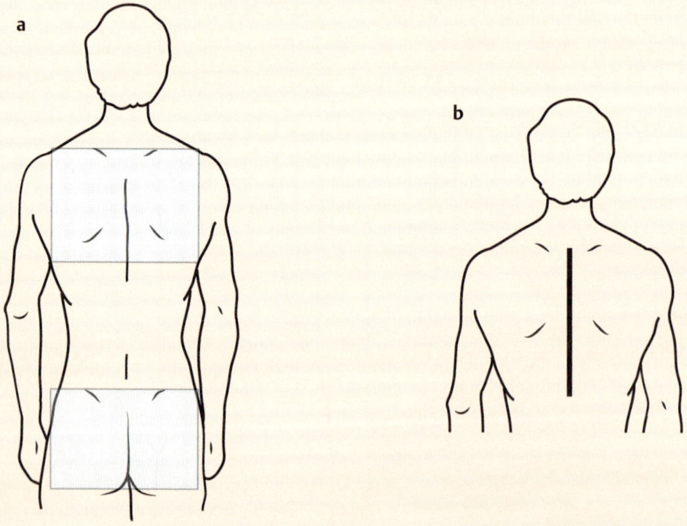

左右の肩甲骨の脊椎からの距離は同じか？
外転（前突）(c) 又は内転（後退）(d) のエビデンスがあるか？

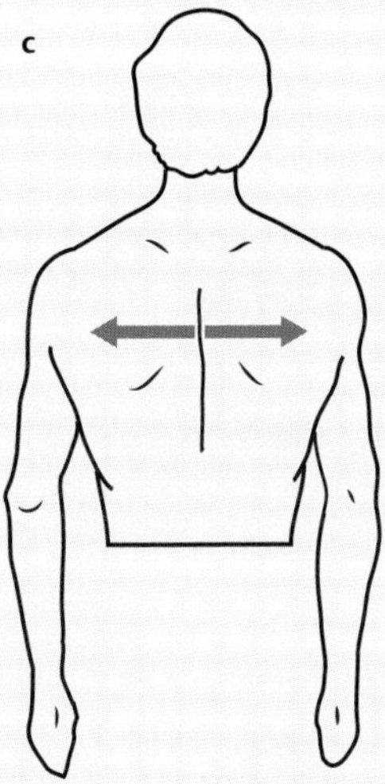

ヒント 脊椎から内側縁までの距離を測っても良いでしょう。

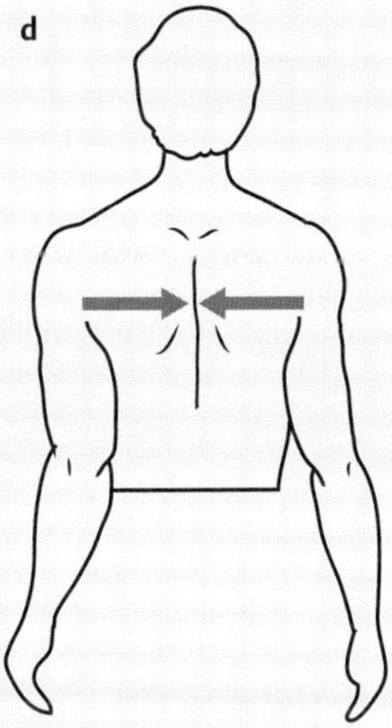

両肩の高さは同じか？
それとも、片側が上がり、反対側が下がっているか？
下角を調べ、左右肩甲骨の挙上(e) または下制(f)をアセスメントする。

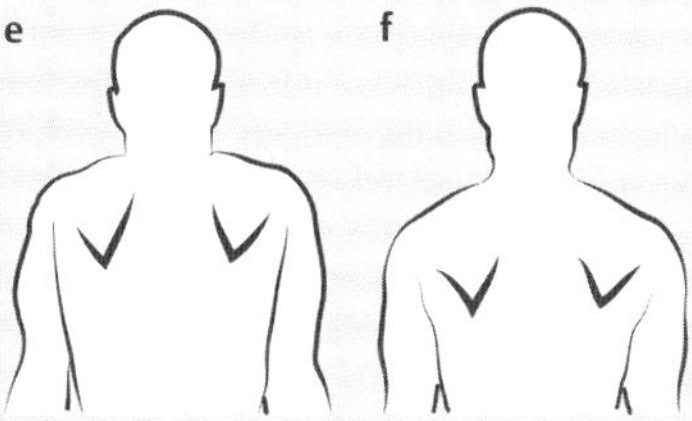

左右非対称の場合、肩そのものの位置が原因か、僧帽筋上部線維（図なし）などの肩甲挙筋の大小が原因か？
肩甲骨の上方回旋または下方回旋のエビデンス(g)がないか？

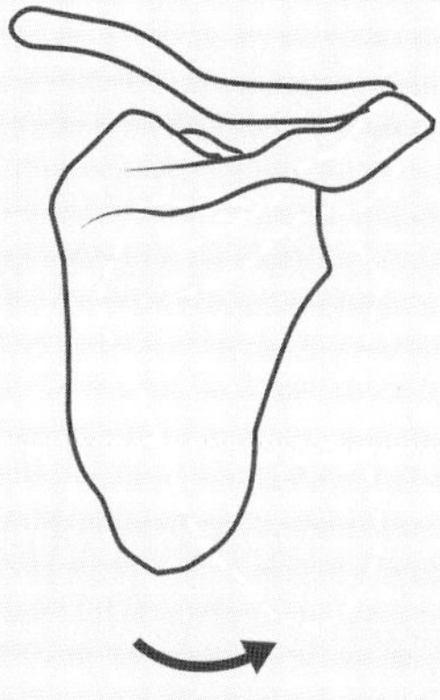

翼状肩甲骨の徴候(h)があるか？
詳細については助言5（p.145-146）
参照。肋骨はどのように見えるか？
肋骨は左右対称か(i)　？
肋骨角が特に突き出た箇所がないか？

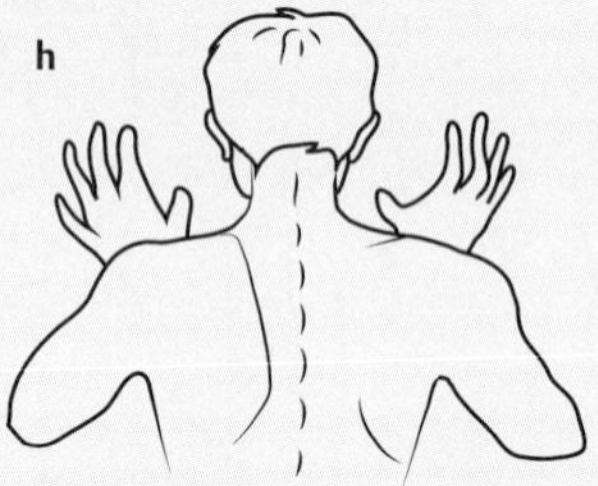

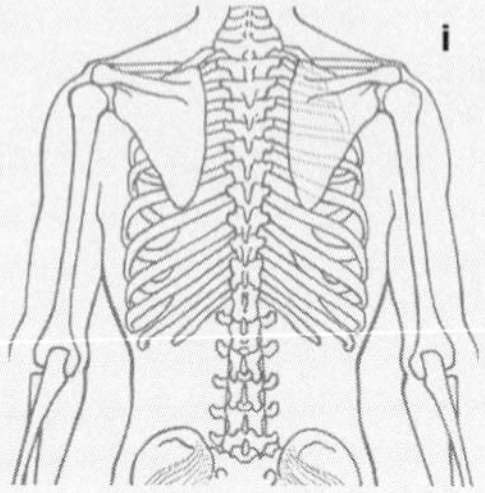

胸部（例：脊柱起立筋、菱形筋、僧帽弁）に筋緊張が増加／低下した領域があるか？
顕著な萎縮や過形成(j)がないか？

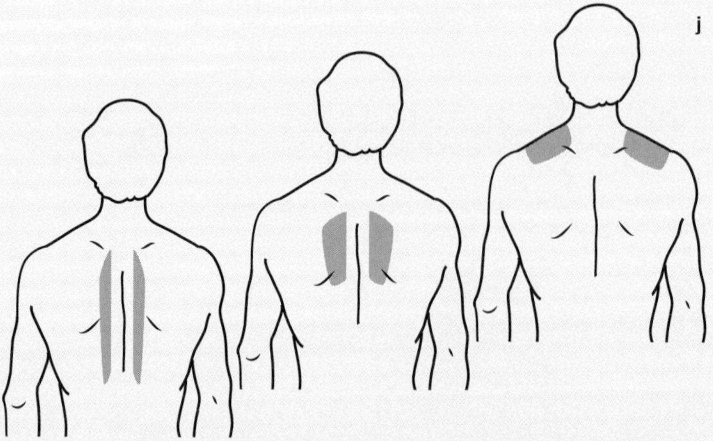

Struyf他(2009)の研究は音楽家に特化したアセスメントであるものの、肩甲骨の位置アセスメントの全体像がわかります。

側面像

頭部前傾のエビデンスがないか(a)？

頸胸関節はどのように見えるか？

——猫背の徴候(b)がないか？

円背または平背のエビデンス(c)がないか？

平背の詳細情報については助言４を参照。

胸郭が挙上または下制しているか？

立位の姿勢は前屈型か、軍人型か(d)？

肩甲骨傾斜のエビデンスがないか？

肩甲骨が傾いているエビデンス(e)がないか？

肩の外転(前突)、内転(後退)のエビデンスがないか？

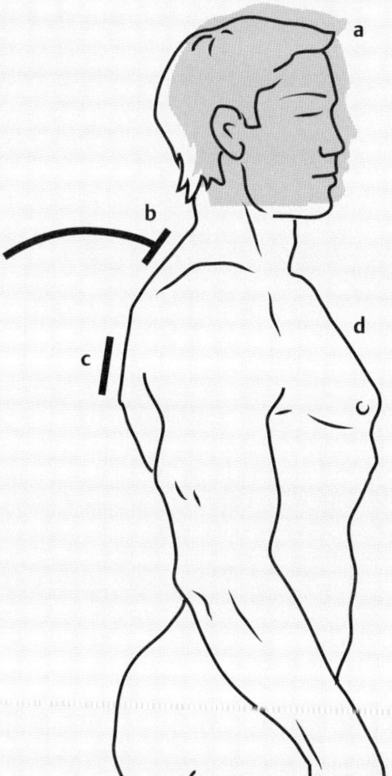

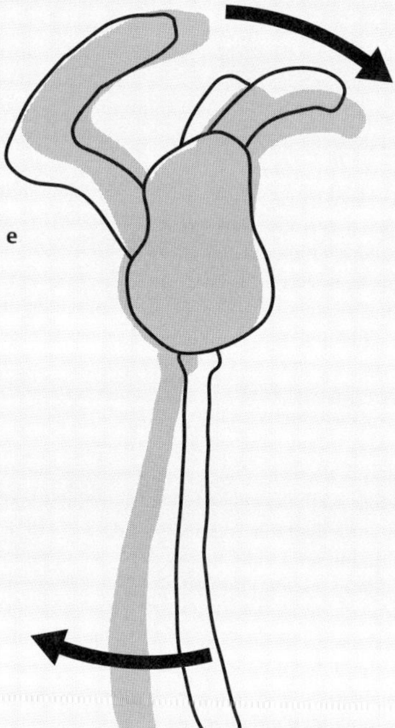

前面像

骨盤の中心線上に胸郭があるか(a)？
胸筋（b）および腹筋（c）の筋緊張の程度はどうか？
鎖骨の位置(d)はどうか？
鎖骨は肩鎖関節で肩甲骨に繋がっているので、鎖骨の位置で肩甲骨の位置がわかる。鎖骨の観察所見から、肩の挙上／下制、前突／後退のエビデンスはないか？

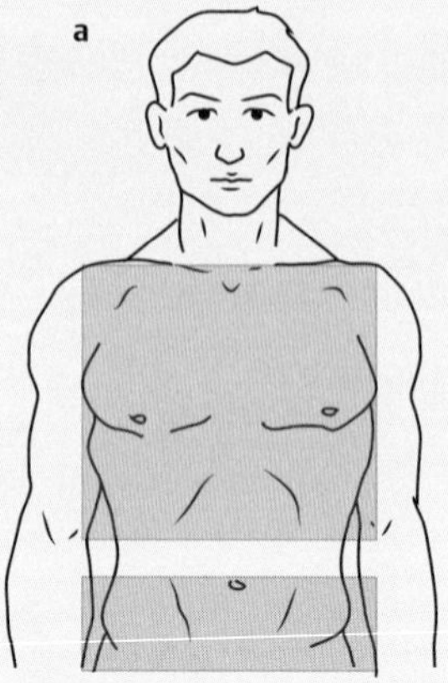

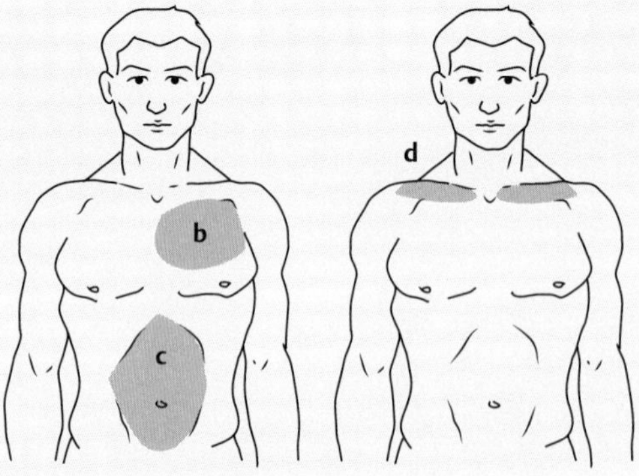

姿勢アセスメントの所見が何を意味するかを含め、アセスメント方法の詳細については、Johnson（2012）の文献を参考にしてください。

助言4　平背のアセスメント

胸部アセスメントで大事な観察項目は、胸椎カーブが正常かどうかということです。多くの療法士は、脊柱後弯ならばすぐに発見できますが、平背のアセスメントも同じように重要です。平坦な胸椎カーブが、局所疼痛の原因になる可能性があります。正常な胸椎棘突起がどの位、下を向いているか観察しましょう。胸椎カーブが無いことは、棘突起が互いに近接することを意味します。平背のクライアントは、直立位で痛みを訴えたり、脊椎の伸展でさらに強い痛みを訴えたりすることがあります。除外診断が第1ですがこのような痛みは、脊椎伸展運動による軟部組織と棘突起とのぶつかり合いが原因で起きる場合があります。

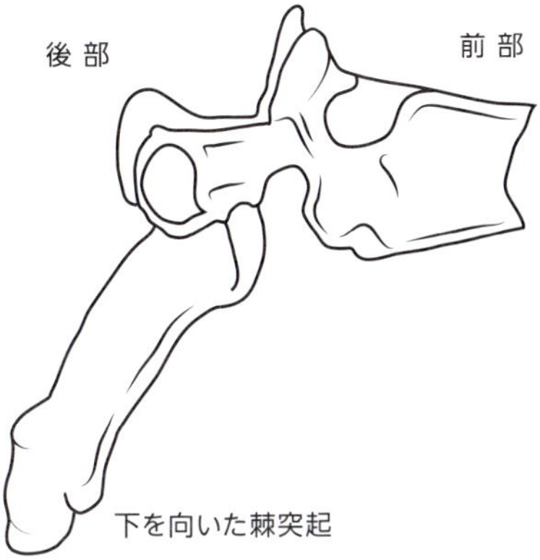

助言5　翼状肩甲骨

真性の翼状肩甲骨の場合、肩甲骨が後部胸壁から著しく突き出て見えます。体脂肪の少ないクライアントの肩甲骨は少し突き出ており、平背のクライアントの肩甲骨はさらに突き出ていますが、翼状肩甲骨とは似ていません。真性翼状肩甲骨は、神経麻痺によって起き、前鋸筋に影響が及んだ結果胸郭に肩甲骨を安定させることができなくなった状態です。これは先天異常や、長胸神経の損傷に起因する場合があります。

僧帽筋および菱形筋の筋力低下も、肩甲骨の不安定症の原因になります。小胸筋の短縮は肩甲骨を前傾させ、下角の突出が目立つようになります。

概要については、MartinとFish（2008）の文献が良い参考になります。

翼状肩甲骨の外科治療例については、IcetonとHarris（1987）の文献がよくまとまっており、興味深い内容です。

質問　クライアントが真性の翼状肩甲骨かどうかを識別する方法は？

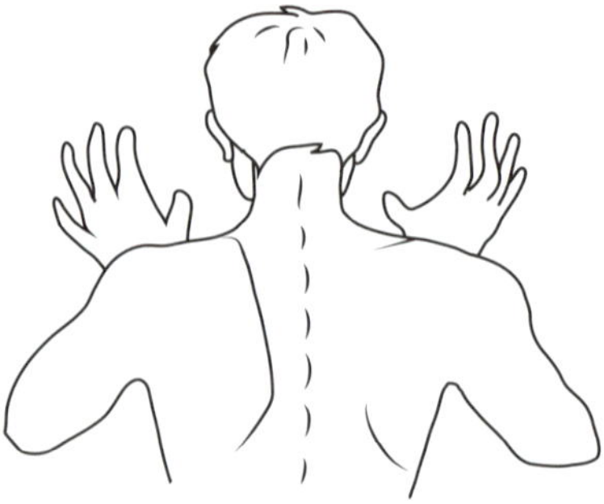

両手を壁につき、両肘を伸ばして壁で腕立て伏せをするようにクライアントに指示します。腕立て伏せの動作中、前鋸筋は肩甲骨を前に押し出したり、後胸壁に安定させたりする機能があります。腕立て伏せ中、肩甲骨が〝翼状〟になって後胸壁から離れる場合、前鋸筋が弱い、あるいは機能していないことを示します。前鋸筋が機能していない場合、腕立てをせずに立っているだけで肩甲骨が翼状になります。

助言6　側彎症のアダムテスト

左右にS字彎曲した脊椎は側彎症として知られ、様々な形状があり、タイプと程度の診断には専門家が必要です。脊椎が中心線から若干逸れている人は多いですが、この場合は側彎症と言いません。

側彎症には機能性と構築性の2種類があります。

機能性側彎症は、flexible（順応性）側彎症とも言われ、椎骨に構造的変化がなく、靭帯や筋肉に病変がありません。

構築性側彎症は、rigid（非順応性）側彎症とも言われ、椎骨の変化を伴います。

William Adams（1820-1900）は、側彎症を診断する前屈テストを考案し、その名を採ってアダムテストと呼ばれています。

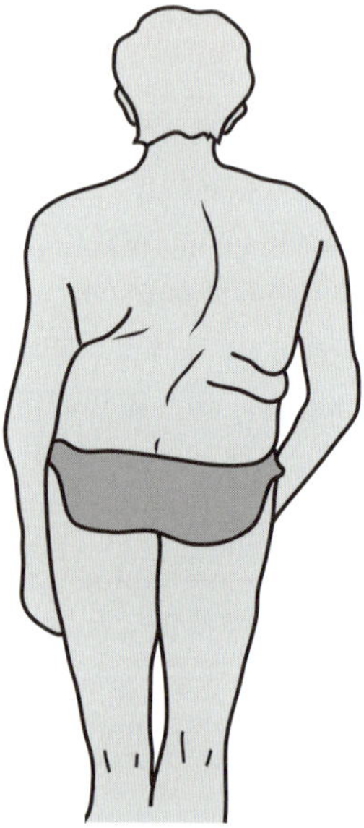

アダムテストを使う

被験者にできるだけ深く前屈するように指示し、胸郭を観察します。椎骨が横に突き出た側の肋骨が"こぶ"のように見えます。

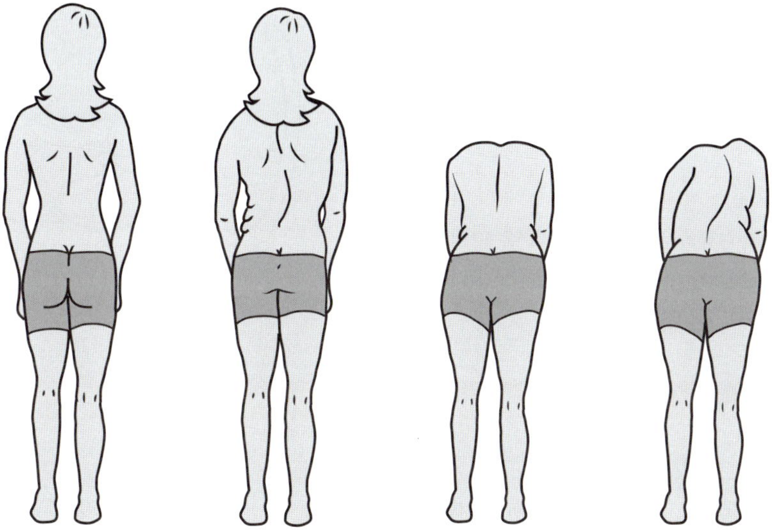

ごく一般的には、機能性側弯はアダムテスト（前屈）や仰臥位で消え、被験者自身で矯正も可能です。構築性側弯症はアダムテストでも消失せず、それどころか、側弯症が目立つようになります。仰臥位でも側弯症が無くならず、補助なしで被験者は矯正ができません。

機能性側弯症と構築性側弯症の一般的な違い

	機能性側湾症	構築性側湾症
アダムテスト	消 失	変化がないか、より突出する
仰臥位	消 失	仰臥位は可能な場合が多いが、側弯症が残っているので不快感があるかもしれない
被験者自身で矯正できる	できる	できない

側弯症では、胸椎体が反時計回りに回旋し始めると（右側屈の時と同じ）、棘突起も反時計回りに動き、中心線の右に現われます。その胸椎に付いた肋骨も動き、右側は前が突き出て、左側は後ろが突き出ます。

右側屈したときの正常な胸椎（a）および側弯症患者の胸椎(b)。

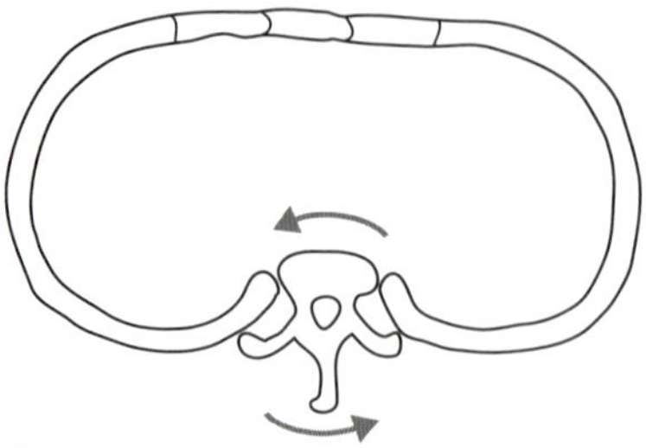

a

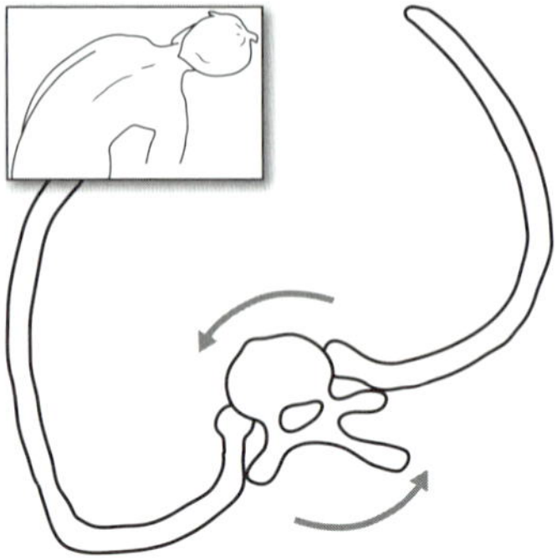

b

背後から見たとき、右側屈／左側屈で胸椎および肋骨がどのように変化するかを、下表に示しています。

	右側屈	左側屈
椎体の動き	左に反時計回り	右に時計回り
棘突起の動き	中心線の右に反時計回り	中心線の左に時計回り
肋骨後部	体の左側が突出	体の右側が突出
肋骨前部	体の右側が突出	体の左側が突出
胸郭	左の胸郭が小さくなる	右の胸郭が小さくなる

? 質問　介入が有用かどうかを判定するには、側弯症の程度をどのように測定すればいいですか？

様々な方法があります。Fairbank（2004）は、アダムが側湾症と判定したギデオン・マンテル氏について優れた説明をしています。側弯症アセスメントの詳細方法については、Petias他（2010）の報告を参照ください。代替法として、次ページの簡単な運動についてもお考えください。

側弯症の程度の測定

側弯症の程度を簡単に測定するには、骨のランドマークに印を付けて介入前後の写真を撮り、側弯症の姿勢にどの程度介入効果があったかを判定します。

ランドマークに使用できる骨の例は次のとおりです。

1. C7の棘突起
2. L4の棘突起
3. 肩甲骨の上角
4. 肩甲骨の下角
5. 肩峰突起
6. 後上腸骨棘

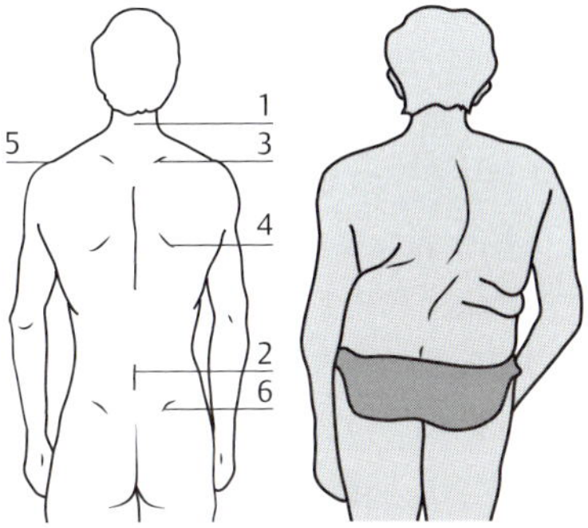

このアセスメントでは、身体部位の関係がどのように変化したかという情報が得られるだけです。呼吸容量や日常生活活動能等、機能上の変化に介入の効果があるかどうかまでは調査できません。

? 質問 アダムテストを行うとき、試験者が立つ位置はどこでもいいですか？

アダムテストは通常、試験者が被験者の後ろに立って行います。しかし、被験者によっては不快に感じるかもしれません。クライアントの正面に立っても、側弯症のエビデンスがないか見ることができます。

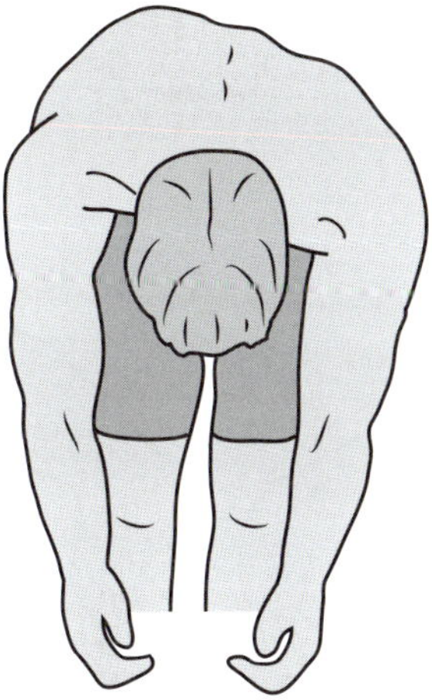

助言7　脊椎の形状を確認するときの小技

助言6の側弯症アセスメントと逆に、助言7は大まかで標準的な方法ではありませんが、脊椎の形状を後ろから簡易評価するものです。被験者の脊椎の左右どちらかに沿って、指爪の角をゆっくり滑らせ、皮膚に微かな痕がつくようにします(当然ですが、皮膚を傷つけないように)。次に背中側から瘢痕を眺めます。この簡易な評価で、脊椎の中心線からの偏位が即座にわかることがあります。

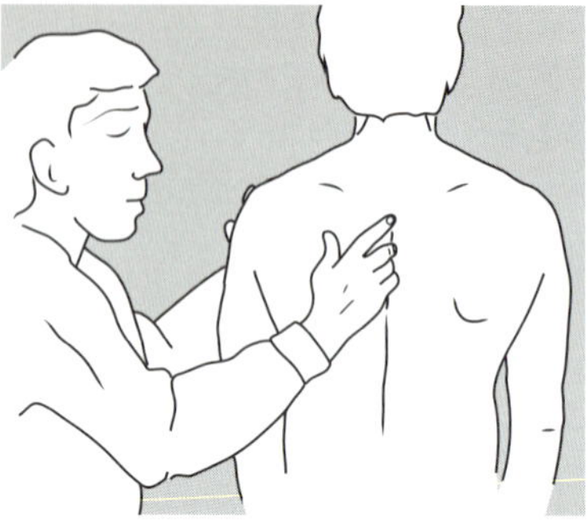

助言8　胸椎可動域のアセスメント

胸椎可動性の増減は直接的な痛みの原因またはその一因になり得るので、胸椎の運動性の大小をアセスメントできると良いでしょう。しかし、頸椎と違い、胸椎可動域(ROM)を正確に測るのは難しいのです。頸椎ROMの測定では、左右を見たり、天井や床を見たり、耳を肩に近づけるよう指示ができました。同じように胸椎だけを回旋、屈曲、伸展、側屈運動をするのは難しいのです。なぜなら、腰椎も動いてしまうためです。

- 胸椎の側屈は、腰椎の反対方向への回旋を伴います。
- 胸椎の回旋は、腰椎の反対方向への屈曲を伴います。

胸椎と腰椎の動き

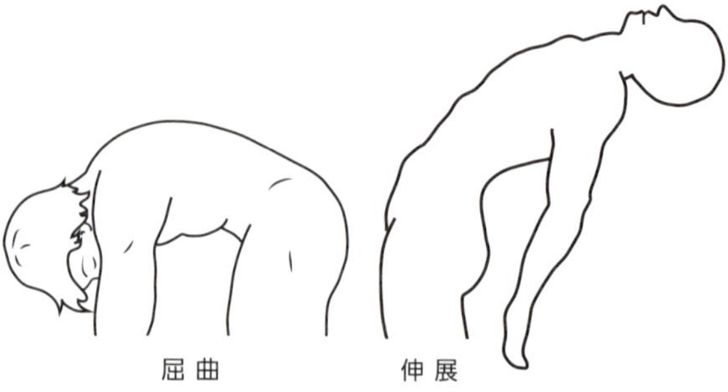

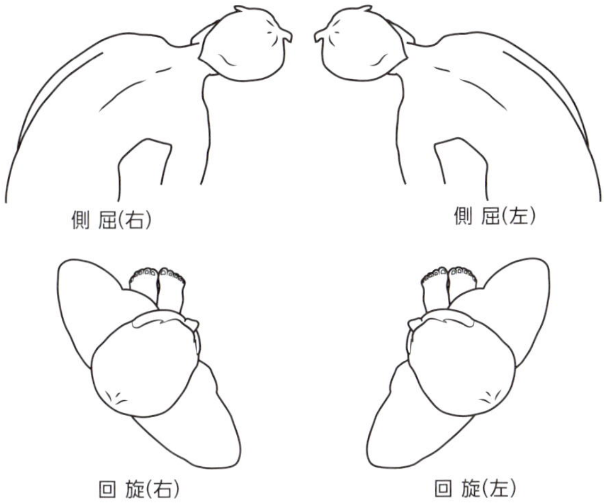

胸椎（腰椎）ROM測定の最善の方法については、合意がありません。一番簡単な方法は、クライアントが達成できた動作を観察することです。どれくらい動かすと特定の症状が出るかではなく、どの動作で発症するかを知りたいのであれば、この簡易法で良いでしょう。

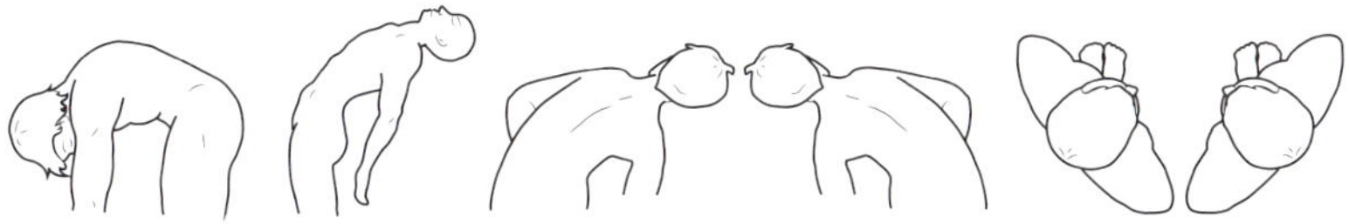

ROMを視覚評価するには、療法士がまずこれから行う6つの動作の手本を示し、次にクライアントの実践を観察します。それから、正常ROMの表(p.153参照)を使って、胸椎のROMが増えたか減ったかを判断します。

立位で屈曲をアセスメントする場合、何がROMを減少させると思いますか？　ハムストリングや腓腹筋の軟部組織の緊張でしょうか？　あるいは、後頸部および腰部の緊張でしょうか？　バランスの問題でしょうか？

? 質問 どの動作から始めてもいいですか？

どの動作から始めても結構です。ROMテストの未経験者、または実践で初めて行う人は、常に同じ順番で動作を行うようクライアントに指示すると良いでしょう。そうすれば、特定の動作をし忘れる可能性は低くなるでしょう。ただし、経験を積んだら、一番症状を悪化させると思われる動作を最後に回しましょう。問診中のクライアントの話を聞けば、どの動作が症状を悪化させるか、見当が付くでしょう。屈曲と伸展の動作を観察するには、クライアントの横に立つ必要があるので、注意しましょう。

ヒント HertlingとKessler（1996）は、被験者は前屈するときに床の一点に視線を固定し、視覚に頼る傾向があると言っています。目を閉じて屈曲するよう指示すると、左右どちらかに偏る傾向がよくわかると、2人は報告しています。どう思いますか？

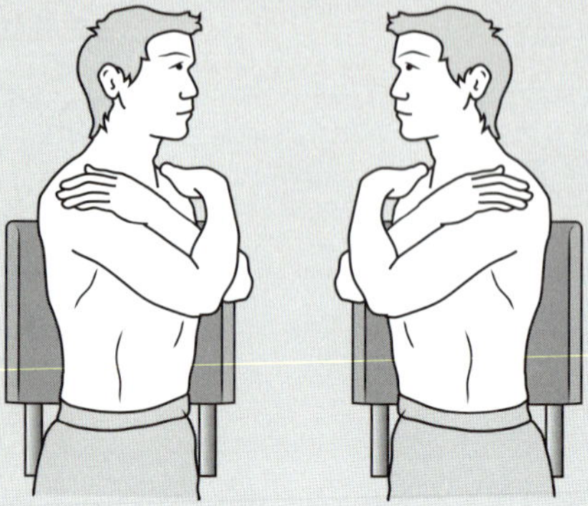

ヒント 回旋のアセスメントでは、立位と座位で結果を比べましょう。座位では骨盤が固定されるので、回旋の程度をより正確に反映した結果になります。立位の方が、より大きく回旋したように見えることがあります。

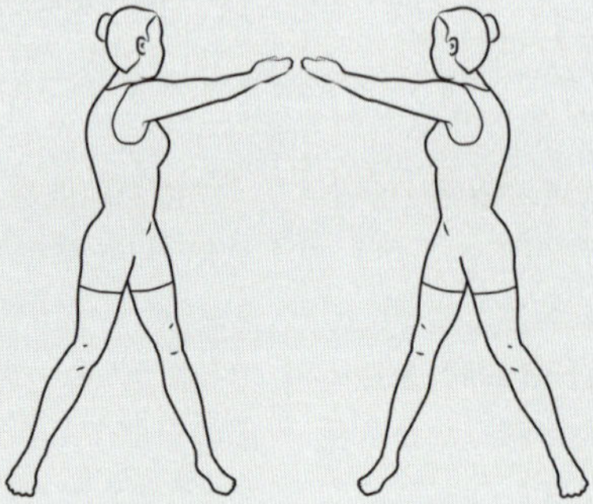

ヒント どのROMでも、動きをごまかしていないか、じっくり観察しましょう。たとえば、少し身体を曲げて、回旋を達成しようとする人がいます。

ヒント 回旋には肋軟骨の変形が必要ですが、加齢によって肋軟骨が骨化し始めます。これは、高齢者の胸椎回旋減少の一因になります。

以下は、胸椎のROM測定についてのアイディアで、テープを使った測定（助言9、p.153-157）、角度計を使った測定（助言11、p.160-163）の方法があります。どちらが自分にベストな測定法か決めましょう。

	正常な胸椎可動域
屈曲	80～90度
伸展	20～30度
側屈	20～35度
回旋	30～45度

[a]GreeneとHeckman（1994）のデータ

助言9　巻き尺を使って胸椎ROMを測る

皮膚上の2点の距離を基に、胸椎ROMをアセスメントすることもできます。そのためには、二つの基準点を定めて巻き尺をあて、この2点が動作によってどれだけ離れるか、またはどれだけ近づくかを測ります。位置の特定が必要な二つの基準点は、第7頸椎(C7)と、第12胸椎(T12)です。これらの位置がわかったら、2点の間に巻き尺をあて、被験者の屈曲・伸展動作で生じる変化を測定できます。

助言12（p.164-166）に、健常被験者で予想される変化量を示しています。まず自分で測定の練習をして表の値と比べましょう（測定値に対する先入観をなくすため）。

胸椎屈曲の測定：方法1

どのポジション（立位、座位、側屈）で胸椎屈曲をクライアントが行うかを決め、記録します。

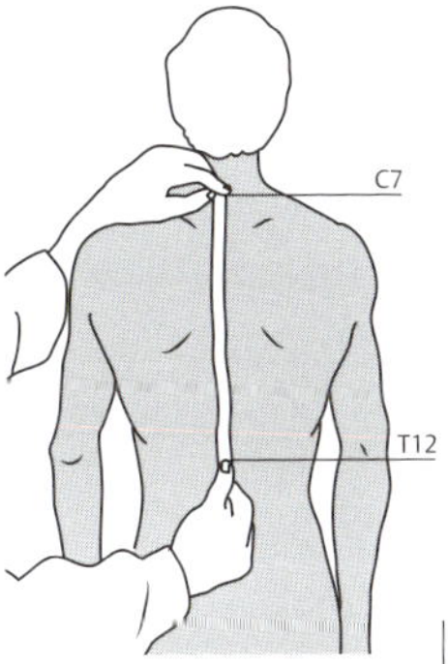

ステップ1　C7とT12の位置を特定します。

ステップ2　2点間の距離を測り、所見を記録します。

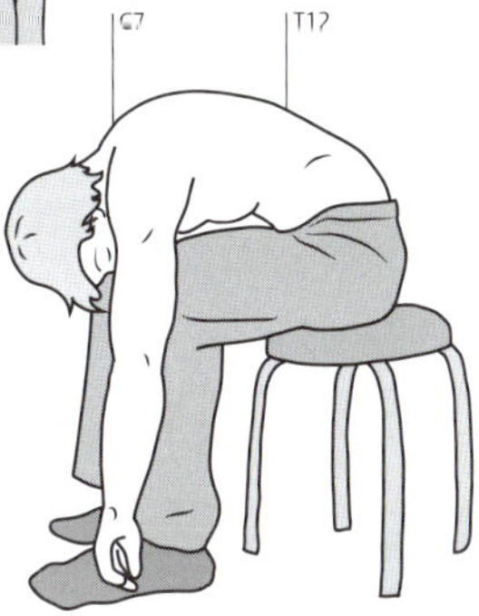

ステップ3　屈曲するよう指示し、C7とT12の距離をもう一度測ります。1回目（ニュートラル）と2回目（屈曲）の測定値の差に注意し、再度、所見を記録します。

質問　アセスメントの体位は立位でも座位でもいいですか？

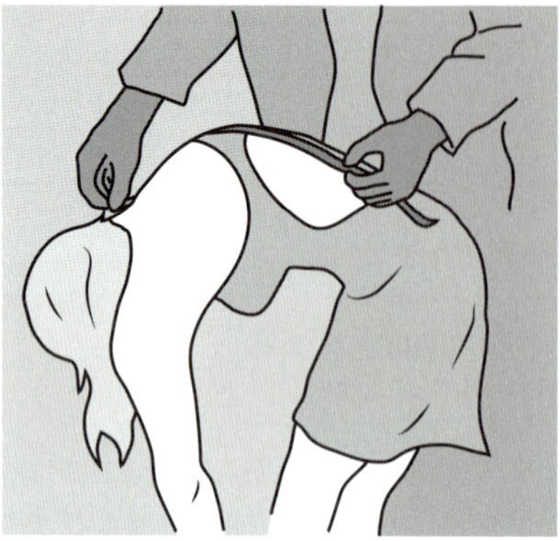

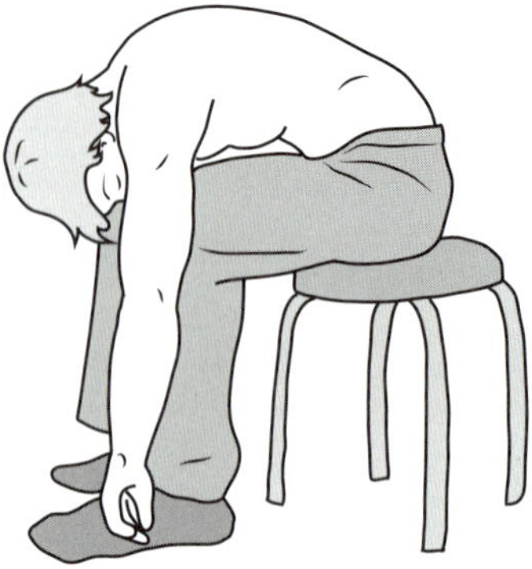

ポジションが違うと結果が変わる可能性が高いです。**座位**の場合、腰を十分に曲げられないので、胸椎だけを測定するのであれば、座位が好ましいかもしれません。しかし、肥満や胸／腹部が大きい被験者の場合、座って深くおじぎすると不快感が生じる可能性があります。座位よりも立位の方が腰椎を深く屈曲できる一方、身体の後ろ（特に下肢）の筋肉と筋膜で動きが制限されます。助言10の表を完成させると、テストポジションの違いが結果に与える影響の確認に役立ちます。

ヒント　立位で屈曲を測定すると決めた場合、骨盤を固定し、前傾しないようにします。しかし、こうすると測定が難しくなります。その場合は、補助者に被験者の骨盤を固定してもらった上で、巻き尺で測れば良いでしょう。

胸椎屈曲の測定：方法2

二つ目は、床と中指の距離(a)、または脛骨との距離(b)で屈曲を測る方法です。この方法はどの程度信頼性があると思いますか？　どのような因子が所見に影響するでしょうか？

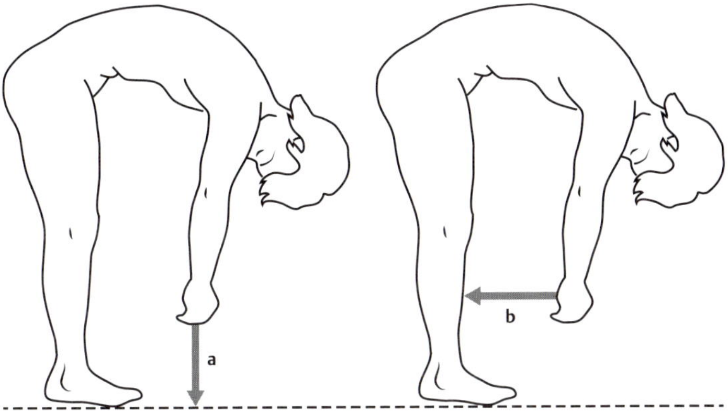

巻き尺を使って胸椎伸展を測る

どのポジション（立位、座位、臥位）で胸椎伸展動作を行うかを決め、記録します。

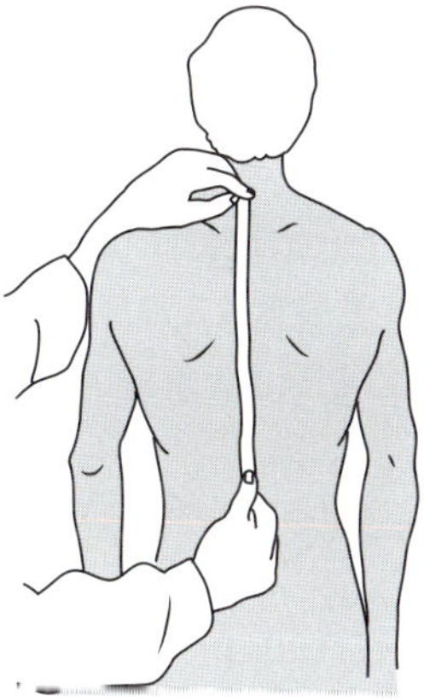

ステップ1　C7とT12の位置を特定します。

ステップ2　2点間の距離を測り、所見を記録します

ステップ3　伸展するよう指示し、C7とT12の距離をもう一度測ります。1回目（ニュートラル）と2回目（伸展）の測定値の差に注意し、再度、所見を記録します。

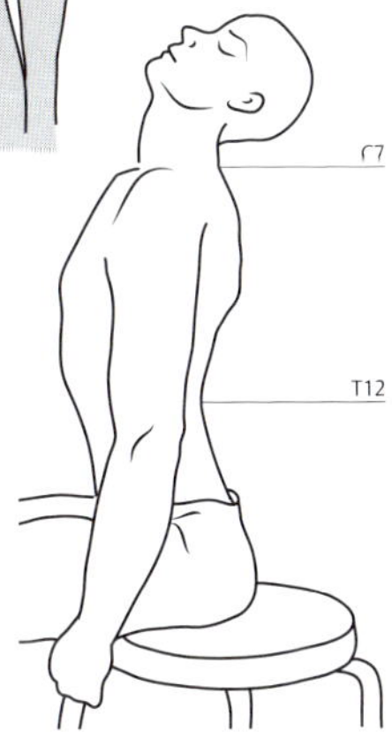

巻き尺を使って側屈を測る：方法1

ステップ1　脇の位置で左右の掌が太腿に触れるよう指示します。直立した状態で、中指と床との間の距離を測ります。

ステップ2　左右どちらかの側屈を行うよう指示します。中指が太腿に触れた状態で、床との距離を測ります。

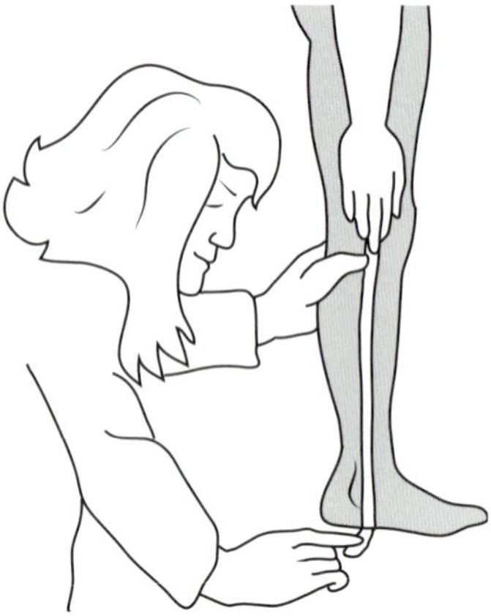

ヒント　開始位置から腓骨頭までの距離、または指先から膝関節までの距離を動作前後で測る方法もあります。こうした方法はどの程度正確だと思いますか？　どのような因子で結果が変わるでしょうか？

巻き尺を使って側屈を測る：方法2

MollとWright（1981）は、胸側面に2箇所、ランドマーク（一つは胸骨の剣状突起と平行に、もう一つは腸骨稜の最高点に）入れるよう提案しています。

次に、側屈位で、曲げた側の2点間の距離（a）がどの位縮んだか、反対側の2点間の距離(b)がどの位伸びたかを測定します。

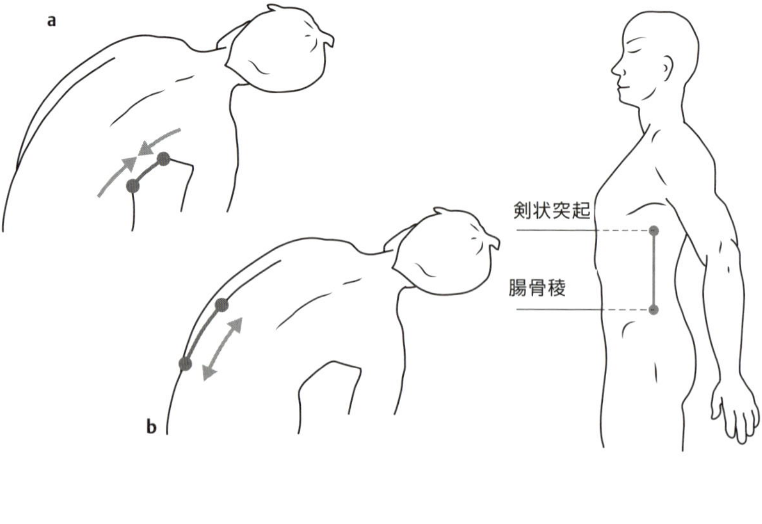

巻き尺を使って胸椎回旋を測る

この胸椎回旋測定法は、Pavelka(1970)によるものです。この方法では、胸腰部の回旋を測定します。

ステップ1　座位で、胸骨切痕とL5の距離を測ります。

ステップ2　胸椎回旋を指示し、上記の距離を再度測ります。反対方向の回旋を指示し、再度測定します。被験者の左側に立っている場合、下図のように、被験者は右回旋をします。

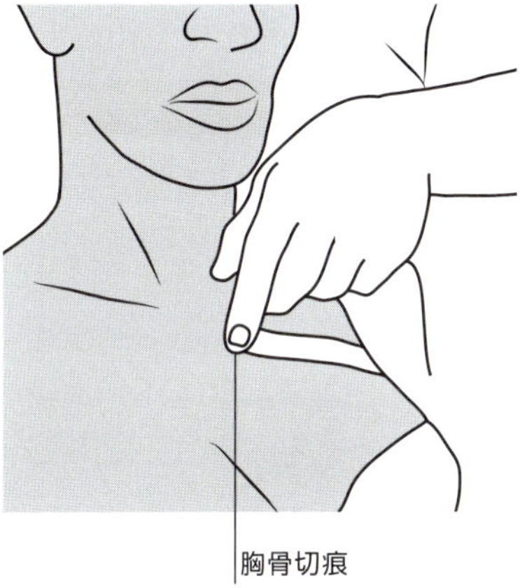

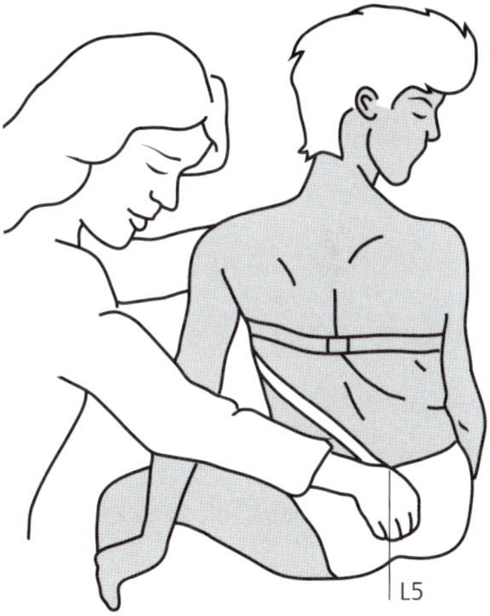

助言10　胸椎ROMを巻き尺で測るテクニックを磨く方法

質問　巻き尺を使った胸椎ROMの測定が上達する方法がありますか？

物理的スキルを向上させる方法は、まず練習です。練習によってスキルが上がり、同時に、同一被験者でポジションを変えたときや、同じポジションで被験者が違うときの違いを経験できます。

スキル向上については、次の方法も考えられるでしょう。

- 同一被験者で、アセスメントのポジションを変える(座位、立位、側屈)
- 同一ポジション（例：立位での屈曲／伸展）で同じ動作を、別の被験者でアセスメントする
- 同一被験者で、異なる骨（C7とT12、C7とS1等）をランドマークに使う
- 同一被験者で、同じアセスメントを、一定期間繰り返す

次ページの表をご覧ください。

表A

これは、同一被験者のC7-T12の屈曲／伸展を、2種類のポジション（座位、立位）でアセスメントしたときの所見を記録するときに使う表です（伸展の測定では、「C7-T12屈曲」の欄を「C7-T12伸展」に書き替える）。

表B

表Aの代わりに、表Bを使い、同僚5名が一つのポジションまたは5つすべてのポジションで屈曲動作をした時の測定結果を記録します。この表では、一つのポジション（例では座位）で胸椎屈曲したときの被験者5名分の結果を記録できます。

表A　同一被験者が、3つのポジションで、ニュートラルポジションから屈曲したときの変化をC7とT12を使って記録・比較する

アセスメント・ポジション		胸部C7-T12	
試験ポジション	C7-T12ニュートラル	C7-T12屈曲	変 化
座 位 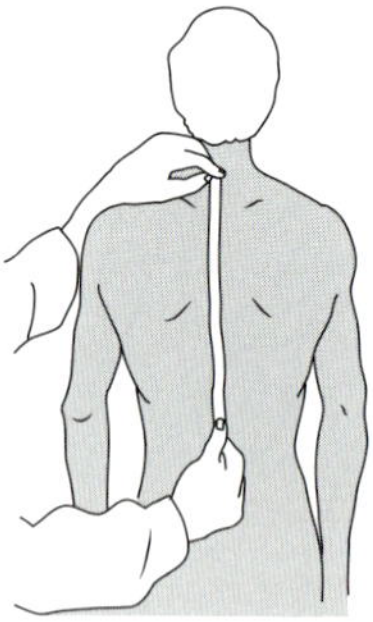		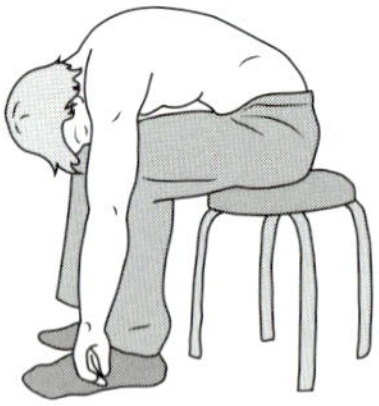	
立 位 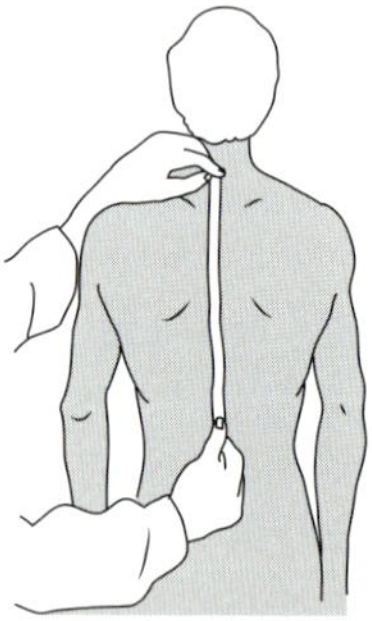		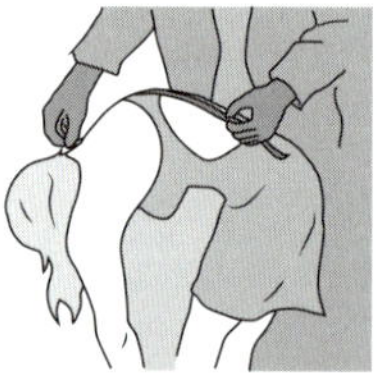	

コメント

表B　被験者5名が、座位で、ニュートラルから屈曲したときの変化を
　　C7とT12を使って記録・比較する

被験者	C7-T12ニュートラル	C7-T12屈曲	差
	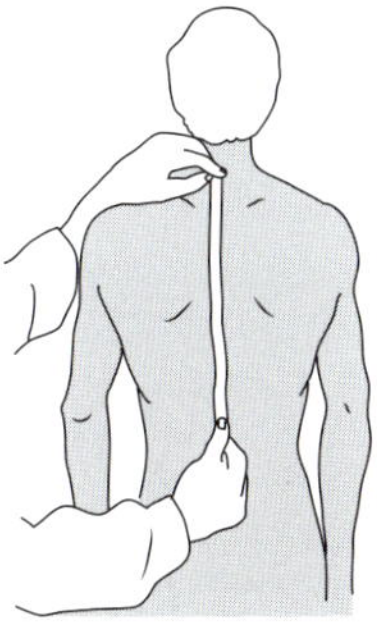	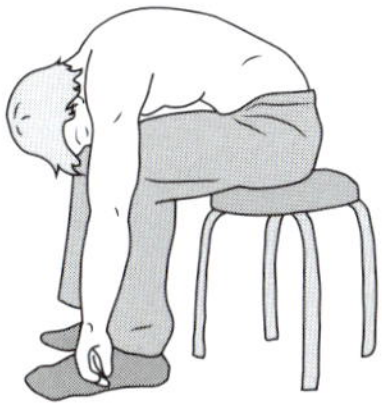	
A			
B			
C			
D			
E			

助言11　角度計で胸椎ROMを測る

胸腰椎の伸展、側屈、回旋の測定に、角度計を使うことがあります。

角度計で胸椎伸展を測る：方法1―立位

ステップ1　クライアントは立位。角度計の基本アームが垂直になるように持ちます。

ステップ2　背中を反らすよう指示し、可動アームをC7棘突起の位置まで動かし、可動域を角度計で測ります。

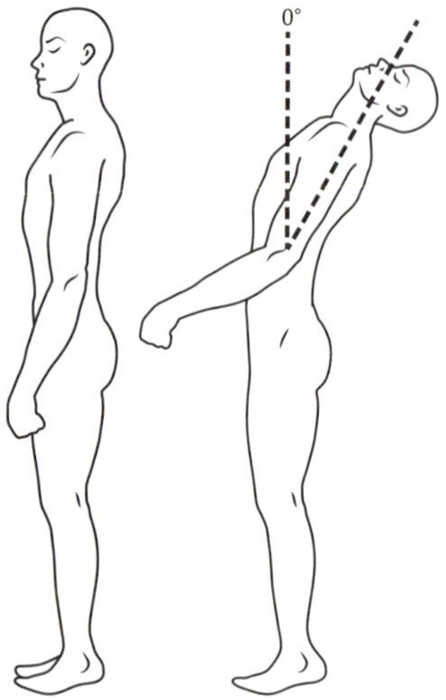

角度計で胸椎伸展を測る：方法2―腹臥位

ステップ1　クライアントは腹臥位。角度計の基本アームが水平になるように持ちます。

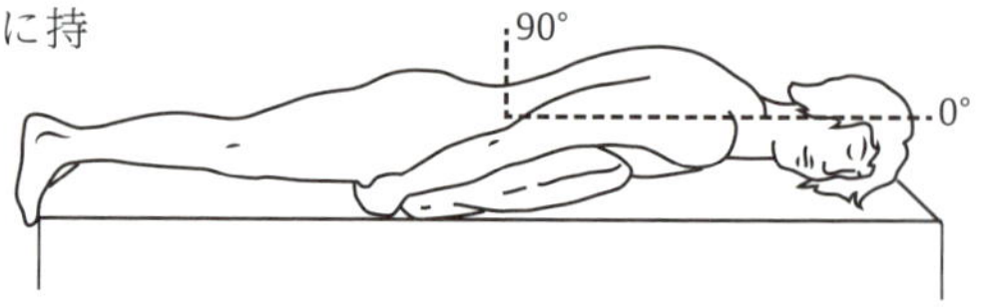

ステップ2　頭、首、両肩を診察台から浮かすように指示し、可動アームをC7棘突起の位置まで動かし、可動域を角度計で測ります。

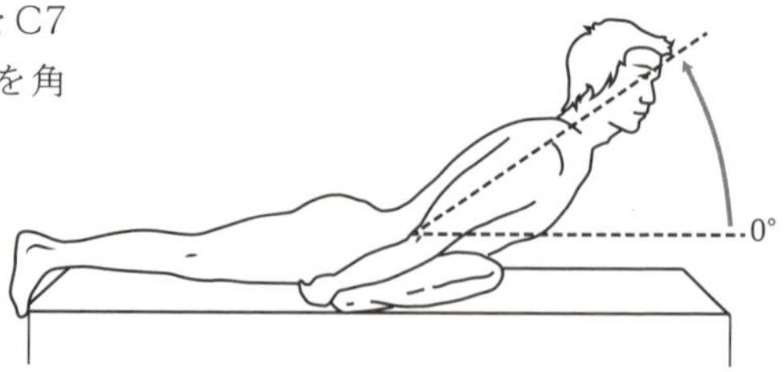

1965年版『Joint Motion, Method of Measuring and Recording（米国整形外科学会、1965）』に記載されているこの試験ポジションは、脊椎伸筋の筋力が必要なことがわかるでしょう。

別法として、被験者がスフィンクスのポーズをとっても良いでしょう。

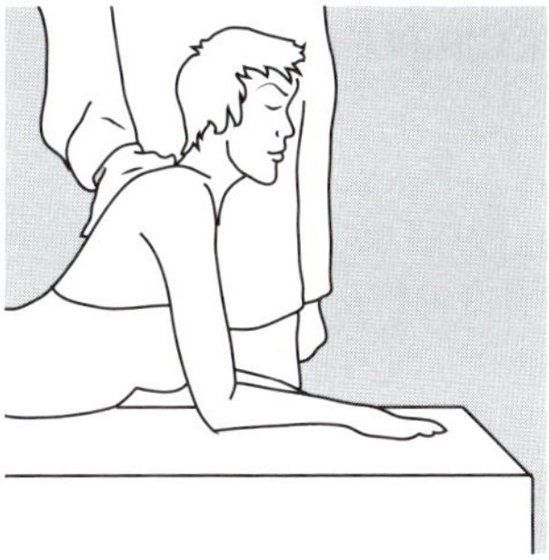

過剰可動性のクライアントは、腕立てをすると胸椎をより大きく伸展できる可能性が高いです。この姿勢では、T4/5辺りからL1にかけて胸椎が伸展します。

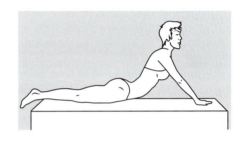

角度計で胸椎側屈を測る

これも、胸椎と腰椎の両方を測定する方法です。

ステップ1　被験者の後ろに立ちます。S1棘突起の上に角度計のヘッドをあてがい、基本アームが棘突起と平行（床と垂直）になるように持ちます。

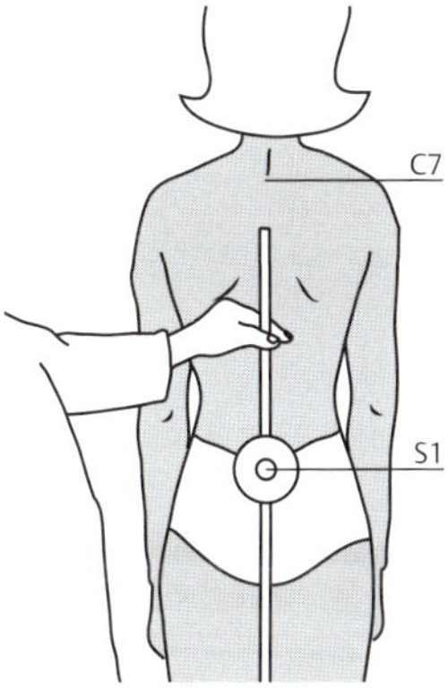

ステップ2　左右どちらかに側屈するよう指示します。この姿勢でC7とS1の間に線があると想定し、可動アームをC7棘突起の位置まで動かします。この線と、脊椎の垂直線でできた角度を記録し、腰椎の弯曲を差し引いて胸椎の弯曲を計算します。このポジションの達成に代償的動作の必要があった場合は記録します。

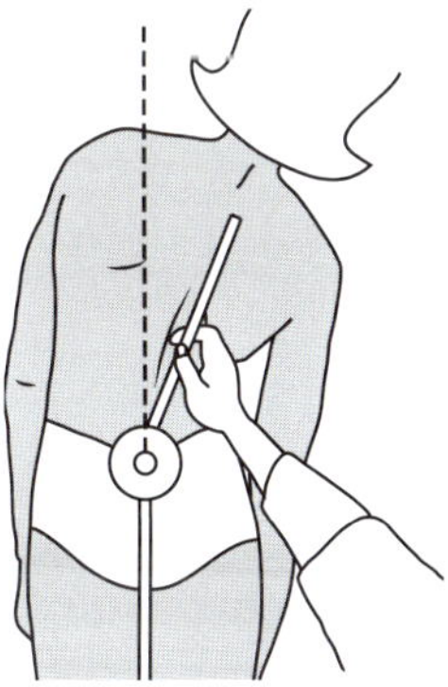

角度計で胸椎回旋を測る

首、腰、骨盤がなるべく動作に加わらないよう、胸椎の回旋を測るときは、検査者が被験者の骨盤が立つように支え、被験者を座らせるか四つ這いになるように指示します。ただし、姿勢を支えるにも、角度計を動かすにも両手が必要なので、練習するのは難しいです。

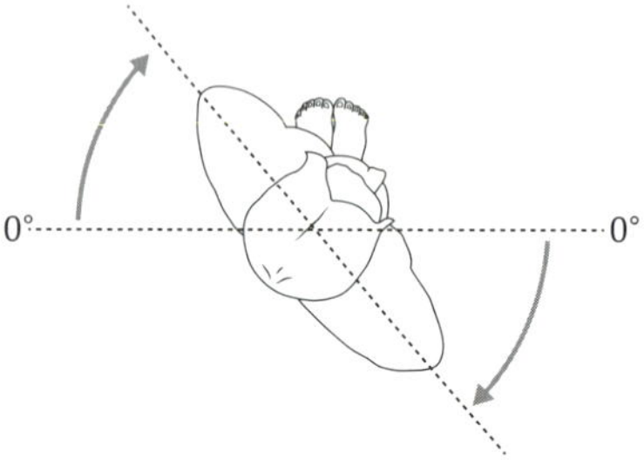

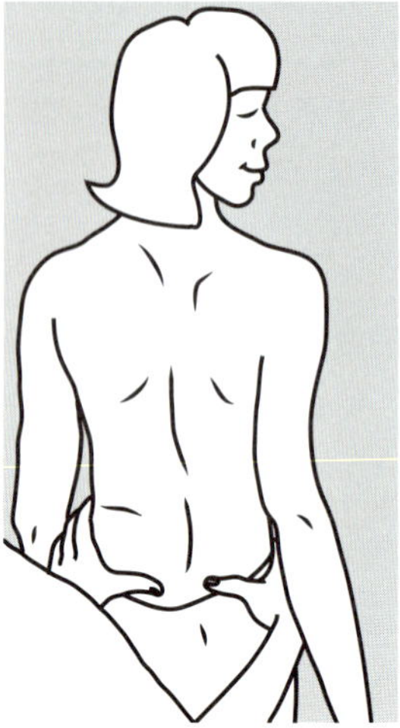

ステップ1　座位で、角度計の中心が頭頂、両方のアームが回旋方向の肩峰突起の真上に来るようにします。基本アームは、上前腸骨棘の真上に見える位置に合わせます。

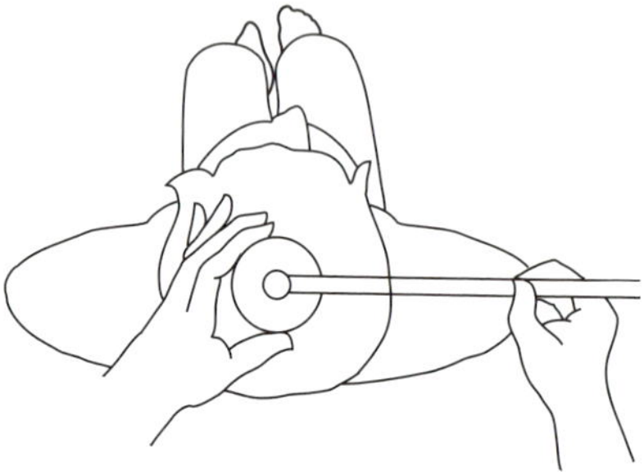

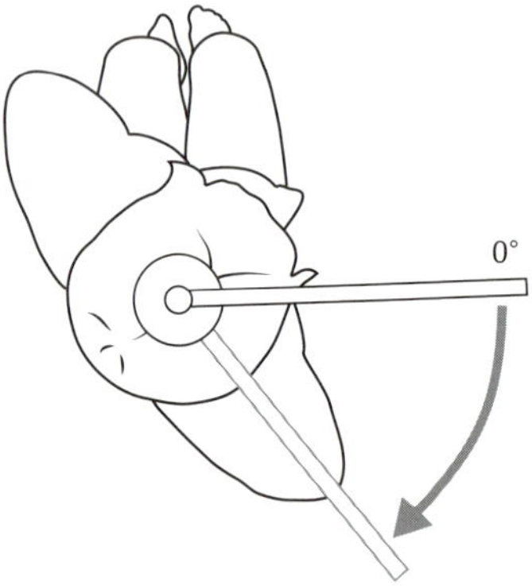

ステップ2　体幹全体を左右どちらかに捻るよう指示します。肩峰突起の動きに合わせ、（回旋した方向に）可動アームを動かします。基本アームと可動アームの間の角度を測定結果として記録します。反対側も同様に測定します。代償動作があれば記録します。

ヒント 棒を持ったまま回旋を行うと、回旋動作を観察しやすくなります。この場合、肩峰ではなく、棒に角度計を合わせると良いでしょう。

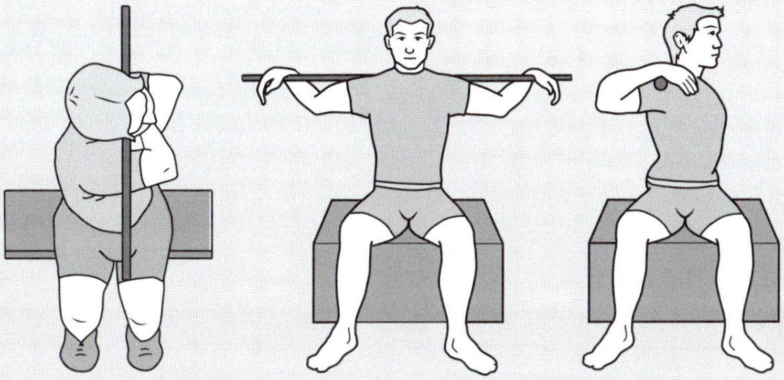

どのポジションで最も正確な結果を得られる確率が高いか、考えましょう。両腕を棒に預けるとぐっと楽になるかもしれませんが、肩関節の柔軟性や胸筋の緊張が結果に影響する可能性があります。棒を使う場合も使わない場合も、試験者は立ったままで被験者を上から観察し、回旋角度を正しく測定する必要があります。

質問 回旋中に被験者が身体を曲げても構いませんか?

身体を曲げてはいけません。このテストでは背筋を伸ばして座ることが大切で、体幹が曲がった状態で回旋すると結果が変わってしまいます。

面白い練習として、2名の友人/同僚と組んで、骨盤を固定した状態/固定しない状態で胸椎回旋テストを行っても良いです。

角度計の使い方の詳細は、Norkin と White (1985) の文献を参考にしてください。

被験者	骨盤を固定しないときの回旋角度		骨盤を固定したときの回旋角度	
	左	右	左	右
A				
B				
C				

助言12　どうすれば正常な胸椎ROMかどうかを判定できますか？

米国整形外科学会(1965) は、C7-S1の測定で、屈曲時は脊椎全体で10.2cm、胸椎で2.5cm、腰椎で7.6cm増加すると述べています。

伸展時は、脊椎全体で4cm、胸椎で1cm、腰椎で1.2cm減少します。

おわかりのように、巻き尺でC7-S1の距離を測ると測定値の増減がありますが、この増減が脊椎のどこで発生したか断言することは難しいです。

Moll とWright (1971) は、巻き尺を使ったROMアセスメントの報告書で、加齢で脊椎ROMは減少し、各年齢層内でもROMの能力に大きなバラツキがあるため、ROM所見にも大きな差があることを覚えておくことが重要だと訴えています。

巻き尺を使った可動域の測定

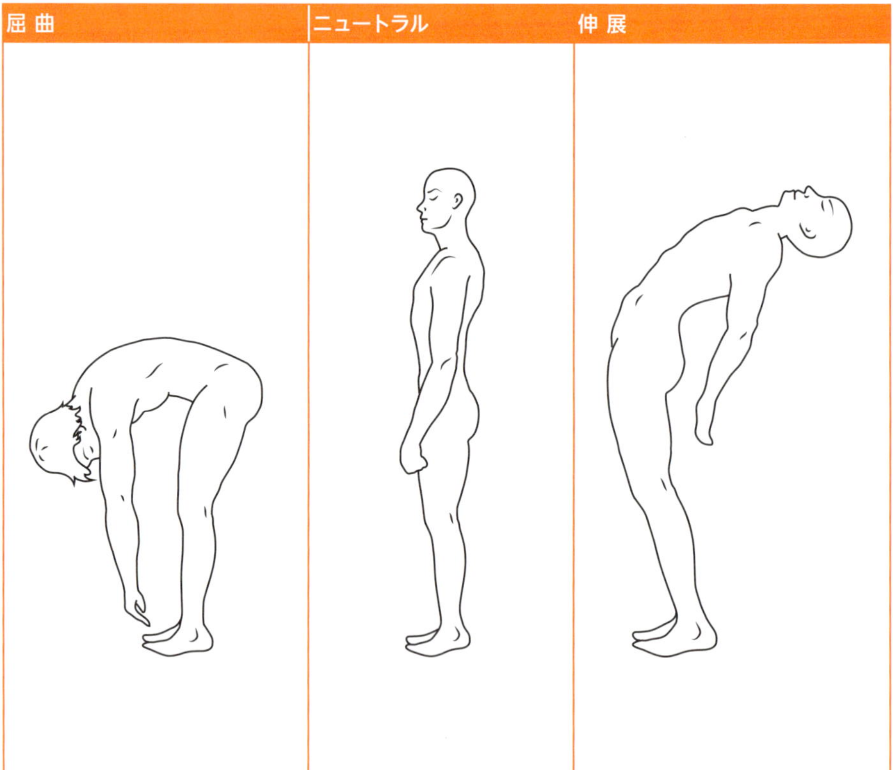

ニュートラルから屈曲したとき、胸椎の長さが2.5cm、腰椎の長さが7.6cm増加する。

ニュートラルから伸展したとき、胸椎の長さが0.4cm、腰椎の長さが2.5cm減少する。

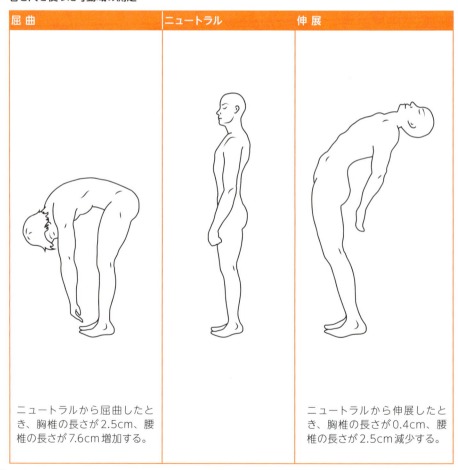

角度計を使った可動域の測定

可動域	ニュートラル	例
屈 曲 正常＝立位で80～90度	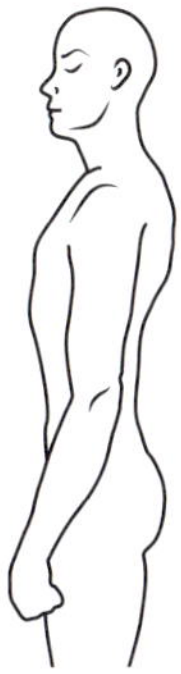	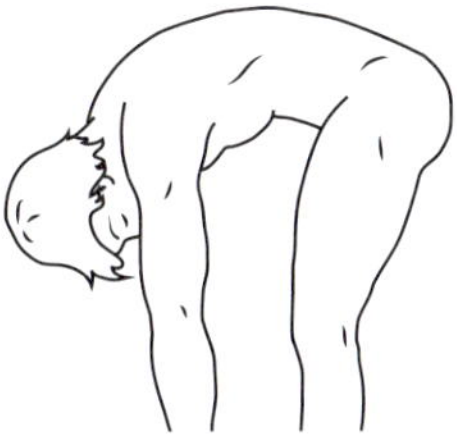
伸 展 正常＝立位で ニュートラルから20～30度 （腹臥位ではニュートラルから約20度）	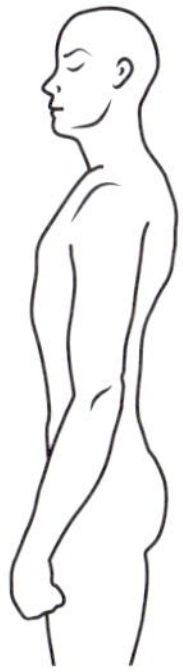	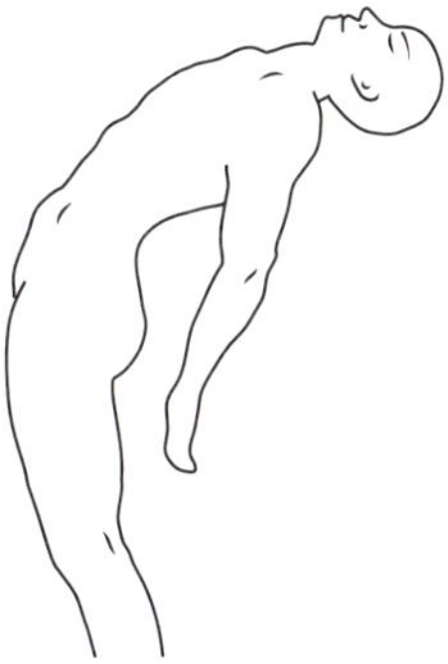
側 屈 正常＝ニュートラルから 20～35度	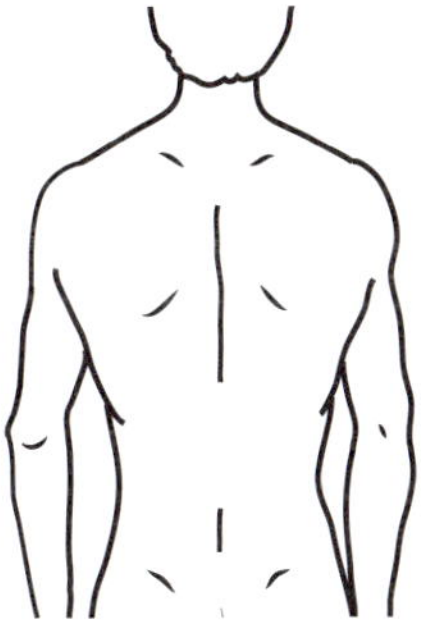	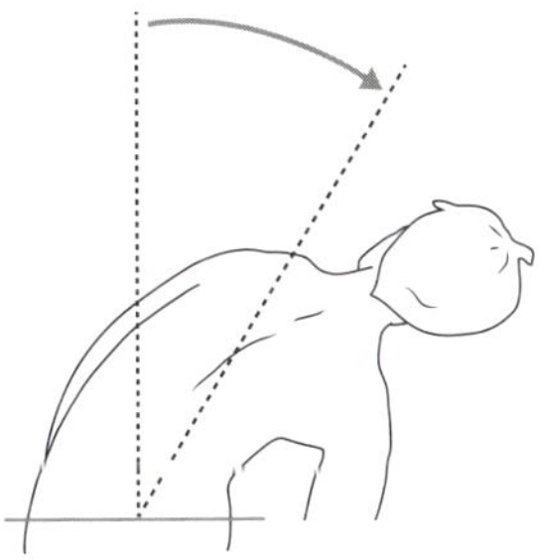
回 旋 正常＝ニュートラルから 30～45度	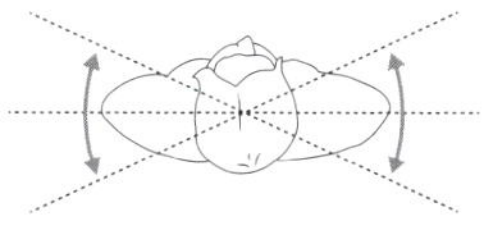	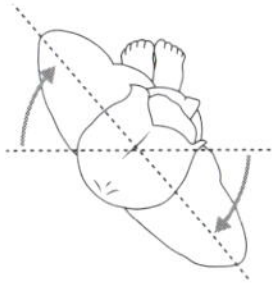

以上は、巻き尺を使ってROM（cm）を測定した場合（p.164）と、角度計を使ってROMを測定した場合（p.165）の胸椎の正常ROMを示す図です。皆さんの測定値も、被験者間でバラツキがあるのは間違いなく、加齢、受傷、疾患、身体の使い方でROMの所見が変わります。測定所見は試験毎に差があることが多いものです。所見の違いは、立位で測った試験、座位で測った試験、自動動作で測った試験、受動動作で測った試験、など試験方法のバラツキが原因かもしれません。方法が違うと、結果も変わります。ですから、助言12で示した図はおおよその目安に過ぎません。定期的にROM測定を行えば、クライアント一人一人の正常値を把握しやすくなります。こうした数値を知っておくことで、実施した介入でROMを改善できたか否かを判定しやすくなり、ROM減少の原因になったかもしれない事柄をいつ行ったかを特定するのに役立ちます。

詳細は、GreeneとHeckman（1994）を参照。

助言13　胸椎可動域の所見を書く

ROMの記録には様々な方法があります。一つ目は、放射状に規則正しく線を引いて、そこに所見を書き込む方法です。各線の先端は最大ROMを表わします。

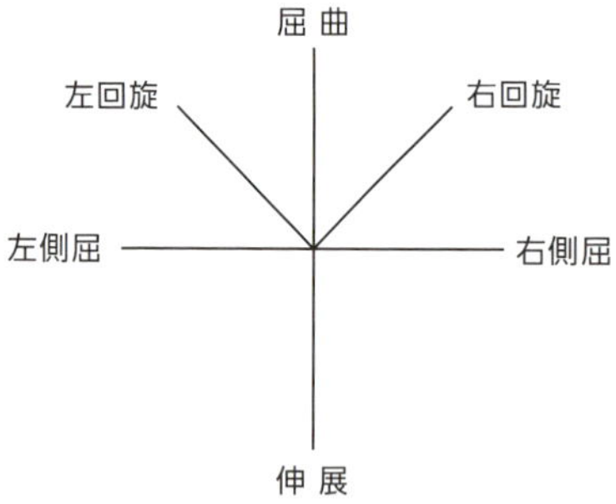

線上に×または短線でマークを入れ、結果を記録すると良いでしょう。被験者3名を例に、胸椎ROMの測定結果とデータの記録方法を表わした図を、次のページに示します。

例A
・屈曲：75％減少
・伸展：75％減少
・右回旋：25％減少
・左回旋：25％減少
・右側屈：75％減少
・左側屈：75％減少

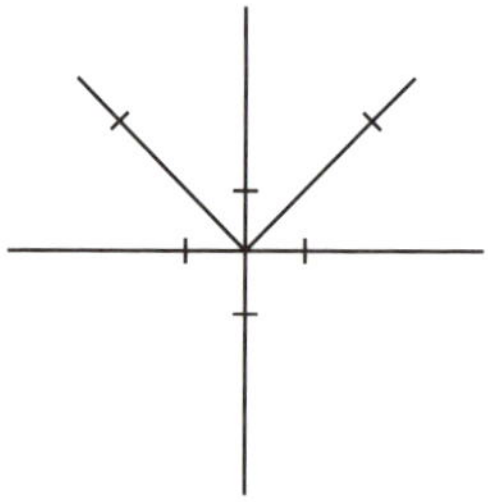

例B

・屈曲：100％／正常
・伸展：100％／正常
・右回旋：100％／正常
・左回旋：50％減少
・右側屈：100％／正常
・左側屈：50％減少

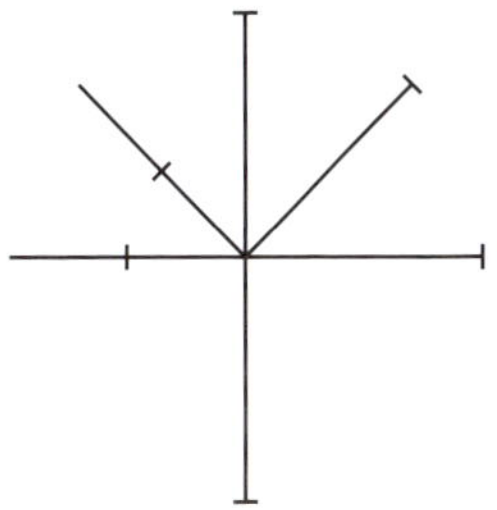

例C

・屈曲：正常を上回る
・伸展：正常を上回る
・右回旋：正常を上回る
・左回旋：正常を上回る
・右側屈：正常を上回る
・左側屈：正常を上回る

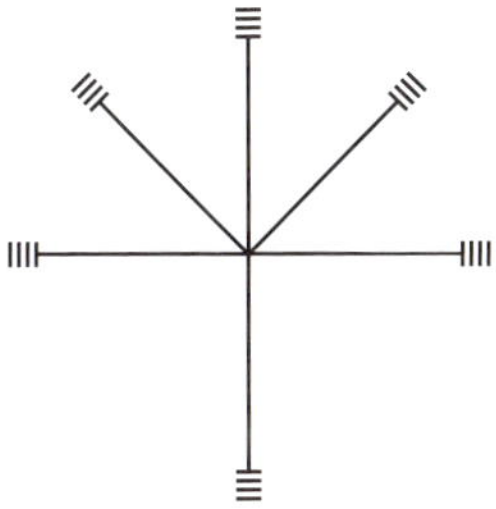

助言14　触診による胸郭拡張能のアセスメント

座っている被験者の後ろに立って両手を背中に軽く置き、下位肋骨を掌で包み込むようにし、T10の棘突起付近に両手の親指を置きます。被験者が通常速度で呼吸している最中に、試験車は自分の左右の親指を観察し、脊椎から等距離の場所が動いているか注意します。非対称な場合、恐らく、問題側の肋間運動が制限されていることを示しています。

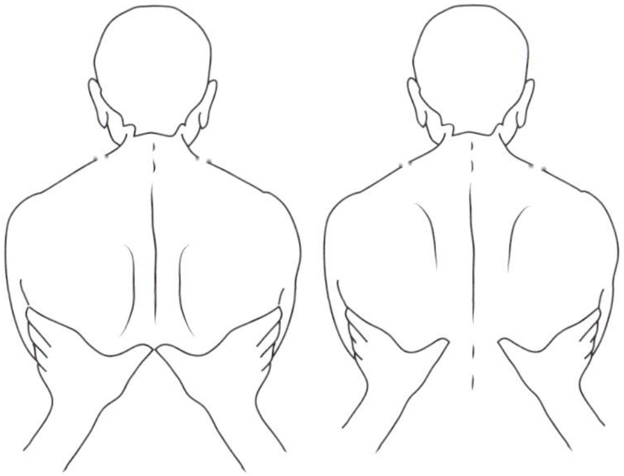

? 質問 クライアントを立位でアセスメントする必要がありますか？

いいえ、ありません。診察台を高くして被験者を座らせ、その後ろに試験者が椅子に座るか、ひざまづくとより楽にできるでしょう。代替法として、椅子の上に跨がるように指示し、試験者はその後ろで跪き、アセスメントをします。

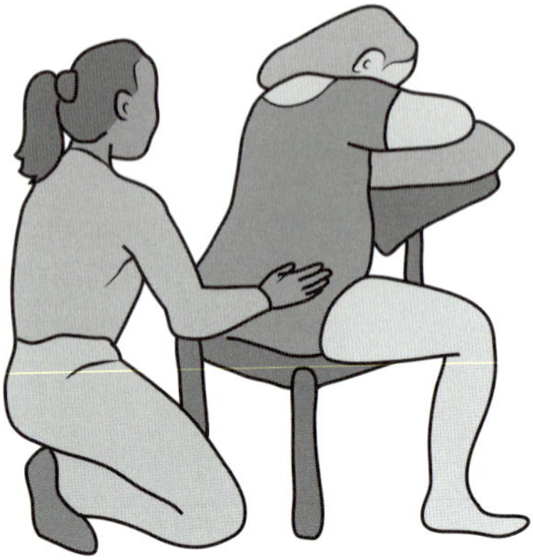

! ヒント クライアントのポジションによって、呼吸パターンが変わります。立位、座位、車のハンドルに両腕を乗せてもたれるような座り方など、試験ポジションを色々と変えて、胸郭の可動域を比べましょう。下の表を使って、所見を記録しましょう。何か違いに気づきましたか？

ポジション	所 見
座 位	
立 位	
運転時	

ヒント 肩機能不全の既往歴があるクライアントをアセスメントするとき、機能不全がある側に胸郭の非対称がしばしば見つかります。

ヒント 普通に呼吸しているクライアントの両肩に試験者が両手を軽く置くと、呼吸補助筋が通常より働きを強め、吸気中に肩が挙上するのが感じられます。被験者が息を吸うときと吐くときとで、両肩の上下の動きは同じですか？　肩を損傷した被験者をアセスメントすると、どのような所見がありますか？

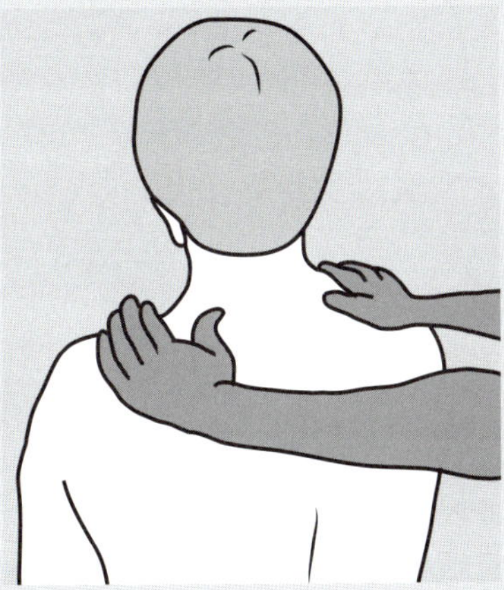

注：肋骨に付着した筋肉はどれも、呼吸を促す筋肉です。いわゆる補助筋は呼吸機構で重大な役割を担い、〝補助〟と名付けられていますが、軽く考えてはいけません。

助言15　巻き尺を使った胸郭拡張能のアセスメント

胸郭拡張能のアセスメントができることは重要で、強直性脊椎炎など胸郭に異常がある被験者に起きた変化を明らかにするのに役立ちます。ベースライン時の胸郭拡張能を測定する能力があると、吸排気に悪影響を及ぼしている脊椎関節、肋椎関節、筋肉の機能向上を意図した介入の有効性を判定するのに役立ちます。Bockenhauer他（2007）が、この問題について優れた報告を出しています。下の二つの位置で、測定値を読み取る必要があります。

- 上部胸郭拡張については、腋窩より下
- 下部胸郭拡張については、T10肋骨のレベル

上胸郭

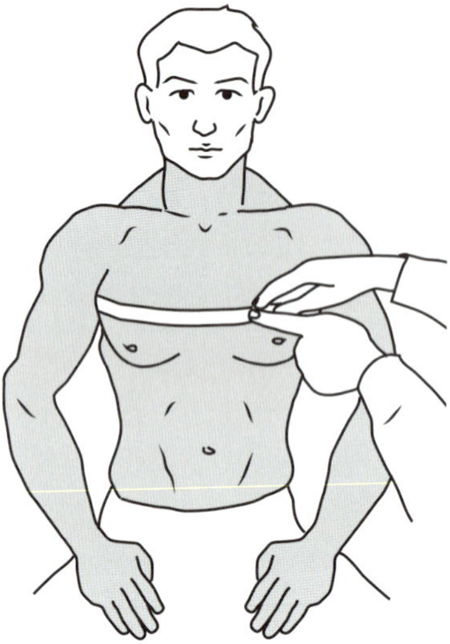

下胸郭

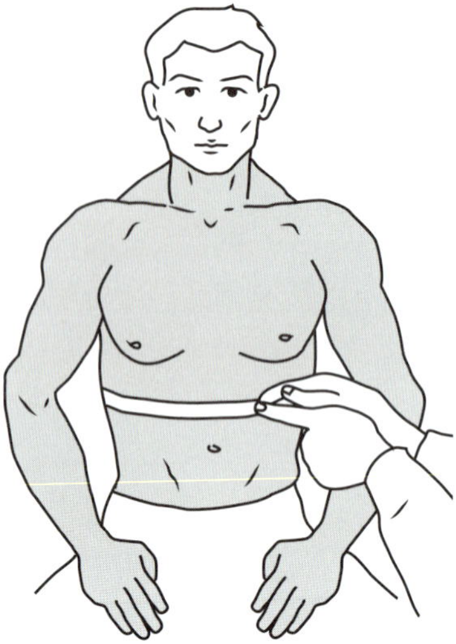

上図のいずれかの位置で、下の手順により測定します。

ステップ1　被験者が息を吐いたときに、1回目の測定値を読み取ります。

ステップ2　被験者が息を吸ったときに、2回目の測定値を読み取ります。測定値の差を計算し、どれだけ胸郭を拡張できたかを長さ(cm)で決めます。

下表を、所見を記録するときの目安にしてください。約3～8cmの拡張が正常値です。測定結果は正常値と比べてどうですか？

被験者3名の胸郭拡張能測定結果表

A	排気	吸気	差
上胸郭			
下胸郭			

B	排気	吸気	差
上胸郭			
下胸郭			

C	排気	吸気	差
上胸郭			
下胸郭			

呼吸パターンが変化した被験者は、胸郭拡張運動で痛みを感じることがよくあります。拡張能減少は、可動性が低下した肋骨が1本以上存在していることの確認に役立ちます。

ヒント 必要であれば、乳首の位置で中胸郭の測定値を取ってもよい。

助言16　胸郭の〝こわばり〟のアセスメント

胸郭のセルフリリースが必要と感じているクライアント、ほとんど定期的に身体を〝ポキポキ鳴らす〟人に出会ったことがありますか？　その様な場合、この助言は特に興味をそそられるでしょう。

胸郭に関する本で、Lee (2006, 2008) とその胸郭に関する現知識への多大な貢献に触れていないものはないでしょう。本書では胸郭アセスメントに対するLee氏の提言のごく一部しか載せていません。特に、生体力学的機能不全のアセスメントを行う（大抵は卓越した触診スキルを持つ）マッサージ療法士、学生スポーツ療法士、理学療法士、整骨医、カイロプラクターに適したものを選び、掲載しました。

Leeによると、胸郭が適切に機能するには、胸郭〝リング〟を正しくコントロールしなければなりません。リングとは、椎間板、それを挟む二つの椎骨、これらの椎骨に繋がる肋骨と、前方で胸骨に繋ぐ肋軟骨でできている、とLeeは言います。

Leeは、安静時の筋肉全体の緊張が増すと背骨を圧迫すると考えていますが、臨床家はこれを関節のこわばりと誤解することがあります。筋肉全体の緊張が増加するのは、背骨の一つ一つを制御する一部の深部筋肉の特定部位の緊張低下を代償しているのかもしれません。深部筋肉とは、胸多裂筋、肋間筋、肋骨挙筋、横隔膜のことです。

Leeが提唱する胸郭精密アセスメントの手順は本書の範疇を超えていますが、Leeの考え方は理解して頂きたいので、Leeの推奨事項に基づく以下の簡単なアセスメントテストを試して頂き、胸郭検査の向上に努めてください。

アセスメント1：体幹回旋時の最長筋の活動増加／低下

たとえば体幹を左回旋したとき、痛みがない被験者であれば右側の最長筋の活動低下が見られます。しかし、同じ動作で胸郭に痛みがある被験者は、右最長筋の活動増加があると触診で判断できる場合が多いことを、Leeは見いだしました。

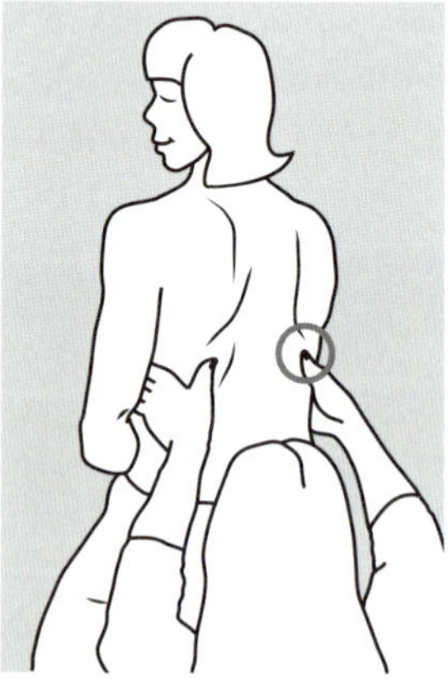

椅子に座り楽な状態で足を床に着けるように指示します。クライアントが左回旋しているときに、最長筋を触診します。対側筋肉の緊張が増加または減少していますか？

右回旋を指示し、同様に繰り返します。

下の表を使い、有症状の3名、無症状の3名の計6名の被験者の所見を記録し、対側筋肉の緊張の増加または減少の有無を矢印の向きで表します。

	有症状の被験者			無症状の被験者		
	1	2	3	1	2	3
胸郭右回旋時： 脊椎左の最長筋の緊張の増減						
胸郭左回旋時： 脊椎右の最長筋の緊張の増減						

胸郭に痛みがある被験者は、回旋方向と反対側の最長筋の緊張増加があるというLeeの意見に同意しますか？　痛みがない被験者の場合、最長筋の緊張は減少していましたか？

アセスメント2：座位での腕挙上：胸郭"リング"制御能喪失の徴候

健康な被験者の場合、肩の屈曲開始中は胸郭が安定した支えになり、屈曲開始時に対側最長筋は活動しない、とLeeは説明しています。自分でこのアセスメントを試し、胸郭に症状がある被験者と無症状の被験者を比較しましょう。

被験者の後に立ち、片腕をゆっくり頭上に上げるように指示します。被験者がこの動作を始めると、最長筋に何か感じられますか？

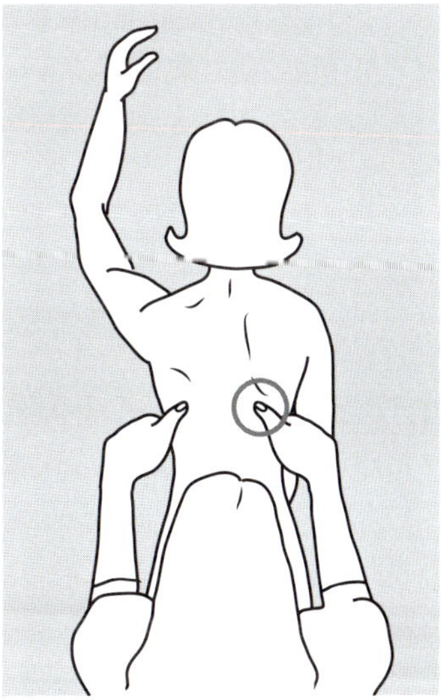

アセスメント3：多裂筋の触診

脊柱多裂筋が適切に機能していない場合、安静時の多裂筋の緊張低下や時に萎縮が見つかるかもしれないと、Leeは記しています。胸郭に痛みがある被験者を触診し、確かめてみましょう。

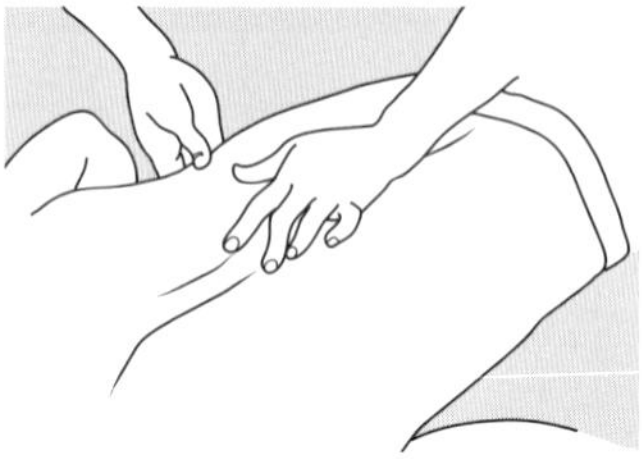

さらに、有症状のクライアントが特定の課題を行っている最中に多裂筋を触診すると、多裂筋が働いていないことがわかる、とLeeは述べています。腹臥位で片腕を外転するよう指示し、多裂筋を触診しましょう。安静時の触診の所見、または腕を動かしている最中の触診の所見を、胸郭に痛みがない被験者の所見とそれぞれ比べてください。何か違いがありますか？

アセスメント4：Chest Wiggle

Lee（2006）は胸郭と骨盤に結合する表在筋肉の硬直性を判定するChest Wiggleテストを提案しています。立位／仰臥位のクライアントの胸郭横に療法士の片手を、反対の手を対側骨盤の横にあてがい、両手で同時に軽く圧をかけます。軽く細かい振動を加えながら数回、これを繰り返し、どの程度の力が必要かを観察します。胸郭が〝細かく揺れ動く(wiggle)〟必要があります。手を交替し、反対方向に胸郭を〝wiggle〟させましょう。〝wiggle〟しない場合、筋肉の硬直や過剰な筋肉活動が起きていることを示します。リラックスしているはずの仰臥位でこの現象が見られた場合は、特にそうです。
（面白いことに、この剪断テストは筋膜リリース治療と似ており、後者も同じ動きを勧めていますが、その理由は異なります。）

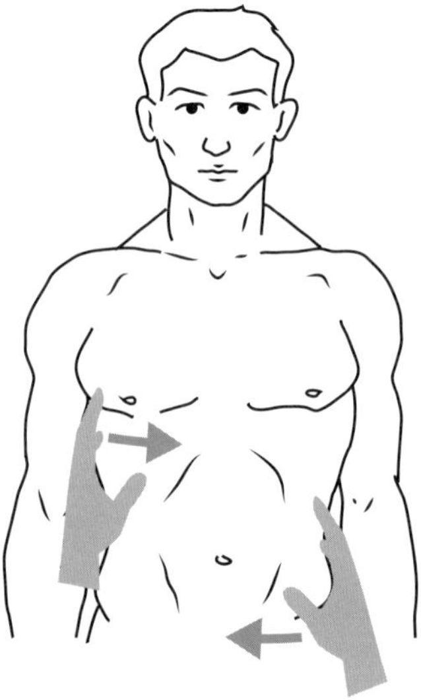

助言17　胸椎亜脱臼の識別

半棘筋、多裂筋、回旋筋などの筋肉は、対側筋肉が弱いか麻痺がある場合に椎骨を回旋させてしまいます。このような椎骨の回旋を見分けるために、Maitland (2001) は、座位の被験者の各椎骨の横突起を親指で触診することを提案しています。親指の下に突起が触れたら、それが回旋している椎骨で、突き出た側が椎骨の回旋方向です。たとえば、椎骨の横突起が左側の方が顕著な場合、椎骨は左に回旋しており、左横突起は隆起するように偏移しています (a)。脊椎を軸に対称位には、右の横突起が沈み込んでできた凹みが感じられるはずです (b)。

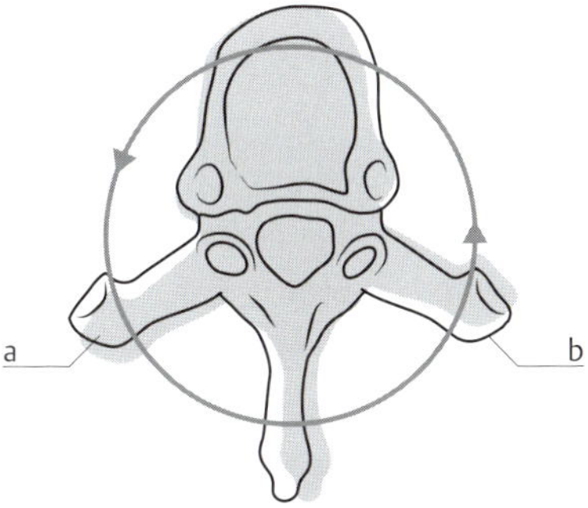

ヒント Maitlandは、学習中は一番目立つ椎骨だけに集中し、確信できないものは放置するよう提案しています。触診スキルが向上するにつれ、亜脱臼した椎骨の位置特定が上手になり、どちら側に回旋しているかがわかります。

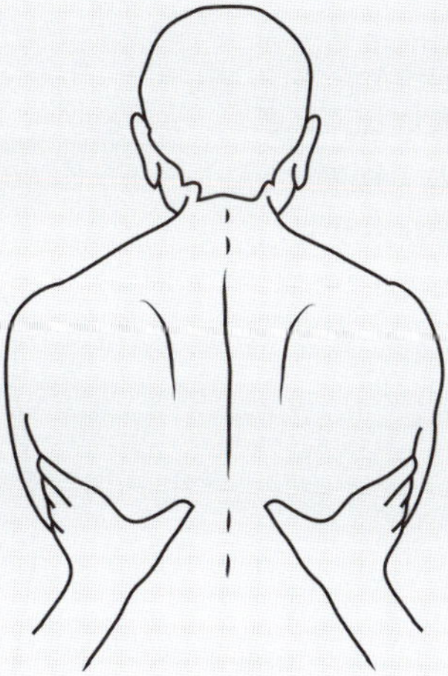

Rose（2008）は、腹臥位側屈を使った別のアプローチを提案しています。被験者に胸椎を回旋させないようにしてください。

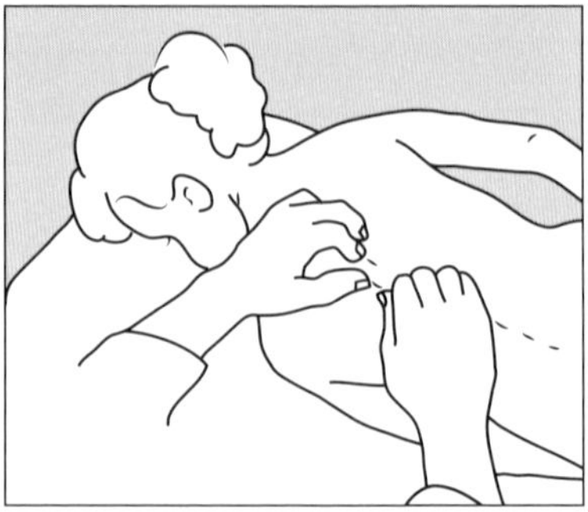

次に、棘突起を触診します。Roseによると、このポジションで脊椎を側屈させると、棘突起は自然なカーブを作るはずです(a)。自然なカーブから逸脱している棘突起は亜脱臼を起こしています(b)。

Roseは他に3つの胸郭のアセスメント方法について記しており、詳細調査が必要になりそうな領域を見つける鍵になります。Roseの方法を試し、価値があるかどうかご自身で判断してください。

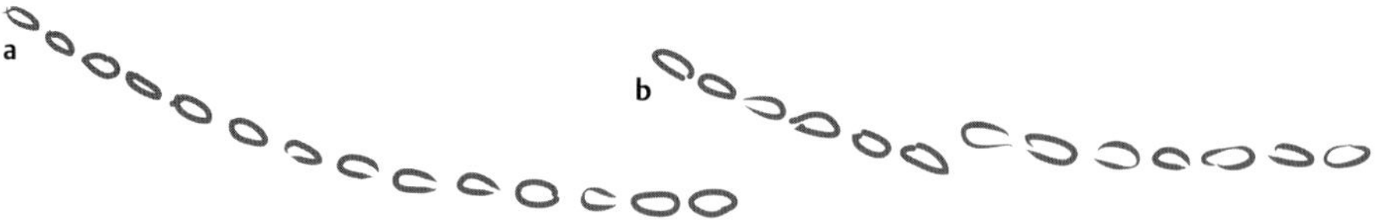

方法1

胸椎の一方の真横に指を置いて上下に素早く滑らせます。指は軽く触れる程度にしてください。異常がある領域は発汗が多く、スムーズに皮膚の上を指が動きません。

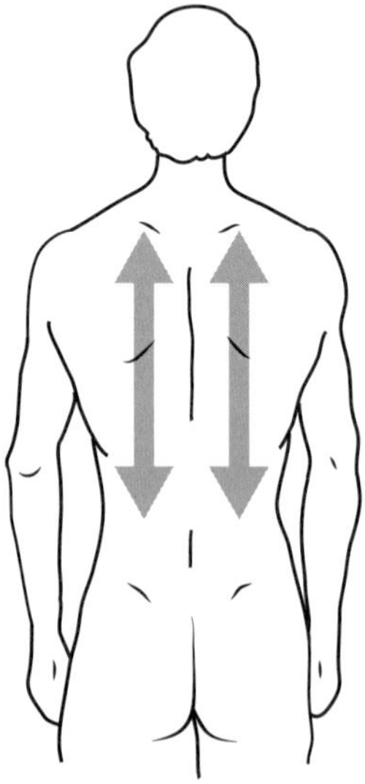

方法2

背中の全面に軽い引っ掻き傷をつけ、紅斑ができる様子を観察します。Roseによると、最後まで赤い箇所は、〝麻痺〟した関節と同じ高さ、同じ側にあります。

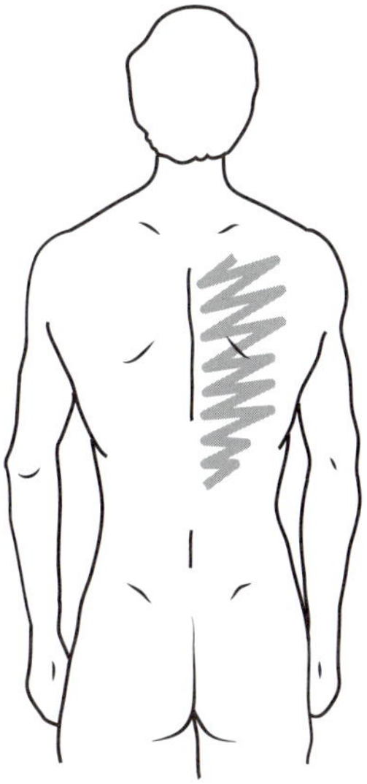

方法3

各椎骨の棘突起を触診します。浮腫または肥厚がある場合、〝動かなくなった〟関節を示します。

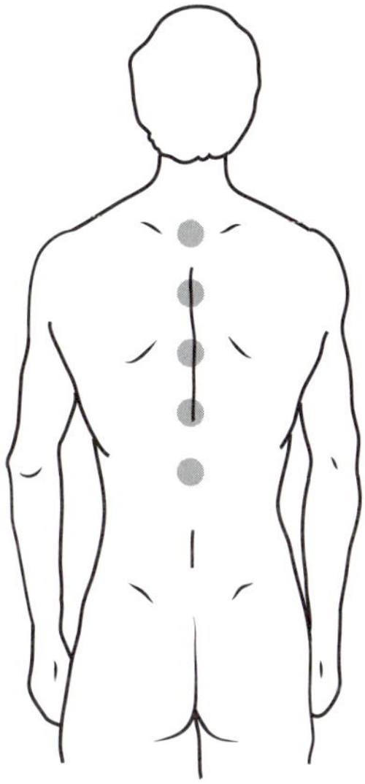

助言18　胸筋長の迅速テスト

胸筋の短縮は筋肉のアンバランスの原因になり、胸郭の適切な機能を損ないます。

ここでは胸筋短縮をアセスメントする6つの方法について論じます。どの方法も迅速で簡単にできます。

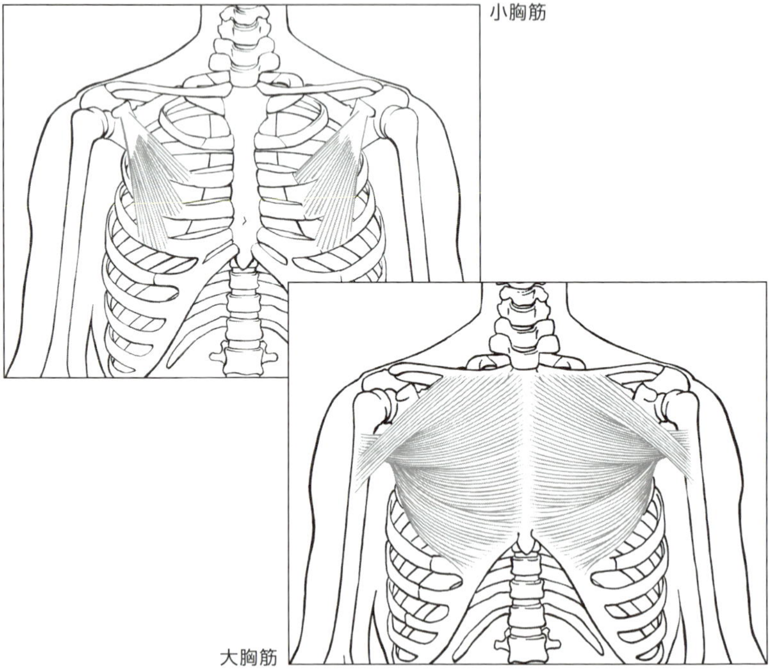

方法1

胸筋短縮を簡単にアセスメントするには、仰臥位で両肩の位置を観察すれば良いだけです。このとき、両肩が診察台に着いているはずです（a）。一方の肩が診察台から離れて他方よりも高い位置にある場合(b)、問題がある側の小胸筋が短いことが一因です。

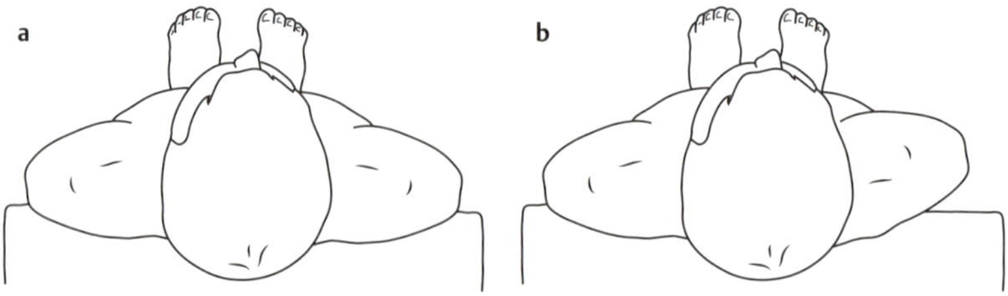

万一、治療目標がこうした筋肉を伸ばすことであるなら、共通の骨のランドマークを選んで両肩の位置を測定し、介入後に再度測定すれば良いでしょう。

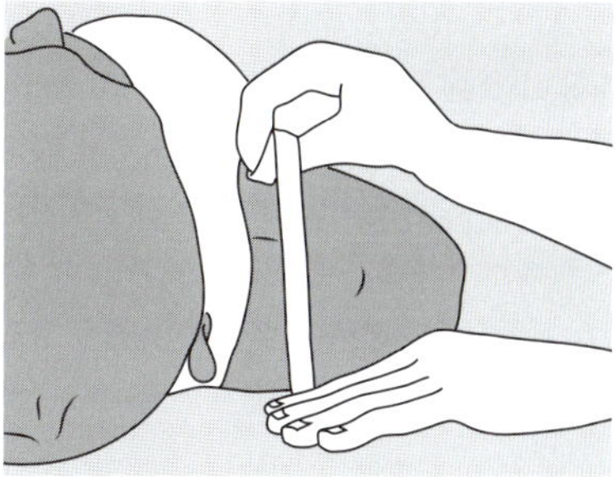

方法2

胸筋をアセスメントする第2の方法は、上腕骨頭に軽く圧をかけ、診察台の方向に静かに押すことです。動きが少ない側は、胸筋が短縮していると考えられます。

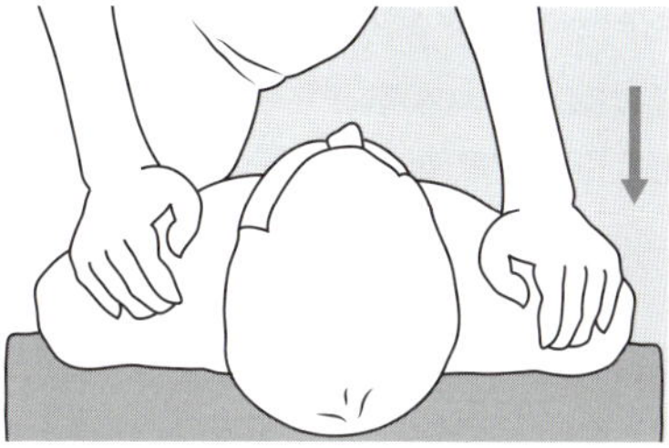

質問 これは、すべてのクライアントに安全なテストですか？

リューマチ性関節炎やその他の肩関節の病状があるクライアントをアセスメントするときは注意が必要です。このテストで上腕骨頭が移動すると、悪化する可能性があります。

ヒント 1度に1回だけ押し、左肩と右肩を比較しましょう。

方法3

この方法は大胸筋の長さのアセスメントに役立ちます。両腕を診察台の上に置き、肘を外側に向けます (a)。肘が上がっている場合 (b)、当該側の胸筋の短縮が疑われます。

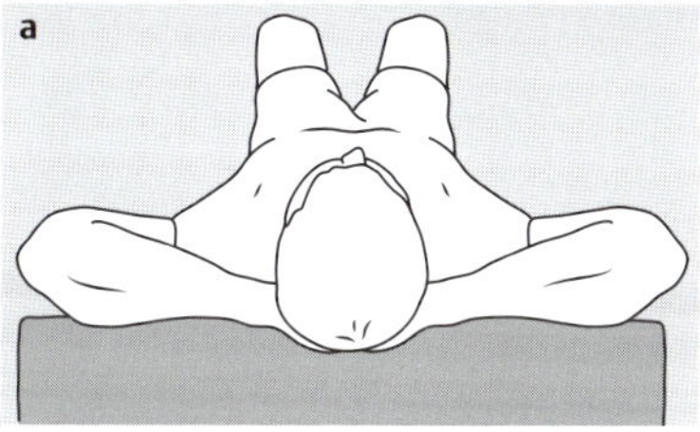

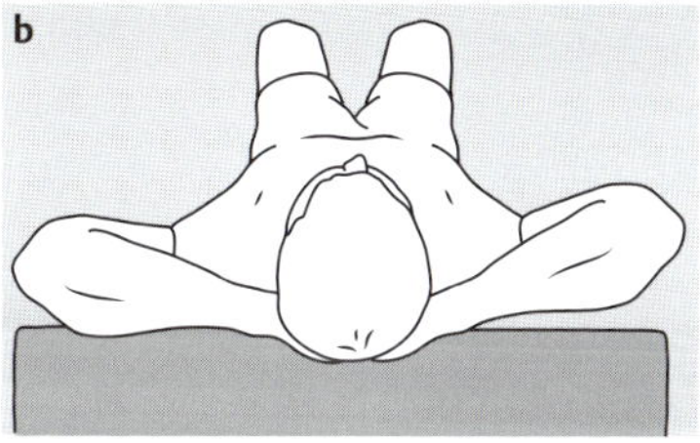

方法4

４番目の胸筋アセスメントの方法では、胸骨切痕（a）から烏口突起（b）の長さを測り、胸の左右を比較します。左右の測定値は一致すべきです。片方の測定値が小さい場合、当該側の肩が前突し、小胸筋も短縮していることを示します。

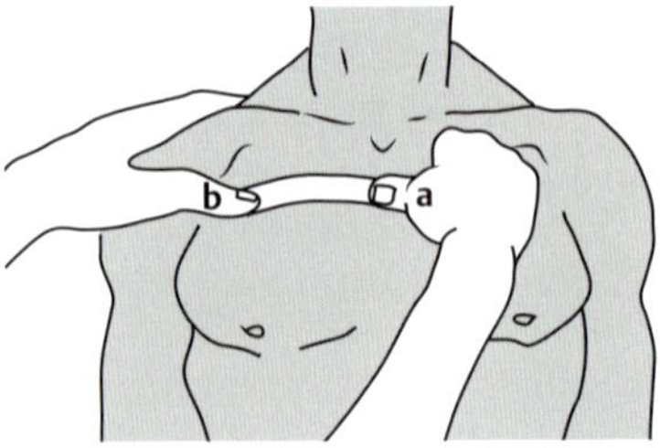

方法5

両肘を後に引き、水平方向に胸を伸ばすように指示し、左右どちらが〝硬い〟か、報告してもらいます。

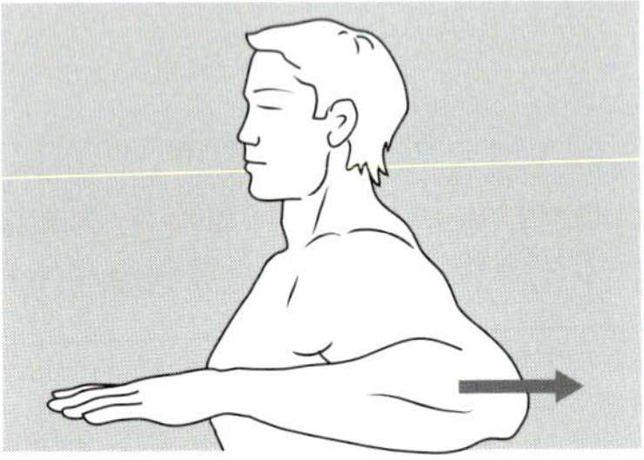

ヒント よくある間違いは、肘を伸ばして肩を伸展するよう指示することです。このようにすると上腕と前腕の組織が緊張します。緊張すると評価を誤り、胸筋が短縮していなくても短縮したかのような結果になります。

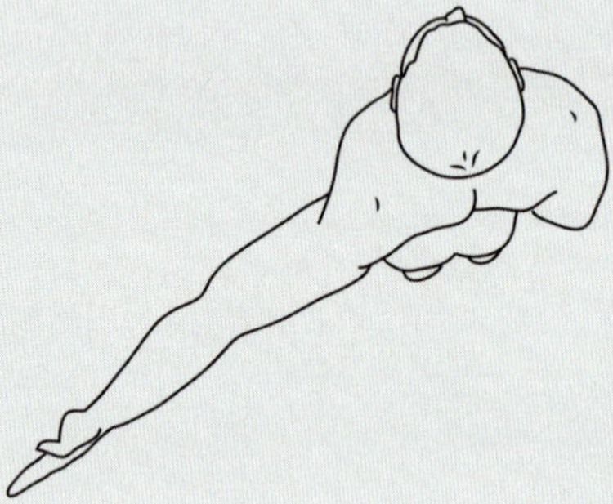

方法6

仰臥位または立位で両腕を上げ、広背筋と大円筋の長さをテストします。診察台または壁(a)に身体が着いた状態で両腕を頭上に伸ばします。これができない場合(b)、筋肉の短縮が疑われます。

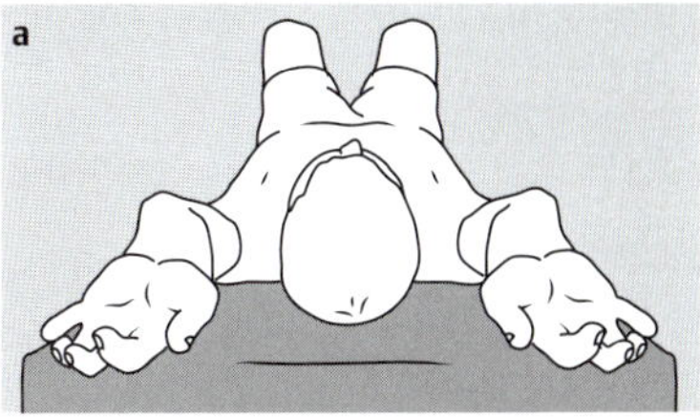

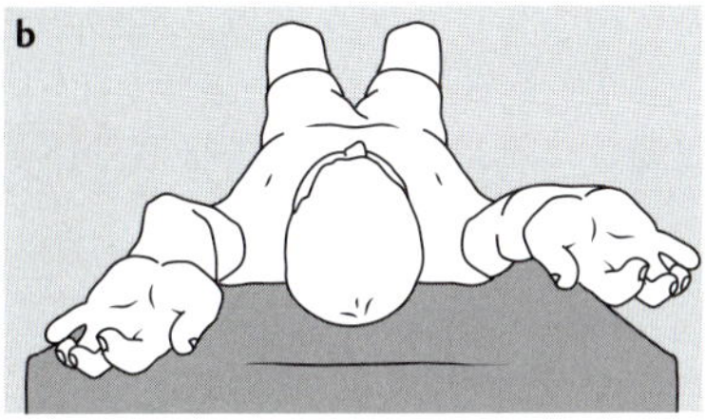

ヒント 立位でこのテストを行うときは、肩を屈曲・挙上する筋力をテストしていることにもなるので、覚えておきましょう。

ヒント 初回の試験ポジションに応じて、被験者の手から壁/診察台までの距離を治療前後に測定してもよいでしょう。

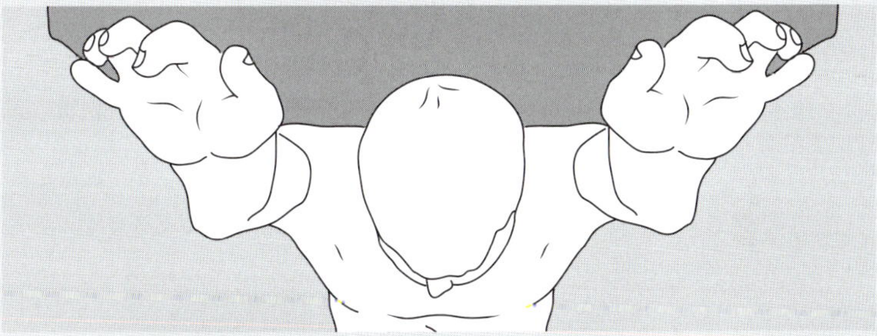

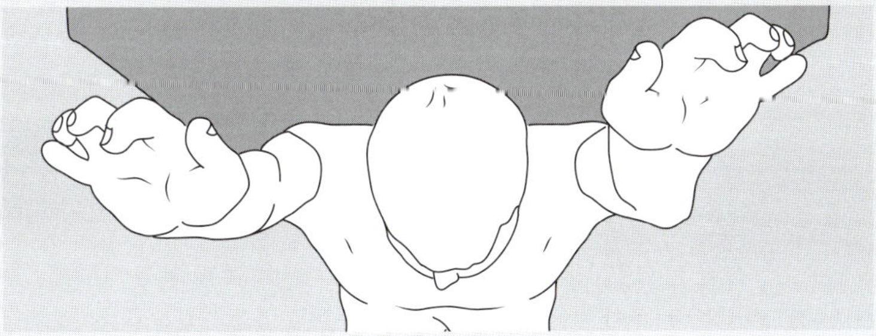

手(または手首)から壁/診察台への距離を測定しているため、被験者の肘・手首の関節の柔軟性が試験に影響することに注意しましょう。

助言19　脊柱起立筋の評価

この筋肉群は脊柱をまっすぐに保つ役割を担い、求心性収縮で体幹を屈曲位から持ち上げ、等尺性収縮でニュートラルまたは屈曲位に維持し、遠心性収縮で体幹を屈曲させます。こうした姿勢（支持なしで前屈、座位／立位で静止、伸展）を維持すると、使われている筋肉が疲労しやすくなるでしょう。

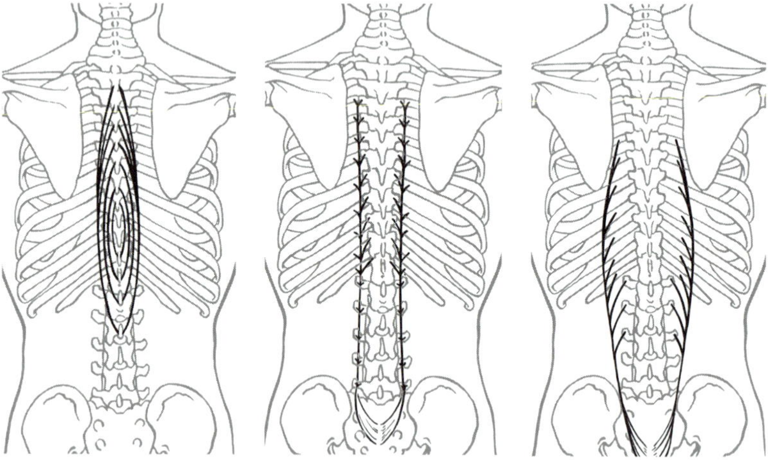

さらに、悪い姿勢で脊柱後弯が大きくなると、脊柱起立筋が伸びて筋力が低下し、適切に機能できなくなります。

ヒント アセスメントでは、腹臥位で触診することが大切です。さもないと、背筋を真っ直ぐに保とうと収縮している筋肉を触診することになります。座位または立位の被験者を触診すると、収縮中の筋肉を触ったときのように、筋緊張が増しているのがわかるでしょう。腹臥位では被験者はリラックスできるので、筋緊張の異常を感じ取ることができます。

背部痛を訴え、脊柱起立筋の過敏性と筋緊張の増加が触診でわかり、軽く触れただけで悪化するようなクライアントに遭遇したことがありますか？　「どんなときにいつも筋肉が痙攣しますか？」と尋ねることと、筋痙攣は隣接構造の損傷に対する反応が一因であることを覚えておかねばなりません。脊柱起立筋に関係する構造の損傷が疑われる場合、脊柱起立筋を緩ませることは有用ですか、有用ではないですか？

場合によって、元の損傷が治癒した後も筋痙攣が続きます。痛みの原因が痙攣そのものである場合、痙攣を解せば痛みが改善するでしょう。元々の関節の問題が続いている場合、脊柱起立筋の痙攣を治しても効果は続かないでしょう。腹臥位から身体を戻した途端、筋肉が収縮し、問題の関節を保護しようとして痙攣が再発します。

助言20　Clowardのポイント

Clowardが1959年に出した報告によると、頸椎椎間板は他の身体構造の関連痛の原因になりうるそうです。頸椎がある領域は、肩甲骨の内縁にかかっています。菱形筋辺りの症状解消に取り組む場合、胸郭はひとまず置いて、頸椎に注意を向けてみましょう。緊張が増加していないか、頸椎領域をアセスメントし、受傷歴がないか調べましょう。受傷が症状の原因になってはいませんか？　肋骨の機能不全も肩甲骨内縁の痛みの原因になることがあります。助言22『肋骨のアセスメント』(p.185-186)を使うことを考えましょう。

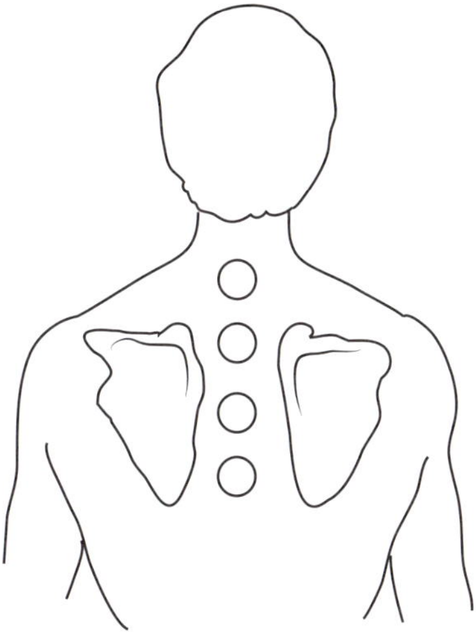

助言21　菱形筋に関する誤った通念

猫背で肩の前突が目立つ、姿勢が〝悪い〟クライアントを治療すると、菱形筋(ここに強い痛みを訴えるクライアントが多い)は伸張し、短縮していないという事実に、療法士は気づくことでしょう。このようなクライアントの小胸筋と前胸壁組織は短縮して筋力が衰え、菱形筋(および脊柱起立筋)は伸びて弱っています。こうしたことから、脊柱後弯のクライアントをどう治療すればよいかわかるでしょう。

療法士は菱形筋に〝こぶ〟が感じられるとよく報告しています。この〝こぶ〟は何でしょうか？

菱形筋に触診でわかる硬い区域があるとき、いくつかの原因が考えられます。

- 正常な筋肉構造
- 正常な骨構造
- トリガーポイント
- Clowardのポイント

- 瘢痕組織
- 脂肪腫
- 重篤な病変

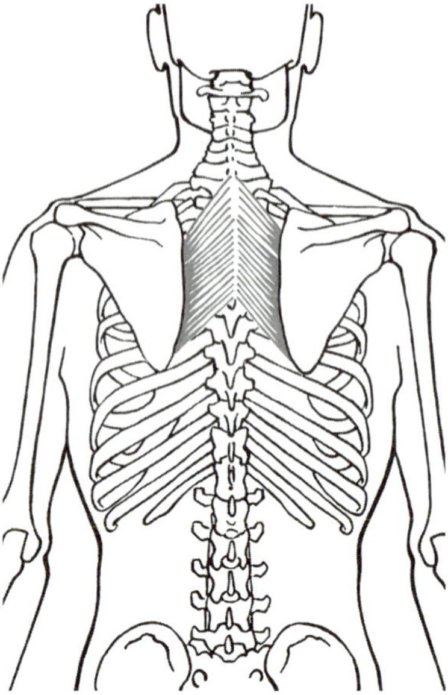

正常な筋肉構造　僧帽筋中間の線維、菱形筋線維、脊柱起立筋線維はどれも違う方向を向いています。この筋肉は互いに交わったり、互いの筋肉に付着したりしています。緊張している領域に筋肉の組織構造の異常はないのでしょうか？　どうすればそれがわかるでしょうか？　いつも緊張している局所領域があるとき、トリガーポイントであるなら圧痛が起き、問題の箇所が脂肪腫または瘢痕組織ならば痛みが起きない場合がほとんどです。

正常な骨構造　触診している領域は正常な肋骨角で、偶然、その被験者の肋骨角が際だって突出しているだけかもしれません。異常な病変がなければ、やはり圧痛がありません。

トリガーポイント　トリガーポイントとは、局所的な圧痛がある点で、軽く押しただけで痛みがあり、すぐに（恐らく数分で）その痛みが消散します。痛みが消えない場合、トリガーポイントである可能性は低く、その箇所を圧迫してはいけません。

Clowardのポイント　頸椎からの関連痛が起きる肩甲骨内縁の区域で、Clowardが1959年（詳細は助言20、p.183参照）に報告しました。Clowardのポイントが痛む場合もありますが、痛みの発生源は首なので、触診でわかるとは限りません。

瘢痕組織　急性傷害がない限り、瘢痕組織は圧痛がありません。しかし、菱形筋線維の断裂は通常起きないので、断裂を起こすほど急激に菱形筋が過度に伸ばされたり、無理に収縮、圧迫されたりするような動きをクライアントがしていたはずです。

脂肪腫　脂肪腫は脂肪でできた小さなこぶで、圧痛はありません。

重篤な病変　非常に強い痛みを訴える領域が手に触れてわかることがありますが、稀にそれが重篤な病変を示すことがあります。問題の箇所は、椎間板ヘルニアの可能性があり、通常その前に外傷を負っていることが多いです。あるいは、胸椎のがんを示している可能性があります。いずれの場合も、そのクライアントを治療せず、医師の診察を受けさせることです。胸椎の椎間板ヘルニアは稀で、がんの既往歴がない場合の胸椎のがんも同様に稀です。徒手治療者である我々は、胸部の有痛性腫瘤が重篤な疾患ではないかと疑問を発信できる立場にあり、治療中のいかなる状態についても疑いがあれば必ず医師に照会すべきです。

助言22　肋骨のアセスメント

肋骨は胸椎と関節を作っているので、胸椎領域と互いに影響し合っています。放射状肋骨頭靱帯はそれぞれ、二つの椎体およびその間の椎間板と結合しています。ここでは、肋骨のごく簡単なアセスメントの方法を紹介します。理学療法、整骨治療、カイロプラクティックを学習中の方達は、さらに多くのテクニックを学ぶことができるでしょう。マッサージ療法士またはスポーツ療法士の方々は、ここに書かれたアセスメントは初めてかもしれませんが、背部痛を訴えるクライアントのアセスメントに役立つと思います。助言14、15『胸郭拡張能のアセスメント』(p.167-169、p.169-171)と合わせて行ってください。

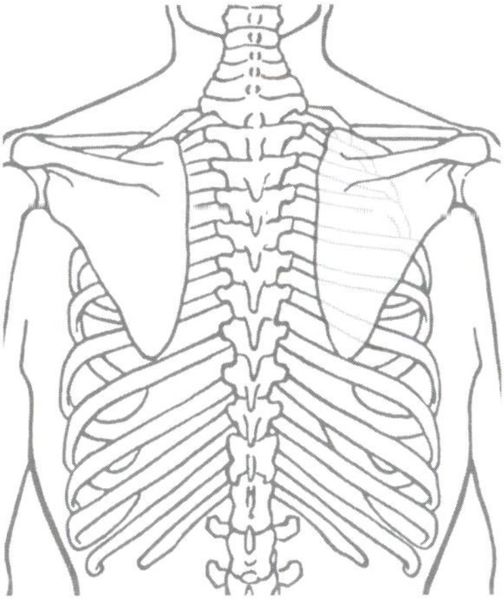

アセスメント1　両腕を胸の前で交差するよう指示し、後ろから被験者を観察します。左右の肋骨の輪郭を調べます。肋骨の輪郭は正常ですか、何か目立つところがありますか?　肋骨は左右対称に見えますか?

肋骨角で特に突き出たところがありますか?

アセスメント2　被験者の背中に掌を滑らせます。突出している感じがする肋骨がありますか?

アセスメント3　腹臥位で自然に呼吸するよう指示し、肋骨を触診します。片手の指先を右肋骨1本の上に乗せ、左肋骨1本に反対の手を置き、左右の肋骨の動きを比べます。各椎骨レベルで左右の肋骨を同時にアセスメントし、胸郭全体を上から下、または下から上へと調べます。

アセスメント4　腹臥位で肋骨を軽く押し、肋骨の〝たわみ〟をアセスメントします。1度に1本ずつ調べます。母指球を各肋骨角にあてて軽く押し、急に離します。〝自由〟な肋骨は〝たわみが戻り〟、〝固定された〟または〝動かない〟肋骨は戻りません。**このアセスメントは、急性疾患、リューマチ性関節炎または骨粗鬆症の患者には禁忌です。強直性脊椎炎の被験者の場合、肋骨が融合**

し、肋骨のたわみが全く感じられません。急性病状があるクライアントには、このアセスメントを行わないようにしましょう。

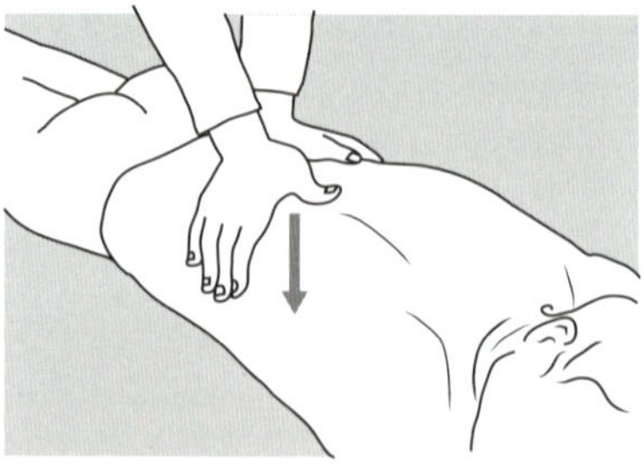

質問　どの肋骨に手を置いているかを知る方法がありますか？

第８肋骨角は中心線から一番遠いので、他の肋骨角よりも触診が容易なことがあります。その上（第７肋骨）下（第９肋骨）は少し中心寄りに肋骨角があることがわかるでしょう。どの肋骨に手を置いているかを確実に知るには、第1肋骨（僧帽筋上部線維の下に触知できる場所で、強い痛みを訴える人が多い）から下に数えていくか、第12肋骨または第11肋骨から上に数えていくしかありません。

肋骨と椎骨の関係

胸椎が反時計回りに（左に）動くとき、クライアントの後ろに立つと、棘突起も反時計回り（右に）に動くように見えます。胸椎に結合している肋骨も動き、身体の右前側と左後側が突き出ます。

このため、肋骨の位置を観察すると、それに結合した椎骨の位置と、椎骨の回旋方向を知る手がかりになり、胸椎の棘突起を観察すると、肋骨の位置を知る手がかりになります。

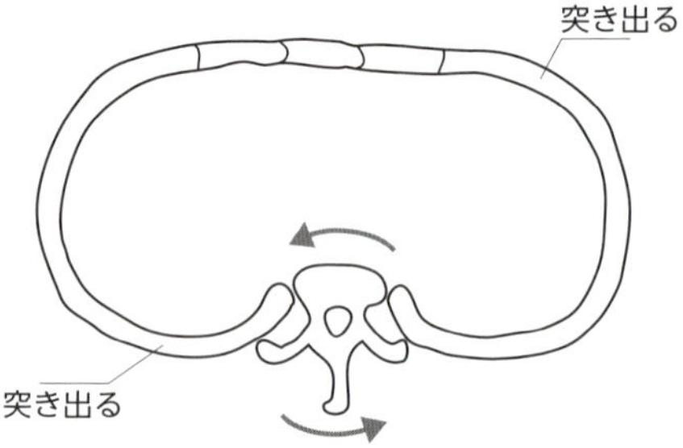

助言23　椎骨制限のアセスメント―主観的

このアセスメントは安全ですが、オーソドックスな方法ではありません。約５分を要し、静かな部屋で行う必要があります。このアセスメントが適したクライアントもいれば、そうでない場合もあるでしょう。使う気がしない療法士もいれば、有用性を試したい療法士もいるでしょう。クライアント自身が症状や問題がある具体的な位置を説明しづらい場合でも、主観的フィードバックを基に、椎間関節への組織嵌入や亜脱臼など制限が疑われる脊椎領域を特定できる有用な方法です。

脊椎の模型をお持ちなら、クライアントに見せてからこのアセスメントを始めると、脊椎には頸椎、胸椎、腰椎の3つのグループがあることが視覚的に理解してもらえます。〝首〟、〝上背部〟、〝腰〟という一般的な言葉に置き換えられます。

観察の必要はありません。ただし、クライアントを腹臥位で安静させている間に、予め作った台本を読んで聞かせる必要があります。

椎骨制限のアセスメントに使う台本の例を以下に記します。

普通に呼吸してください。リラックスしましょう。リラックスしながら、吸い込んだ空気が脊椎に入っていくと思ってください。息を吸い込むとどうなるか意識し、首に空気が入っていくと想像してください。普通に息を吸ったり吐いたりしてください。上背部と肋骨に空気が入っていくとき、その空気がどうなるか意識してください。普通に息を吸ったり吐いたりしてください。最後に、腰に空気が入っていくときに、その空気がどうなるか意識してください。普通に呼吸を続けて下さい。空気が首、上背部、腰に入って行きます。どんな感じがするか、頭の中で自分に聞いてください。空気は自由に入って行きますか、途中でつかえますか？　空気はスムーズに流れますか、スムーズではない場合はどんな感じがしますか？　空気は透明ですか、色が付いていますか？　身体に入って行く空気が揺れている感じがありますか？　空気は背中の骨の上から下まで、同じ感じで入って行きますか？　つかえたり、他と違う感じがしたりする区域がありますか？　同じペースで空気が出入りしますか？　普通に呼吸を続けて、首、上背部、腰に入っていく空気に意識して、どういう感じがするか注意してください。考えがまとまったら、目を開けて、2～3分してから起き上がってください。

クライアントが起き直り、準備ができたら、アセスメント中に気づいたことすべてを報告するように指示します。報告することが何もない場合もあれば、空気の流れが詰まる、変に振動する、あるいは空気の色が変わる場所まで特定できる場合もあるかもしれません。

主観的フィードバックを促すこのアセスメント・テクニックの論理的根拠は、安心できる環境で誘導されてリラックスできれば、人は違和感がある脊椎の領域を特定できる確率が高くなることにあります。療法士の方々は、この理論に基づき、必要があれば、クライアントが指摘した領域を詳しくアセスメントし、調べましょう。

これはエビデンスに基づかないアセスメントの一例で、一部のクライアントにしか適しておらず、こうした時間のかかるアセスメントを行う余裕がある時にしか使えませんが、治療室という安全な環境で、問題がある脊椎の領域をクライアント自らが探り、正確に位置を特定する機会になります。

助言24　軟部組織の制限を触診でアセスメントする

触診の助けになり、簡単に実行できるヒントが4つあります。

第1に、行き当たりばったりではなく、方法を決めて取り組むことです。芝生を刈るときのように、身体の片側を水平方向に左から右、または垂直方向に上から下に触診します。次に反対側を同様に触診します。このようにすると、問題がある区域全体を確実に触診することができます。

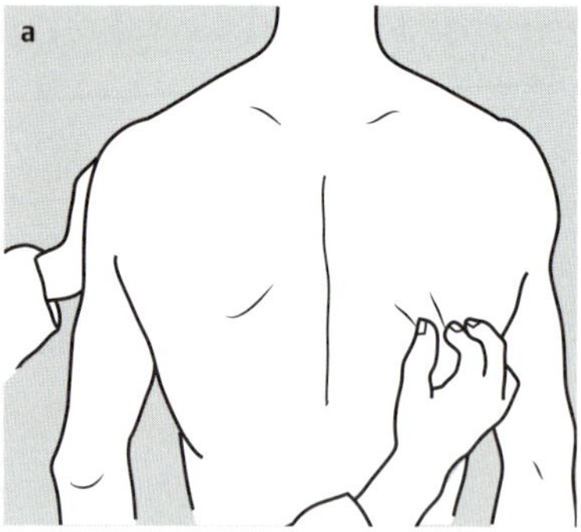

第2に、方法を変えて触診をします。たとえば、軽く摘まむ(a)、指先で皮膚を引き寄せる(b)などすると、組織の柔軟性がよくわかります。

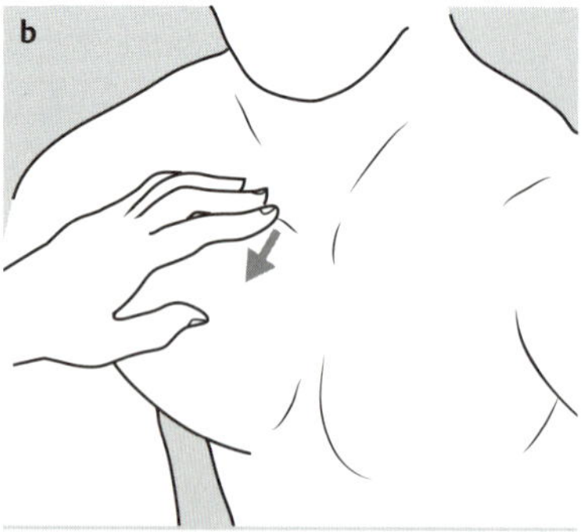

第3に、皮膚を東西南北に押し（または引く）、その柔軟性を測り、身体の左右で比較します。

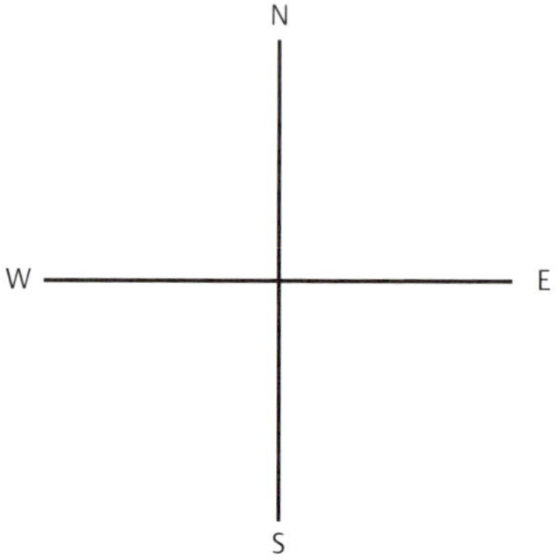

第4に、組織がどのように感じるかを、立位と座位または臥位とで比較します。例えば、下の表を使ってください。

	立位	座位	腹臥位または仰臥位
菱形筋			
胸筋上部線維			
広背筋			

助言25　浅筋膜のアセスメント

柔軟性のアセスメントと同じように、掌を広げて皮膚にあてがう、圧をかけ続ける、様々な方向に皮膚を動かすことで、浅筋膜の制限がないか判定できるでしょう。

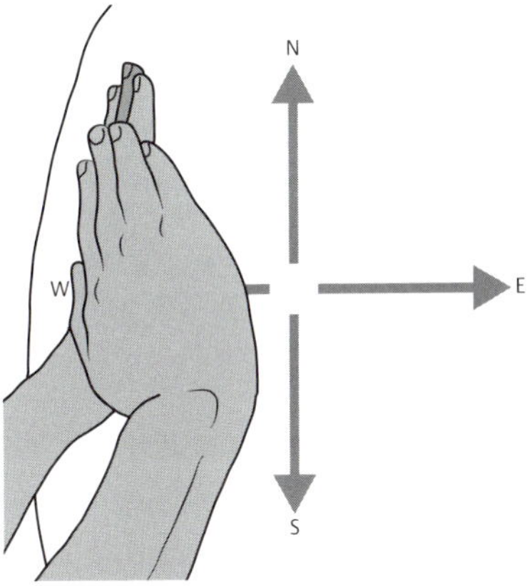

ヒント 東西南北アセスメントと考えることもできます。

同様に、前胸郭の組織をアセスメントできます。

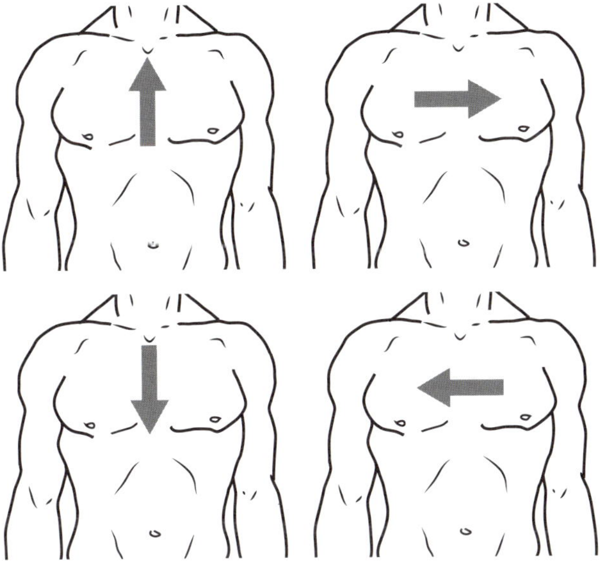

助言26　背中のアセスメント―東洋のアプローチ

大橋著『step-by-step shiatsu』(1977)の一節に、〝世界の人々が健康になるための一助として、増永の知識を西洋社会に広めたいと思う〟とあります。本章の締めくくりに相応しい、大橋の記述に基づく二つのテクニックをご紹介します。大橋のような経験豊富な療法士でも、資格をとったばかりの方や学習中の方でも、訓練の経歴や理念に関係なく誰もが、治療界に貢献できるものを持っているのです。

自分の掌を使う

腹臥位の被験者の脊椎の真上に掌を置きます。このとき、各指が脊椎と平行になるようにし、中指が脊椎の真上に来るようにします。軽く圧をかけ、脊椎の一番上から一番下まで触診します。大橋は、このテクニックを使うことで、硬直や筋痙攣がある区域を特定できると言っています。

指を滑らせて診断する

座ったまま前屈するよう指示します。このとき棘突起がよく見えるように背中を曲げてもらいます。中指と人差し指の指先でしっかり押しながら、脊椎の上を滑らせます。

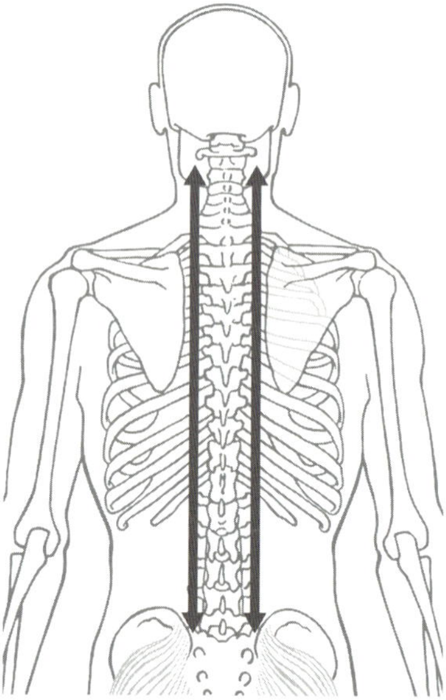

質問 首から仙骨に指先を滑らせても、その逆にしても構いませんか？

どちらでも構いません。クライアントの後ろに立つ場合は首から下向きに、前に立つ場合は仙骨から上向きに指を滑らせるよう、大橋は言っています。

Chapter 5 Thoracic Treatment

第5章　胸部治療

第5章　胸部治療

マッサージ療法士の皆さんは、背中の治療方法がマンネリ化していると感じたことがありますか？　個別に治療し、クライアントからそれぞれフィードバックを受けているのに、実際の治療はクライアントの間で大差ない、などということがあるかもしれません。時を経て新鮮な気持ちを失い始め、治療に変化をつけたいと思いつつ、他のテクニックに同等の効果があるか慎重になってしまう、と訴える療法士が大勢います。

本書には、普段の胸郭マッサージ治療を彩り豊かにするのに役立つヒントやテクニックをピックアップし、多数掲載しました。必ず目的を決めてお使いください。たとえば、リラックス、全身／局所的な凝りの軽減、筋肉のストレッチ、軟部組織の伸展など、目標を持って臨んでください。本書のすべての助言について当てはまることですが、テクニックを他人に試すだけではなく、自分で受けてみると役に立ちます。あるテクニックがどのように感じられるかを体験することで、多くのことが学べます。同僚の〝クライアント〟役になり、一緒に本書の助言を試していくことをお勧めします。

本書の助言が禁忌の症例も少ないながら存在します。ご存知のとおり、理由がわからない胸郭の局所的な痛みは危険な徴候で、そのようなクライアントは医師に照会するべきです。本書の助言の殆どが、大半のクライアントに適用可能です。それ以外にもたとえば胸郭の〝平背〟や後弯が著しいクライアント向けの助言を載せています。クライアントの治療を行うとき、何が治療の目標か、その目的に助言の内容が相応しいかどうかを自問しましょう。同僚と一緒に試した後で、どの助言に基づく治療が良かったかを考えましょう。

助言１　思考が筋緊張にどう影響するか

筋肉の緊張を減らすためにストレッチングやマッサージを使ったことがあるでしょうか？　叩打法を使わない場合、軟部組織を弛め、筋緊張を緩和するのにマッサージが非常によく行われます。したがって、マッサージをしやすくし、治療中に筋緊張が上昇する事態を避ける方法を見つけるのが重要です。思考が筋緊張にどう影響するかがわかる興味深い二つの実験方法があります。

実験１

腹臥位の被験者の菱形筋を触診します。肩甲骨を脊椎の方向に引き寄せ、菱形筋を収縮させるように指示します。試験者も被験者もこの筋肉の収縮が感じられ、試験者は肩甲骨の位置が変わるのが目でわかるでしょう。これで、どの筋肉に気持ちを集中させて欲しいか被験者はわかったはずです。そこで、被験者が肩甲骨を動かさずに菱形筋を収縮させることができるかどうかを、観察します。触診を続けると、肩甲骨を脊椎の方に引き寄せようと試験者が思っただけで、療法士の手に菱形筋の収縮が感じられるでしょう。

実験２

二つ目の実験方法は、ラケットで打つ、ボールを投げる、ボートを漕ぐ、ロッククライミングをするなど、特に上半身の活動が多いスポーツを定期的に行う人を被験者にすると、上手くいきます。腹臥位で楽な姿勢になってもらい、試験者は両手を背筋の上に軽く乗せます。被験者には話し掛けないよう指示します。被験者が楽な姿勢でリラックスできたと感じたら、自分がスポーツをしていて身体にエネルギーに満ち、気分が高揚している様子を想像するように言います。そうすると、ボールを打つ、シュートする、より速く泳ぐ、岩壁をよじ登る様子などを被験者は思い描くことでしょう。被験者が想像を巡らしている最中、試験者は手の下の筋肉の緊張が増すのに気づくでしょう。

この二つの簡単な実験は、アセスメントの助言ではなく、治療の助言に入れてきました。というのも、マッサージやストレッチングなどで筋緊張を減らすのが治療目的であれば、クライアントとの会話は良くないことを実験は示しているからです。クライアント自身が身体を動かすことに思考が及ぶ会話は、特にそうです。

助言2　胸郭拡張を促す

次の場合、胸郭拡張を促してください。

- 肋間筋挫傷または肋骨骨折の急性期が過ぎ、背中を丸めて保護姿勢を続けがちなクライアントを治療するとき
- 喘息のクライアントを治療するとき
- 姿勢矯正のため自分の身体をもっと意識するよう促すとき
- 就業中や趣味活動中、猫背の姿勢を続けがちなクライアントを治療するとき
- 乳房切除など術後急性期が過ぎた胸郭軟部組織の初回ストレッチを容易にするため
- 不安になりがちなクライアントを落ち着かせるため

助言2では、療法士が安全に胸郭拡張を促す方法について紹介します。第4章の助言14（p.167-169）または助言15（p.169-171）のテクニックを使い、胸郭拡張テクニックの前後に胸郭拡張の評価をしてください。

ステップ1　楽な姿勢で椅子に跨がって座らせます。胸と胃と背もたれの間に枕を入れてもいいですし、腹臥位でもよいです。この姿勢が楽にできなければ、窮屈に感じる衣服を脱ぎます。被験者の後ろに座るか膝を着き、両手を背中に当て、肋骨の後ろ横で指を広げて指先を〝カップ状〟にし、掌を広げて身体に密着させます。掌で軽めの圧をしっかりとかけます。普通に呼吸するように促します。呼吸とともに拡張・収縮する胸郭の動きを感じましょう。

ステップ2　クライアントが息を吐くときに、押す力をほんの少し緩めます。次にクライアントが息を吸うときは自ずと試験者の掌の中に息を吹き込もうとするため、胸郭が広がり吸気の量が増えます。

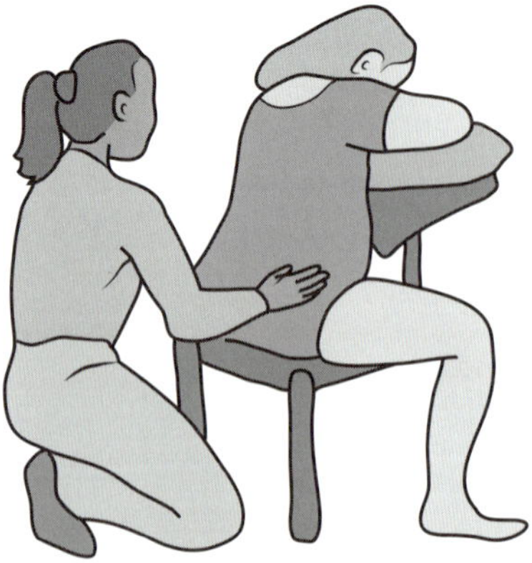

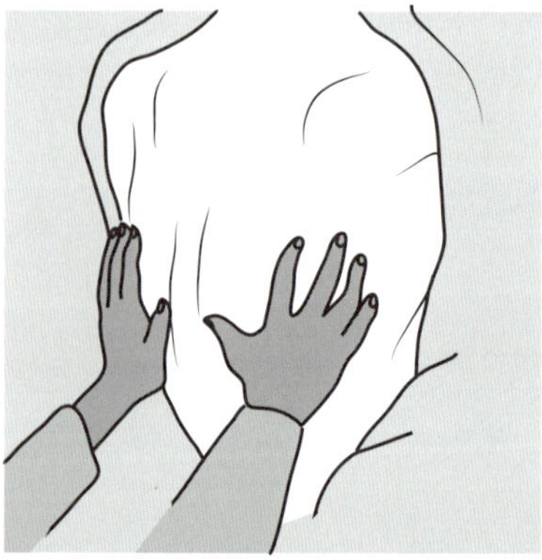

質問 診察台の上でこのテクニックを実施できますか？

できます。腹臥位にさせ、診察台の頭側に立ち、下部肋骨がある場所に両手を添えます。この体位では、座位のときと圧のかけ方が全く同じというわけにいかないので注意しましょう。仰臥位／半仰臥位では下部肋骨にはアクセスできますが、腹部を曲げたまま治療せねばならず、施療者が腰を痛める可能性があるので注意しましょう。

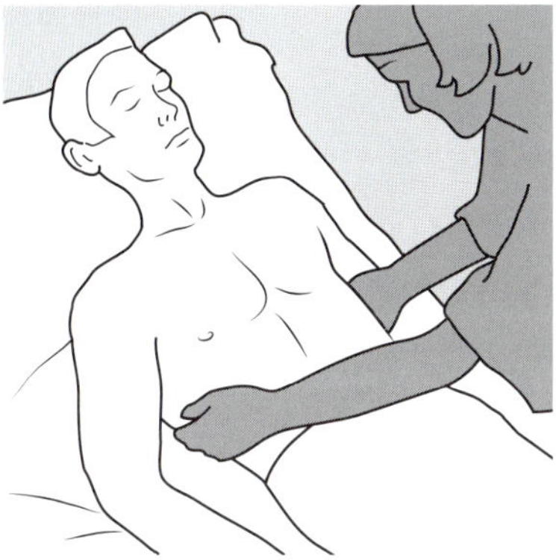

日を改めて、次の条件で違いを比較しましょう。

- 治療ポジションを変える
- ポジションは同じだが、手の置く位置を変える
- 口頭誘導の有／無で、このテクニックを行う
  たとえば、「息を吸うとき、背中が私の手から離れないようにしてください」などと、誘導します

質問 このテクニックは何回実施できますか？

クライアントがリラックスしたら、過呼吸を防ぐため息を吸う指示は３回以下にしてください。

胸郭拡張に有用な能動運動はたくさんあります。その一部を第６章 助言５『呼吸運動』(p.269-271)で紹介しています。

助言3　棘突起のロッキング（揺らし）

このテクニックは以下の場合に特に有用です。

- 胸椎の可動域減少があるクライアントの治療
- 上背部の〝凝り〟を訴えるクライアントの治療
- 胸椎が〝つっかえて動かない〟ことが触診でわかる箇所
- 胸郭が局所的に緊張している可能性がある過剰可動性のクライアントの治療

このテクニックは、肋間関節など胸椎の関節と繋がりがある軟部組織を軽く伸展させることで胸椎の一つ一つを少し回旋させ、胸椎の関節に作用します。骨粗鬆症または偽関節の症例には不適切で、可動性過多の椎骨に適応しても効果はありません。ヘルニアを含め、急性期のクライアントには、当然このテクニックを使わないでください。身体への負担が少ないので、側弯症のクライアントの治療に使っても、害になる可能性は低いでしょう。しかし、側弯症の脊椎複雑な様相を持つので、解剖学的構造を変える意図でこのテクニックを使うのは賢明ではありません。ただし、側弯症のクライアントでも、筋緊張軽減を目的とする場合や、筋原性と思われる胸郭の痛みを治療する場合は、有用かもしれません。

ステップ1　クライアントを腹臥位にさせ、診察台の横に立ちます。胸椎の棘突起を探し、その左右どちらかに沿って、図のように2本の親指を重ねて置きます。親指で加圧するのは通常、勧められませんが、図のように親指を寝かせて重ねれば、弱い圧になるので自分の関節を痛める可能性が減ります。

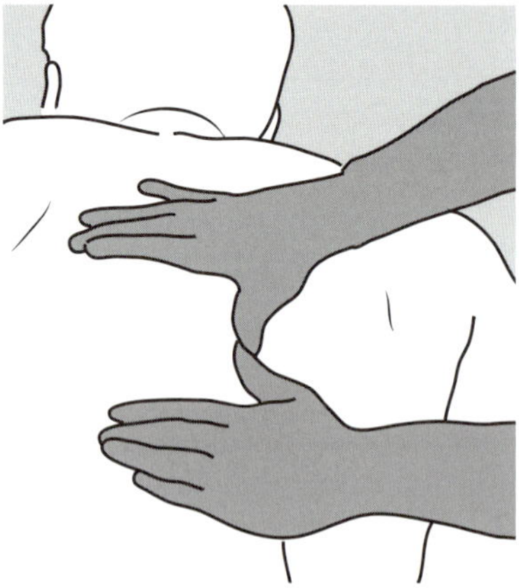

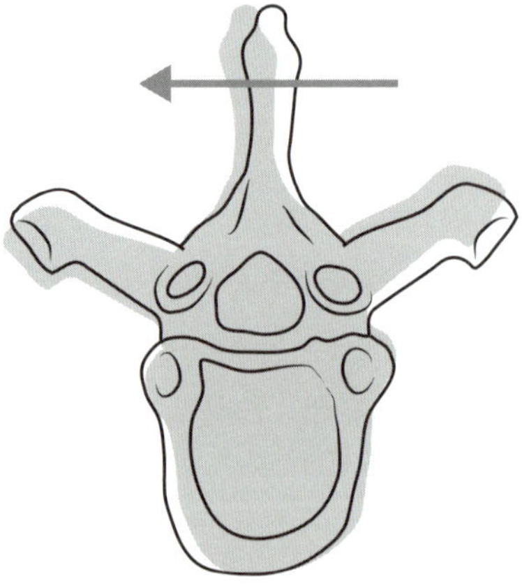

質問　ロッキングは上部胸椎の下部胸椎のどちらから始めても良いですか？

適切と思われる場合は、どちらから始めても結構です。ただし、所見を記録する必要があるので、統一すると良いです。ある椎骨を〝ロッキング〟したときにクライアントが不快感を訴えたり、ある胸椎だけがロッキングしにくい（しやすい）と思ったことはないですか？このような所見は、当該胸椎の可動性が低いまたは高いことを示します。

ステップ2　軽く圧をかけながら棘突起を向こう側に押し、1～3回軽くロッキングします。手前側をすべて施療したら、反対側に回り、同様に施術します。

ロッキングの目的は、軟部組織を弛緩させ、関節にかかる圧を減らすことです。動かない椎骨を無理にロッキングしてはいけません。ロッキングは整復技術ではないからです。ある椎骨が他と比べて動きにくい場合、その箇所はひとまず置いて、後で調べましょう。ご承知のように、優しく微妙なテクニックの方が力まかせでするよりも反応が良い場合があります。

ヒント　このテクニックでは、棘突起をヨットの帆と見なし、療法士は帆の傾きを操作しているとも考えられます。もちろん、胸椎の棘突起は脊椎に対してうつ伏せに並んでいて、ヨットの帆のようには突き出ていません。

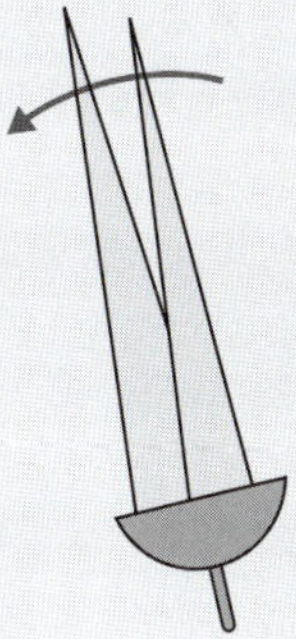

質問　各椎骨の〝ロッキング〟の回数や速さは、気にしなくてもいいですか？

この質問にお答えできるようなデータがありません。脊椎のどの箇所も過剰に治療しないことが肝要なので、初回のロッキングは各棘突起1～3回ずつが適当でしょう。1秒に1回程度ロッキングすると、癒やしが得られるはずです。ロッキングの有益性を体感し、受け手の気持ちを実感するために、自分で治療を受けてみると有用です。

治療終了後は、次の2点を行うことが重要です。

- まず、クライアントを再度アセスメントします。胸椎の可動性が大きくなっていますか？　症状が減っていますか？
- 次に、棘突起を何回ロッキングしたか、どの胸椎を治療したかを記録します。

治療が進んだ段階で、傍脊椎の左右一方だけをロッキングする実験をし、これだけで結果に明らかな差がでるかどうかを再テストすると良いでしょう。

助言4　胸椎の姿勢過剰を治療する――概要

胸椎では次の3つの姿勢過剰が起きることがあります。

- 自然な胸椎の後弯が過剰になった場合を亀背と呼びます。亀背には様々なタイプがあります。
- 自然な後弯が少なくなり、背中が平らに見える場合、平背と呼びます。この用語は通常、腰椎の前弯減少に対して使用されます。
- 背骨が横方向にC状またはS状に弯曲し、かつ胸椎後弯が過剰になった場合（＋腰椎の正常な前弯が過剰になった場合）、**側弯症**と呼びます。

これから紹介する治療法について読み、亀背（助言5、p.199-201）、平背（助言6、p.201-202）、側弯症（助言7、p.202-203）の治療で実践する前に、次の3点を考えることが重要です。

まず、「この介入をする根拠は何か」を自問します。

- 痛み、凝り感、または機能低下など、脊椎の形状が原因で起きると思われる症状に対処するためか？
- クライアントの希望で行う、審美性だけを目的にした介入か？
- 時間が経つと現在の脊椎の形状が問題に繋がると考えられるために行う予防的治療か？　たとえば、年をとると後弯が目立つようになり、胸郭が前方にひしゃげ、肋骨の機構が変わるため、呼吸機能が損なわれるなど。

第2に、脊椎の弯曲が過剰だとしても、必ずしも脊椎が異常だということではありません。Brunnstrom（1972）によると、BrauneとFischer（1889）が垂直に真っ直ぐ伸びた背筋を〝Normalstellung〟と記したことが誤って〝normal posture（正常体位）〟と翻訳されているが、BrauneとFischerは測定時の身体部位の解剖学的関係を表現するときにこの用語を使っただけなのだそうです。真っ直ぐな姿勢という形を描写しただけの言葉が20世紀を経て、身体のアラインメントの基準に変貌したなんて面白いですね――今では、真っ直ぐな姿勢が正常と信じられているというわけです。治療者の側に立った姿勢矯正とは、美しい姿勢にしなければと思い煩うことなく、既存の症状を緩和し、今後の再発を予防することなのです。

第3に、姿勢矯正で最も大事なのは、クライアント自身が日々何を行うかです。療法士が行う1回限りの介入が効く可能性はありますが、介入で得られた変化をクライアントが維持しなければ、効果が続く可能性は低いでしょう。第6章には、クライアントに教えると姿勢の維持・改善に役立つアイディアを載せています。

治療の概要

一般的に、過剰後弯、平背、側弯症のクライアントの治療は、伸びた筋肉を縮め、縮んだ筋肉を伸ばして、軟部組織のバランスを整え、関節のアラインメントを直すことです。こうすると、軟部組織と関節の適切な機能の回復に役立ちます。その方法は様々ですが、一部を以下の表に列挙しました。

伸びた筋肉を短縮させる方法の例
● クライアントができる範囲の姿勢の自力矯正
● テクニックを用いた能動短縮の例 ー体重を利用した重力抵抗運動 ーセラバンドなどの運動用バンド(The Hygenics Corporation社製) ーハンドウェイト ーマルチジムマシン
● 関節のアラインメントが比較的良好であれば、筋肉エネルギーテクニックなどのテクニックを用いた等尺筋力強化

縮んだ筋肉を伸ばす方法の例
● 軟部組織の伸展と弛緩の効果を上げるため、クライアントが緩みの肢位をとる
● 以下のテクニックを用いた受動ストレッチング ー単純な受動ストレッチ ー軟部組織のリリース ー筋肉エネルギーテクニック
● 通常のストレッチまたは受動的軟部組織リリースなど特殊テクニックを使い、身体の特定部位を自動ストレッチ
● 可能であれば、クライアントが自分で姿勢を矯正
● 受動または自動でトリガーポイントをリリースし、筋緊張を減らしてストレッチを促す
● 筋膜リリースにより、筋膜をリラクゼーションさせる

助言5　亀背の姿勢

亀背は、正常な後弯が過剰になった姿勢である。過剰な後弯姿勢を矯正したいと思うもっともな理由は色々あるが、その一部は以下のとおりである。

- 姿勢がアンバランスなため、上背部だけではなく、頸部や腰部にも痛みが生じることがある。亀背の場合、こうした痛みを頸部や腰部の前弯の増大で解消していることが多い。
- このアンバランスのため肩甲骨が突出することが多く、正しい肩機能が損なわれる。肩前部のインピンジメントや胸郭出口症候群などの問題は肩が前突したクライアントによく起きる。亀背の人は、僧帽筋が肩甲骨を安定させる力が損なわれている。

- 胸郭が小さくなり、肋骨の機能が変化し、物理的な呼吸能力が損なわれる。腹部の臓器が押し潰され、機能も損なわれる。

亀背の筋肉アンバランス	
短縮した筋肉	**伸展した筋肉**
大胸筋 小胸筋 腹直筋(上部) 後頸筋(亀背により後頸部が前弯)	菱形筋 僧帽筋中部線維

習慣的に猫背で机に向かう、運転する、パソコンを使う、趣味の作業で長時間猫背の姿勢を続けた結果、亀背になった場合は、矯正の方法が色々あります。以下、数頁にわたって、亀背のクライアントに療法士ができること、クライアントが自分でしてよいことについて記します。

次表は、亀背治療の流れを示したものです。表中の参照ページ情報を使えば、該当するテクニックの詳細が記載されている場所がわかります。亀背の治療テクニックの大半は、第2部で**ヒント**として囲みで取り上げています。亀背以外の問題を治療するのにも有用だからです。

亀背のクライアントに療法士ができる12の項目	ページ
1. 僧帽筋下部線維を強化し、肩甲骨のアラインメントを正す〝ダーツ〟運動を教える。	275
2. 胸のストレッチを教える。	257-260
3. 胸郭運動ストレッチを教える。	265-268
4. 吸気量を増やし、胸郭の運動性を改善するため、呼吸運動を教える。	269-271
5. 胸の受動ストレッチを教える。 ―簡単な受動胸筋ストレッチ ―胸筋に対する筋肉エネルギーテクニック(仰臥位または座位) ―胸筋に対する軟部組織リリースストレッチ(左右および胸骨の位置で)	 225-228 229-231 221-223
6. 筋膜リリースにより、前胸壁の筋肉の弛緩を促す。	216-217
7. 胸筋のストレッチングを目的としたマッサージを行う。	
8. 胸筋のトリガーポイントの治療。	
9. 上腹部の緊張を和らげる。	
10. 胸郭を動かし、呼吸改善を促す。胸肋関節と肋椎関節の機能矯正を促すことを目的とする。	237-240
11. 胸郭のテーピング。	
12. フィットネス専門家を紹介し、僧帽筋中部線維・下部線維と脊柱伸筋を強化してもらう。	246-248

亀背の場合は頸部が前弯し、肩の内転が起きている可能性が高く、頸部と肩も施術が必要なので覚えておきましょう。第2部では胸郭を中心に書いています。

亀背のクライアントが自分でできる7つの項目	ページ
1. ダーツなどの運動で対側の筋肉群を強化する。これは、僧帽筋下部線維の強化と肩甲骨の再アラインメントに役立つ。	275
2. 胸の自動ストレッチを行う。	275-260
3. 胸郭運動ストレッチを行う。	265-267
4. 呼吸運動を行い、呼吸筋の可動域を増やす。	269-271
5. 習慣を変える。就業時や趣味活動中に長時間、円背を続けないようにする。	271-272
6. 運動を行い、骨盤の正しいアラインメントを取り戻す。極度に前傾／後傾しないようにする。脊椎は仙骨関節と仙腸関節で骨盤に繋がっているので、骨盤の位置不良は脊椎の形状、ひいては機能に悪影響を及ぼす。	286
7. 前胸郭の筋肉のトリガーポイントを鎮める。	263-265

助言6　平背の姿勢（胸椎）

正常な脊椎前弯が消失し平坦になった症例があったため、〝平背〟という言葉が生まれました。しかし、胸椎が通常よりも平たく見えるクライアントを治療した人もいるかもしれません。そのようなクライアントは肩が目立ち、体格指数が低いかもしれません。このような人の肩甲骨を〝翼状肩甲骨〟と呼ぶことがありますが、むしろ胸椎の弯曲が小さいため、肩甲骨が目立つだけなのです。平背のクライアントは特に直立時や後傾時に背中の中央の痛みを訴えることが多いです。両肩をやや丸めているのは、実は痛みを和らげるためかもしえません。しかし、このような姿勢はC7／T1領域など脊椎の他の区域を過度に緊張させます。これは後頸筋群が働いて、頭が前傾しないようしているからです。このため治療介入が望ましいことが多いです。

胸椎フラット化のクライアントは、直立時または脊椎を伸ばしたときに痛みを訴えますが、これは上背部の棘突起が互いに近接し、軟部組織が押し潰されるためです。

胸椎フラット化のクライアントに療法士ができる5つの項目	ページ
1. S字弯曲の緊張緩和を含め、緊張した筋肉を解すための背中の一般的なマッサージ	205-206
2. 棘突起をロッキングして筋痙攣を減らし、痛みを緩和する	196-197
3. 脊柱起立筋、菱形筋、僧帽筋中部線維のトリガーポイントを処置する	
4. 広背筋の受動的ストレッチを行う	
5. 後部脊椎の軟部組織の緊張を緩和するため、縦方向のストレッチを行う	203-204

胸椎フラット化のクライアントが自分でできる3つの項目	ページ
1. 脊椎を伸ばさないようにする	
2. 脊柱起立筋、菱形筋、僧帽筋中部線維の自動ストレッチ	260-262
3. 後部胸郭のセルフトリガー	263-265

助言7　側弯症の姿勢

C字状、S字状のいずれにせよ、過度の側弯姿勢を矯正する（審美的な理由ではなく）生理学的な理由があります。

- 内臓が変位し、機能が損なわれる
- 脊椎管の出口で脊椎神経が挟まれる
- 横方向に曲がることで、体重を支える脊椎の能力が低下する

Hartvig Nissenは側弯症矯正運動を強く支持し、その著書『Practical Massage and Corrective Exercises』（1905）の中で、自らが編み出した運動治療の前後に側弯症小児をアセスメントした結果を記しています。Nissenが撮影した白黒写真は、考案した運動で〝矯正〟が可能なことを示しています。Nissenは古い時代の人ですが、マッサージ療法士であり、この成果が30年間の実験的経験を基にしたものであることを公表したその勇気は賞賛に値します。1941年、米国整形外科学会(AOA)は、研究の結果、運動で側弯症の進行を止めることができなかったことから、側弯症の治療に運動を使うべきではないと結論づけたとSolberg（2008）は述べています。しかしながら、Solbergはこの問題に関する研究を検証し、優れた業績を残しています。方法論上の欠陥を無くし、試験を繰り返した結果、運動は確かに側弯症に良い効果をもたらし、「運動治療は本当に側弯症を改善し、身体の姿勢と脊柱管の機能全般に有意な変化をもたらす」と言っています。Nissenの言ったことは始めからすべて正しかったのでしょう。

側弯症の矯正に運動を用いることに関して、相対する意見があっても不思議ではありません。側弯症であろうと他の病態の治療であろうと、運動プログラムに欠陥があるのはよくあることです。たとえば、そもそも間違った運動が処方される可能性があります。運動方法が正しくても、その強度や期間が間違っている場合もあります。クライアントが処方された運動を正しく実行していなかったり、実行するのを忘れている可能性もあります。気をつけたいのは、クライアントの病状が変わったら、運動も修正する必要があることです。側弯症の治療運動はこの項では触れません。側弯症のタイプは複数あり、この分野の専門家が運動プログラムを個別に組み、教える必要があるからです。

側弯症のクライアントに療法士ができること	
● 短縮した組織のマッサージとストレッチング	
● 矯正運動の専門的プラクティショナーを紹介する	詳細情報は、下記を参照。 The British Orthopaedic Association (http:// www.boa.ac.uk/) The American Orthopaedic Association (http:// www.aoassn.org/)

クライアントが自分でできること	ページ
● 矯正姿勢を取る	274

助言8　平背のための縦方向ストレッチ

胸郭の弯曲が正常な人と比べ平背のクライアントは、脊柱起立筋が短縮しています。助言8のテクニックは、この短縮した組織を引き延ばすのが目的で、特に中心線と胸棘筋を集中的に治療します。

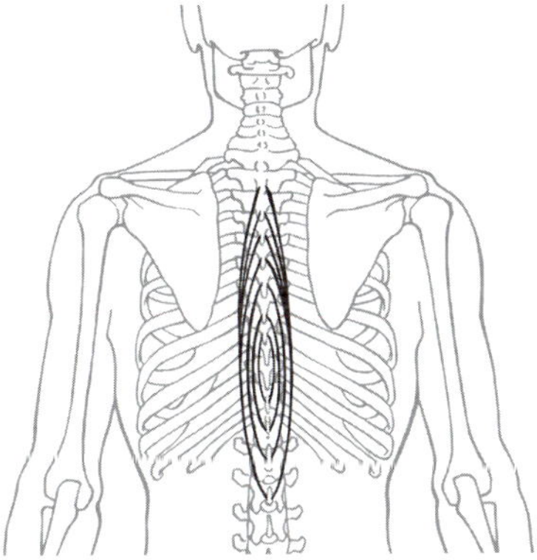

ステップ1　側臥位または腹臥位を選びます。側臥位の場合、左右の股関節と膝をほぼ直角に曲げる必要があります。腹臥位の場合、顎を胸の方に引く必要があります。

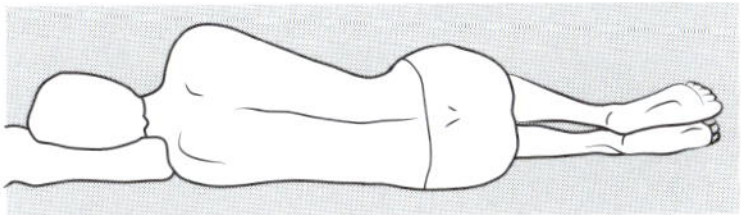

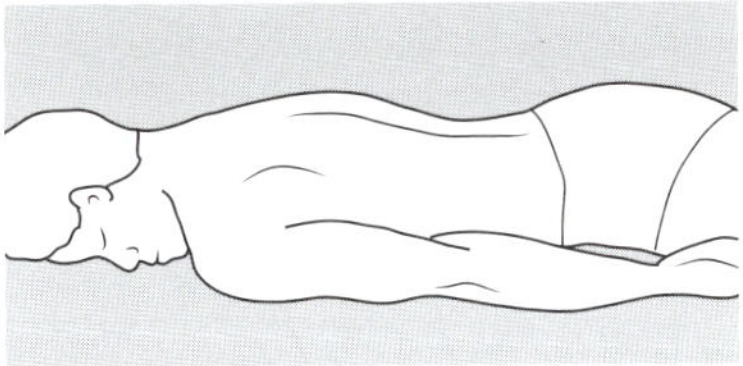

ステップ2　療法士はクライアントの頭蓋底に片手を置き、反対の手を仙骨に置いて軽く牽引します。目的は皮膚と筋膜、さらにできればその奥の筋肉を軽く牽引することです。施術者に負担のない手のポジションが決まり、組織が反応するまで辛抱強く待つ必要があります。

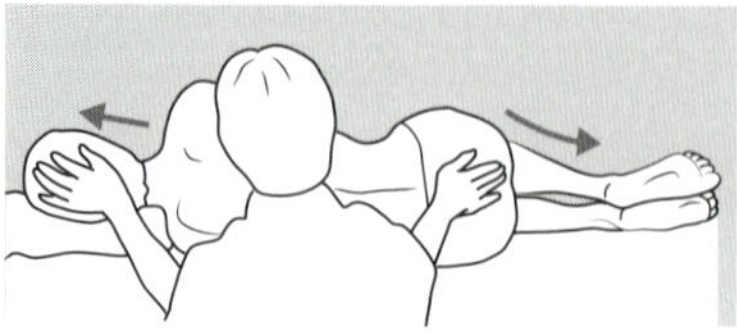

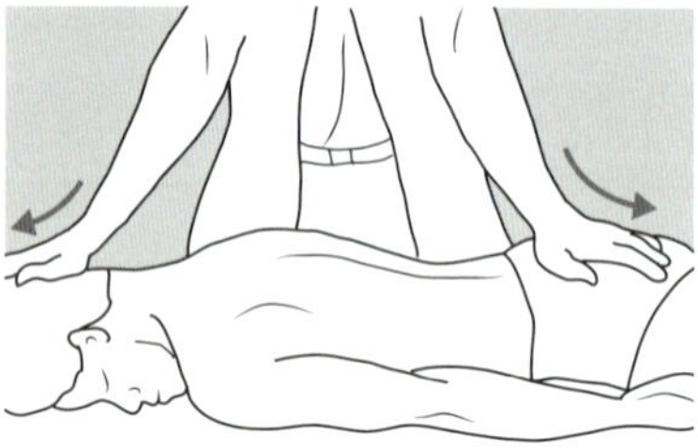

質問　これは筋膜リリースで使った硬膜管ストレッチと同じですか？

いいえ違います。助言8のストレッチは、筋膜リリースの硬膜管ストレッチと同じポジションで行いますが、この二つは同一ではありません。助言8の目的は、硬膜管をリリースすることではなく、中心線領域の脊柱伸筋群をリリースすることです。

その他に、自力で首を捻る（a）、対角線の方向にストレッチする（b）、腕を交差した状態でストレッチする（c）方法があります。

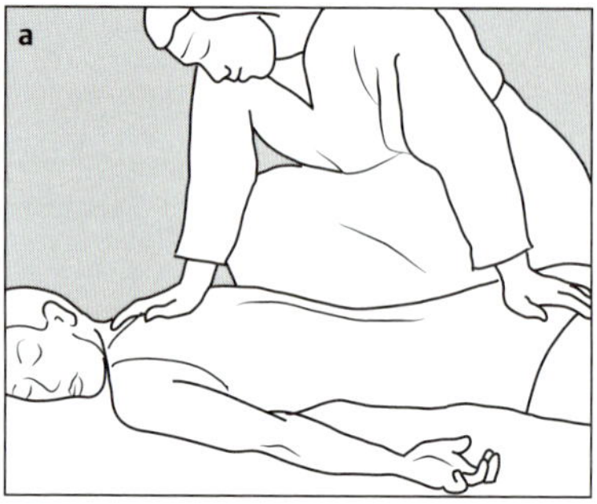

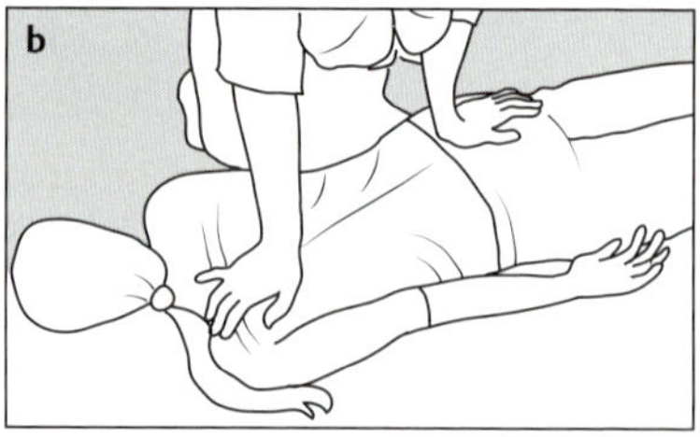

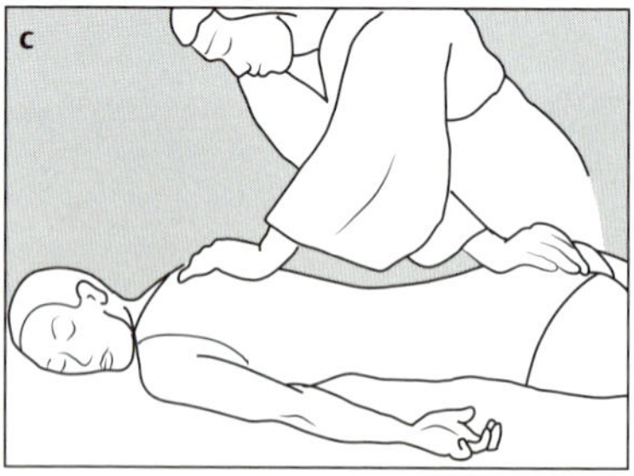

ヒント　このテクニックを行うときは診察台を下げるか、床の上で行います。一番快適に治療を受けられるポジションはどれか、実験して調べましょう。

助言9　S字ストローク

この軟部組織のためのテクニックも、平背など、特に中心線に緊張があるクライアントに有用です。このテクニックは痛みを和らげるので、通常の背中のマッサージに取り入れてもいいでしょう。

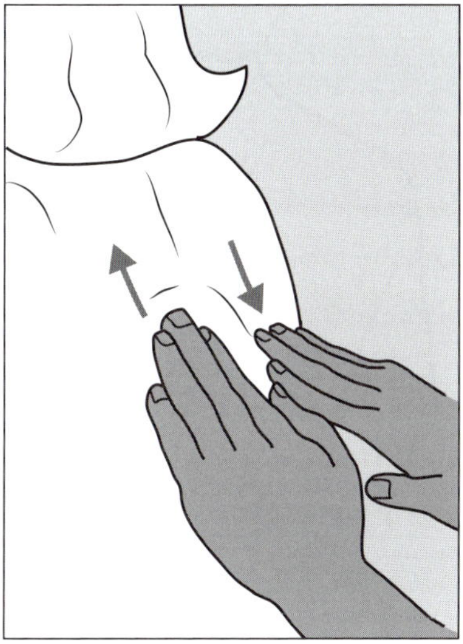

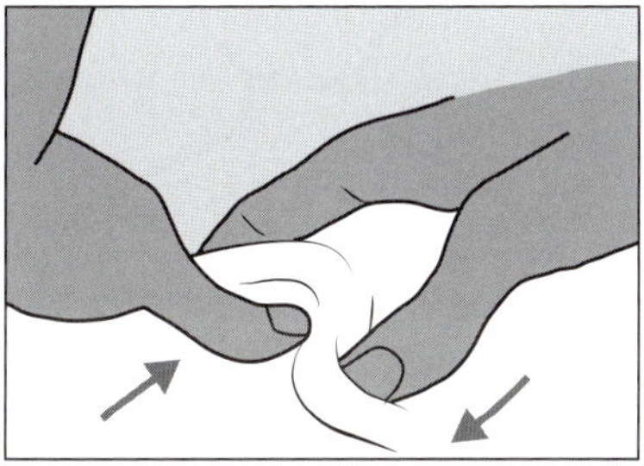

腹臥位の場合、ワックスやオイルを一切使わず、棘突起の左または右側の組織を軽く引っ張ります。このとき、手指でS字を描くと同時に、左右どちらかの側の皮膚を上方向（頭側）に押し、反対側を下方向（尾側）に押します。

質問　手技は胸郭の上から下、下から上のどちら向きにすればいいですか？

上向きでも下向きでも良いです。

質問　S字の向き(S字または逆S字)を交互に変えるのですか?

上向きまたは下向きに施術を終えた時点で療法士が体を反転させれば、交互にしなくても施術できます。たとえば、脊椎の左側を奥に押し、右側は手前に引くようにして腰から首まで施術します(a)。療法士がポジションを反転させ、今度は向かって左側を手前に引き、右側を奥に押します(b)(下図参照)。

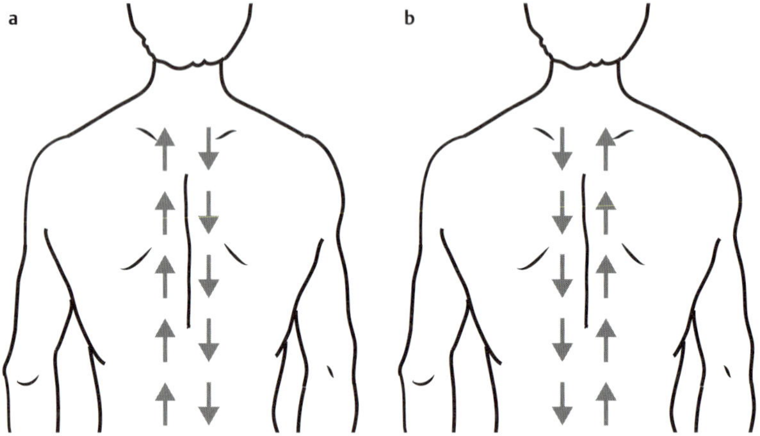

助言10　脊柱起立筋の緊張への対処

ご承知のように、脊柱起立筋は脊椎の伸筋です。座っているとき、立っているとき、歩いているとき、スポーツや身体活動に取り組んでいる最中、常に脊柱起立筋が働いています。脊柱起立筋が盛り上がっていたとしても、脊柱起立筋に何か悪いところがあるわけではありません。二頭筋が見事に発達したクライアントの筋肉の緊張を緩めようとは思いませんよね?　おかしなことに、多くの療法士はクライアントの脊柱起立筋を〝処置〟し、擦ったり、ギターの弦をはじくようにしたり、摩擦運動をするように円を描いたりして、脊柱起立筋の膨らみを無くす必要があると感じてしまうのです。

しかし、筋緊張の増加が痛みの元になっている場合、脊柱起立筋の緊張の緩和を試みるのは良いでしょう。筋肉の限られた箇所だけが緊張すると、痛みの元になることがよくあります。筋肉の肥大が筋肉のアンバランスの原因になっていると考えられる場合も、筋緊張の緩和は適切でしょう。

他の徒手テクニックと同様に、この助言が有用ではないと思ったら、使わなければ良いのです。気に入ったら、数人のクライアント(同僚)に数回に分けて試みたり、自分で日頃から試してみましょう。

脊柱起立筋の筋緊張緩和に対する日常的対処法

腹臥位のクライアントにタオルをかけて、次の対処法を日常的に行っても良いでしょう。

タオルをかけた状態で行う方法

1. ロッキング(揺らす)

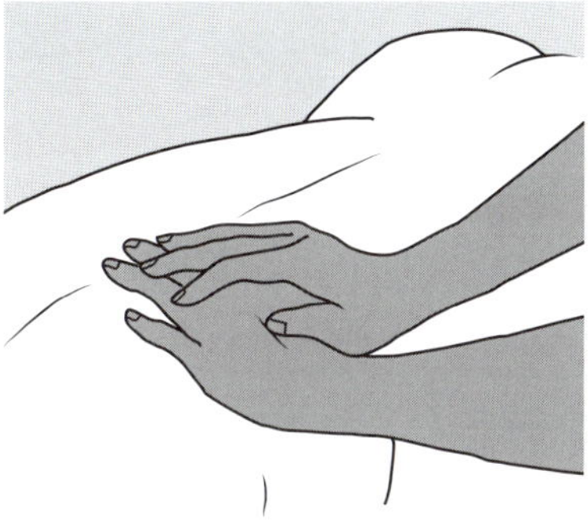

クライアントの身体にタオルをかけ、背中に直接触れない状態で、両手を胸郭、腕、臀部、または脚の横に置き、1分程度、ゆっくりと身体を揺らします。半身を上から下へと施術し、反対の半身を下から上へと施術します。揺れ幅は小さくし、リズミカルに優しく揺らします。ロッキングの詳細は、助言22『ロッキング』(p.249)を参照。

2. 静止

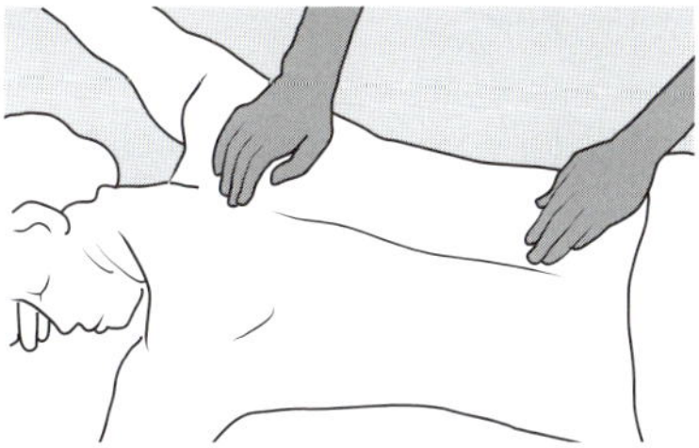

クライアントの胸郭に両手を置いて待ちます。寺院、人気のない海岸、田園地方など静かな環境に身を置いたとき、その静寂が自分に伝わってくる様に意識を向けた経験がありますか? 優しくロッキングした後、自分の内心の静寂がクライアントに伝わるのを待ちます。

ヒント このテクニックを行うとき、自分の好みの静かな場所を頭に思い浮かべて練習すると良いです。

3. 圧迫

クライアントの背中に両手を置くか (a)、掌を重ねて置くか(b)、前腕を置き(c)、身体を前に傾けて体重がかけた後、身体を元の位置に戻します。手の位置をそのままにして、数回これを繰り返します。このように圧迫－解放を優しく繰り返すと気持ちが落ち着きます。3種類のポジションで、手技を繰り返します。

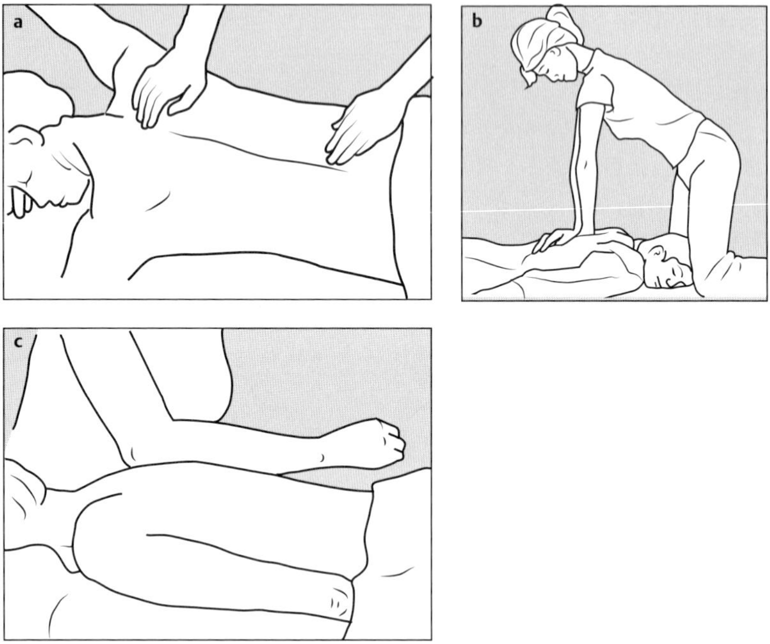

タオルを外し、オイルやワックスなどを使ってマッサージを行う

4. マッサージ

軽擦法のみで背中のマッサージを行います。マッサージをしながら、脊柱起立筋のどの部分の緊張が増加しているか、クライアントはどこに不快感があると訴えているか注意します。このことを常に頭に置いて続けます。

タオルをもう一度かける

マッサージオイル／ワックスを皮膚に塗った状態なので、タオルが皮膚を〝掴んでくれ〟、しっかり牽引できます。これで普段より圧をかけなくても、組織を圧迫したり、ストレッチすることができます。

ヒント オイルを塗った皮膚にタオルをかけた状態で5のテクニックを行い、自分でも受けてみましょう。次に、オイルを塗った皮膚に直接試して、その感触をそれぞれ比較します。

5. 横方向のストレッチ

クライアントの横に立ち、棘突起を探します。タオルの上から母指球を使って、脊椎の横(立っている位置の反対側)の軟部組織を捉え、脊柱起立筋を脊椎から離すように奥に向かって押します。

どこから始めても構いませんし、ストレッチの場所が多少重なっても大丈夫です。脊椎の両脇を2～3回ストレッチします。片側を上方向下方向に施療してから反対側に移っても良いですし、左右交互にして一方を上方向、他方を下方向に進める方がやりやすい人もいるでしょう。脊柱起立筋を〝弦のように細かく振動〟させないようにしてください。良かれと思って筋肉の施術をし過ぎると、緊張が減るどころか増えてしまいます。これは〝細かい振動〟が筋肉を抑制せず、むしろ刺激してしまうからでしょう。

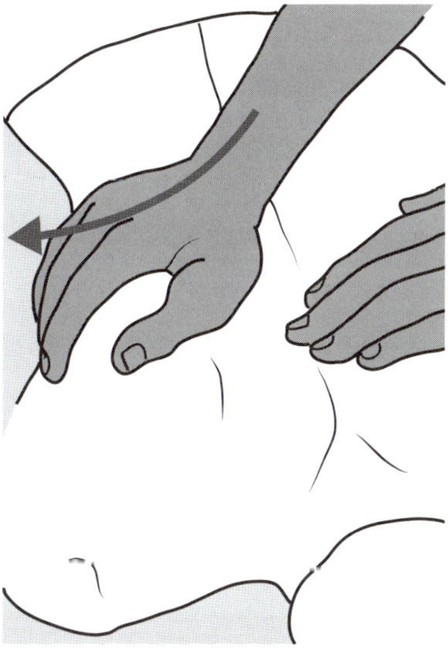

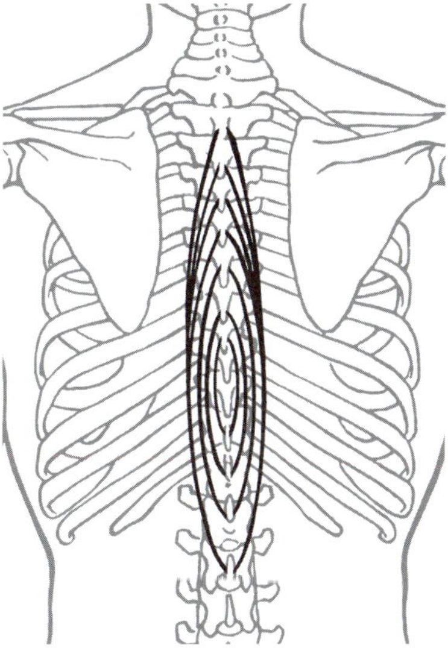

6. マッサージ

マッサージオイル／ワックスを再度塗布し、背中を数分間マッサージします。筋肉の緊張が減ったかどうか注意しましょう。

7. 縦方向の〝ストリッピング〟

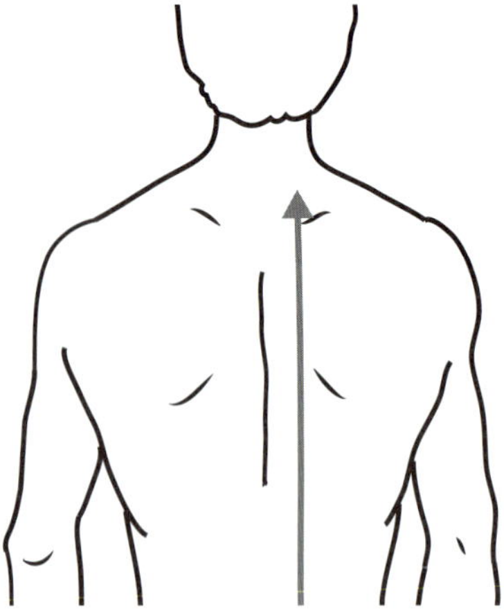

クライアントの横に立ち、両手の指を重ねた状態で腰部または下部胸郭にあてがい、脊柱起立筋の上を上向きに、通常よりもゆっくりと滑らせます。

筋緊張が強い箇所にぶつかったら、そこで止めます。トリガーポイントがリリースされるため、緊張が緩むこともあります。緩まない場合は、圧を減らしてトリガーポイントの上を行き来し、ゆっくりとこれを繰り返します。肘を使ってもよいですが、脊柱起立筋の上をゆっくりと動かすことを忘れないでください。

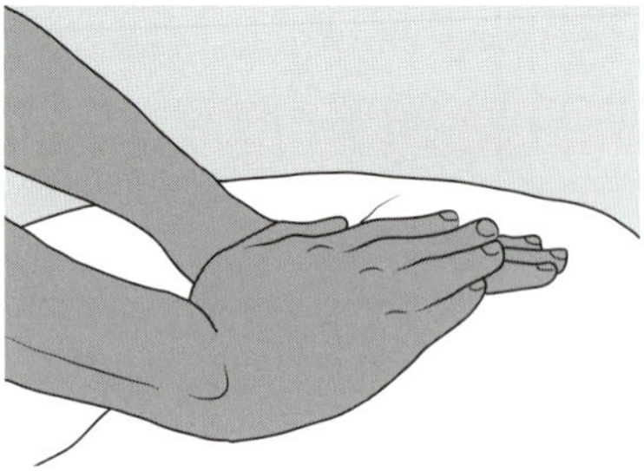

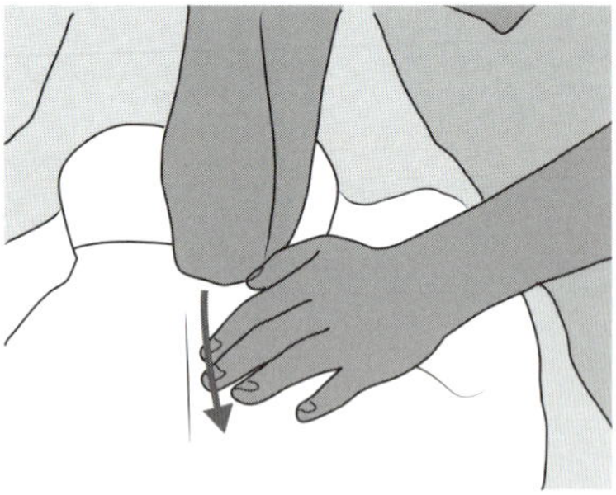

8. マッサージ

最後に軽擦し、症状を再評価します。

!ヒント 3人で1〜8の流れを練習すると良いでしょう。1人が治療を行い、2人目が治療を受け、3人目は各テクニックを声で誘導します。

助言11　胸郭の筋痙攣を鎮める

筋痙攣を経験したことがありますか？胸郭の筋痙攣は、次の部位で感じられることがあります。

- 腹直筋上部。腹直筋上部には中心線付近で肋軟骨が付着しています。背中を突かれたとき、脊椎が屈曲し、腹直筋上部が痙攣した経験はないですか？
- 肋間筋。胸郭の横側にあり、〝stitch〟(肋骨を繋げる縫い目=ステッチ）と称されることも多いです。

- 腹斜筋。外側が肋軟骨に付着しています。
- 胸郭の脊柱起立筋。背中が"痙攣"すると訴えるクライアントを治療したことはありませんか(ただし、胸郭ではなく腰部で起きていることが多い)。

時間がたつと痙攣は鎮まりますが、拷問に近い痛みがあります。助言11では、胸郭の突然の筋痙攣を抑える方法をいくつかご紹介します。ここに挙げたテクニックは、胸郭の筋肉の局所的な筋緊張増加の対処にも使えるかもしれません。痙攣は痛みを伴う一時的な筋肉の不随意な収縮で、1〜2分程度で鎮まりますが、局所的な筋緊張増加が長く続き、痛みを伴わない場合もあります。機能障害がある下層の組織を上層の筋肉がかばう結果、局所的な筋緊張が増加する場合もあります。腰の痙攣がよく起きる場所は椎間板ヘルニアが起きた部位で、周辺筋肉が即座に痙攣します。この痙攣は痛みを伴い、時間とともに鎮まりますが、筋緊張増加は残ります。同様に、大腿を強打すると筋組織が損傷し、その結果筋緊張が増加し、患部の上層または下層で緊張が触知できます。このような筋緊張増加は必ずしも痛みを伴いません

胸郭の痙攣を抑えるには次の5つの方法があります。

1. 問題の筋肉をストレッチする
2. 静圧をかける
3. 静圧をかけ、さらにストレッチする
4. 対側筋肉群を等尺性収縮または求心性収縮させる
5. ポジショナルリリーステクニックを使う

1〜5の治療法を交互に試してみましょう。

質問 筋肉が痙攣する原因は何ですか?

筋肉が痙攣する原因はわかりません。考えられる要因として次のようなものがあります。

- 筋肉を短縮させる姿勢を続けること。筋肉を自動／受動で短縮させ続けると、筋痙攣の発現傾向が高まります。
- 脱水。脱水状態では、筋痙攣が起きる可能性が高くなります。
- 電解質のアンバランス。筋肉は水分だけではなく、グルコース、ナトリウム、カリウム、カルシウム、マグネシウムも必要です。こうした栄養素の補給が不十分であると、痙攣の原因になりえます。
- 疲労。使い過ぎで筋肉が疲労すると、痙攣する可能性が高くなります。貯蓄エネルギーが枯渇すると、筋肉が興奮しやすくなります
- 同じ筋肉の反復運動
- 血管径の異常。脚の筋肉に悪影響を与える可能性が高いが、背中の筋肉に悪影響を及ぼす可能性は低い
- ある種の疾患(例：貧血、糖尿病、多発性硬化症)
- ホルモンの異常
- ストレスと不安
- カフェイン
- ある種の薬剤

1. 問題の筋肉をストレッチする

胸郭でよく痙攣を起こす下記の筋肉を中心に、痙攣した胸郭の筋肉を伸ばす方法を下の表に示します。

- 腹直筋上部または肋間筋前部
- 腹斜筋または外肋間筋
- 胸椎伸筋

座位、立位、臥位でできるストレッチについて提言をしてきました。ものによって、クライアントが就業中、在宅中、または外出中に痙攣したときにできる代替ポジションも提言しています。代替ポジションを知っていれば、自分でストレッチができるので有用です。

胸郭に痙攣が起きやすいクライアントの場合、痙攣治療にこうしたストレッチをどのように使うか習得する手助けをしましょう。

	座位	立位
腹直筋上部または前部肋間筋	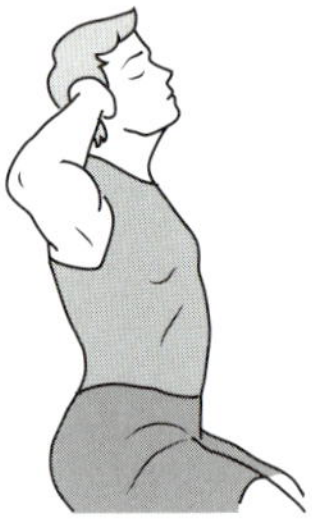	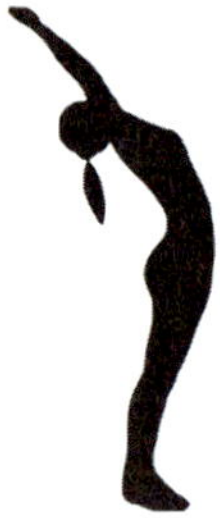
腹斜筋または外肋間筋（例は左側の痙攣を鎮める方法）	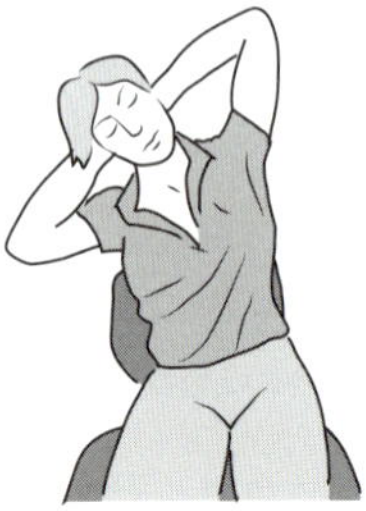	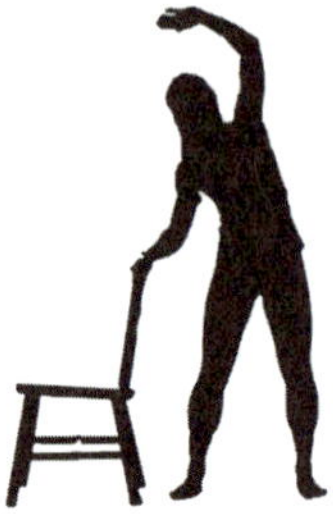
胸椎伸筋	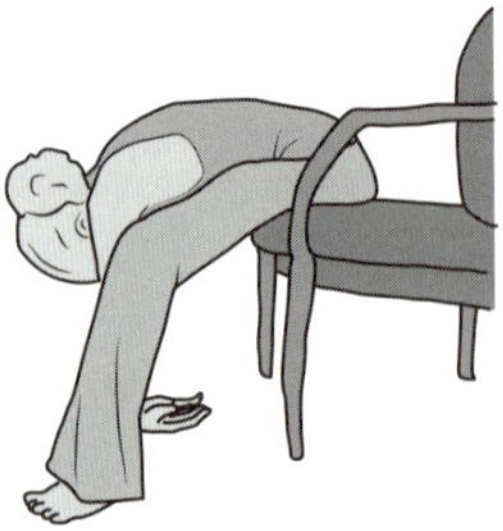	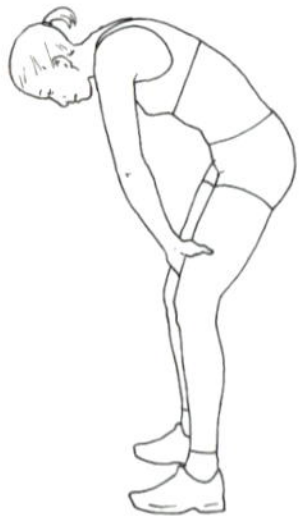

	床上	その他
腹直筋上部と前部肋間筋	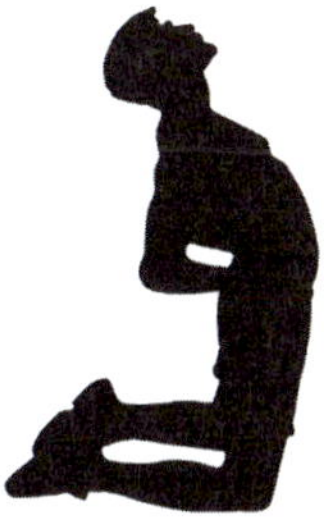	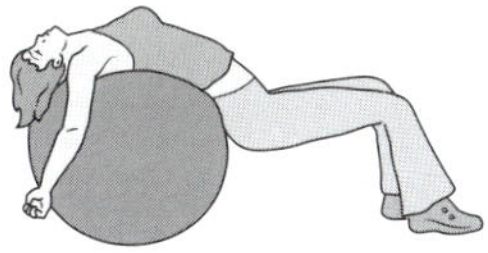
腹斜筋または外肋間筋（例は左側の痙攣を鎮める方法）	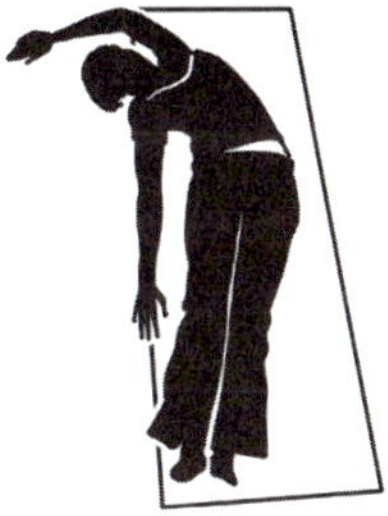	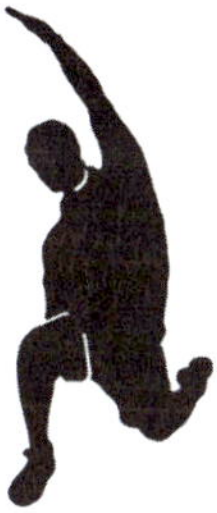
胸椎伸筋	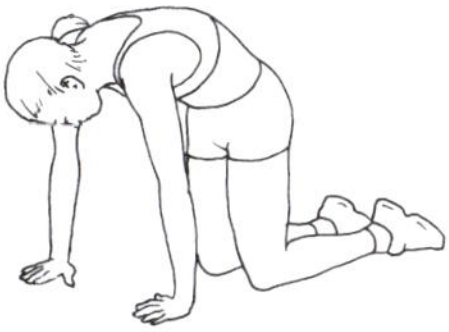	

質問 受動ストレッチの説明がないのは何故ですか？

理由が3つあります。

第1に、上に挙げた筋肉のストレッチをするには、脊椎の伸展(腹筋伸展のため)、回旋・伸展(腹斜筋伸展のため)、または屈曲(伸筋伸展のため)が必要です。脊椎を伸展、回旋、屈曲させる受動ストレッチは慎重に行う必要があり、一般的なマッサージ療法士が受けたトレーニングプログラムに含まれていなかった可能性があります。本書は主に学生や最近資格を取った療法士を読者に想定して書いているので、脊椎の受動ストレッチは省略してきました。

第2に、マッサージ治療中の胸郭は、ハムストリングス、腓腹筋、足の筋肉ほど痙攣を起こさないので、痙攣発現時に療法士が現場にいてストレッチをする必要はまずありません。

第3に、マッサージ療法士にできる代替テクニックがあり（p.214-215参照）、こちらの方がおそらく痙攣の緩和に優れています。

2. 静圧をかける

これは、痙攣中の筋肉(痛みのある箇所)に直接、圧をかけるだけです。痙攣を経験したことがあれば、痛む箇所を直感的に押さえ、痛みを鎮めようとする行為が理解できるでしょう。

治療中にクライアントが筋痙攣を起こした場合、痙攣を鎮めるには、組織に対して直角に指先で静圧をかけると良いでしょう。

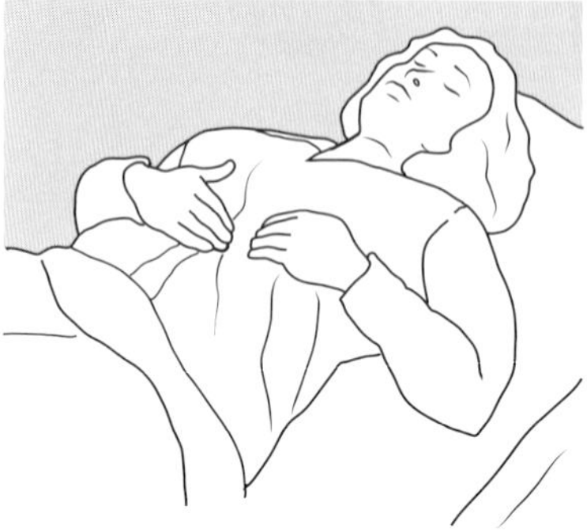

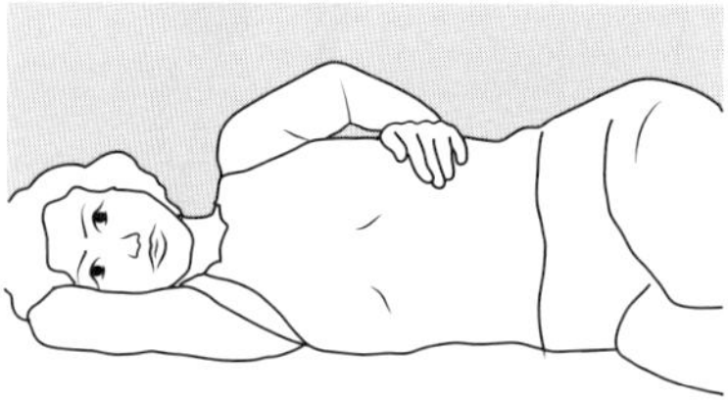

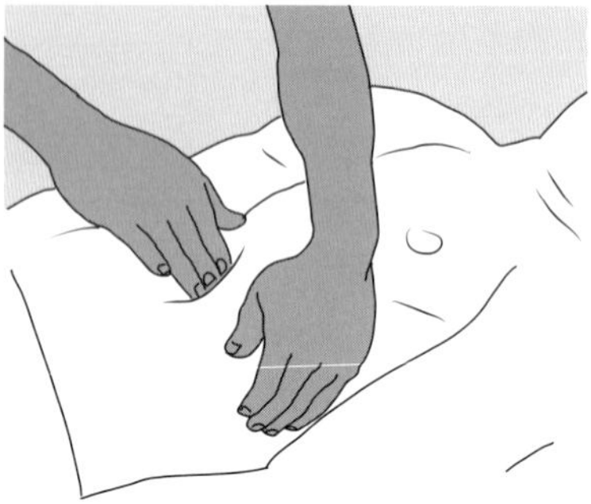

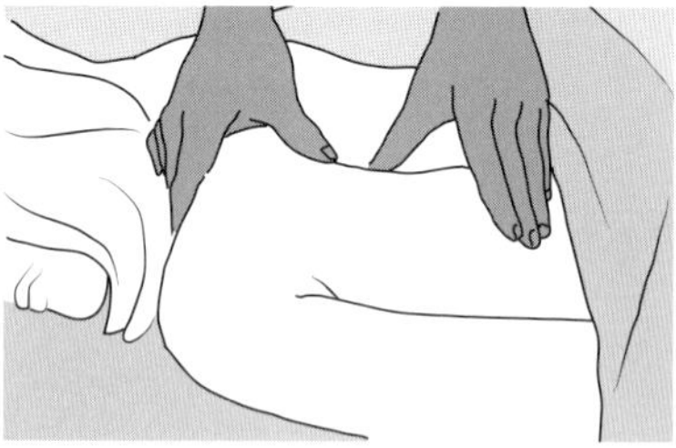

3. 静圧をかけ、さらにストレッチする。

静圧とストレッチを組み合わせればピン&ロック(軟部組織リリース、STR)テクニックで、これも痙攣の抑制に非常に効果的です。クライアントが自分で行ってもよいでしょう。たとえば、腹部の痙攣の場合、痛みのある区域に圧をかけ（前肋骨の下部が多い)、後ろに体を傾けて背中を弓状に反らし、腹部をストレッチしながら圧をかけ続けます。

肋間筋の痙攣の場合、圧をかけ、痛みのある側と反対方向に体を傾けます。

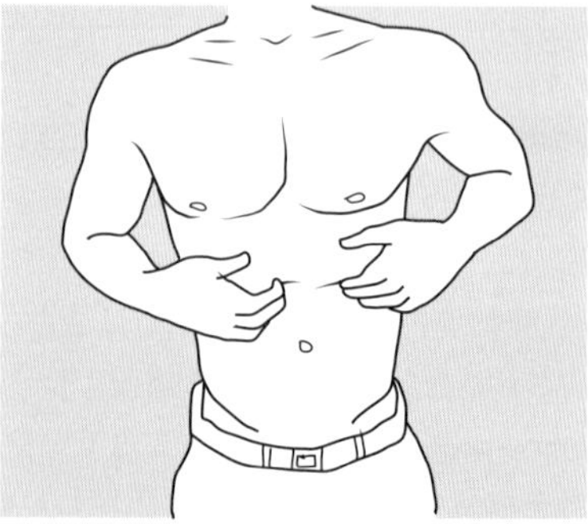

4. 対側筋肉群を等尺性収縮または求心性収縮させる

痙攣している筋肉の拮抗筋を収縮させるのも、痙攣痛を軽減する一つの手です。たとえば、腹直筋上部が痙攣した場合、その拮抗筋である脊柱起立筋群を収縮させる必要があります。つまり、背中を壁や椅子の背に押し付けるようクライアントに指導すれば良いのです。拮抗筋を自動収縮させると、作用筋(痙攣している筋肉)の緊張(と痙攣)が減ります。

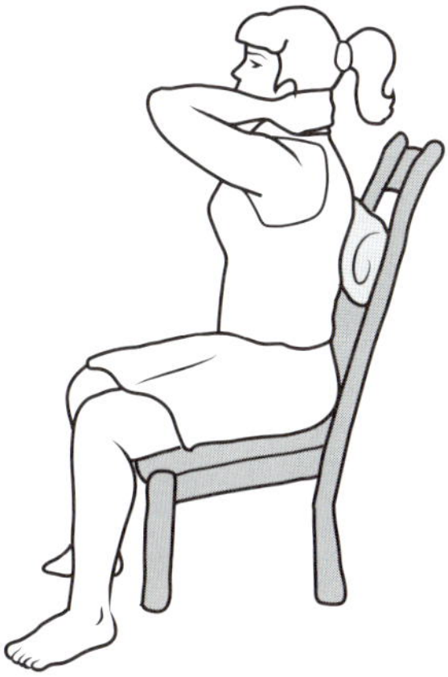

5. ポジショナルリリーステクニックを使う

これはSTR ピン&ロックテクニックの対極の方法です。痙攣している筋肉を伸ばす代わりに、その筋肉の側に体を傾け、楽になる位置が見つかるまで筋肉を縮めます。腹部で痙攣が起きたら、ウェストの位置で身体を曲げます。胸郭に痙攣が起きたら、**痛みのある側に**身体を曲げます。

質問 胸郭の筋痙攣を予防するには、他に何をしてあげられますか?

クライアントに次の2点を行うようアドバイスができます。

1点目は、特に運動の後、痙攣を誘発する可能性が高い姿勢を避けることです。たとえば、走った後で靴を脱ぐ時に腹部が痙攣する場合、走った後で腹部をストレッチするか、10分間待ってから靴を脱ぐようにクライアントに注意します。就業中や趣味活動中は身体を捻った姿勢を続けがちですが、胸郭の左右どちらかの筋肉、肋間筋または、腹斜筋が痙攣する場合、そうした姿勢を長時間続けることは絶対避けるように促します。

2点目は、適切に水分を補給し、栄養不足がある場合はきちんと対処するよう指導することです。薬剤が原因と考えられる場合、医学的なアドバイスを受けるべきです。

助言12　胸郭に対する筋膜リリーステクニック

本書の分量であれば、各種のテクニックについて簡単に触れることしかできませんが、様々な治療アプローチについて例示し、実践できるよう、筋膜リリース(MFR) テクニックをピックアップして紹介しています。

浅筋膜リリース

第４章助言25『浅筋膜のアセスメント』(p.189) のアセスメントを行い、皮膚と下層の筋膜の間で浅筋膜の動きが制限されているのがわかった場合、ManheimとLavett (1989)のリリーステクニックを使っても良いでしょう。この２人は、制限箇所全体をJ字状にストロークして浅筋膜の制限をリリースする方法を記しています。その方法とは、片手で組織を固定し、反対側の手で制限区域の上層組織をストレッチするもので、このとき皮膚の上で短いJの字を描きながら上向きに移動し、制限区域全体を施術します。助言25に書いたように指先か掌を使って組織を再度アセスメントし、制限が感じられなくなるまでJ字ストロークを続けます。

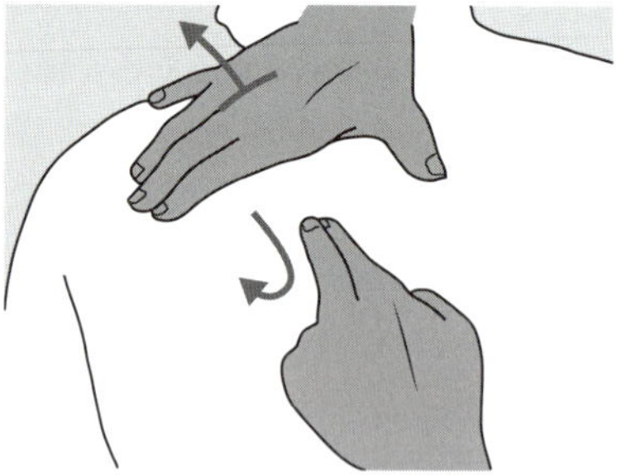

クロスハンド・テクニック

クロスハンド・テクニックは汎用されているアプローチで、胸郭のどの箇所にでも適応でき、側臥位ならば肋骨、腹臥位ならば背中、仰臥位ならば胸部などでしょう。どのケースも、手順は簡単です。

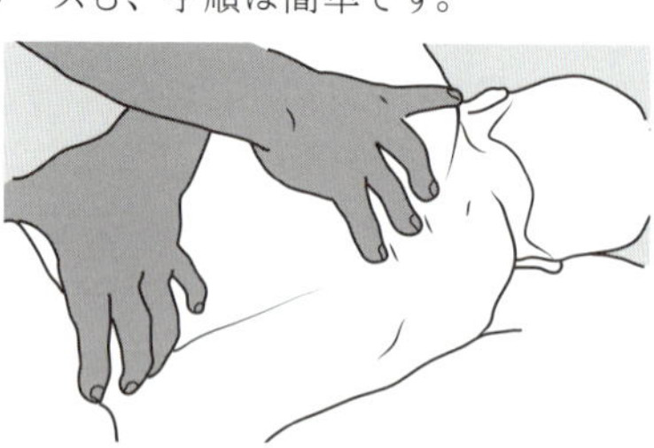

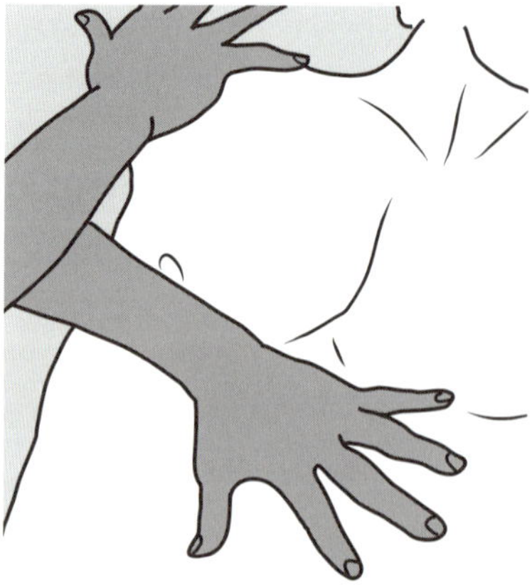

ステップ1　楽な位置に立ち、両手を交差させます。マッサージオイルなどは使いません。皮膚に両手を置きます。組織が柔らかくなると皮膚の中に手が〝沈み〟始めるので、手に意識を集中させます。

ステップ2　待つ間は組織を押し込まないようにします。ただし、辛抱強く両手の下に感じる動きを追い、皮膚と常に接触した状態を保ってください。

圧迫のテクニック

仰臥位または座位で適用できます。たとえば、診察台の横に座り、胸骨の上に片手を置き、対側の手を胸郭後部にあてがいます。このとき、両掌が皮膚に触れるようにします。クライアントがリラックスし、療法士の手のタッチに慣れるまで待ちます。組織が柔らかくなって掌が沈み始めたら、胸郭に置いた手でほんの少し圧をかけます。このポジションを維持し、クライアントの筋肉が急に動いたりその他の変化がないか注意します。

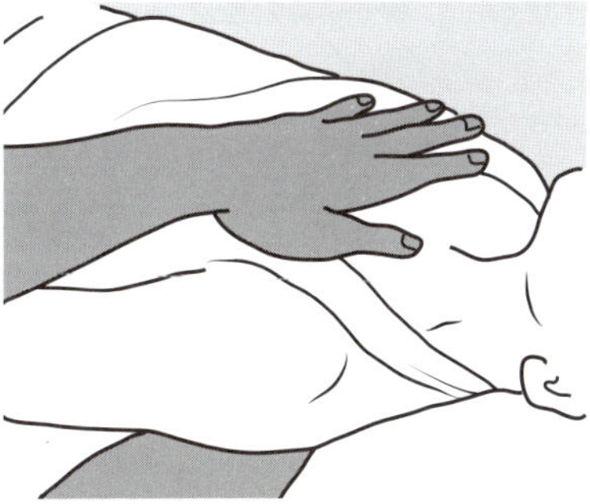

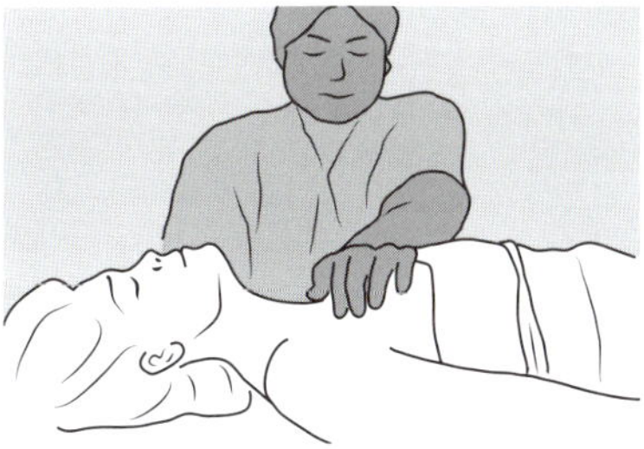

脊椎の側屈

指先で軟部組織に軽く圧をかけることで、脊椎の特定部位を集中的に施術しても良いでしょう。EarlsとMyers（2010）は、MFRを使って側屈した脊柱起立筋を正常化する方法について記しています。たとえば、右に側弯したクライアントの場合、凸側の組織が脊椎から遠くなっているので中心に寄せ、凹側の組織は脊椎に近づいているので外側に寄せるようにクライアントを促しましょう。こうすれば、組織の位置的バランス改善を促進できます。このテクニックは、クライアントが座った状態で、療法士は側弯の凸側に立って処置するよう記載されています。このテクニックやその他の胸郭のテクニックの詳細は、著者らの論文を参照してください。

右側弯に対する治療法の例		
	組織のポジション	治療目的
側弯の凸側	脊柱起立筋が脊椎から離れている	組織を中心方向に寄せる 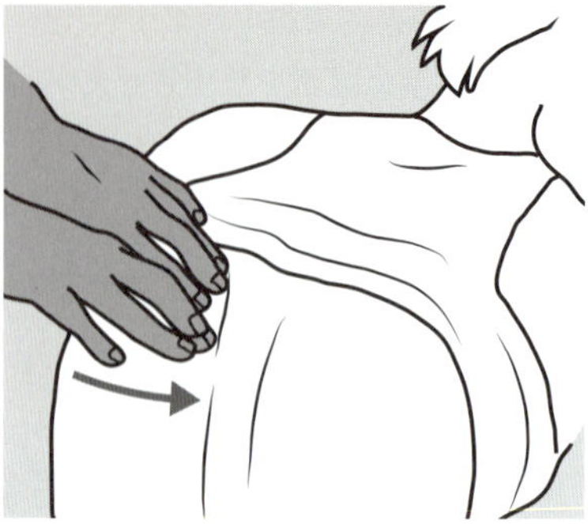
側弯の凹側	脊柱起立筋が脊椎に近過ぎる	組織を外側に寄せる 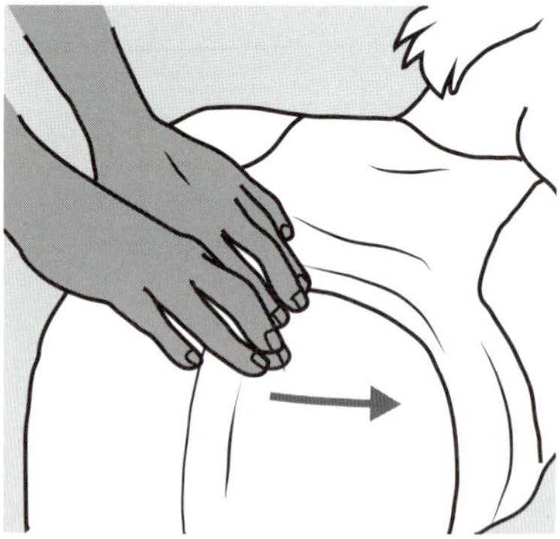

胸郭回旋の治療

MFRテクニックには他にも、Duncan (2012)による胸郭回旋の治療法がある。

このテクニックでは皮膚を引っ張ったり牽引したりすることはせず、物理的に動かします。

ステップ1　診察台の横に立ち、手を胸骨柄のすぐ下と下部肋骨の上に置きます。他のMFRテクニックと同様に、両手が組織の中に沈んでいくのが感じられたら、ほんの少し圧をかけて、両手を押し込んでいきます。

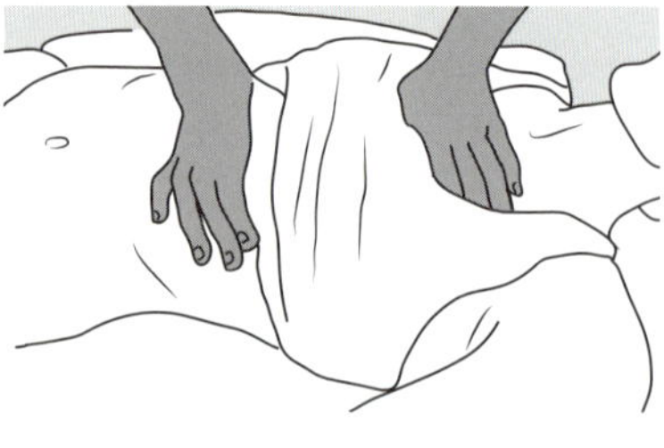

ステップ2　胸郭を奥にそっと転がし、次に手前に転がします。

どちらの向きの制限が大きいか判定します。奥に転がすときの抵抗が大きい場合、立つ位置はそのままにします。手前に転がすときの抵抗が大きい場合、診察台の反対側に回り、治療を始めます。こうすれば、ステップ4でクライアントを奥に転がすとき、手前に転がすよりも楽にできます。

ステップ3　立つ位置が決まったら、組織に手が沈み込むまで時間をかけ、一番(抵抗なく) **楽**に感じるところまで胸郭を転がします。立つ位置が間違っていなければ、転がす方向は**手前**のはずです。

ステップ4　次に、**抵抗**がある区域を施術します。立つ位置はそのままで、抵抗が感じられるまで、胸郭を奥に転がします。最大3回〝リリース〟が感じられるまで、ポジションを変えずにそのまま待ちます。

下の表に手順を示しています。立つ位置と転がす方向を決めるときに役立ててください。

クライアントから見て左側に転がすと抵抗があるとき	
クライアントの右側に立つ	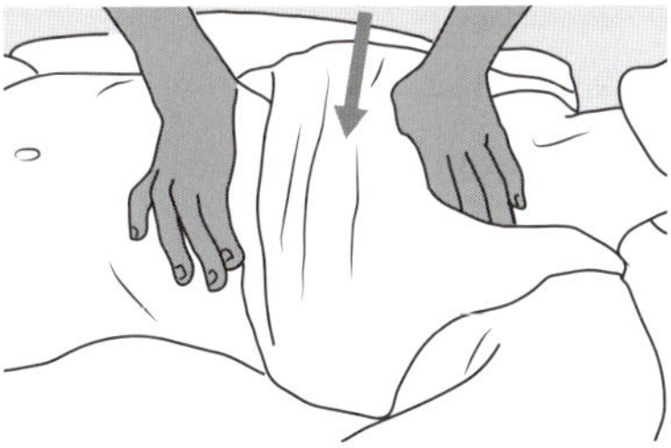
まず、右側に転がす(手前)と、抵抗がないポジション	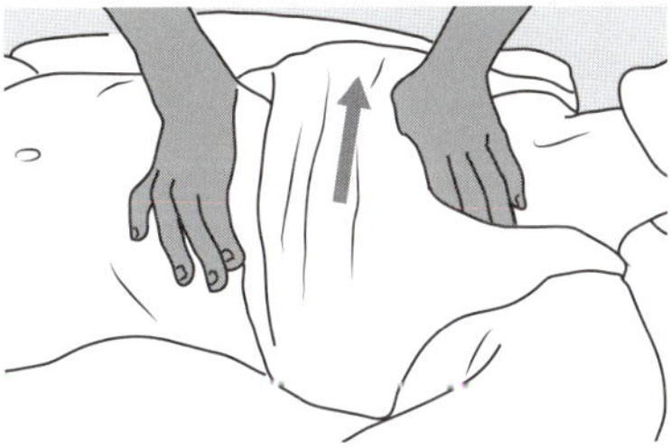
左に転がすと(奥)、抵抗がかかる。 2～3回〝リリース〟できるまで待つ	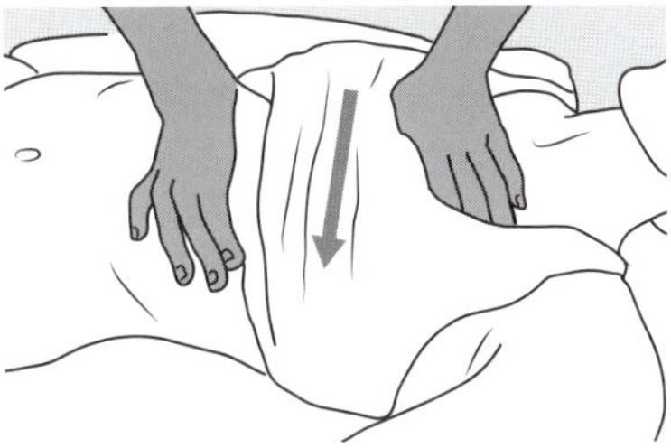

クライアントから見て右側に転がすと抵抗があるとき	
クライアントの左側に立つ	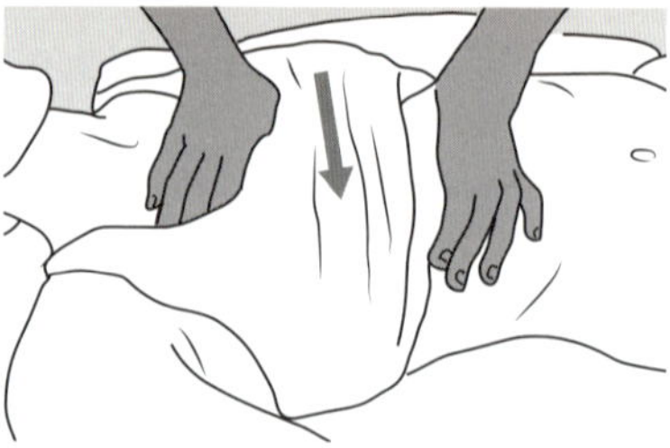
まず、左側に転がす（手前）と、抵抗がないポジション	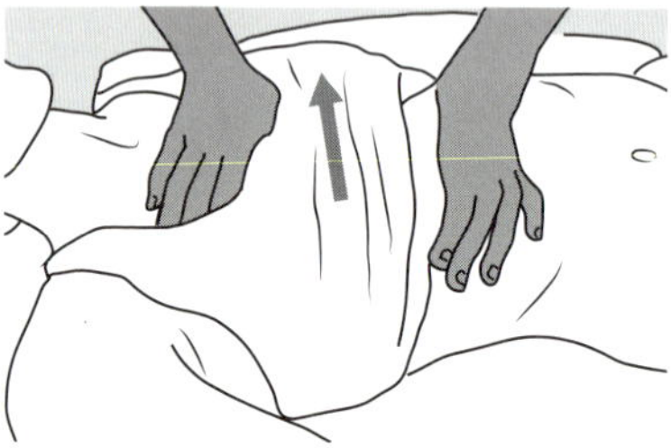
右に転がすと（奥）、抵抗がかかる。 2～3回〝リリース〟できるまで待つ	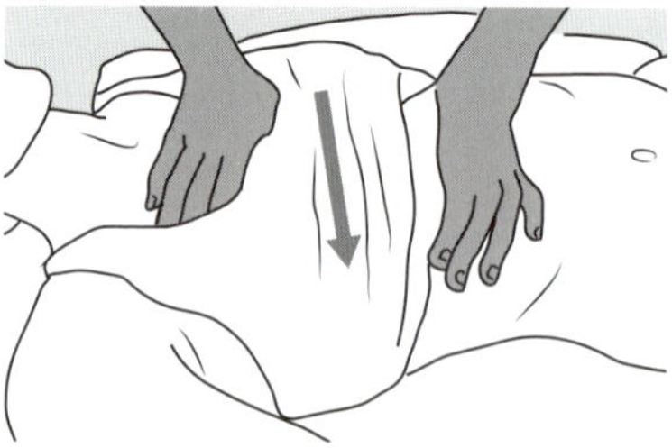

助言13　胸部軟部組織のリリース

軟部組織リリース(STR)は、まず軟部組織を〝ロック(把捉)〟して軽くストレッチし、次にロックを維持したまま、身体を自動または他動的に動かしてストレッチするときに使うテクニックです。

菱形筋の軟部組織リリース

ステップ1　クライアントの身体が診察台の端に来るように位置を決める。受動で片腕を伸ばす。

ステップ2　菱形筋にあたる箇所を軽く押し、肩甲骨内縁から脊椎に向かって指で押して皮膚を寄せ集め、少したるみができるようにする。

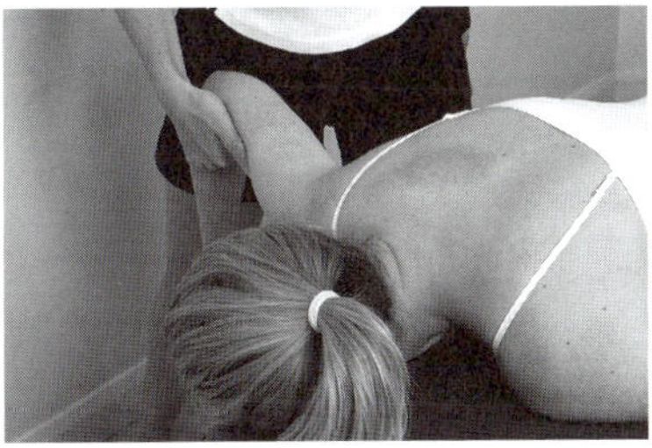

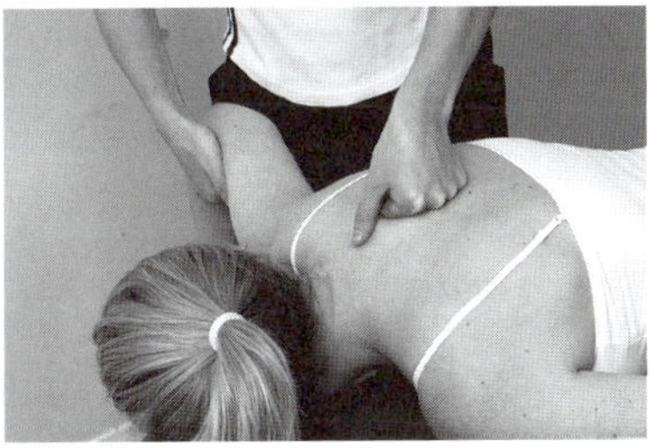

ヒント　肩甲骨の前突が可能な状態にする必要があるので注意しましょう。そのためには腕を曲げられる状態でなければなりません。腹臥位でそれを実現する唯一の方法は、診察台の端に肩を持ってくることです。このテクニックの利点は、腹臥位でSTRができることで、不利な点は、対側にこのテクニックを使う場合、クライアントのポジショニングをやり直す必要があり、治療の流れが中断されることです。

ステップ3　ロックしたまま、クライアントの腕を下ろします。療法士の体勢に無理が多く、やりにくいと思います。そういうときは、指、拳、または両手の親指を重ねてロックし、クライアントに自分で腕を下ろしてもらっても良いでしょう。

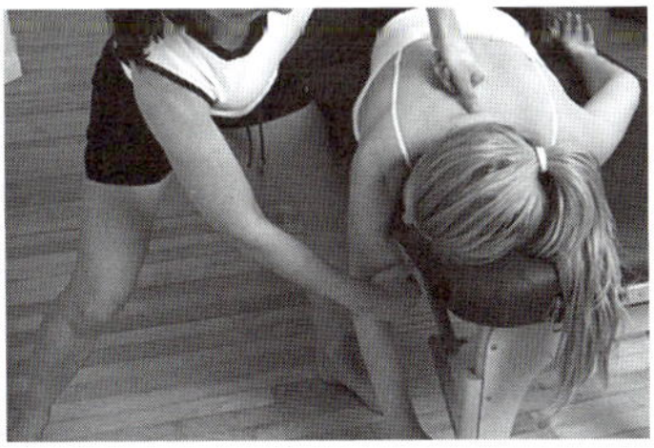

このテクニックの成功の鍵は、脊椎に寄せ集めた軟部組織を引っ張ったまま維持しておくことです。寄せ集めた組織に圧をかけて肋骨に押し込んではいけません。

質問　座った状態で菱形筋にSTRをすることは可能ですか？

可能です。腹臥位で治療するときのように、肩甲骨を受動で後退させます。その際、クライアントに座ってもらい、療法士が腕全体を支える必要があります。そして肩を軽く引いて伸ばし、肩甲骨を後退させます。次に手前の肩甲骨の皮膚を少し寄せ集め、そのまま内縁から脊椎の方向に押しやり、その状態を保ちます。このポジションで、腕を前に戻して自分を抱く格好になるよう指示します。座位のクライアントにSTRを行うときの問題は、台の支えがないので、軟部組織をロックしようとするときに、クライアントを前に押してしまいがちな点です。

胸筋の軟部組織リリース

ステップ1　仰臥位のクライアントの横に立ち、胸筋のポイントを一つ選び、受動で胸筋を短縮させたら、指先または軽く握った拳でポイントを軽くロックします。ロックした皮膚を軽く奥に押しやり、たるみを作ります。

ステップ2　腕を図のように軽く後ろに引くよう指示します。このストレッチが強過ぎる場合は中止します。

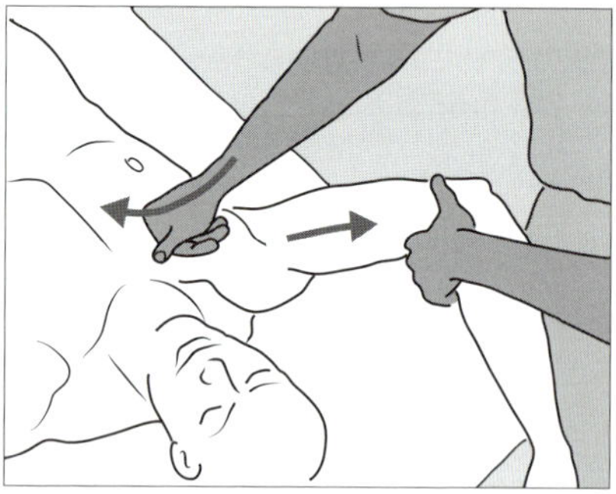

質問　肩を動かす間、クライアントは肘を伸ばしたままでなければなりませんか？

いいえ。このストレッチは、肘を伸ばすと強く感じられることがあります。腕の前部、肘、前腕の組織がストレッチされた感じがするからです。

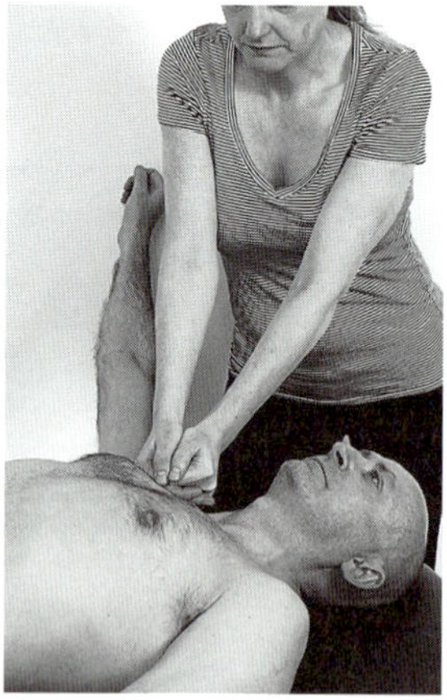

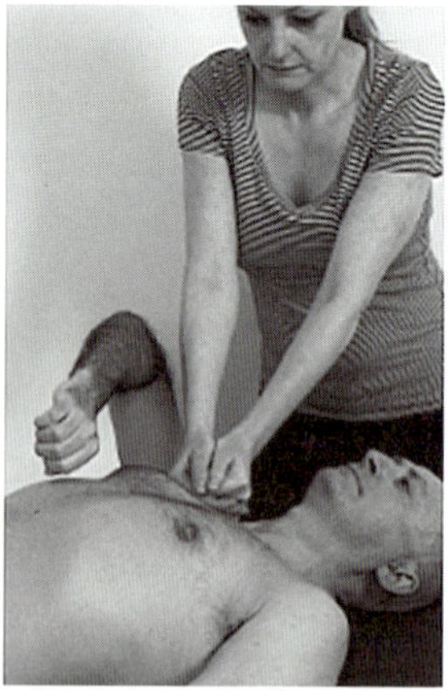

! ヒント クライアントが腕を動かすスペースがいるので、療法士は同じ位置に立ったままよける必要があります。診察台の頭側に立った方が横に立つよりも良い場合があります。

左右胸筋の中心側の軟部組織リリース

左右の軟部組織を優しくストレッチする方法で、胸骨の上から下に向かって肋間の筋肉を施術します。Tシャツやタオルの上から施術するとはいえ、すべてのクライアントに適切とは言えないかもしれません。

ステップ1 仰臥位にさせ、療法士は診察台の頭側に立ちます。肩を屈曲させて両腕が身体の前に来るようにし、肩が約90度屈曲した状態にします。手で胸骨に軽く触れ、肋間腔を探します。この左右の肋間腔に指先を1本ずつ入れていきます。

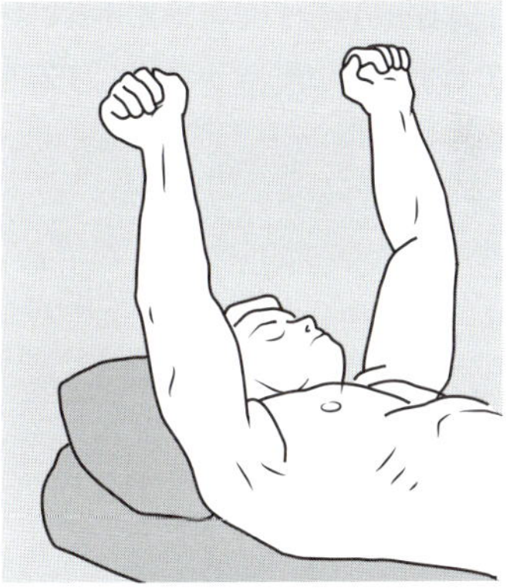

ステップ2 左右の肋間腔に指先1本入れて胸骨の皮膚を軽く把捉し、胸骨の方に押しやり、クライアントに両腕を外転するよう指示します。

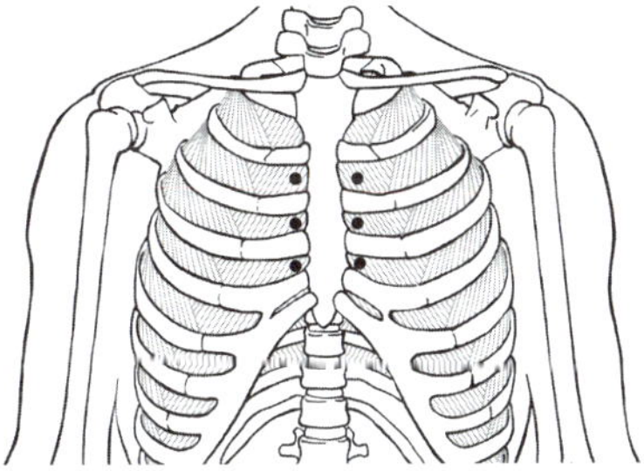

? 質問 上の胸骨からどこまで施術しますか?

このテクニックを受けるクライアントがどの程度快感を得られるか、療法士が尾側の胸骨まで楽に施術ができるかに依ります。圧はほんの少しでよく、1分以上かからずにできるテクニックなので、いとも簡単に上から下まで施術できるでしょう。ただし、胸骨の末端にある剣状突起そのものに圧をかけないでください。

後部軟部組織のリリース

テクニックの適用でSTRとMFRの境が曖昧なのが、後部軟部組織のリリースです。スポーツ・マッサージ療法士の場合、この部位は軟部組織が標的であると心得て、オイル有りまたは無しでSTRを行っているかもしれないですね。もしMFRを多用する場合、この部位はMFRと心得て、オイルを使わずに実施することに慣れているかもしれません。

ステップ1　スツールかベンチに背筋を真っ直ぐにして座らせ、上部脊椎の左右どちらかの胸郭に拳の裏を軽く当てます。身体に対して直角に圧をかけることができれば、このテクニックは効果をよく発揮します。

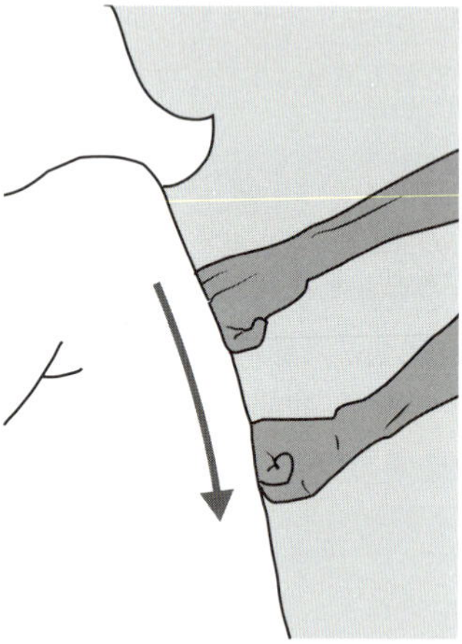

ステップ2　上部胸郭から施術を始めます。1度に椎骨1本分ずつ背中を曲げるように指示し、ゆっくりと身体を前に丸めてもらいます。その間、療法士は背中の上で拳をゆっくりと滑らせ、仙骨で止めます。

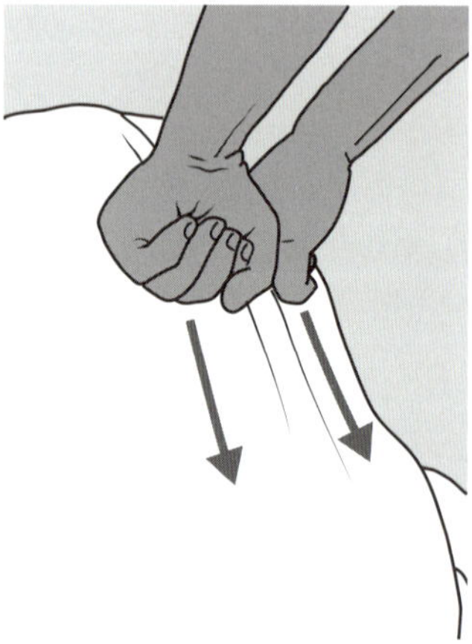

ポイントを決めて局所的に施術しても良いです。指を使う代わりに、肘で軽く押して肌を把捉します。このとき棘突起に圧をかけてはいけません。肌が把捉できたら、首を曲げるよう指示します。拳を使えば仙骨まで施術ができますが、この肘を使う方法ではそこまで治療ができないことはわかるでしょう。

圧をかけ過ぎると、クライアントが前に押してしまう恐れがあり、クライアントが押し返さざるを得なくなるので注意しましょう。効果を出そうとして、強く圧をかける必要はありません(Johnson、2009参照)。

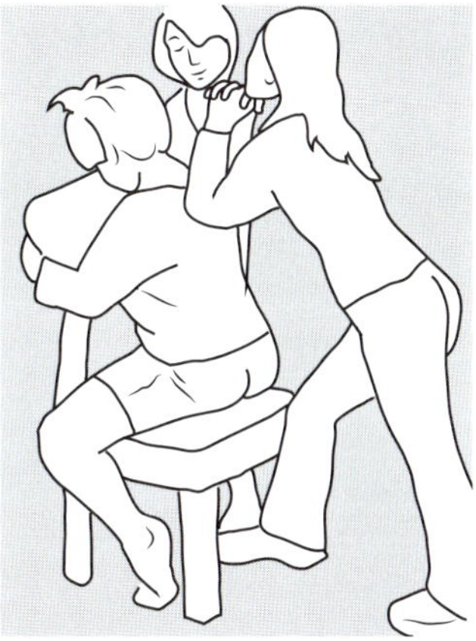

助言14　胸筋の受動ストレッチ

胸筋の受動ストレッチには様々の方法があります。クライアントの好みや治療する部位によって、ポジションが決まります。重要なのは、どのポジションを選んだとしても、クライアントがリラックスするほどストレッチの効果が上がることなので、覚えておきましょう。

胸筋ストレッチで療法士が犯しやすい間違いは次の2点です。

● 速すぎるストレッチング

肩関節の伸張ポジションに入るときに速過ぎたり、力をかけ過ぎると、肩を守ろうとしてクライアントが筋肉を収縮させてしまいます。両腕を前にして仕事をしたり、机に覆いかぶさっていたり、ストレスが多く上半身を使う身体活動をしてきた場合、筋肉が短縮し緊張している可能性があります。上肢を**ゆっくり**とストレッチ・ポジションに持って行き、抵抗ポイントがどこかをよく注意して時間をかけて探し、かける力は小さくします。

● ストレッチの保持時間が不十分

抵抗ポイントを探し、数秒しか待たないのは受動ストレッチではありません。ポイントを探し、ストレッチを保持し、組織がリリースするのを**感じてください**。クライアントによっては長い時間がかかる場合があり、受動ストレッチに慣れている人は慣れていない人よりもリラックスするのが速いでしょう。療法士もクライアントも時間をかけて、ストレッチを体感してください。

仰臥位での胸筋の受動ストレッチ

仰臥位のクライアントの腕をゆっくりと外転させ、軽く圧をかけてやるだけで、簡単にストレッチができます。

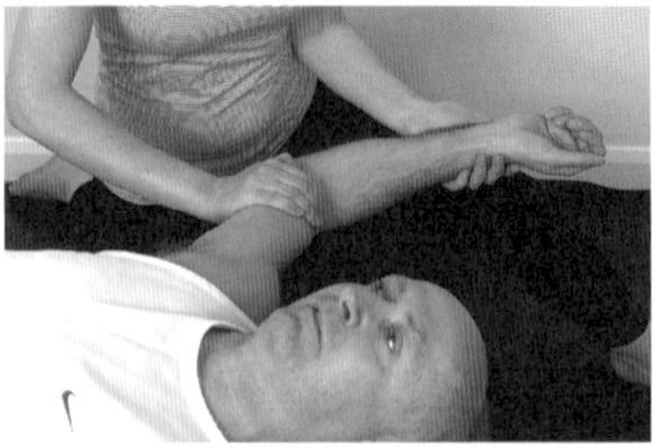

この方法は胸筋が特に短縮した人だけに有効です。第6章助言1 (p.257-260)のような胸の自動ストレッチができても筋肉が伸びた感覚があまりない場合､このポジションが効く可能性は低いです。

クライアントが片手を頭の下に敷く方法もあります。このポジションでは、腋の下と大胸筋の下部線維が伸びた感覚が強く出ます。

このストレッチは、胸筋を片方ずつストレッチした場合や、上肢に問題があり、患側のストレッチングが禁忌の症例に適用すると良いです。

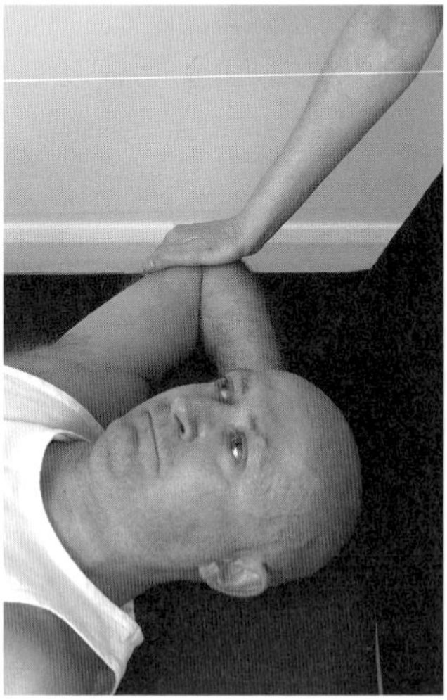

座位での胸筋の受動ストレッチ

胸筋の全可動域の受動ストレッチが可能な場合、座位でこのストレッチを実施できるでしょう。持ち方やポジションを変えて実験しましょう(次頁のイラストを参照)。たとえば、(a) 背後に立ってクライアントの両肘を下から持つ、(b) 背後に立ってクライアントの両肘を上から持つ、(c) と(d) aとbをそれぞれ背中合わせで行う、といった方法があります。

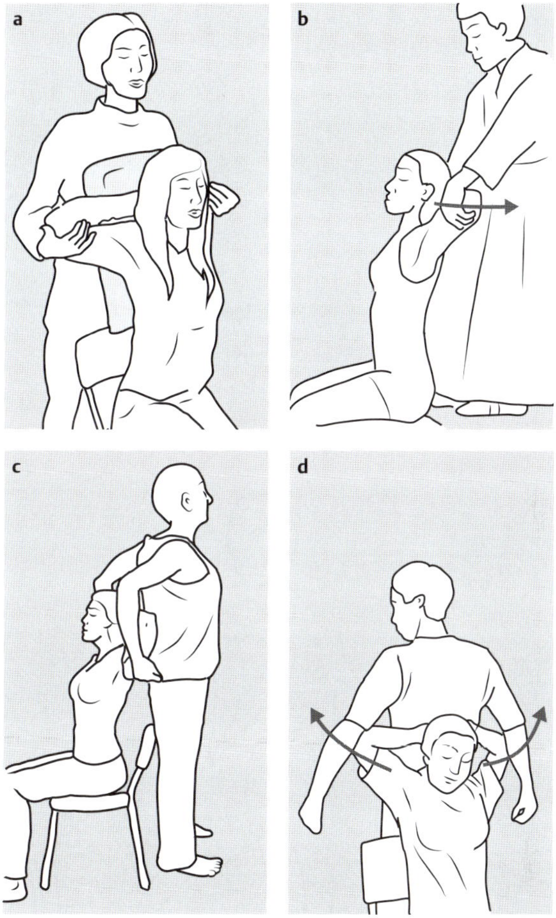

ヒント 脊椎を伸ばすのではなく、胸を〝開く〟ようにしてください。脊椎がある程度伸展するのは避けられませんが、胸の受動ストレッチをしながら、同時にクライアントの脊椎を伸ばすのは、意図的であろうとなかろうと、間違いです。大半のクライアントにとって、胸筋の伸展とストレッチを同時に行うのはきつ過ぎます。

椅子やスツールなど高さの違う座面を使ったり、クライアントが座ったり床に跪いたりするなどして実験しても良いでしょう。

次ページの表を手本にして、パートナーと一緒に3つの持ち方を、A、Bの二つの座り方で練習してみましょう。

A．普通の椅子

B．低い椅子またはスツール

イラストの下の欄を使い、練習したストレッチ法にチェックを入れたり、ストレッチを実施したときの感想をメモしても良いです。

自分でストレッチを受けてみて、どう感じるか注意することも忘れないように。あなたもパートナーも、同じようにテクニックを楽にかけることができますか？　テクニックを受けた場合、どの治療ポジションと持ち方が一番楽でしたか？　パートナーと意見が一致しましたか？

	背後に立ってクライアントの両肘を上から持つ	背後に立ってクライアントの両肘を下から持つ	背中合わせで行う
	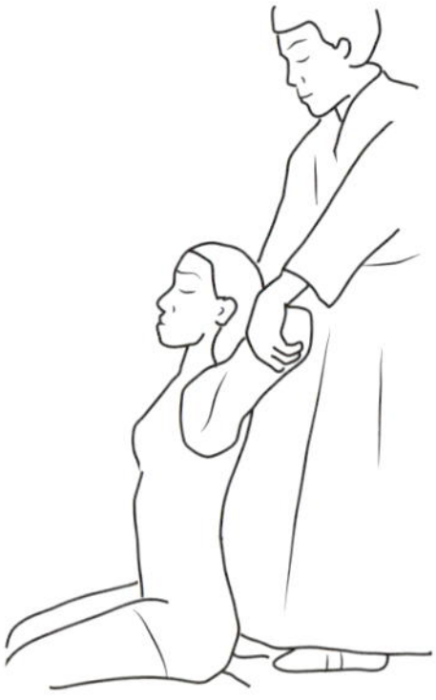	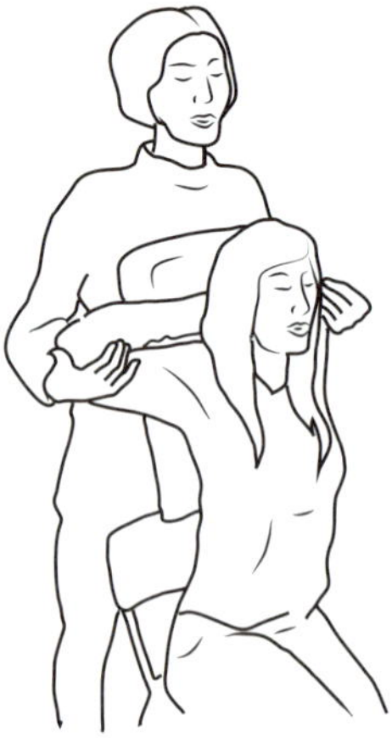	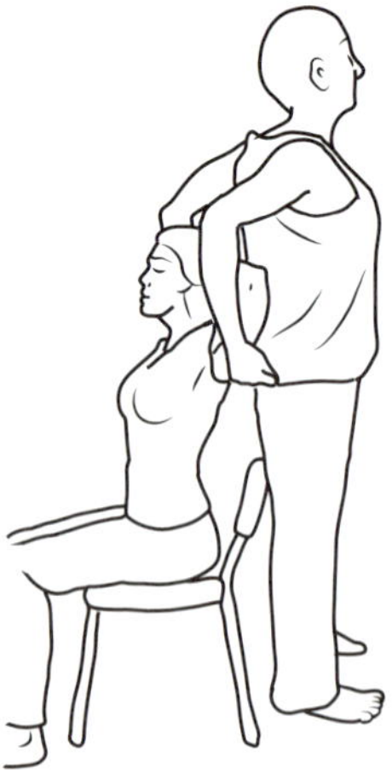
A			
B			

助言15　胸筋の筋エネルギーテクニック

筋エネルギーテクニック(MET)は、胸筋の強化またはストレッチ法として使用できます。筋力強化で使う場合、METは外傷後に特に有用で、等尺性収縮をほとんど起こさず、治癒を促します。しかし、他の部位と比べて胸筋が損傷することは少ないので、ここではストレッチング用のMETについて紹介します。胸筋の〝こわばり〟を訴えるクライアントが多いので、胸筋のストレッチを手助けすれば、筋肉のバランスがよくなり、前肩のインピンジメントが起きる可能性を減らすことができるので有益です。

片側だけストレッチをする場合は、クライアントが肩を伸ばせるポジションにする必要があるので忘れないでください。具体的には、診察台のコーナーに(水平に)寝かせ、施術部位が診察台の端に近くなるようにします。このストレッチを左右片側だけに行う場合も、一度に両側に対して行う場合も、原則は同じです。

片側METの適用は、対側の肩を損傷してMETを受けられない場合に有用です。さらに、筋力が特に強い患者を治療する場合、このポジションだと療法士にかなり分があるので、お勧めです。

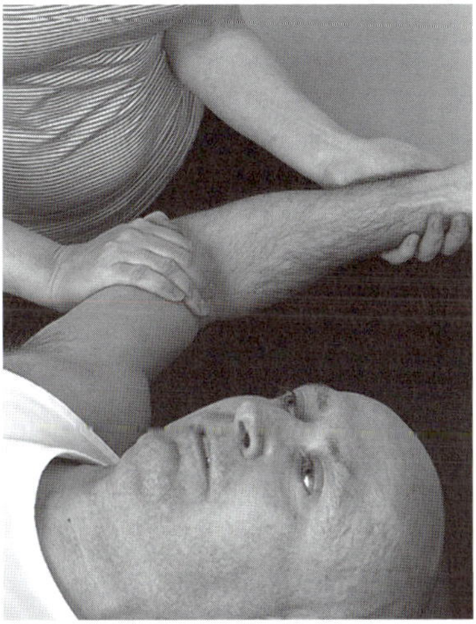

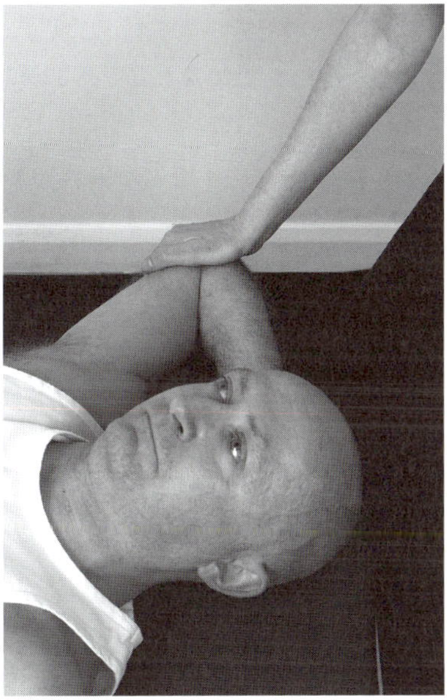

両側METが適用できる場合、時間の節約になります。背中合わせに立つと、療法士に力の分があるので、胸筋が強いクライアントのストレッチに特に有用です。このようなクライアントを治療する場合、半側だけの治療ポジションと比べ、療法士とクライアントはどちらが好みか確認しましょう。

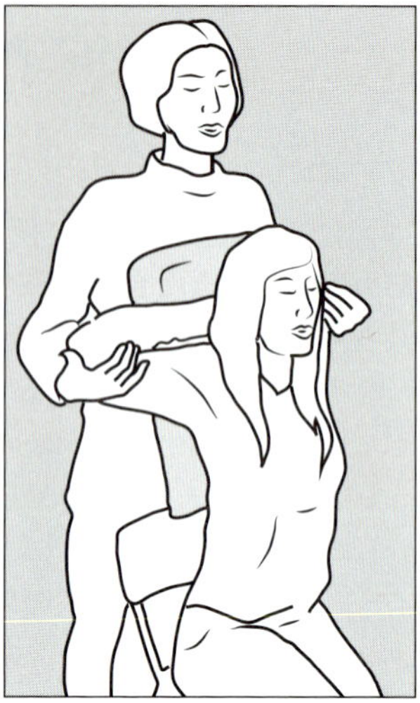

覚えて頂きたいのは、胸筋ストレッチによって胸を〝開く〟のであって、脊椎を伸展させるのではないことです。背もたれと背中の間に長枕などを縦向きに挟むと脊椎の伸展予防に有用です。

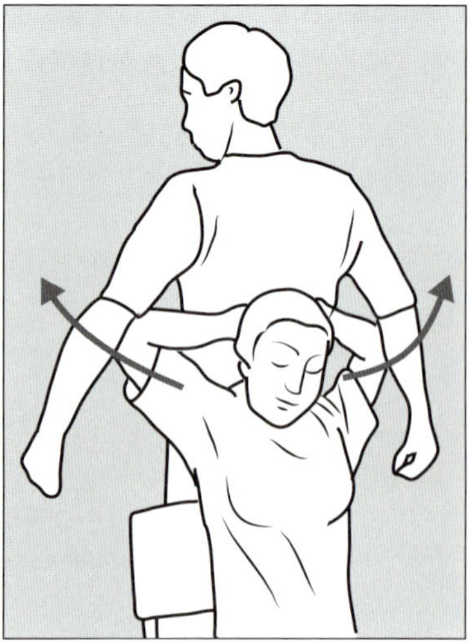

ステップ1 仰臥位または座位のいずれか快適なポジションで、クライアントの腕を取って、抵抗が感じられるポイントまでゆっくりと持っていきます。これは、筋肉が引っ張られ始めたとクライアントが感じるポイントで、ここを境に筋肉が伸びていきます。これが治療の開始点です。

ステップ2 出せる力の10％程度の力で、筋肉を縮めるように指示します。筋肉の縮め方は、治療ポジションに応じて変わるでしょう。座位の場合、両肘を身体の前で近づけるよう指示します。仰臥位の場合、診察台から肘を持ち上げて中心線に持って行きます（ジムでバタフライマシンを使うときと同じ）。

このストレッチでは、クライアントに抵抗して元のポジションを維持します（このとき少し筋肉が収縮しているかもしれません）。覚えておきたい大事な点は、療法士はクライアントに抵抗しますが、クライアントは療法士に抵抗しようとしてはいけないことです。力の〝10％〟がどの程度かを決めるのはクライアントで、療法士ではありません。療法士が犯しやすい間違いは、両腕を引っ張ったり（座位の場合）押したりして（仰臥位の場合）元に戻そうとしたり、相手の力を圧倒したり、クライアントに必要以上に強く筋肉を収縮させたりすることです。こうなるとクライアントが疲れてしまうので逆効果であり、

METテクニックに必要な少量の筋収縮にならなくなります。

ステップ3 10～12秒ほど収縮させた後、クライアントに筋肉を緩めるよう指示し、使った筋肉を軽くストレッチし、そのまま姿勢を保持します。クライアントが快適と感じるポイントを超えてストレッチしないように注意してください。1～2回繰り返します。

ヒント 座位で両側METを行うと、腕がうずく感じがするクライアントもいます。これは神経血管構造が一時的に圧迫された結果に過ぎず、ストレッチの後に両腕を振れば解消します。

質問 胸筋に対するMETの禁忌症はありますか？

首または肩の損傷の急性期や肩の可動域が大幅に減少したクライアントに対するMETは不適切です。背中合わせで立って行う胸筋に対するMETは、癒着性関節包炎のあるクライアントには不可能です（ただし、他の治療ポジションであれば大変有益です）。ストレッチングのためのMETは、肩の脱臼／亜脱臼や過剰可動性のクライアントには不適切です。このような場合、胸筋ストレッチよりも肩関節の筋力強化用METの方が有益でしょう。

助言16　肩甲骨内縁への施術

多くの療法士は、上背部の治療の一環で肩甲下筋に働きかけるテクニックを用います。整骨または理学療法を学習中の方であれば、関節授動術についてこれから詳しく学んでいくことでしょう。それでも、肩甲骨内縁周辺組織の施術法を学んでおけば有用です。胸椎の関節授動術を試みる前に、軟部組織をリリースすることが重要だからです。肩甲骨内縁をアセスメントすることで、僧帽筋中部線維を介して菱形筋を集中的に治療することができます。

肩甲骨内縁のアセスメントの方法はたくさんあります。助言16は、肩甲骨内縁領域の治療にお悩みの方に、今の自分の治療を変えるヒントになればという思いで入れました。

クライアントの腕を後ろに回す

多くの療法士は、肩甲骨内縁を突出させるにはクライアントの腕を取ってゆっくり背中に回せば良いことを知っています。多くの場合、この方法で内縁がより突き出てきます。

しかし、腕と肩を適切に支えないと、無意識のうちに腕を安定させようとして菱形筋が収縮してしまう可能性が高くなります。

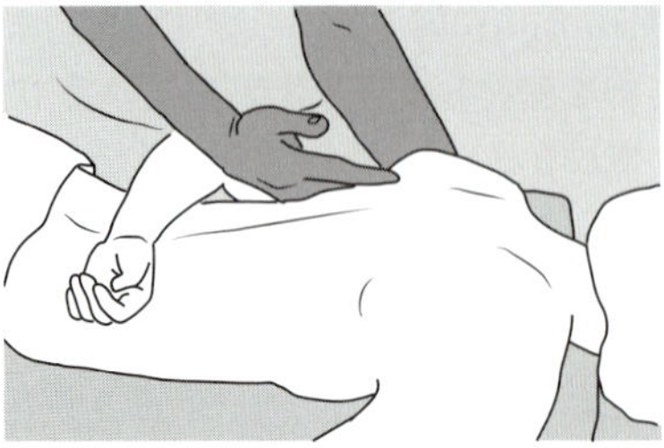

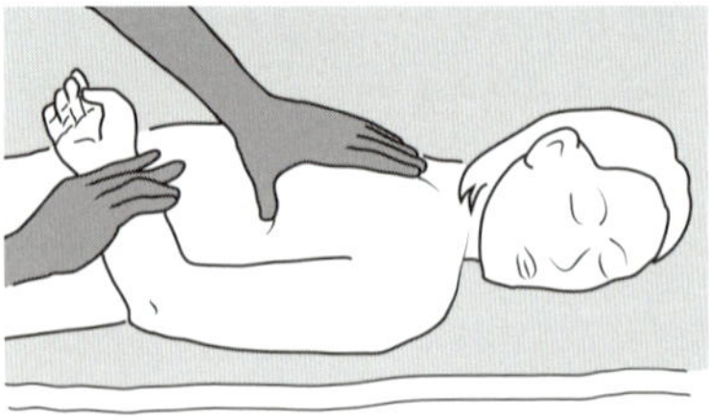

その結果、菱形筋がこわばっていると療法士は判断し、筋肉障害と考えてしまいますが、本当は、治療ポジションが原因で菱形筋が等尺性収縮をせざるを得ない状態なのかもしれません。

療法士とクライアントの間にスポンジか小型枕を挟むと、腕が背中から滑って診察台の上に落ちるのを防ぐことができます。これはオイルの使用時や、療法士がクライアントの腕／手を持っていない場合に起きやすい現象です。

クライアントの腕を持ったまま内縁の施療する療法士がいますが、これでは十分な支えにならないかもしれません。

この問題を解決するには、腹臥位で腕を後ろに回したクライアントの**前肩の下**に、小型枕／クッション／巻いたタオルを置けばいいだけです。こうすれば、(腹臥位でよくなるように) 肩が前に行って診察台の上に落ちることがなくなり、上中部線維がよりニュートラルポジションに近づき、上中部線維の緊張が減ります。

? 質問　内縁周辺をマッサージするとき、クライアントの腕を伸ばしたまま保持するだけではいけない理由は？

スポンジやタオル使って肩を支えた方が良いのには、理由が二つあります。第1に、片腕でクライアントの腕を支えながら、反対の腕で内縁をマッサージすると療法士の姿勢が崩れます。クライアントの方に体を傾け、ウェストの位置で体を捻る必要があるからです。第2に、療法士の多くはクライアントの腕を支えていると思い込んでいますが、事実は違い、特に肘は支えられていません。自分で練習し、どのポジションなら菱形筋の緊張が最も伝わってくるかを調べ、自分好みのポジションを決めましょう。

腹臥位で使うテクニック

腹臥位で内縁にアクセスする方法が決まれば、使えるテクニックは色々あります。たとえば、(a) 親指以外の指、(b) 親指、(c) 前腕、(d) 手の横、または(e) 指間部で圧をかける方法などがあります。それぞれに利点と欠点があります。

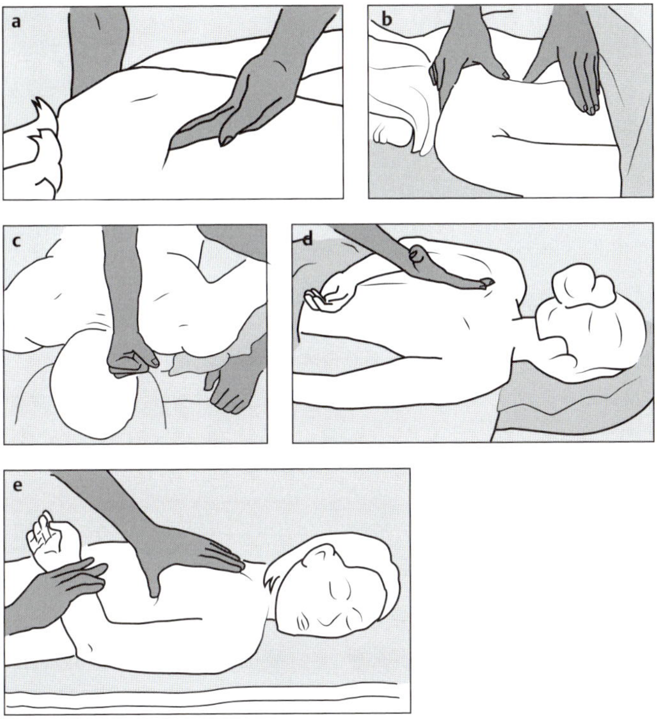

側臥位で施術

側屈位で指を内縁の下に引っかけ、菱形筋を軽く受動ストレッチし、治療する方法もあります。

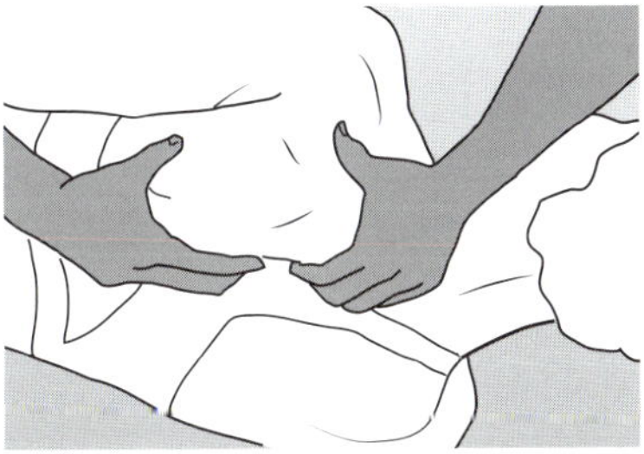

！ヒント このテクニックを使う場合、なるべくクライアントに体を近づける必要があります。さらに、ストレッチしているうちに、クライアントの体がだんだん自分の方に近づいてしまうので、間に枕を置けば、きまり悪い雰囲気になるのを防げます。菱形筋はクライアントの体重で引っ張られているので、このストレッチは常にゆっくりと注意して行ってください。

側臥位では時に内縁に軽く触れることができるので、クライアントの腕が腋または少し背中に回れば、肩甲骨の後引筋を受動で短縮でき、特に効果的です。

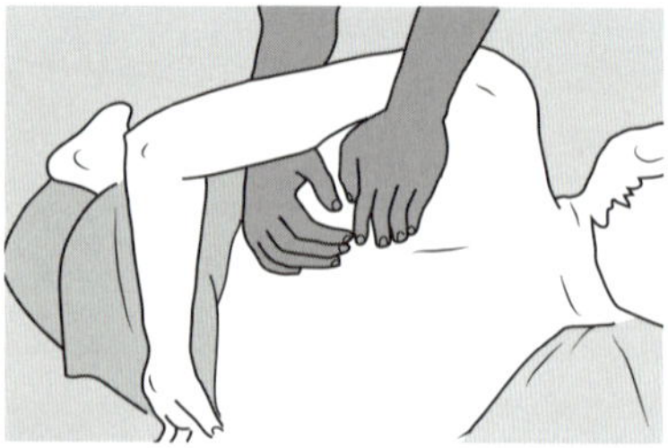

質問　この方法で肩甲骨を保持できない場合はどうすればよいですか？

オイルやワックスを使っていて皮膚が滑りやすい場合は、タオルなど滑りにくい物の上から治療しても良いです。タオルの上から施術すれば組織を〝掴む〟ことができるでしょう。ただし、すべてのテクニックがクライアント全員に適切というわけではなく、あるテクニックが上手くいかなければ、他にもたくさんテクニックがあることを覚えておきましょう。

座　位

肩甲骨を押し上げたり、肩甲骨の下を押したりするのに有用なテクニックですが、それが難しいクライアントもいます。また女性のクライアントの場合、タオルの巻き方が難しいかもしれません。

座位では、背中にかける圧を極力少なくしてもクライアントを前に押してしまいがちなので、十分なリラックスが得られません。これは解決する一つの手立てとして、前肩に片手を添えて肩を安定させます。

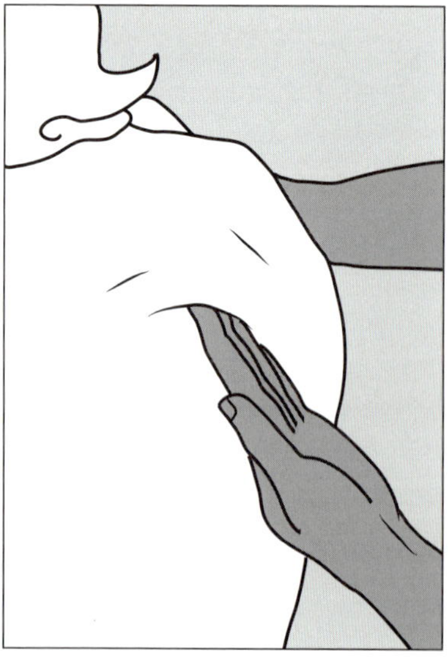

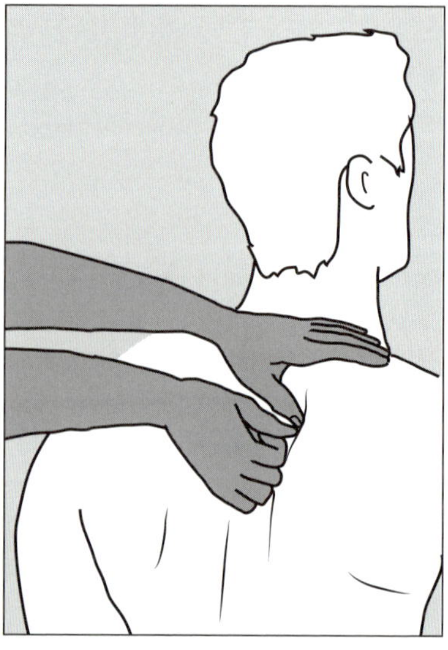

!小技 内縁に沿ってゆっくり触診して圧痛点を探す場合、肩を療法士の親指に向かって動かすよう指示します。そのためには、肩甲骨を後ろに動かして療法士の指に押しつけるようにしてもらいます。あるいは、オイルを使わずに圧痛点を把捉し、クライアントに肩を挙上、下制、または後退するよう指示し、軟部組織の局所をストレッチする方法を探ります。

?質問 腕を背中に持って行くと苦痛を訴えるクライアントがいます。どうすればよいですか？

学んだテクニックをすべての治療に取り入れる必要はありません。このテクニックを試みる理由は何か自問してください。腕を背中に回さずに、治療目的を達成することができますか。結局のところ、痛みが出れば、筋肉の緊張が増し、逆効果になります。苦痛を感じさせることは倫理に反すると言う人もいるでしょう。

下の図表を使い、これまで紹介したテクニックを比較し、治療で使うときにどれが自分に合っているか確認しましょう。

腹臥位でテクニックを練習する

テクニック	所見
指を引っ掛ける 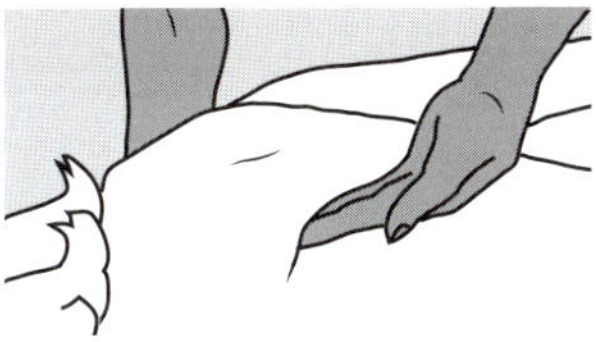	
指で押す 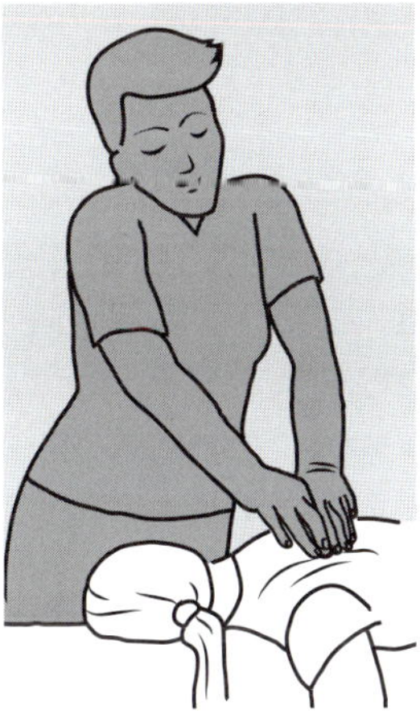	

腹臥位でテクニックを練習する	
テクニック	所見
親 指 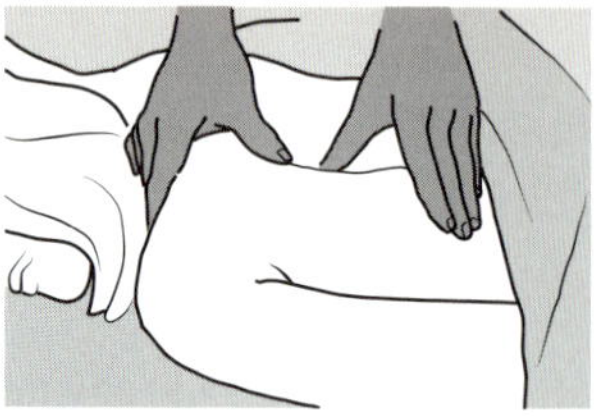	
指間部 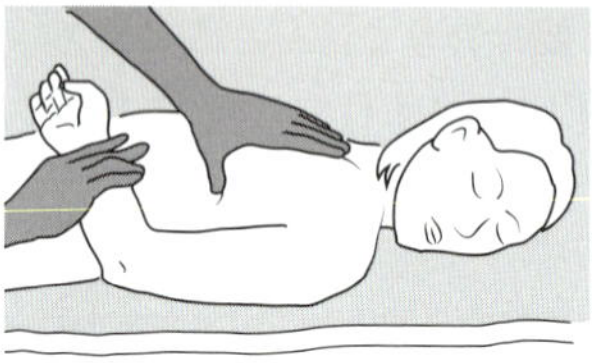	
手の横 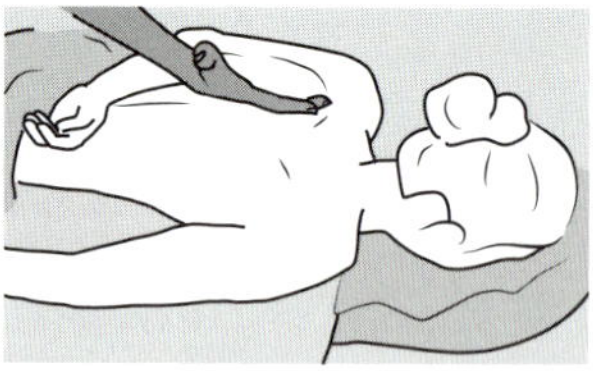	
前腕 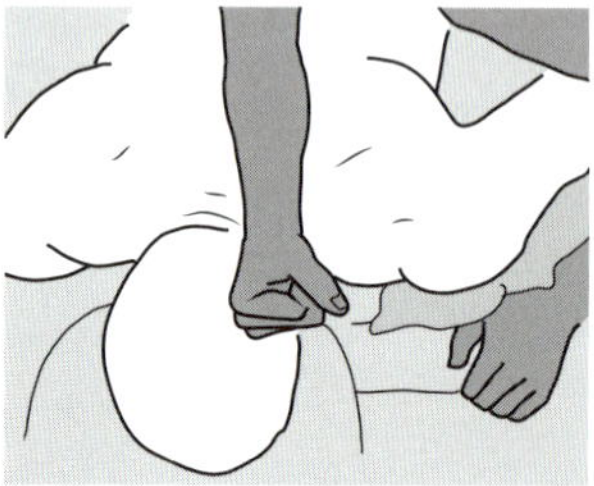	

ヒント "張っている"ポイントを狙って治療します。肩甲上角に起始する肩甲挙筋（小菱形筋と混同する人もいます）が非常に緊張していることが多いです。このようなクライアントをマッサージするとき、手を上にスライドすると（すなわち、肩甲挙筋にアクセスすると）、その緊張が増すように感じられます。なぜなら、長時間同じ姿勢を続けたときのように、円背の人は肩甲骨を挙上させているので、肩甲挙筋が短縮する傾向にあるからです。押すときは、軟部組織に圧をかけ、骨自体に圧がかからないように注意してください。

ヒント 有痛点への摩擦を減らすことを考えましょう。菱形筋の辺りに見られる張りのある〝こぶ〟は、トリガーポイントかもしれません。トリガーポイントが〝生きて〟いれば、他の場所に関連痛を起こします。摩擦するのではなく、トリガーポイントの領域に静圧をかけ、場合によって(STRのときのように)ストレッチを併用するのは、トリガーポイントの良い処置法と考えられます。〝菱形筋の凝りのポイントを摩擦すると凝りが消えるのか、再診時も残っているのか〟、〝自分の摩擦法は有効か〟といったことを自問してください。

ヒント 不快感が出ないようにしましょう。マッサージをするとき、肩甲骨内縁を強く押しすぎると、不快感が生じ、筋肉の緊張が増します。筋肉が収縮し、その結果、療法士は凝りがあると思い込み、解そうとして一層力を入れて治療することになります。三角筋前部や胸筋が硬い(円背でよく見られる)クライアントは、肩甲下筋の治療に使うハーフネルソン位で激しい苦痛を訴える可能性があります。この体位も菱形筋などの筋肉の緊張を増加させます。

助言17　側胸部への施術

肋間関節の呼吸筋の緊張が症状の寄与因子と思われる場合、助言17のテクニックを考えてください。筋肉の緊張や肋骨の機能不全をわずかな力で治療する巧みな技がたくさんあります。ここで取り上げる方法は、リバウンディング、スプリンギング、前胸壁へのMFR、横隔膜へのMFRなどです。

バリエーションが広い7つの方法を選んでいます。できれば一つ一つを実践し、どれが自分のニーズに合っているか決めましょう。

7つの方法とは以下のとおりです。

- リバウンディング
- 肋間のストローキング
- 胸郭のホールディング
- 〝側胸部を開く〟
- スプリンギング
- 前胸壁へのMFR
- 横隔膜へのMFR

リバウンディング

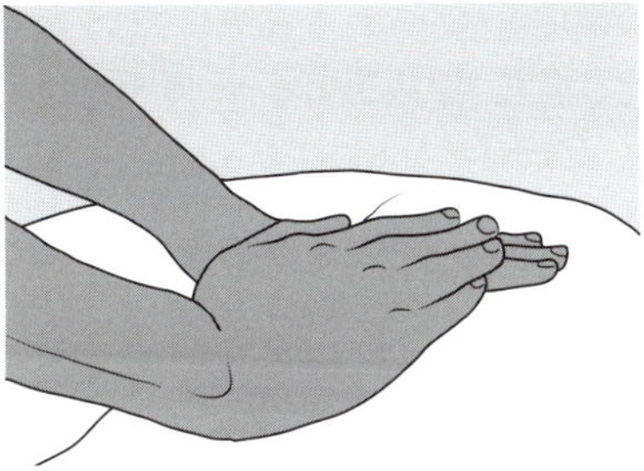

Duncan (2012)は、肋骨隆起、呼吸の問題、側弯症の治療にリバウンディングを使う方法を記しています。クライアントの横に立ち、手を重ねてクライアントの側胸部に乗せ、体重をかけていきます。次に圧を緩めて、クライアントの体が周期的に揺れ

るようにします。圧を緩めるときに、手をクライアントの体から離してはいけません。胸郭の左右とも上から下まで、リバウンディングさせます。かなり強めの圧をかける必要がありますが、気持ちいい程度を越えないようにしてください。リバウンディングはロッキングと同じではないので、注意してください（助言22『ロッキング』p.249参照）。

肋間のストローキング

肋骨を傷つけることなく、肋骨にアクセスできる場合、軽く触診して肋間腔の位置を確かめます。なるべく中心付近から外側に指腹でゆっくりと組織をストロークします。座ったときに猫背になりがちなクライアント、胸椎屈曲が必要なスポーツ（ボートを漕ぐ、レーシングバイクに乗る等）をするクライアントの治療に有用です。また、肋間が痙攣しやすいクライアントの治療にも有用です。

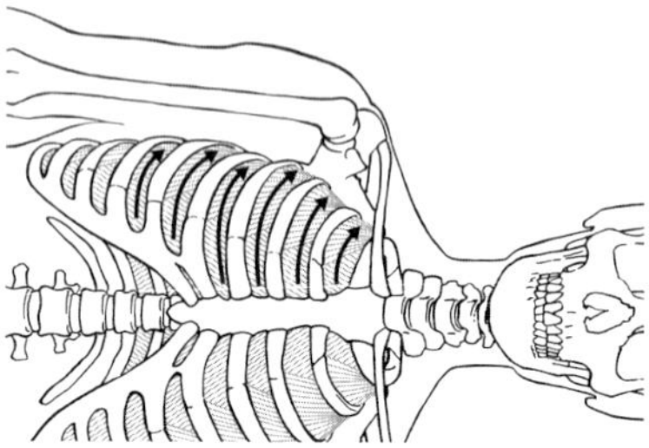

胸郭のホールディング

他のテクニックと比べると、胸郭のホールディング（右のイラストを参照）は特にリラックスの効果が高く、療法士が動く必要もありません。手前の肋骨の下に片手を差し入れ、もう片方の手を肋骨の上に置き、この姿勢で数分間待ちます。

このテクニックでクライアントに深呼吸させても良いでしょう。そのためには普通に呼吸させておいて、療法士が肋骨を軽く圧迫します。療法士の掌の圧をよく意識し、その掌に空気を入れる気持ちで息を吸うよう促します。療法士はゆっくり手を緩めていき、クライアントにはもっと深く息を吸い込み、掌に合わせて胸郭を広げるよう指示します。

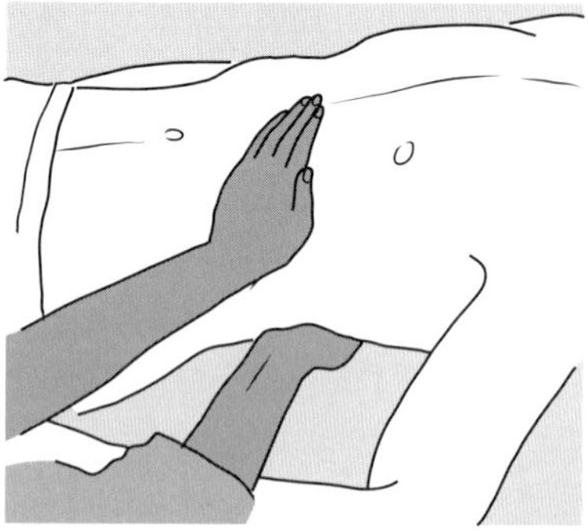

側胸部を〝開く〟

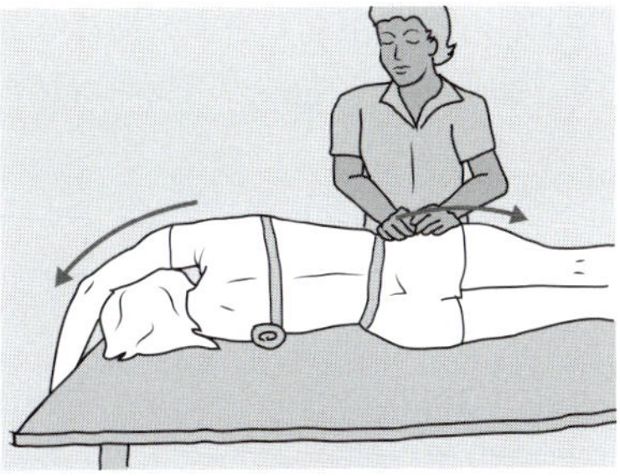

このテクニックを使う場合、楽に側臥位ができるよう、小さなタオル、スポンジ数枚、またはウレタンフォームなどを胸郭の下に敷く必要があります。腸骨に軽く圧をかけ、クライアントは片腕を頭上に伸ばします。尾側に向かって優しく押すと、クライアントは側胸部から腋下までが軽くストレッチされた感じを受けます。これは腰方形筋のストレッチとは少し違います。なぜならタオルやスポンジをウェストではなく胸郭の下に敷いているからです。

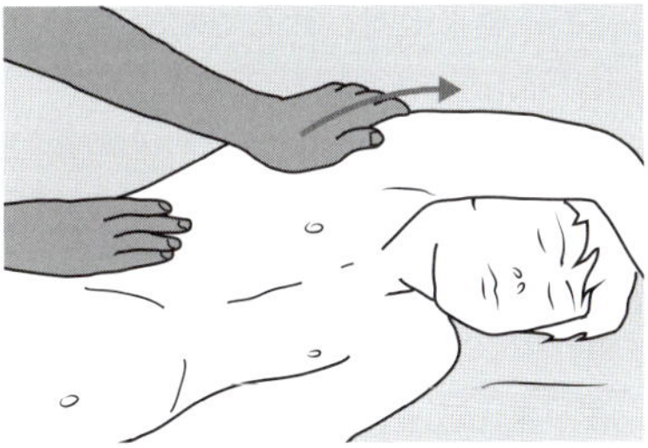

このテクニックは、普通の人よりも呼吸が激しいなどの理由で内転筋をよく使う人に有用です。松葉杖をついているクライアント、水泳で厳しいトレーニングを受けているクライアントなどがその例です。

側胸部をさらに〝開き〟、ストレッチするために、軽く圧を加えて引っぱっても良いです(ただし苦痛がなければ)。

押す向きによって、ストレッチされていると感じる部位が変わるので、注意しましょう。

スプリンギング

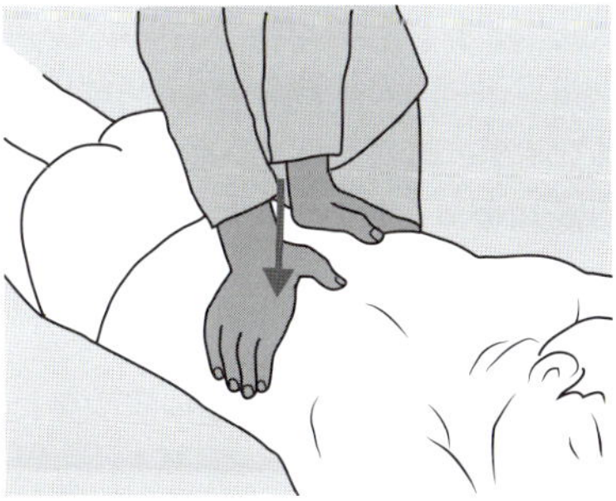

第4章助言22『肋骨のアセスメント』(p.185-186)で、肋骨のスプリンギングについて学習しました。肋骨のスプリンギングのテクニックは、アセスメントにも治療にも使うことができます。

腹臥位で、肋骨を1度に1回ずつ軽く押し、肋骨の〝スプリング(弾性)〟をアセスメントします。肋骨角に向かって体重をかけていき、急に圧を緩めます。まず、左の肋骨をアセスメントし、次に右側の同位置の肋骨をアセスメントし、これを繰り返して(ジグザグに) 上から下まで治療を進めると良いです。肋骨を1～2回スプリンギングすれば十分です。

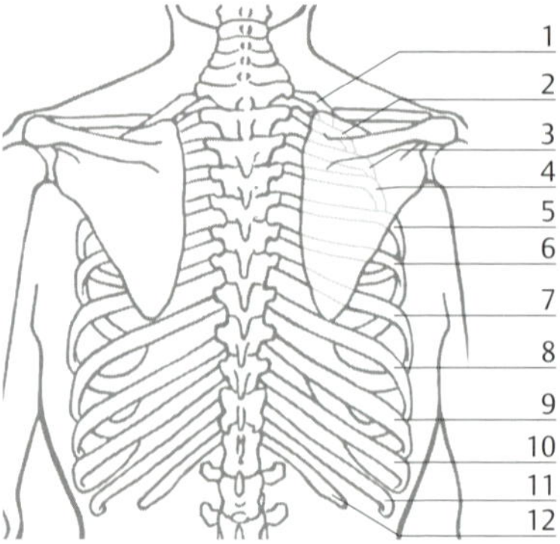

質問 スプリンギングには禁忌症がありますか？

ありります。急性の病態またはリューマチ性疾患や骨粗鬆症の患者には禁忌です。強直性脊椎炎など関節癒合がある場合、このテクニックは有用ではありません。関節が癒合しているため、動かせないからです。

前胸壁への筋膜リリース

ステップ1　仰臥位にさせ、診察台の横で頭に近い側に立ち、首と胸の間の関節に掌が来るように片手を置きます。体の中心線上で胸骨切痕の真下に対側の手を置きます。

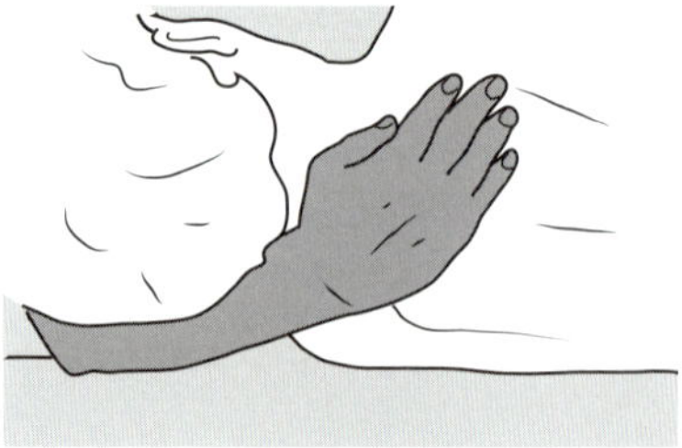

ステップ2　前胸部に乗せた手でほんの少し圧をかけ、両手で胸を圧迫します。軽めの圧を保つよう注意してください。

組織の緊張が解れると、上側の手が動き出すのが感じられるでしょう。手が皮膚に接触した状態を保ち、手の動きを追います。動きが止まる部位は、動きに制限があることを意味します。しばらく待って、再度、手に動きがないか観察を続けます。

リリース中に起きる変化は微妙なため、練習が必要です。

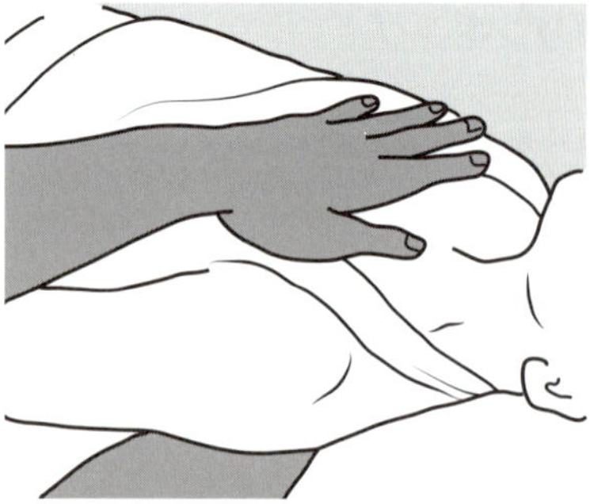

横隔膜に対する筋膜リリース

ステップ1　仰臥位にさせ、診察台の横に立って片手を前部横隔膜の上に置き、反対側の手を背中側の横隔膜の上に置きます。

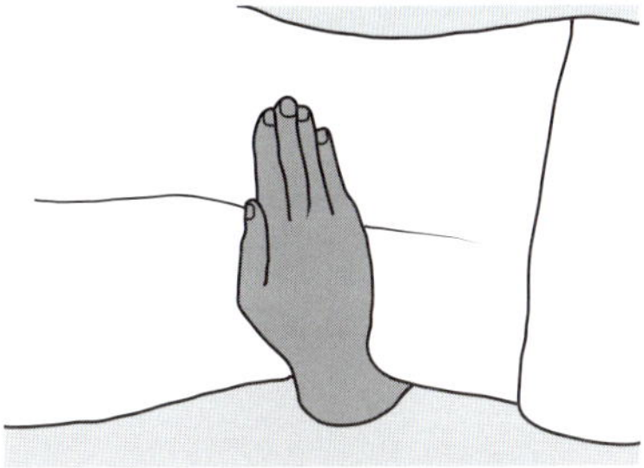

ステップ2　前胸壁へのMFRの場合、上側の手で軽く押してクライアントを圧迫します。両手に伝わるあらゆる変化を感じ取り、手が組織に〝引っ張られる〟方向を追います。手は皮膚から離れないように保ちます。

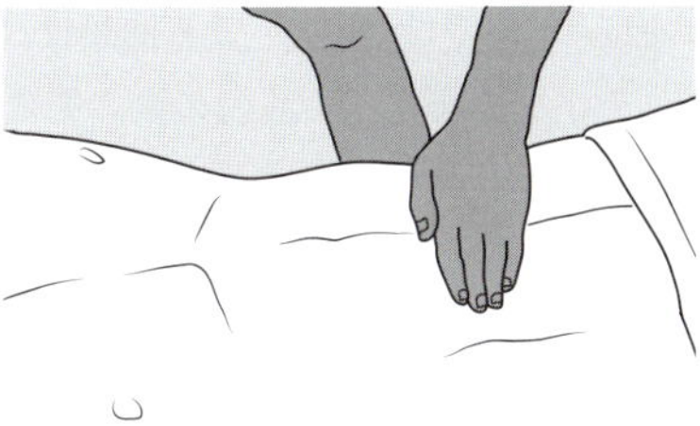

助言18　広背筋のストレッチング

助言17『側胸部への施術』(p.237-239)で、肋間のストレッチに役立つテクニックを紹介しました。肋間のストレッチングに用いる側臥位（右図参照）は、腕の強い内転筋である広背筋のストレッチにもなります。

両腕を頭上に挙げ、軽く牽引しても広背筋のストレッチができます。こうすると、首の付け根から仙椎まで伸びた感じがする人が多いです。ここでは両腕（次頁図）ですが、片腕ずつこのテクニックでストレッチすることもできます。

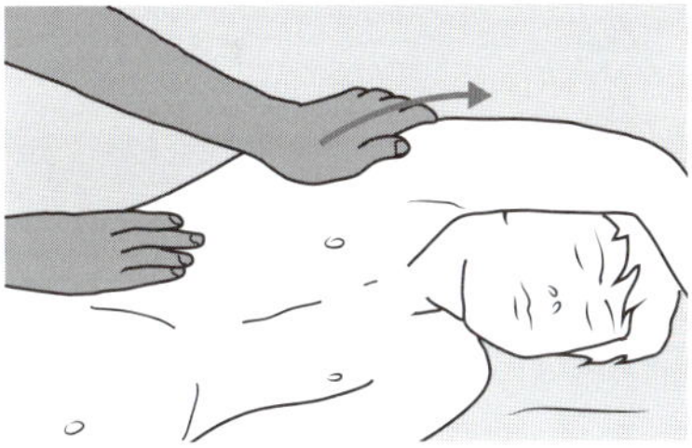

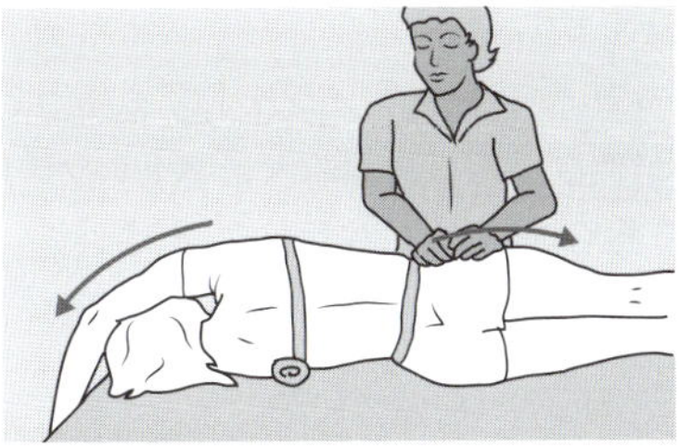

ステップ1　仰臥位で、両腕を挙げさせ、肘の内側を保持します。診察台の高さに応じて、クライアントは療法士の脚やウェ

ストを掴んでも良いでしょう。ただし、このポジションにきまり悪さを感じる療法士もいるので、すべてのクライアントに適切ではありません。

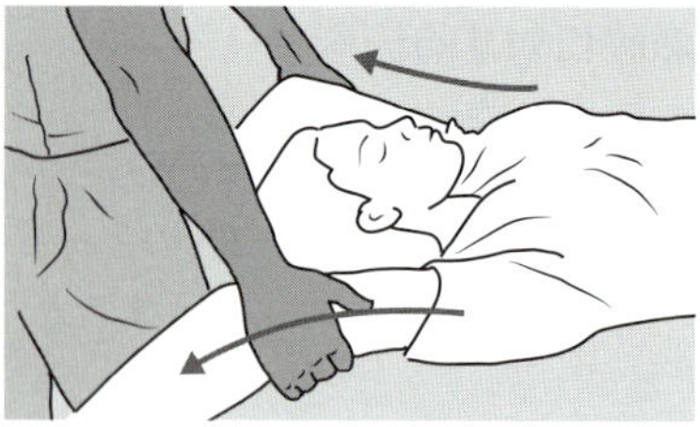

ステップ2　クライアントの両腕を軽く引っ張り、広背筋と肩の内転筋をよくストレッチします。クライアントが療法士の体に掴まってくれれば、療法士は少し体を反らせるだけで良く、より簡単にストレッチができます。診察台の高さを変えて行い、楽に牽引できる高さを決める必要があります。ストレッチのポジションを約15秒間保持してから、離します。

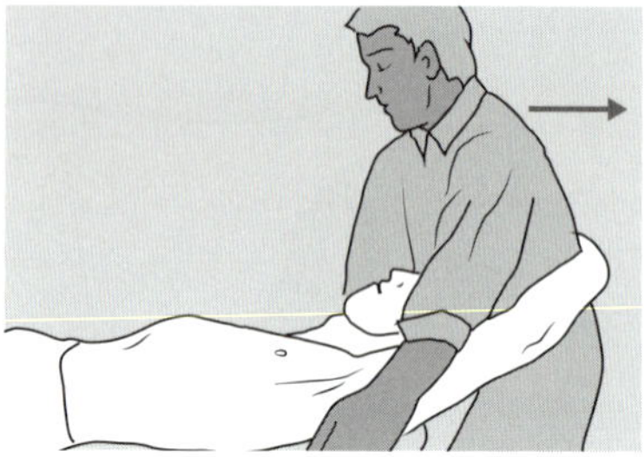

質問　このストレッチの禁忌症はありますか？

肩の亜脱臼・転位がある場合は禁忌です。肩のインピンジメント症候群があるクライアントを治療するときは注意が必要です。手の挙上によって病態が悪化する可能性があるからです。肩鎖関節に問題があるときも苦痛が生じる可能性があります。

助言19　長枕の上でマッサージ

円背または胸筋が硬い場合、クライアントのポジションを変えるだけで治療の助けになります。仰臥位で、長枕または巻いたタオルを胸の長軸に沿って敷き、頭をしっかり支えます。

この方法でマッサージをしてもらうと、胸筋が伸びるだけではなく、ストレッチ感がより強くなることに注目してください。

以下を含め、様々なテクニッが治療に使えます。

- 前肩に手を乗せるだけの、単純な胸筋ストレッチ

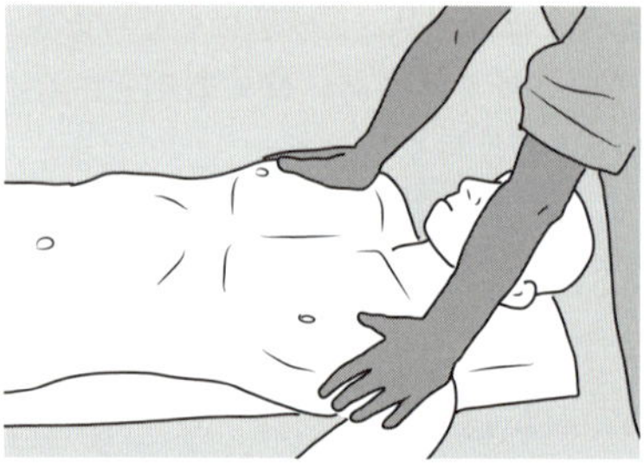

- 胸筋を軽く圧迫またはマッサージ
- トリガーポイントの治療

このポジションで胸筋のトリガーポイントを治療するときは注意してください。掌や

前腕を使って広い面積に圧がかけられた場合よりも狭い面積に圧がかけられたときの方が感じやすく、同じ力でも強い圧がかかったように受け取られるからです。

このポジションを使うときの欠点は、半身だけを押すとクライアントの体が一方に傾き、長枕がはずれてしまいがちなことです。しかし、押す力をもっと小さくして良いので、この問題は通常解決できます。このポジションでは肩の位置で組織が牽引され、肩組織の感度が上がっているからです。

助言20　胸郭のトリガーポイントの治療

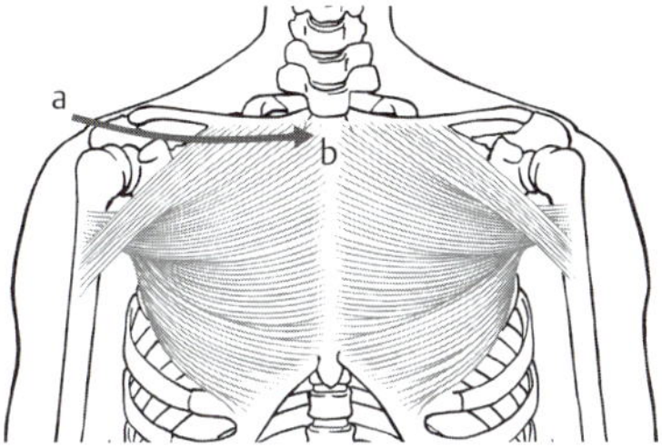

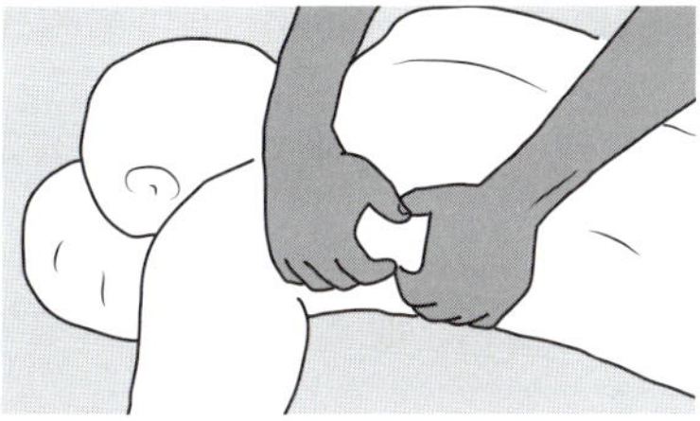

トリガーポイントは胸郭全体と、前部では大胸筋、小胸筋、および腹筋、側部では前鋸筋、後部では僧帽筋、広背筋、および伸筋で見つかるかもしれません。助言19 (p.242) で述べたように、長枕の上に仰向けにさせると、胸筋のトリガーポイントの触診に丁度よいです。このポジションでは、胸筋が伸びて緊張が少なくなり、指先で少し触れただけで、胸筋のトリガーポイントを見つけることができるからです。

トリガーポイントの触診が初めての方は、骨ランドマークを探し、相対的位置関係でトリガーポイント探します。たとえば、自分の胸筋でトリガーポイントを探すには、まず片側の鎖骨を探します。鎖骨の肩側の先端(a) から中心側に向かって胸鎖関節(b) までそっと指先を滑らせます。鎖骨の下側に指先が触れた状態で滑らせるようにしてください。指先が触れている〝谷〟が胸骨に近づくにつれて浅くなっていくのに注意しましょう。これは、この付近の肋骨が前に突き出るように弯曲しているためです。反対側も同様に触診してください。何か差がありますか？　胸部に指先を走らせると痛みが生じるポイントがありますか？　次に、少し(指幅程度) 下げた位置でこの手順を繰り返します。指先を脇から中心に走らせ、圧痛点を探します。この方法でトリガーポイントをきちんと触診できたと感じたら、同僚またはクライアントをそのまま、または助言19のように長枕の上に仰向けに寝かせ、トリガーポイントの触診を実践しましょう。

座位または半仰臥位でも胸筋のトリガーポイントの治療ができます。クライアントの後ろに立ち、仰臥位のときと同様に指先を胸筋の上で走らせます。

トリガーポイントを軽く押し、不快感が消えるまで、あるいはクライアントの腕を受動で外転させて、胸筋が少しだけストレッチできるようになるまで、そのまま圧迫を続けても良いです。クライアントに腕を動かすよう指示する療法士もいますが、胸筋を動かすことになるのでやってはいけない場合もあるでしょう。

トリガーポイント治療の練習ができる部位は、胸筋以外に広背筋があります。腹臥位にさせ、広背筋を軽く触診し、圧痛点を見つけたら、指で問題箇所の筋肉を摘まむだけです。不快感がなくなるまで、指を離さないでください。別法として、圧痛点を摘まむか圧迫し、腕を外転させるよう指示すると、広背筋をストレッチできます。

助言21　胸郭のテーピング

様々な種類のテープが開発されたことで、その使用が増えてきています。様々な機能や有効性のあるテープが出てきています。組織（または関節）が動かないようにするものもあれば、動きを止めないもの、動きを促すことを目的としたものさえあります。

胸郭のテーピングの例には、筋痙攣のため椎骨の一箇所が痛む場合があります。テーピングによって問題の箇所への負荷を軽減できます。その原理は、組織を寄せ集めることで張りをなくすという単純なものです。

固定用テープは、裂傷後などの肋間の疼痛にも使えます。脊椎と同様に、軟部組織の動きを部分的に制限することが目的です。腕を内転させた状態でテーピングを行うと、肋間筋の緊張を予防できるのでベストな方法ですが、実施は難しいでしょう。肋間にアクセスするには腕を外転してもらわないといけないからです。イラストのように腕を伸ばしてもらうと、肋間にアクセスしやすくなります。

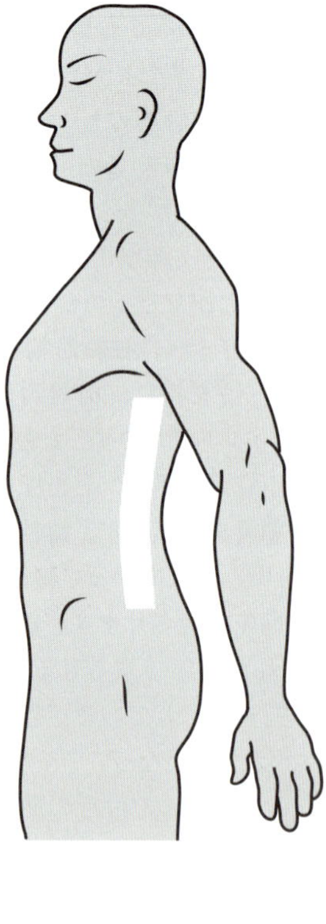

!小技 テーピングをするとき、痛みのない側を下にして横になってもらうのが上手にできる秘訣です。

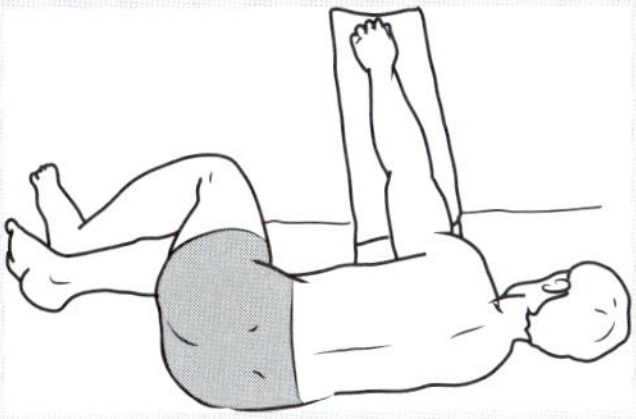

動きを制限しにくいテーピング方法を使うと、姿勢の改善に役立ちます。背筋の伸びた〝良い〟姿勢のまま力を抜いてもらうと、様々な方法でテープを巻くことができます。簡単で汎用されるのは、大きくクロスを描きながら胸郭をテーピングする方法で、肩峰突起を起点に、背中にテープを回し、対側下方の肋骨で止める方法があります。

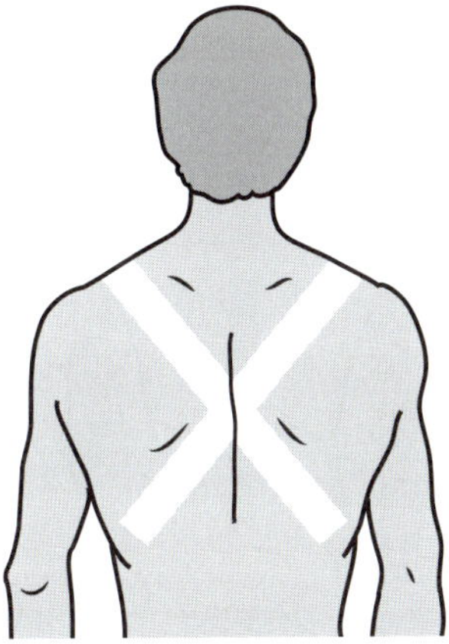

伸縮性テープには色々な巻き方を使って良いのですが、ニュートラルポジションではなく、背中を曲げ、両肩を前突させた状態で巻いてください。クライアントが直立したときに伸縮性テープに〝しわ〟ができることが期待される効果であり、製造業者らはこれが治癒プロセスに寄与すると主張しています。

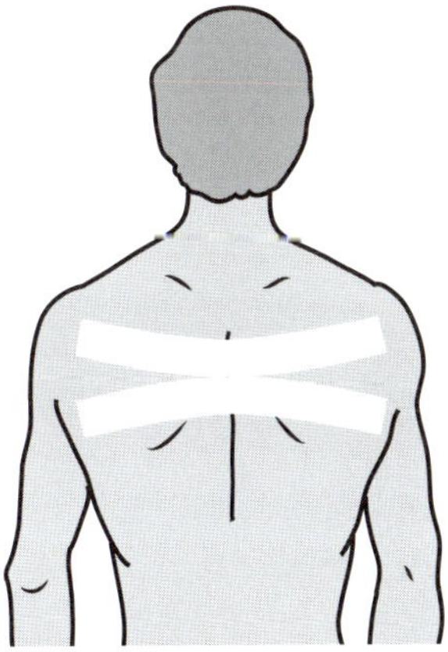

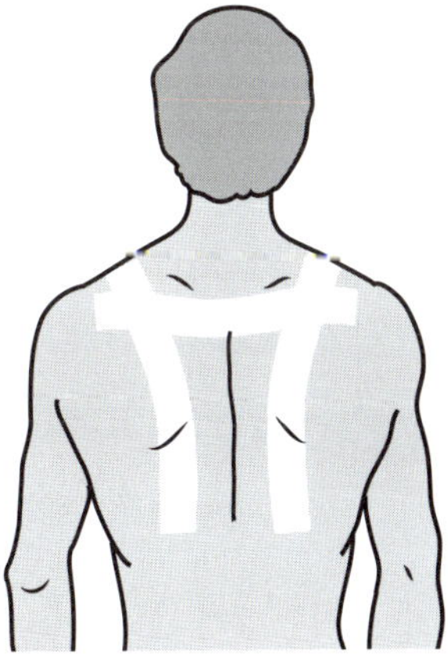

胸郭のテーピング効果を実験

同僚と一緒に、様々なパターンでテーピングを自分の体で試し合うと良いでしょう。ごく簡単な実験方法として、立位ニュートラルポジションで脊椎に直接テーピングし、1時間この姿勢を続けて、その感じを体験しましょう。別の日に、同じ場所にテーピングをします。ただしテープは短くします。

テープの形状	備 考
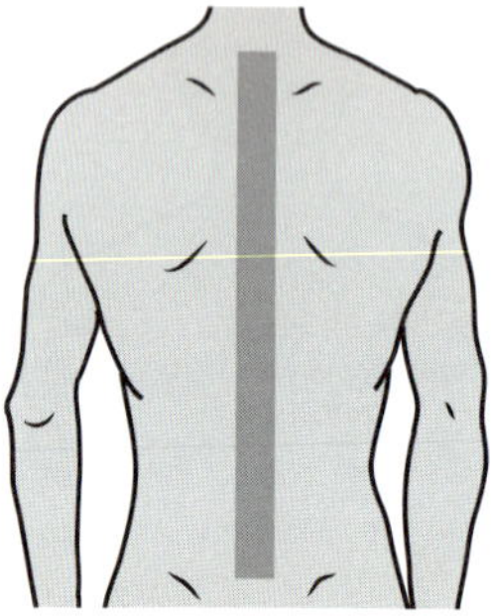	
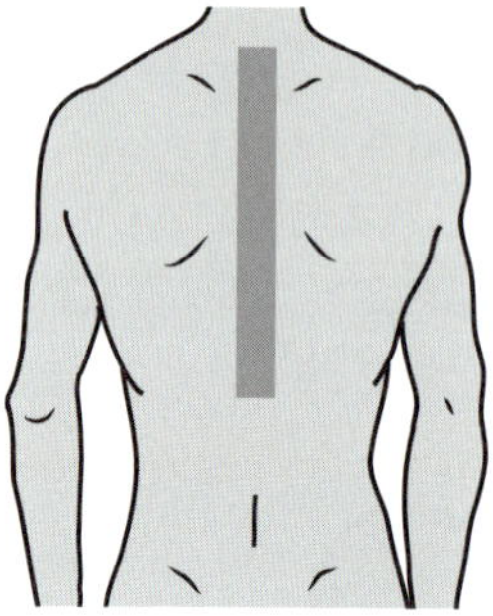	
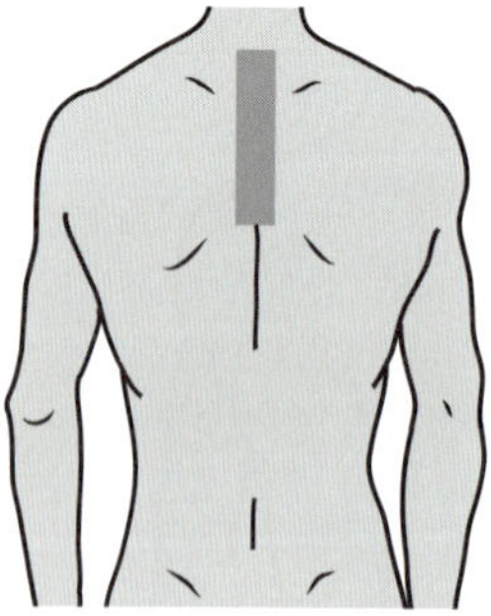	

このようにして、テープの形を色々変えて実験すると良いでしょう。単純なクロス状テーピングを行うとき、胸椎の位置に来るクロスの中心をずらしていくと、どのような効果があるでしょうか？

テープの形状	備考
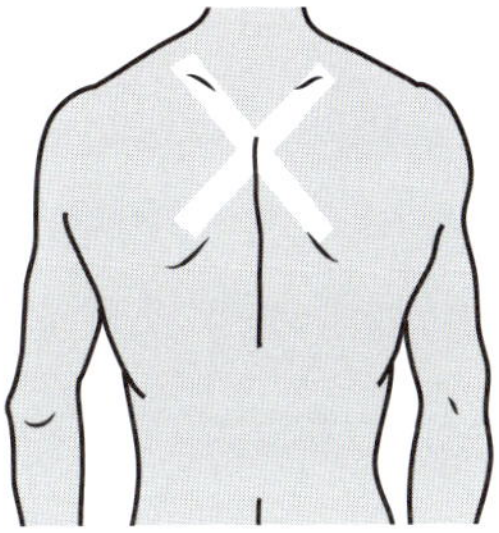	
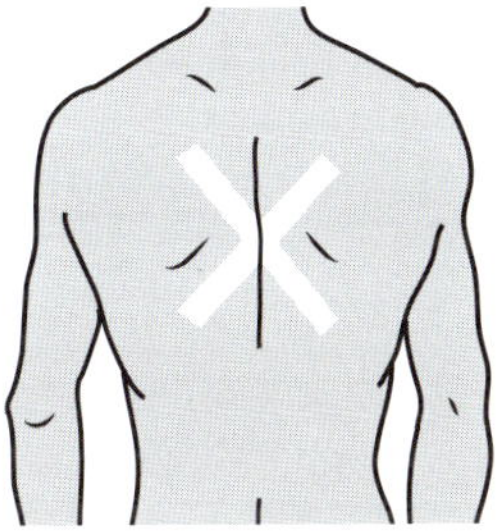	
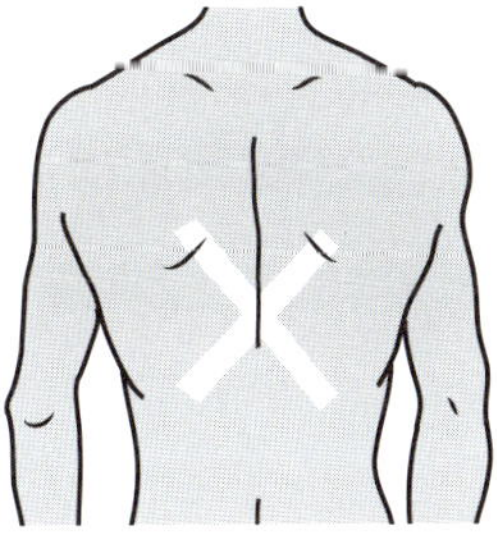	

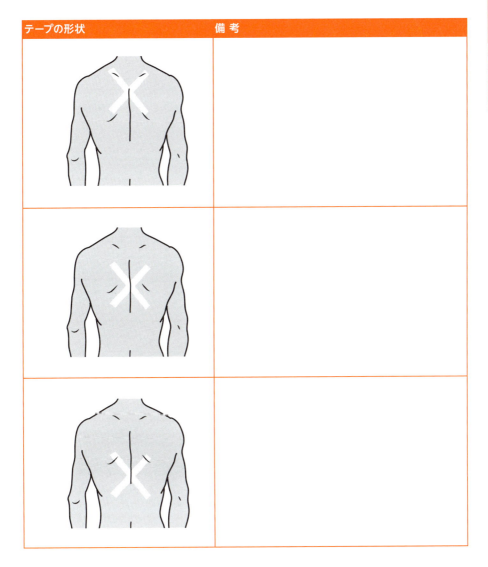

V字状にテーピングを行う場合、胸椎の位置に来るV字の頂点をずらしていくと、どのような効果があるでしょうか？

テープの形状	備考
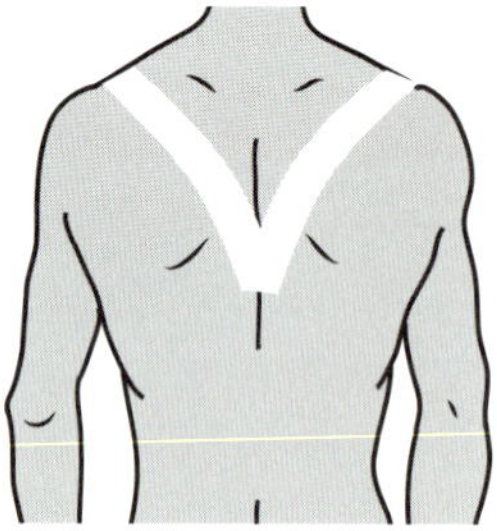	
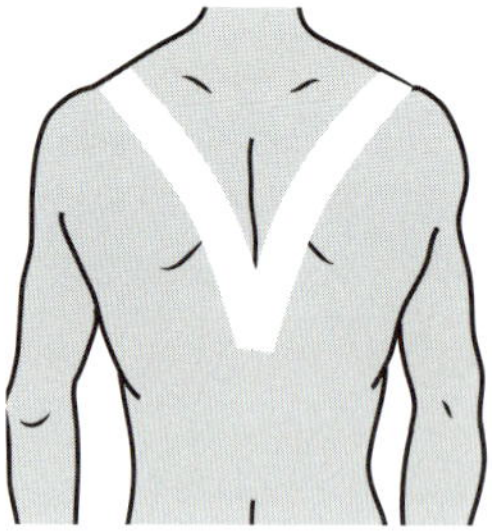	
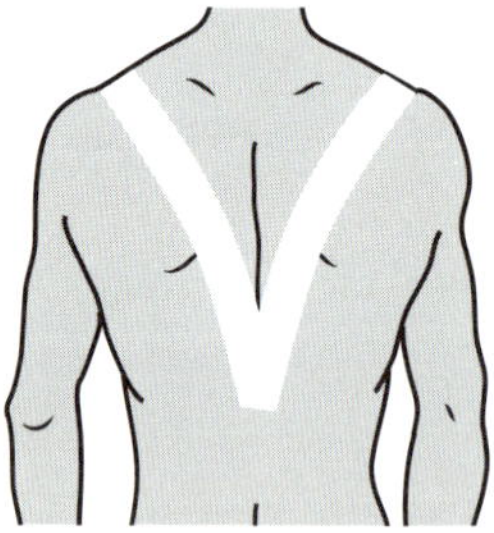	

助言22　ロッキング

助言18で肋骨の機能障害の治療に使えるリバウンディングについて学びました。ロッキングはリバウンディングに似ていますが、同じではありません。マッサージ療法士としてトレーニングを受けた方であれば、ロッキングはすでに学習済みの一般的テクニックのはずです。筋肉をリラックスさせる目的で治療セッションの最初にロッキングを取り入れている療法士もいれば、ルーチンを変えて、他のスキルを追加し、ロッキングを使わないと決めている人もいます。

ロッキングをするには、診察台の横に立ち、片手をクライアントの肩甲骨の上に置き、反対側の手を尾側の肋骨に置きます。掌を使って、軽くクライアントの体を奥に押し、次に手前に転がします。リバウンディングのように、リズムをつけて動かしますが、激しく動かすリバウンディングと違い、ロッキングは緩やかです。先に書いたとおりに両手を置いた場合、クライアントの体は木の幹のように向こう側に転がった後、手前に戻ります。手を肩甲骨の上のみに置く場合、ロッキングすると、上部胸郭だけが動き、仙骨はあまり動きません。この方法は、脊椎を軽く捻ることで、傍脊椎筋肉を解し、〝リリース〟する効果があります。力をあまり入れないこうしたテクニックが、力まかせの激しいテクニックを上回る効果を発揮することがあります。

? 質問　どれくらい速くロッキングするのですか？

Fritz (2005)は、クライアント各人の体のリズムに合わせてロッキングの速さを決めるよう言っています。そのために、脈を測り、ロッキングの速さを脈拍に合わせます。

助言23　テクニックに変化をつける

多忙だったり、新しい治療法を試すのに確信が持てないときは特に、定番治療ばかりになりがちです。助言23では、様々なテクニックを紹介します。お馴染みのものもあれば、初めてのテクニックもあるかもしれません。

- 動きを促すテクニック
  - －胸郭拡張(助言2，p.194-195)
  - －棘突起のロッキング(助言3，p.196-197)
  - －肋骨のスプリンギング(助言17，p.239-240)
  - －ロッキング(助言22，p.249)
- 局所のストレッチとリリース
  - －脊椎傍組織の縦方向ストレッチ(助言8，p.203-204)
  - －脊椎傍組織のS字ストローク(助言9，p.205-206)
  - －横方向ストレッチング(助言10，p.209)

－筋膜のJ字ストローク（助言12, p.216）
－側弯のためのMFR（助言12, p.217）
- 静止とホールディング：
－静止（助言10, p.207）
－ホールディング（助言17, p.238）
- 圧迫テクニック：
－圧迫（助言10, p.208）
－静圧（助言11, p.214）
－MFR圧迫テクニック（助言12, p.217）
－トリガーポイント（助言20, p.243-244）
- 加圧＆ストレッチのテクニック：
－加圧＆ストレッチ（助言10, p.209）
－STR（助言13, p.221-225）
- 胸郭全体のMFRリリース
－クロスハンド（助言12, p.216-217）
- ストリッピング
－ストリッピング（助言10, p.210）
- ローリングとロッキングのテクニック：
－胸郭のMFR（助言12, p.218-220）
－リバウンディング（助言17, p.237-238）
- 胸郭全体の受動ストレッチ
－受動ストレッチ（助言14, p.225-228）
－MET（助言15, p.229-231）
－側胸部を開く（助言17, p.237-240；助言18, p.241-242）
－テーピング（助言21, p.244-248）

さらに他のテクニックが知りたい場合、下記を試してもよいでしょう。初めてのテクニックもあれば、既にトレーニングした内容の復習になるものもあるでしょう。

皮膚を引っ張る：軟部組織を局所的にストレッチする場合に使い、癒着を防ぎます。オイルやワックスを使わず、皮膚を優しく掴み、手前に引きます。皮膚を強く摘まないようにしましょう。皮膚の柔軟性が違う区域に注意し、胸郭の左右を比べます。皮膚を掴みやすいクライアントもいれば、全く掴めないクライアントもいるかもしれません。

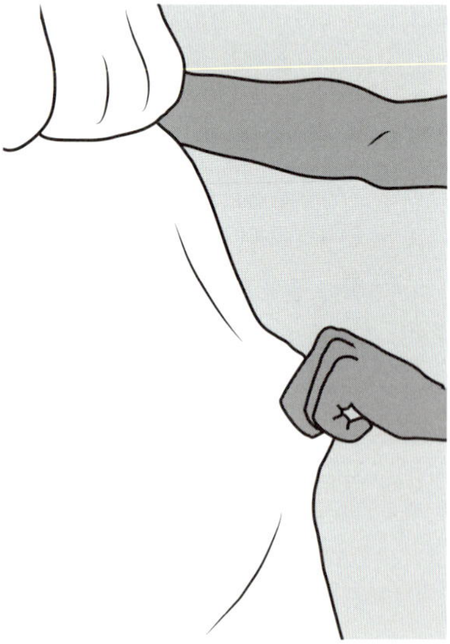

指先で掻く：このテクニックはクライアントをリラックスさせ、軟部組織を局所的に緩めるために使用しますが、体のある部位を

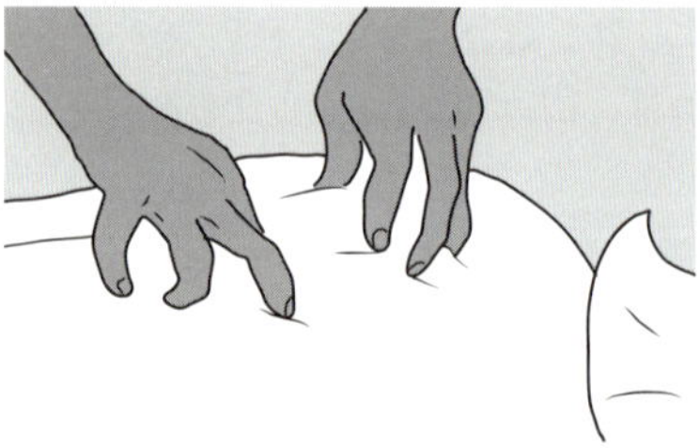

別の部位に関連づける効果もあります。軽く掴むような動きをリズミカルに行い、オイルやワックスを使わず直接、あるいは服やタオル越しに、背中の皮膚を上下に指先で〝掻きます〟。ゆっくりとコントロールしながらリズミカルに、療法士が楽なペースで片手ずつ施療します。ちょうど、機嫌のいい猫がクッションを引っ掻くような感じです。

質問　皮膚を〝掻く〟量や、開始位置は重要ですか？

指先で皮膚を掻くことができる量はクライアントによって変わります。どこから始めても構いません。たとえば、腰の位置の背中の左右どちらかから始めて首の方向に施術し、そこから対側に移って腰まで施術しても良いです。腰まで辿り着いたら、逆方向に施術し、開始点に戻ります。

皮膚の圧迫：皮膚とその下の組織を軽く圧迫しリラックスさせることは、局所の緊張を減らし、血液循環を良くするのに有用です。このテクニックの前後に、第４章で述べたテクニックを用いて組織の柔軟性をチェックしましょう。適切と思われる箇所から始め、軽く1～2秒皮膚を引き寄せてから離します。これを繰り返すか、親指の幅くらいずつ場所を移して新たな箇所を施術します。1度に施術する面積は小さくします。血流が刺激されるにつれ施療した区域がどれ位速く赤くなるか、また組織がどの位柔らかくなるか、注意しましょう。マッサージオイルなどを使用できますが、ない方が組織をたくさん引き寄せることができます。

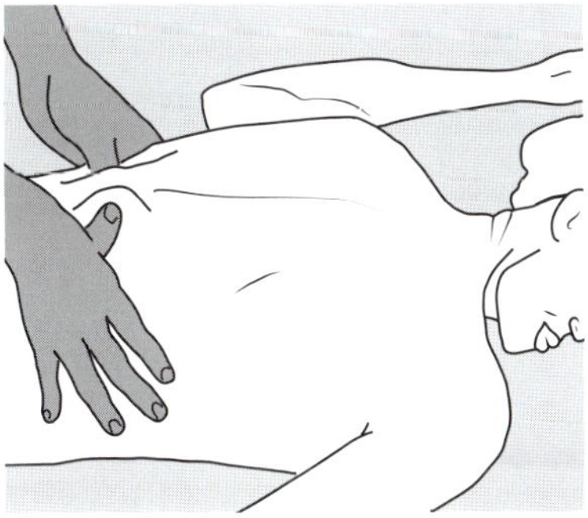

指圧：このテクニックはトリガーポイントを鎮め、局所的な筋緊張増加を和らげるのに有用です。筋痙攣を起こしている箇所にも使用できます。療法士の大半がトレーニングで親指以外の指を使う方法を学びますが、親指ばかり使っているときがあります。イラストのように両手を重ねて親指以外の指を使うと、親指の関節を使わなくて済み、それほど圧をかけなくても軟部組織に変化をもたらすことができます。親指以外の指でトリガーポイントの加圧を続けても良いし、皮膚を体の横方向に押しやるように優しくストレッチしても良いです。一つの筋肉を指先で前後に擦ることが推奨されてもいますが、背中の長い伸筋には刺激が強過ぎることもあり、施術によって緊張が低下するどころか増加することがあります。

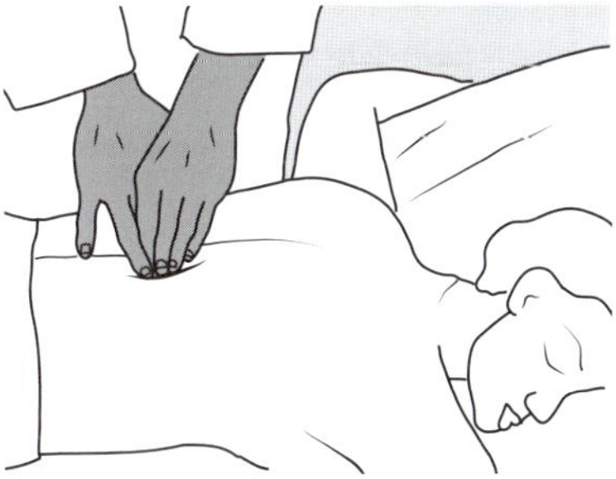

叩打法：これは筋緊張を増加させ、血流を刺激したい場合に有用なテクニックです。治療セッションの終わりに使い、クライアントを〝目覚め〟させるのに有用です。ただし、強く揺らして起こすのはだめで、ごく軽く施術してください。(a)尺骨縁(小指)で叩き切るようにする、(b)お椀の形にした手で叩く、(c)軽く握った拳で叩く、などの方法はどれも優れた変法です。

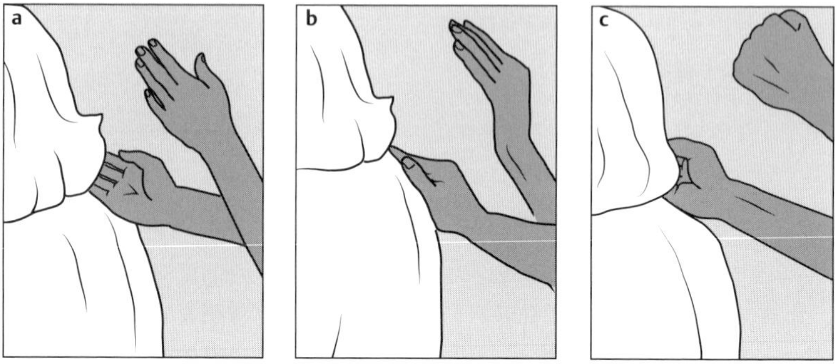

前腕で圧迫、グライディング、ブラッシング、ストレッチング：手首や指を使い過ぎて壊す療法士が大勢いるため、手の使用を可能な限り制限する習慣をつけるのは良いことです。テクニックによっては前腕を使うことを考えましょう。乾いた皮膚に前腕をあてて、血流を促したり、片腕または両腕でクライアントの背中を擦って温めたりしても良いでしょう。片腕／両腕をクライアントの体の上に乗せて体重をかけて、組織を軽く圧迫しても良いでしょう（ただし、椎骨や肩甲骨に直接、圧をかけないように）。オイルを塗り、前腕で背中全体にグライディングをしたり、組織を集中的に圧迫したりストレッチしても良いでしょう。

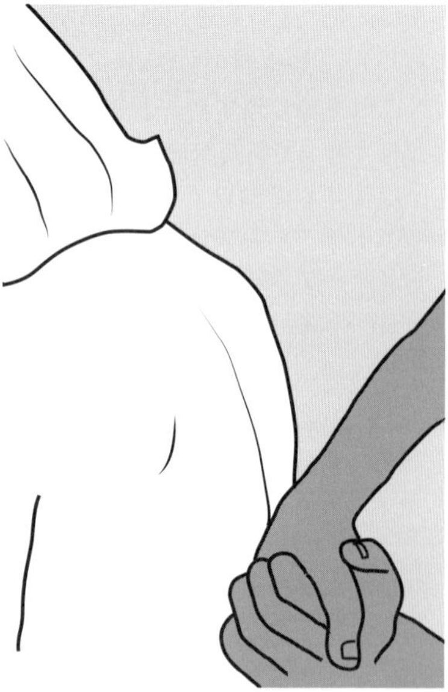

助言24　治療ポジションを変える

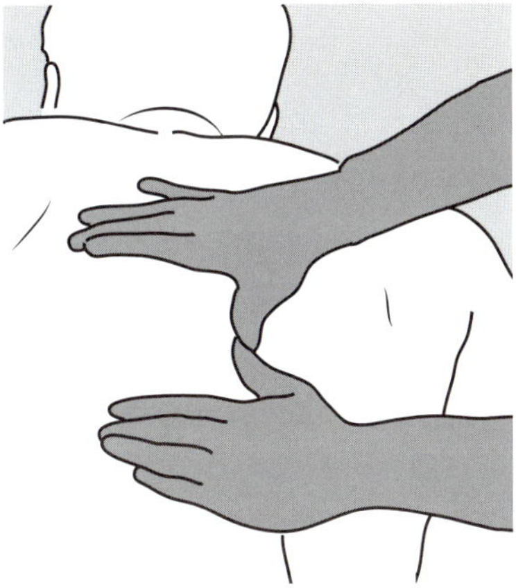

最後の助言は、治療ポジションを変えても良いのを覚えておいて欲しいということです。経験豊富な療法士であれば、ポジション変更が身についているかもしれません。資格を取得したばかりの療法士や学習者は、ポジション変更をあまり考えない傾向がありますが、これは理解できます――クライアントのポジションがせっかく落ち着いたのに、それを変えるのは非生産的に思えてしまうのですよね。長期間、治療をしてきた療法士さえわだちに嵌まってしまうのです。治療の進み具合が遅く、病態の解消に時間がかかっている場合は、他の治療ポジションを話し合ってみる価値があります。同僚と練習すれば、タオルで肌を隠した状態で、さほど苦労せずクライアントの体位を変え、治療に戻れるようになります。極めて特殊な問題で来院したクライアントには、違う日に別のアプローチを試すと有用なことがよくあります。あるポジションではさほど上手くいかないテクニックも、別のポジションなら成功することも時にあります。本章では様々な治療ポジションを例示してきました。これから数ページにわたって、こうした実例をポジション別にグループ分けして記載し、その使い方についての注意も記します。

腹臥位：胸郭に問題があるクライアントの治療に最も汎用される治療ポジションです。肩の下にクッションなどを入れて肩甲骨を受動的に後退させることができるので、覚えておきましょう。

診察台の横に立ち、クライアントの体をロッキングするか、棘突起を一つずつロッキングして、組織を横方向に施術することもできるので、これも覚えておきましょう。

仰臥位：これも汎用される治療ポジションで、鎖骨や胸筋の問題に対処するときに有用です。体の下に長枕やタオルなどを背中に沿って敷いてポジションを修正しても良いでしょう。ただし、クライアントの頭を支えるのを忘れずに。

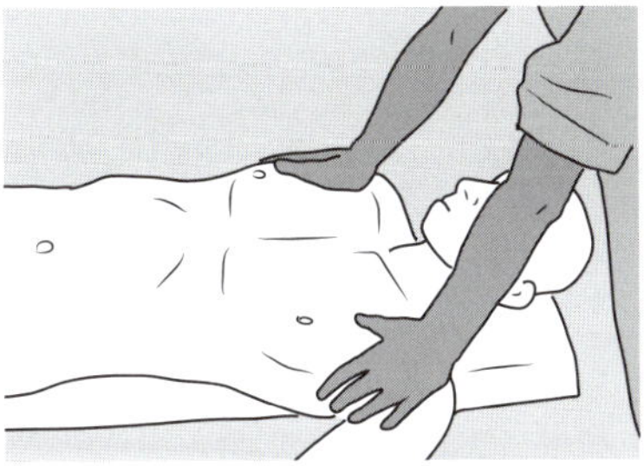

さらに、下位肋骨や横隔膜の治療にもこのポジションが使え、ポジションを修正して半横臥位にさせても良いので覚えておきましょう。

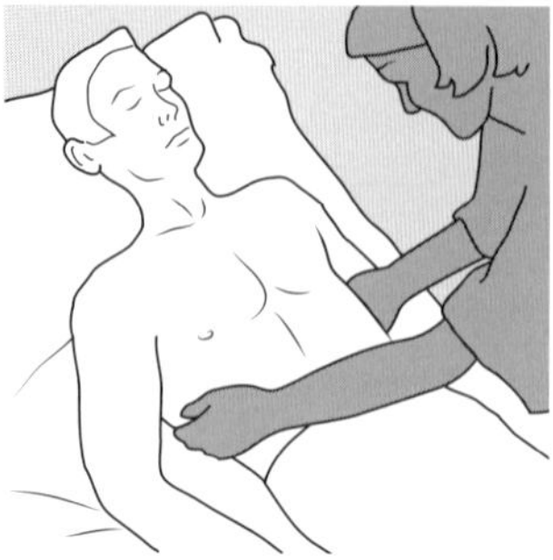

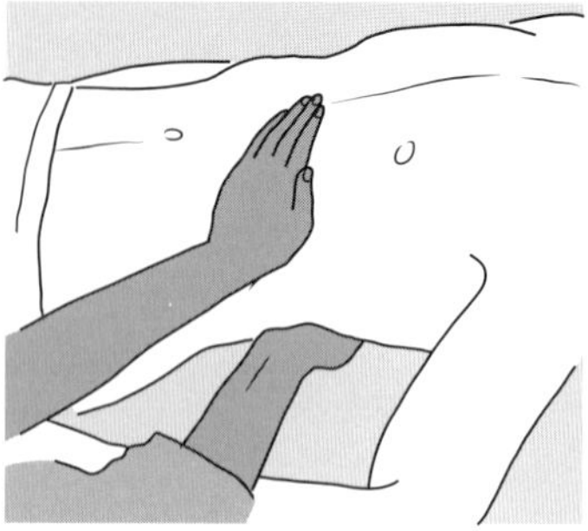

座位：胸郭の拡大、上部胸筋の治療、または脊柱起立筋に施術するときに有用なポジションです。

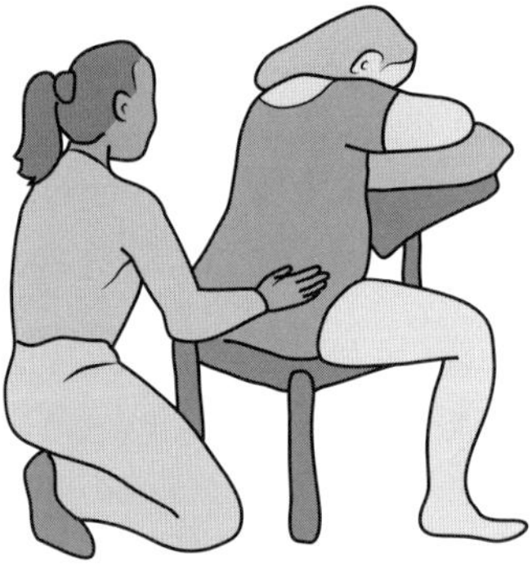

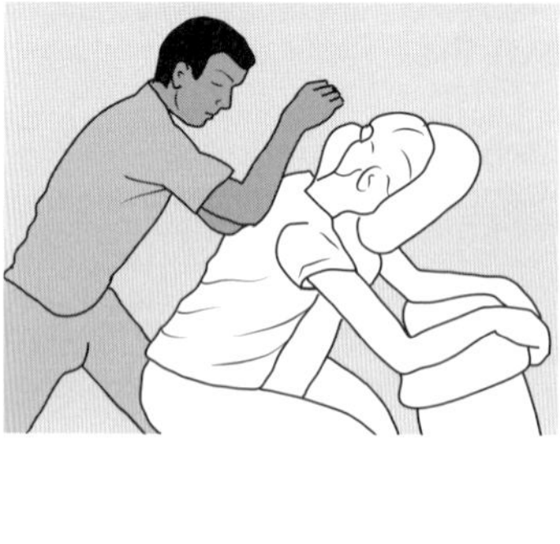

側臥位：上になった胸郭を〝開く〟とき、同じく上になった広背筋の肋間や、菱形筋（肩甲骨ストレッチで）に施術するときにこのポジションは有用です。

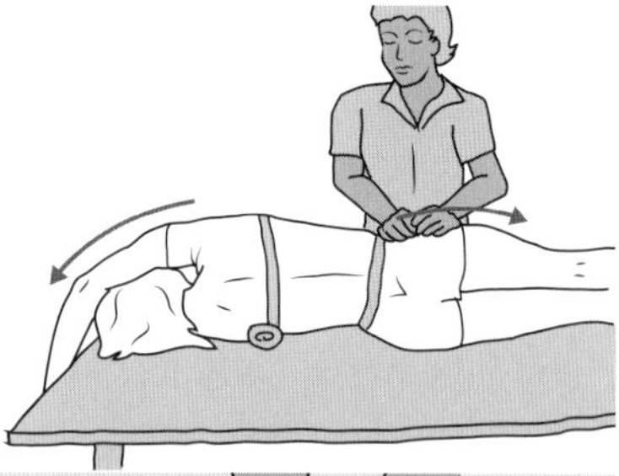

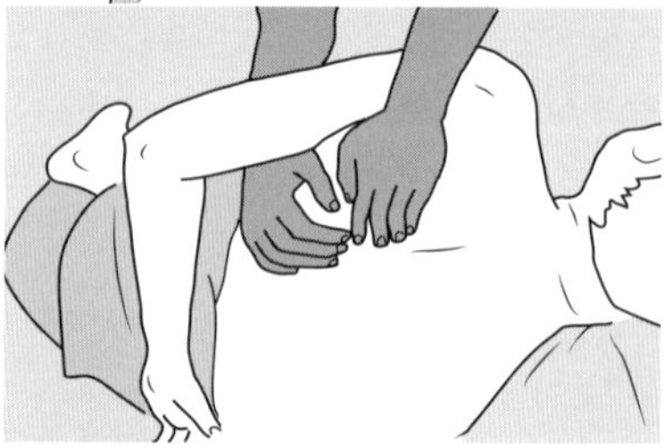

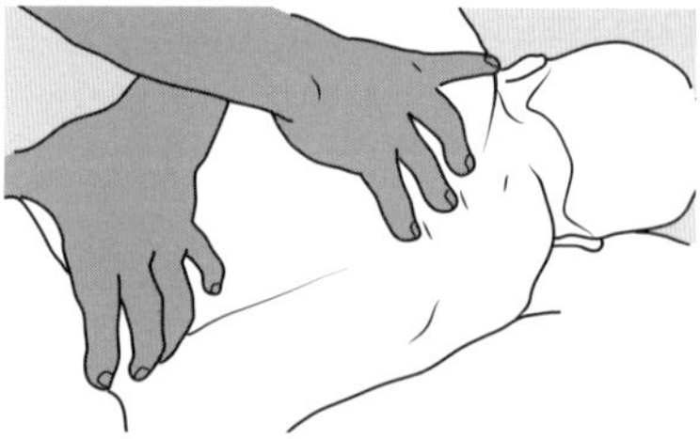

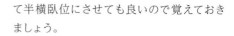

Chapter 6 Thoracic Aftercare

第6章　胸部アフターケア

第6章 胸部アフターケア

本章のアフターケアに関する助言には、胸郭ストレッチ運動、呼吸運動、トリガーポイントの自己治療、姿勢矯正、および胸郭の筋痙攣を克服するテクニックなどが含まれています。上背部の重要なストレッチにも触れ、実施方法に関するガイドラインについても記しています。他の章のアフターケアに関する助言と同様に、本章の情報を元にクライアントに配布する一般的注意書を作成するか、個別のニーズに合わせた情報を提供しても良いでしょう。アフターケアのどの点が役に立ったか、クライアントからフィードバックをもらいましょう。すべてのアフターケアが、クライアントにとって有用なわけではありません。このようにして、胸郭の治療に関する情報と秘訣について自分だけのデータベースを構築すれば、自分でアイディアを出せるようになるでしょう。本書に書かれたヒントの多くは、実際に治療し、背中の症状改善のためクライアントが実施したことを直接聞いて記録をとり、長年かけて収集したものです。当時はよく知られていないヒントもありましたが、それ以降、よく使われるようになったものもあります。たとえば、トリガーポイントの自己治療や、一部の背部ストレッチなどです。

助言1　10種類の胸のストレッチ

胸郭に問題があるクライアントにアフターケアをする場合、胸のストレッチは以下の4つの理由で重宝します。

- 第1に、胸郭に痛みがあるクライアントによく起きる問題に、姿勢の悪さがあります。これは通常、肩が〝丸く〟、首が前に伸び、胸郭の上に肩がバランスよく収まっていない人の姿勢を指します。このような姿勢のクライアントは、肩甲骨前突のため菱形筋が長くなり、胸筋が短くなっています。胸を約30秒ストレッチすると、姿勢が良くなる可能性が高いのです。
- 第2に、本章に記したストレッチは、胸を〝開き〟、胸郭をより拡張できるので、呼吸に問題があるクライアントに有用です。
- 第3に、こうしたヒントは胸と上背部の筋肉の痛みの軽減に役立つでしょう。
- 最後に、胸郭の形が変わると自分で頭の位置を正しやすくなり、それにより首の痛みが小さくなることが多いのです。場合によっては、腰の痛みも軽減してくれます。

以降のページにイラストで示した10種類のストレッチは、簡単(ストレッチ1、2、3、4)なものから、高度なもの(5、6、7、8)、特殊なもの(9、10)なものまであります。こうした例で実験し、自分のクライアントに合ったものを選びましょう。

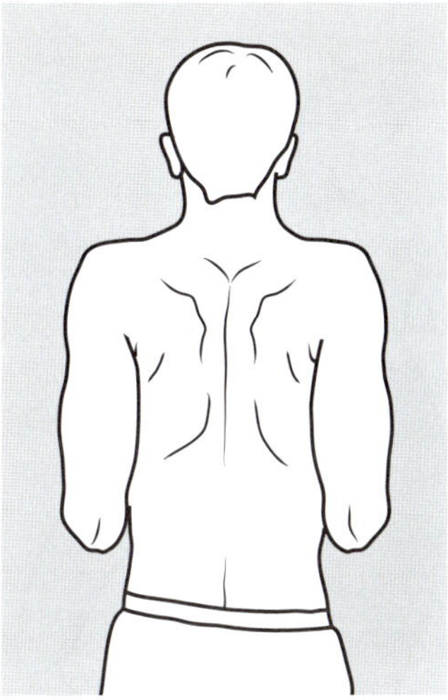

ストレッチ1　菱形筋は胸筋の拮抗筋なので、菱形筋を収縮させれば胸筋の緊張緩和に役立ちます。

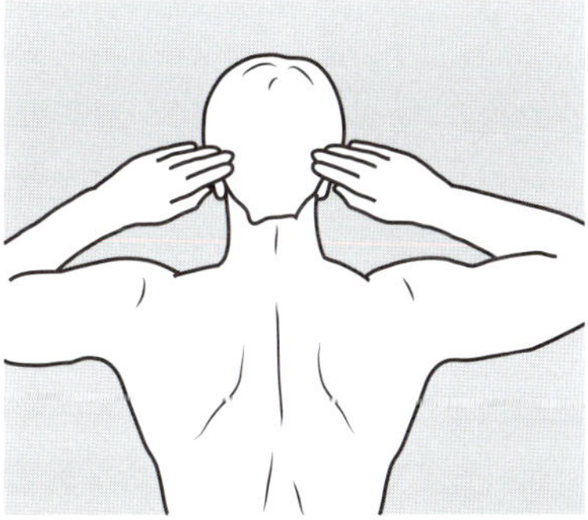

ストレッチ2　秘訣は、右図のように頭の後ろにただ触れるようクライアントに指示するだけです。この動作を実践すると、菱形筋が収縮します。このポジションに入って肘を後ろに引くと、胸筋が伸びます。

ストレッチ3 このストレッチは、両手を背中の後で組んで行ってもよいです。ただし、全員ができるわけではありません。

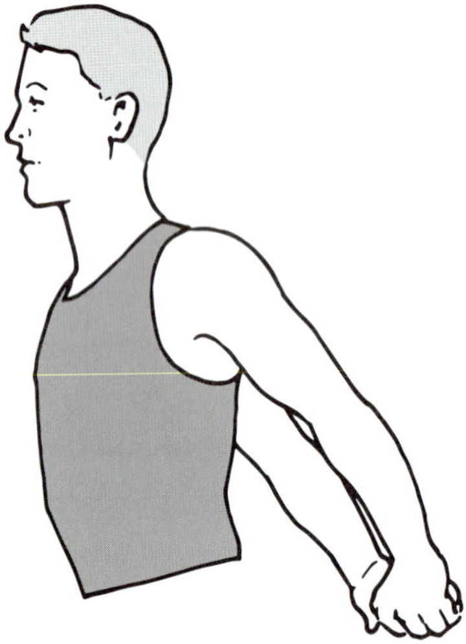

ストレッチ4 タオルを使ってもよいでしょう。タオルのポジション変えると、胸筋のストレッチされる場所が変わることを覚えておきましょう。

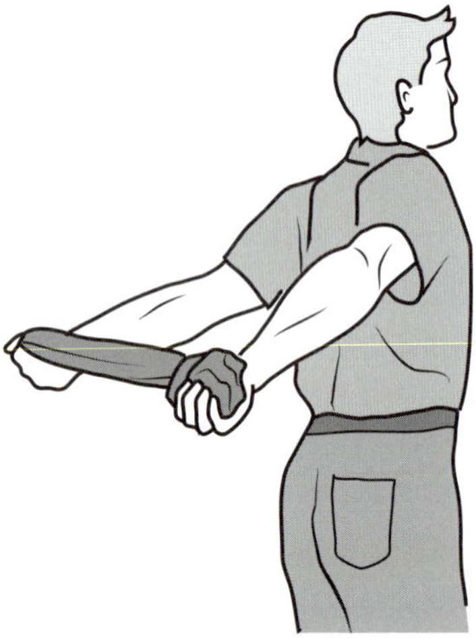

質問 これらのストレッチに禁忌はありますか？

タオルを使ってこのように両腕を伸ばすのは、肩の亜脱臼または転位の既往歴があるクライアントには禁忌です。

クライアントの部屋が広く、時間があれば、次の２種類の胸のストレッチを使っても良いでしょう。

ストレッチ5 巻いたタオルを縦長にし、仰臥位のクライアントの胸郭の下に敷きます。頭にもタオルか枕で支える必要があります。そうしないと、頭が落ち、首が伸び、楽な姿勢ではないかもしれません。タオルを使う利点は、クライアントの体格に合わせて、折ったり巻いたりできることです。欠点は、体が重いクライアントにはより強い支持体が必要な場合があることです。

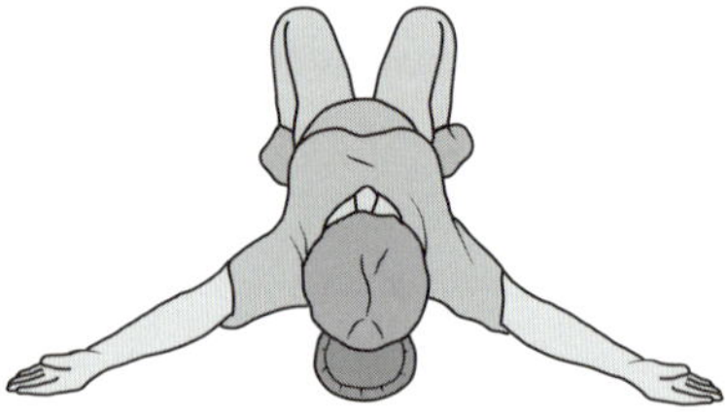

タオルの代わりに、長枕やフォームローラーを使っても良いですが、ローラーの上に体を乗せるのが難しいクライアントもいます。また、当然ながらローラーの長さは調節できません。

ストレッチ6　背中を壁に向けて立ち、両腕の後を壁に押し付け、両腕を水平の位置から徐々に上げて、腕のポジションを変えていきます。別法として、しゃがんだ状態で行い、両腕の位置を同じように変えていきます。

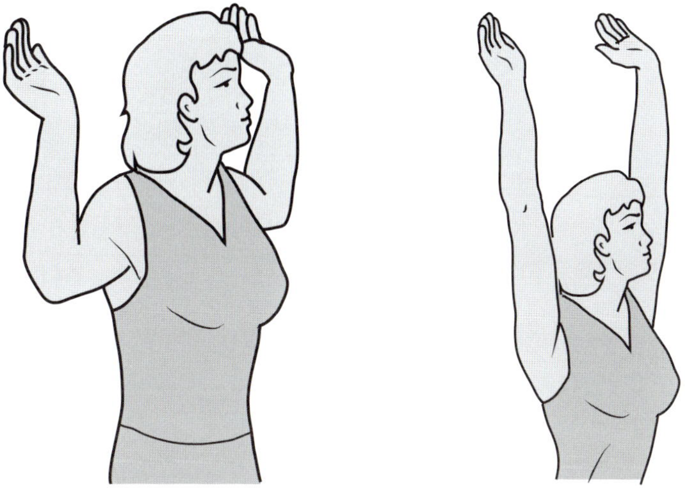

ストレッチ7　壁の真横に立てるスペースがあるならそこに立ち、腕の位置を変えて大胸筋の各線維をストレッチします。

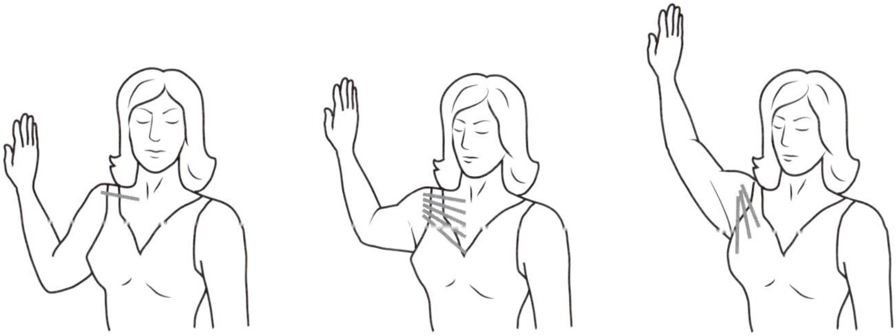

ストレッチ8　ドアの入り口が使えるのであれば、入り口に向かって足を踏み出し、ストレッチ7のイラストのように腕の位置を変えて、同様にストレッチができます。

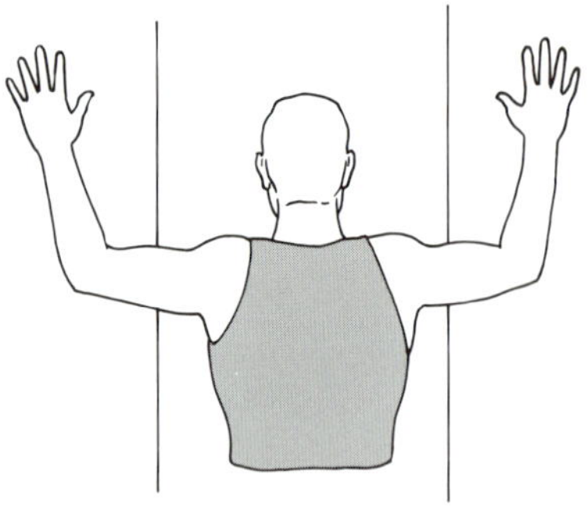

ストレッチ9、10　胸筋ストレッチには様々な方法があり、一番効果的なポジションを自分で試し、見つける課題を与えると楽しいでしょう。椅子（ストレッチ9）、壁、公園のベンチなど身近にあるものを使ったり、ポジションを変えるだけでも良いのです。寝たきりのクライアントの場合、両手をついて上半身を反らすだけでもよいでしょう（ストレッチ10）。

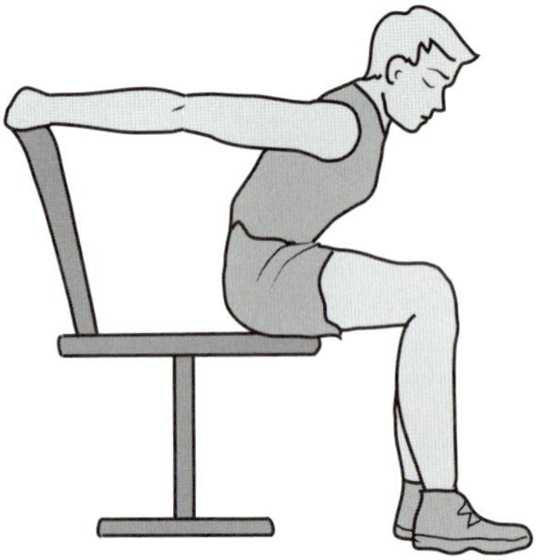

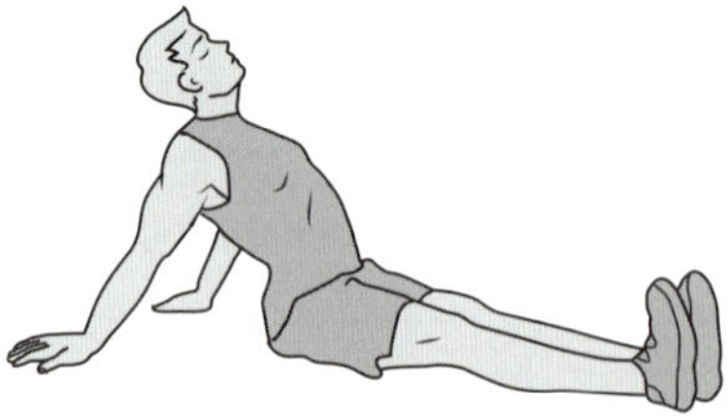

助言2　8種類の上半身ストレッチ

上背部のストレッチは特に、上背部の脊椎周辺の筋緊張から来る痛みの軽減に有用です。仕事や趣味の一環で長時間同じ姿勢をとるクライアントには非常に有用で、筋緊張による痛みを軽減したり、予防として日中定期的に30秒間行うことで筋肉が緊張する可能性を減らすこともできます。

上背部のストレッチを厳選して紹介します。胸のストレッチについては、簡単なもの（ストレッチ1、2、3、4）から高度なもの（5、6、7、8）まであります。

ストレッチ1　両腕で自分を抱く姿勢をとると、肩甲骨が前突し、菱形筋が伸びます。ストレッチの強度を上げるには、このポジションをとった後、顎を胸に近づけるように指示します。

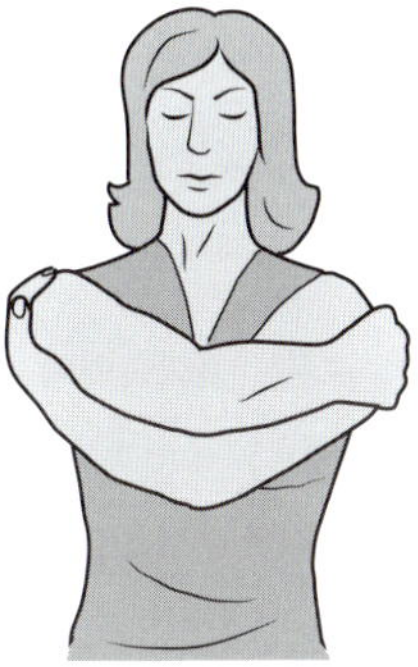

ストレッチ2　立位または座位で背中を丸め、背中を上に押し出すと、菱形筋がストレッチできます。

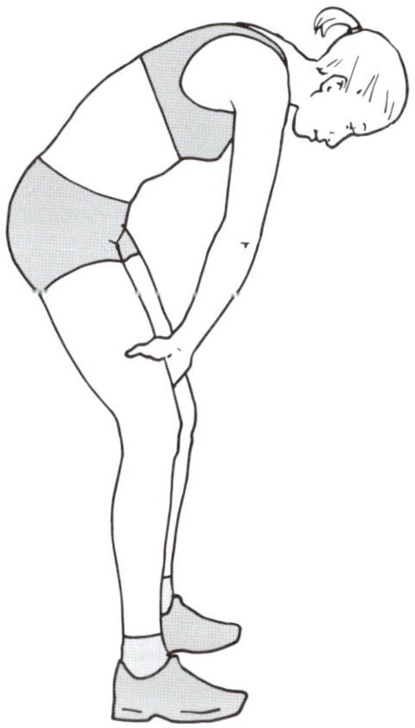

ストレッチ3　ストレッチ2を変形すると、胸郭の脊柱起立筋のストレッチもできます。背中を丸め、頭と首を曲げます。この姿勢で頭と首に強い力がかからないように注意しましょう。

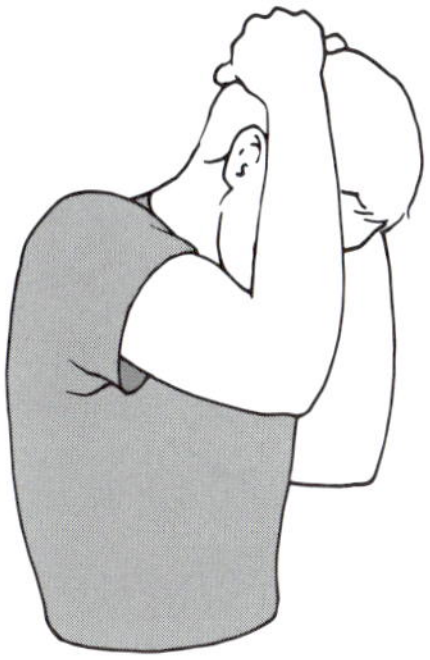

上記ポジションの欠点は、腹筋に力が入って腹筋が短縮したとき（特にストレッチ2)、腹部が痙攣する可能性があることです。

ストレッチ4　これはストレッチ2と同じですが、膝をついて行います。ストレッチ2と同様に、クライアントは腹筋を収縮させることに集中し、背中を弓状にします。〝猫のストレッチ〟と呼ぶときもあります。

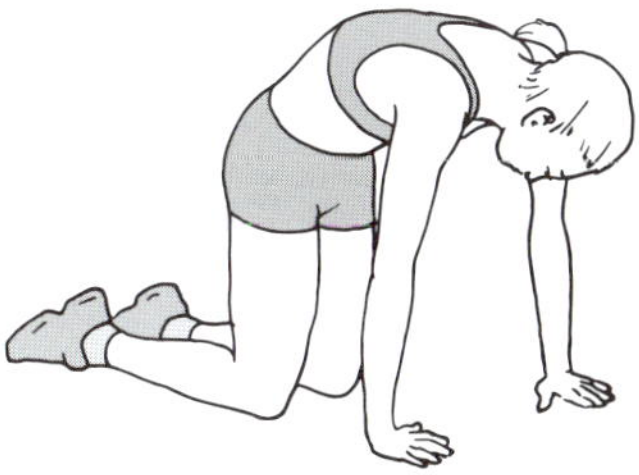

ストレッチ5 椅子の両脇を掴み、軽く後ろに体を反らすことで、ストレッチ1を強化できます。肩の亜脱臼または転位の既往歴があるクライアントは注意が必要です。

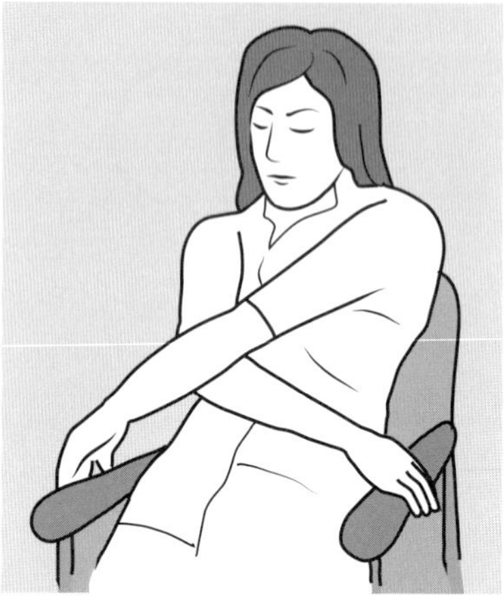

ストレッチ6 片腕または両腕で正面にあるロープにぶら下がると、菱形筋のストレッチができます。肩の亜脱臼または転位の既往歴があるクライアントは注意が必要です。

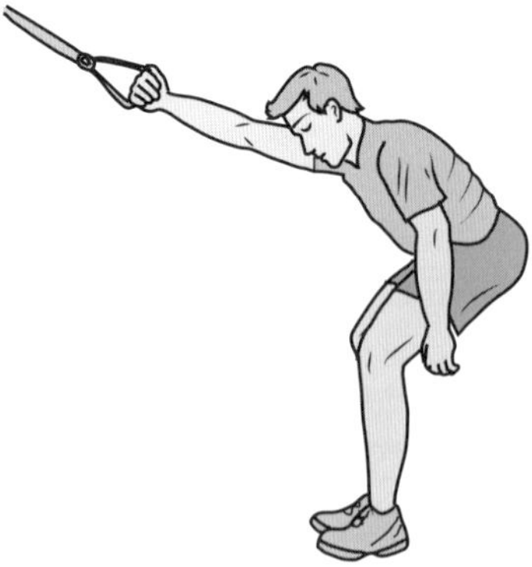

ストレッチ7 椅子に座って上半身を前傾し、片手の指を足の裏に引っ掛け、これを軸に左右の菱形筋を片方ずつストレッチします。ただし、このストレッチは上半身を捻る柔軟性が必要で、全員ができるわけではありません。

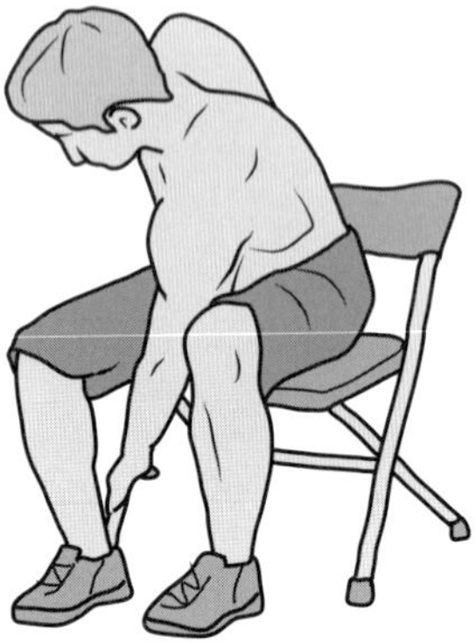

ストレッチ8 別法として、前傾し、手を伸ばして椅子の下の床をタッチする、あるいは両手で足を掴んだり、足の裏に引っ掛けるだけでも良いでしょう。

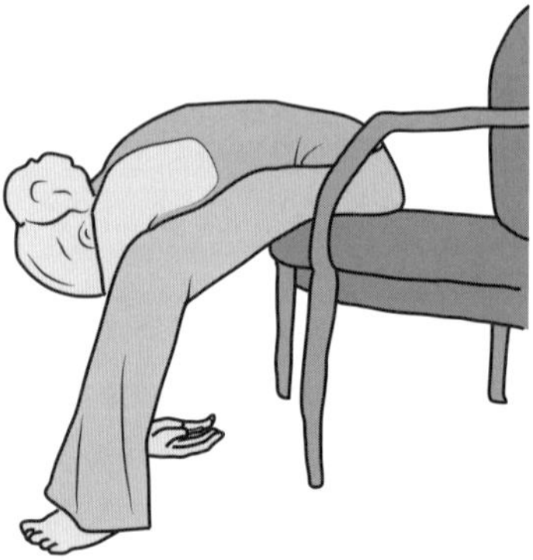

注 意 ストレッチ7と8は、椎間板ヘルニアの既往歴があるクライアントには禁忌です。肥満のクライアントは、この方法で胸と腹部が押し潰され、苦痛を感じるかもしれません。

助言3　胸郭のトリガーポイントの自己治療

トリガーポイントは、局所に生じる触知可能な圧痛点で、胸郭全体に見られます。たとえば、(a) T4-T6辺りの肩甲骨内縁周辺、(b) 深部肩回旋筋中の脊椎に近い箇所、(c)長い伸筋群の内部、(d)小胸筋、(e)大胸筋などにあります。

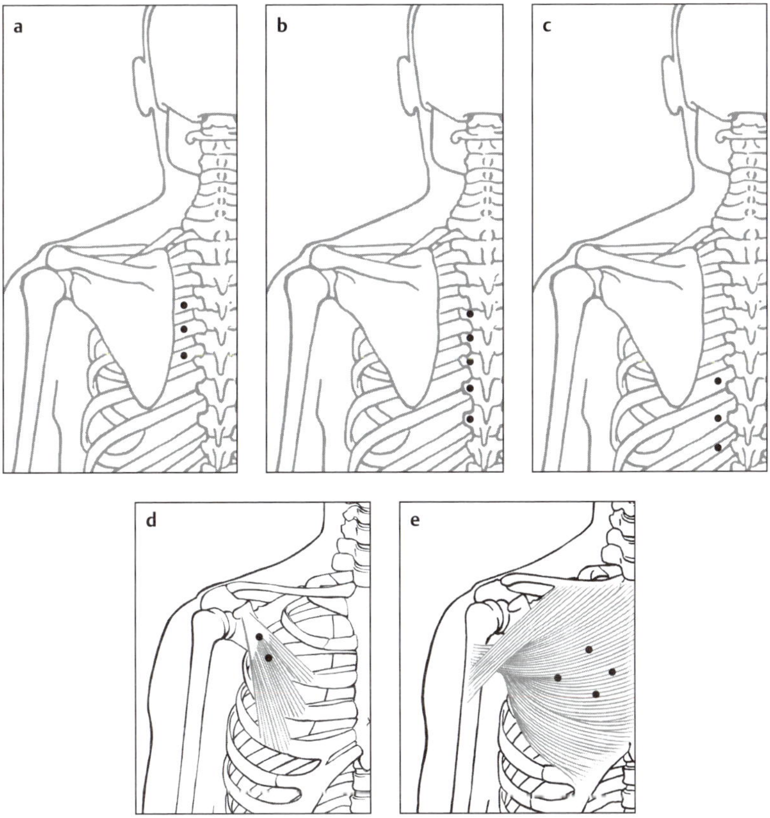

毎日1~2分、圧痛点を軽くボールで押す安全な方法をクライアントに教え、筋肉の圧痛点を自己治療できるように助言するとよいでしょう。

質問　この方法でのトリガーポイントの自己治療に対する禁忌症はありますか？

あります。こうしたテクニックは一点に圧が集中してかかるため、骨や軟部組織を傷めるリスクがあります。このため、あざができやすい、皮膚が弱い、または骨粗鬆症のクライアントは、自己治療を避けるべきです。

テニスボールや硬い治療用ボールを背中と壁の間に挟む（a）と、背部のトリガーポイントを容易に自己治療できます。腕を組む（b）、または肩甲骨を前突させる（c）と、菱形筋を伸ばした状態にしてアクセスすることができます。

ヒント 長いソックスにボールを入れて、肩の上に吊り下げておけば、立ったままポジションを変えようとして床に落ちたボールを拾う必要がなくなります。

別法として、ボールの上に寝ます（c）。

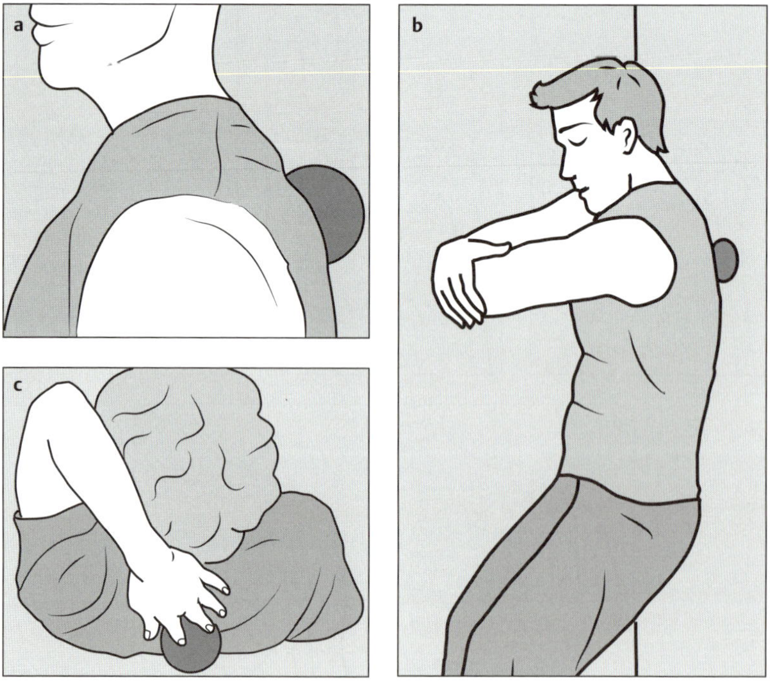

胸筋のトリガーポイントも同様に治療できます。一番加圧の弱いアプローチは、トリガーポイントにボールを押し当てることです(a)。深部まで加圧するには、上背部と壁の間にボールを挟み、壁に向かって体をゆっくり押しつけます(b)。片腕を伸ばすと(c)、自分で軟部組織を解すことができ、トリガーポイントがある組織をストレッチできます。

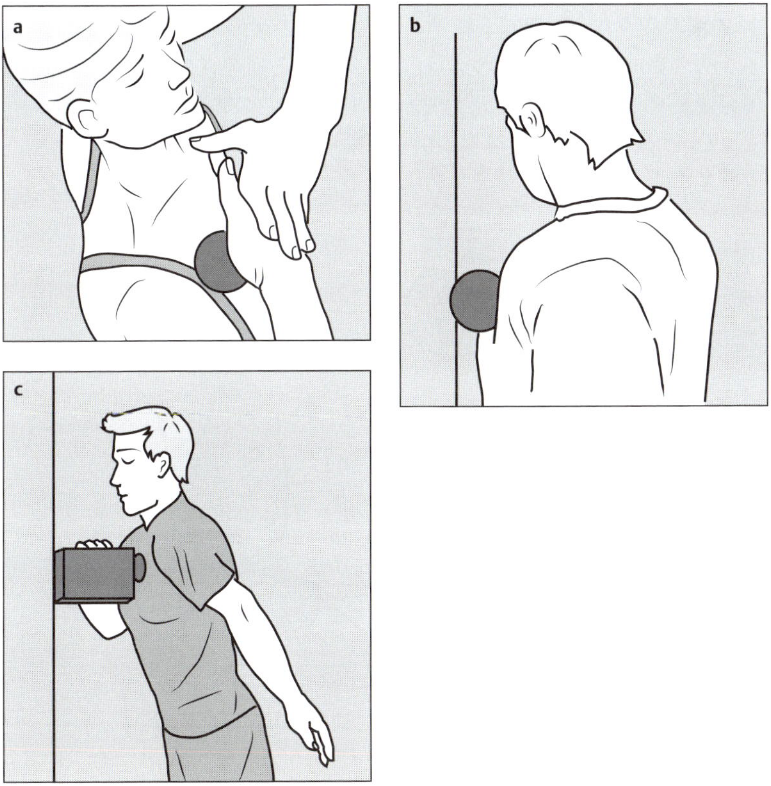

助言4　胸郭拡張運動

運動方法を変えると、胸郭の様々な部位を拡張できる可能性が高くなります。慢性閉塞性肺疾患(COPD)を対象とするPaulin他(2003)の研究では、次のページに示す運動を実施後に、全例の胸郭下部が拡張していました。様々な運動が用いられているので、どの運動が胸郭拡張に効いたのか、どの運動も等しく有効だったのかは明らかではありません。その他の研究では、運動によって胸郭先端の拡張が可能なことが実証されています。興味深いのは、Paulin他が列挙した運動が、屈曲、伸展、および回旋運動を介して胸郭の運動性改善の一助になっている点と、どの運動もクライアントが在宅で簡単に実践できる点で、このため療法士も治療介入に取り入れると有用でしょう。

立位(a)または座位(b)で後傾することで胸郭の**伸展**が促され、上背部と椅子の間に小さな枕や巻いたタオルを挟み込むとさらに伸展運動を強化できます。イラストのようにスフィンクス位(c)またはスフィンクス位で肘を伸ばす(d)のも有用です。ひざまづいて両腕を挙げると胸がストレッチでき、より深く伸展ができます(e)。フォームローラーの使用(f)も提唱されていますが、クライアントは自分の体重を利用してローラーの上を行き来する必要があり、激しい運動が要求されるので、骨密度が低い場合や関節疾患がある場合は禁忌です。また側弯症のクライアントにも不適切です。円背のクライアントには難しい運動で、痛みが出ることもあります。

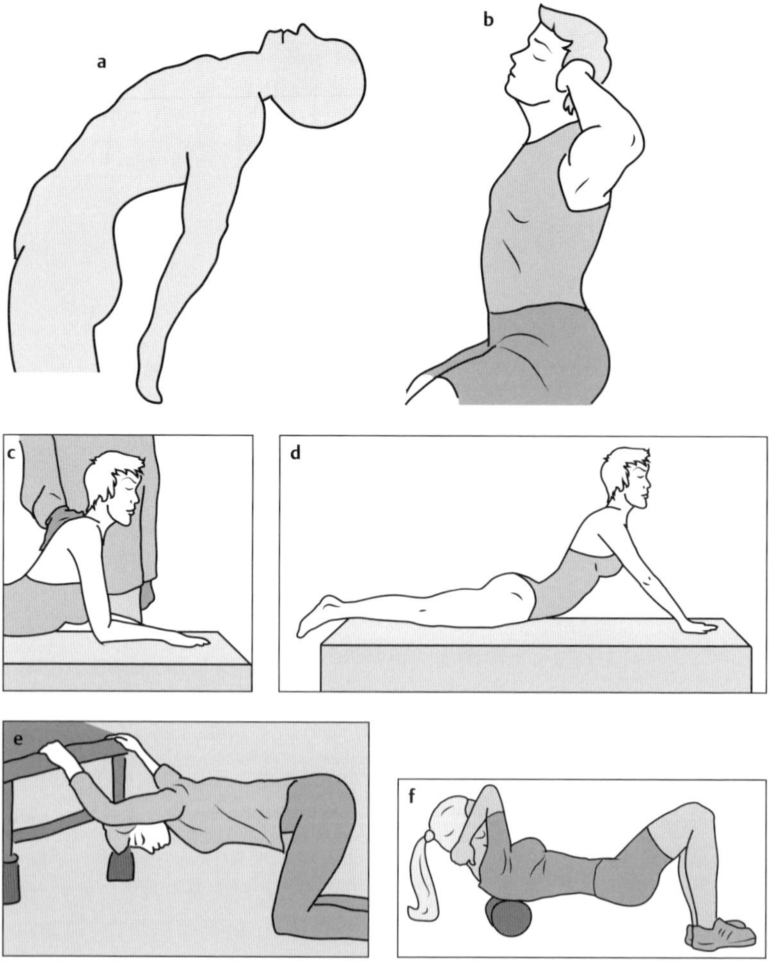

胸郭をより**回旋**させるには、椅子に座り腕を組んで体を捻る（a）、椅子を掴んで体を捻りやすくする(b)、体を横に倒して側屈を促す方法があります。

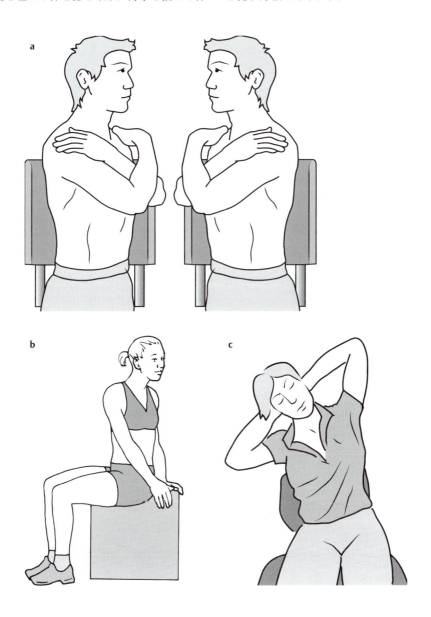

a

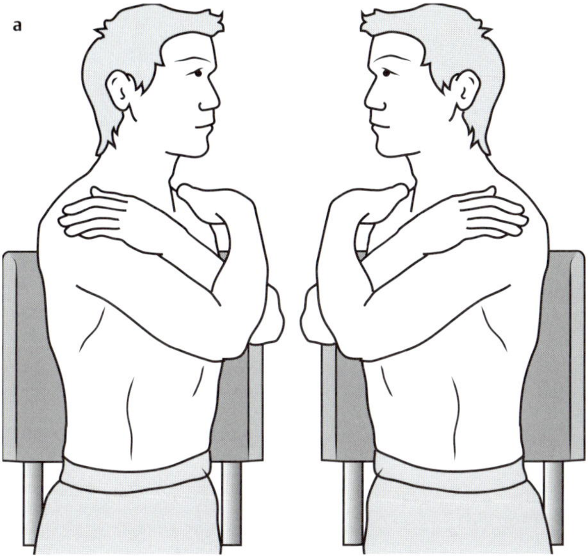

b

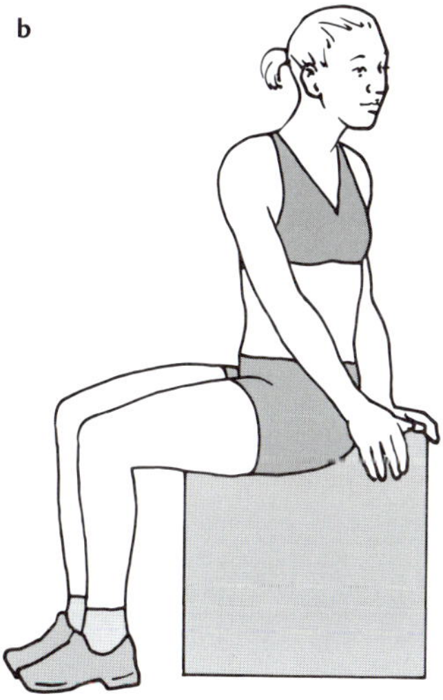

c

上背部を丸める運動で胸郭をより**屈曲**させせることができます。円背のクライアントが多いので、大半のクライアントには胸郭屈曲を奨める必要はありません。しかし、胸郭が"平背"のクライアントは、胸郭拡張プログラムの一環で胸椎屈曲が改善すると有益です。

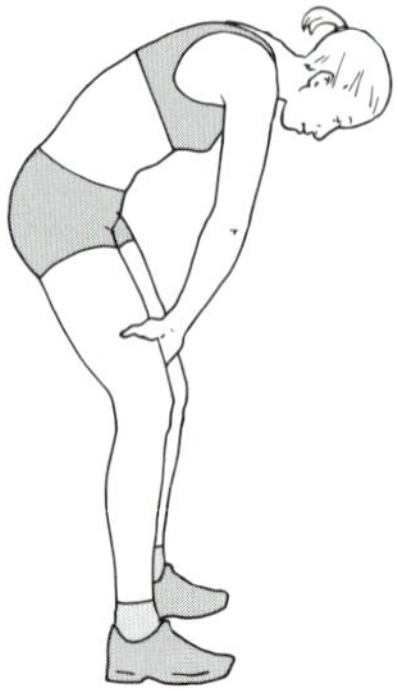

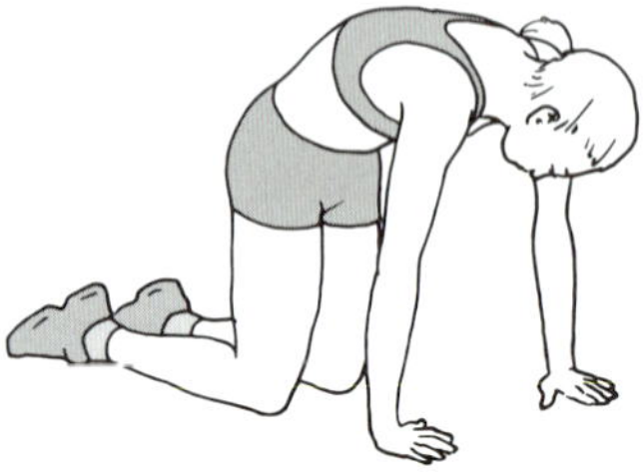

効果があるか？

こうした運動が胸郭拡張に役立っているかどうかを知りたい場合、自分に試してみると良いでしょう。まず第4章助言15 (p.169-171) に従い、被験者の胸郭拡張能を測定します。次に、被験者の屈曲／伸展／回旋の可動域が低下していないか、判断します。ここに紹介する運動を1項目以上選び、定期的に行います。初回の可動域測定の日付と結果を記録し、さらに、どの可動域に制限があるか、どの運動を選択したか、運動をどの位の頻度（例えば1日2回）で行うよう指示したかを記録します。1週間後、可動域を再度測定します。作成した運動プログラムで胸郭拡張能が改善しましたか？　何が実験成功（失敗）の要因だと思いますか？

被験者氏名：____________________

	日付	日付
胸郭拡張能測定		
可動域減少が大(屈曲、伸展、回旋)		

選択した運動：____________________

1日に行う回数：____________________

助言5　呼吸運動

呼吸改善に使える様々な運動方法があります。第2部は、マッサージ療法士と一般の整体士を対象に書いているので、ここで紹介する運動方法はシンプルで、筋肉断裂後や肋骨骨折急性期後など、肋間筋を含め軟部組織と筋肉のストレッチに有用です。以降数ページにわたり、4種類の簡単な運動について紹介します。

- 運動A：簡単な肋骨の拡張
- 運動B：上部／下部肋骨の拡張
- 運動C：片側の肋骨ストレッチ
- 運動D：肋骨と肋間筋の運動

これらはBerry (1963) が胸部を受傷した兵士のリハビリテーションのために記した運動法の中から取り上げました。特に順序を決めて行う必要はなく、簡単で有用な運動の良い例として紹介します。

運動A：簡単な肋骨拡張

肋骨全体が広がるように、テープまたは巻き尺を胸に巻き、2～3回息を吸って、胸がテープできつく締めつけられるようにします。巻き尺を使う場合、測定値を読み取り、記録することもできます。これが励みになるクライアントもいます。1日2回実践しても良いですが、疲労と頭部ふらふら感を予防するため、各回とも息を吸うのは2～3回にとどめることが重要です。第5章『助言2　胸郭拡張を促す』(p.194-195) と比べてみましょう。

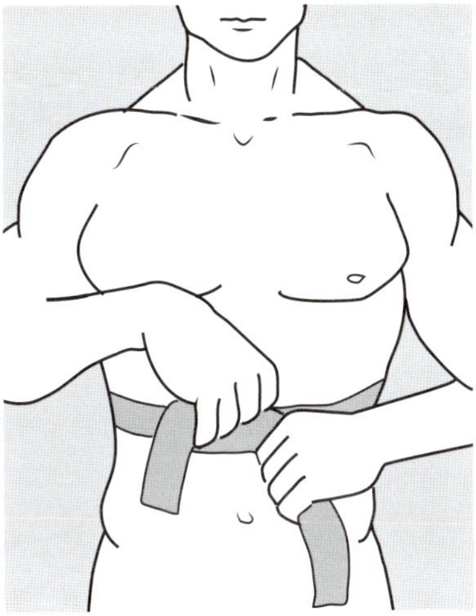

運動B：上部／下部肋骨の拡張

この運動では、手を肋骨上部または下部に置き、特定の側／部位の肋骨拡張を促します。手を置いた箇所が、注意を向ける場所です。できる限り息を吸い、手で押しながら息を吐き出します。繰り返しは2～3回にとどめます。

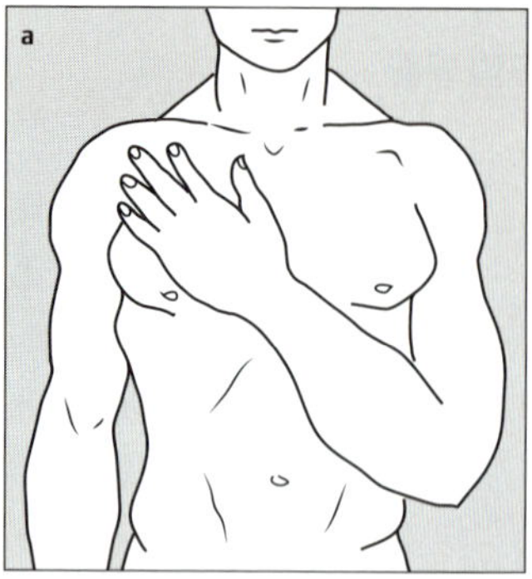

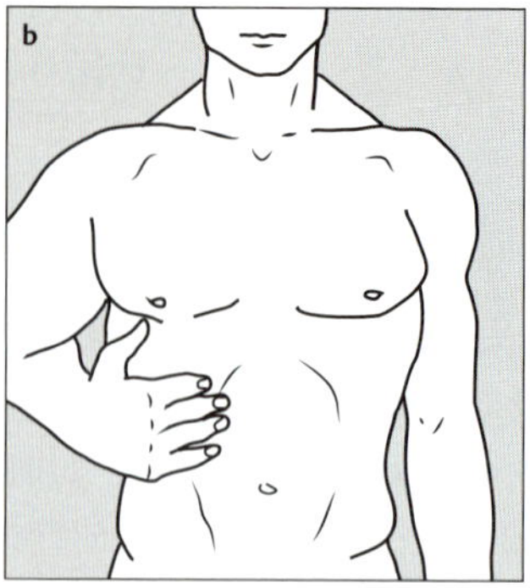

!ヒント 手の動きを直接または鏡に映して観察すると、手を置いた箇所の胸郭の動きを良くするのに役立ちます。

運動C：片側の肋骨ストレッチ

受傷後の部位をストレッチするには、腕をゆっくり上げて外転させ、挙上させながら息を吸うよう指示します。腕が真上に来たら、数秒間この姿勢を保持してから腕を下ろし、あと1～2回同様に繰り返します。

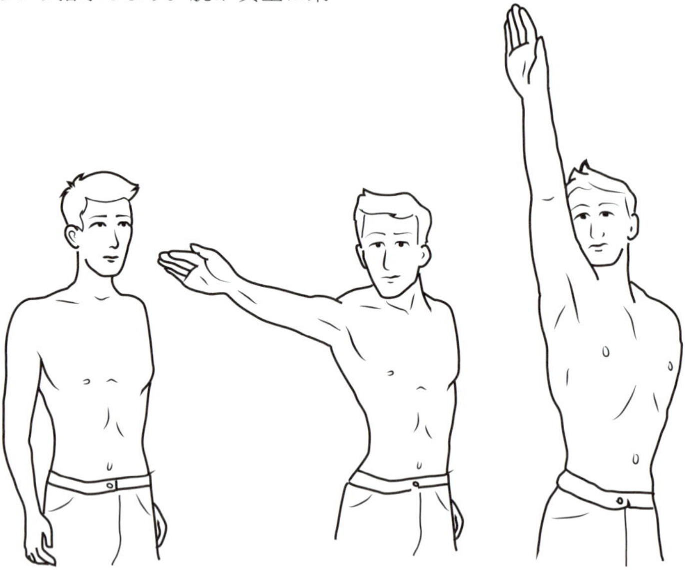

!ヒント この動作をしながら深く息を吸うのが難しい場合、普通に呼吸しながらこの動作をするよう提案します。これだけで、受傷部位の軟部組織がストレッチできます。

運動D：肋骨と肋間筋の運動

これは少し難しい運動で、健側の脇腹に手をあて、反対の手を重ねます。患側の肘を体から少し離し、保持します。息を吸い、肩から健側に体を捻ります。捻った後に強く息を吐き、初めの位置に戻ります。

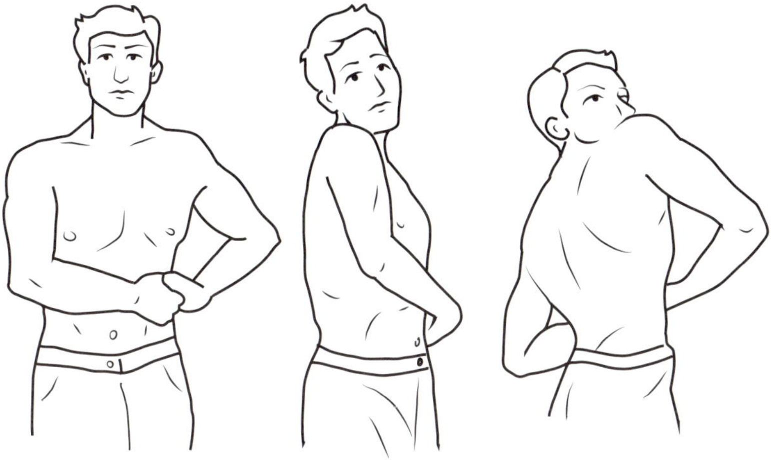

たとえば、右胸郭に機能不全がある場合、両手を左脇腹に置きます。右手が左胸郭に触れた状態のまま、右肘を体から離し、保持します。息を吸い、左に体を捻り、強く息を吐き、初めの位置に戻ります。

助言6　日頃の姿勢の改善

胸郭の筋骨格に痛みが出るのは、長時間同じ姿勢を続けることが原因の一つです。強制的に背筋を伸ばして維持するのと同じくらい、前屈みの姿勢を続けることも疲れます。前屈みの姿勢よりも、背筋を伸ばした姿勢を続ける方が好ましいのですが、それも痛みに繋がり得ます。体は動いている方が好きで、姿勢に因る筋緊張を克服するには、頻繁に姿勢を変えるのが良いのです。そのために、まず、長時間同

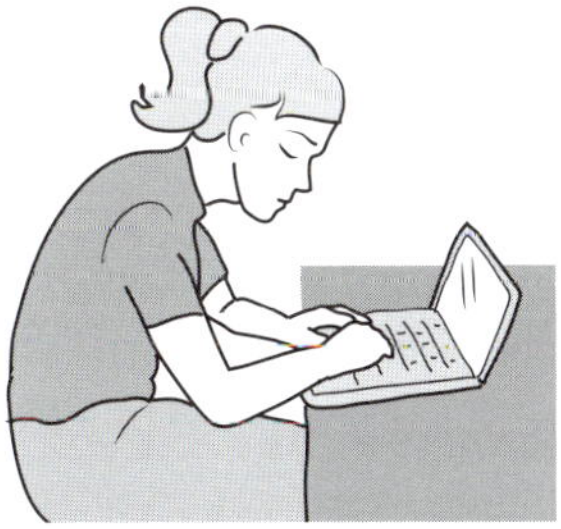

じ姿勢を続ける作業をしていないか、クライアントに確認させることから治療を始め

ます。

最初に、24時間の中で何時間、同じ姿勢を続けているかクライアントに答えてもらいます。〝複合〟姿勢とは、立位でも座位でもない姿勢を指します。たとえば、ガスの検査者はガスメーターを確認するため、1日の大半を片脚または両脚でしゃがんだ姿勢で過ごすことが多いでしょう。また、車の整備士はピットの中に立ち、首を伸ばして両腕を挙げ、車の下の機械を修理して過ごすでしょう。

次に、このような静的姿勢を克服するための提言を下の表にまとめているので、ご覧ください。

姿 勢	1日のうち費やす時間
立 位	
座 位	
臥 位	
仕事関連の複合姿勢	
趣味関連の複合姿勢	
その他に長時間続く静的姿勢	

長時間続く姿勢	姿勢による疲労を和らげる方法
立 位	● できるだけ座る。たとえば、立つことが仕事の一部なら、休憩時間に座る時間を作る ● 頭の上で両腕を伸ばす ● 左右交互に片膝を両腕で抱く ● 骨盤を傾ける ● 左右交互に股関節を上下に動かす。 ● 両肩を意識的にゆっくり前突させ、次に後退させる ● 少し前屈(側屈)し、次に反対側に体を倒す ● 体を一方に捻り、次に反対側に捻る
座 位	● できるだけ立つ ● 体が前傾していると思ったら、体を反らすようにする ● 左右交互に片膝を両腕で抱く ● 座り方を変える。たとえば、長時間、猫背が続いた場合、背筋を伸ばす ● 片側の臀部を座面から浮かし、反対側も同様に行う ● 脚を組んで座っていた場合、脚を揃えて座る ● 両肩を前突させ、次に後退させる
複合姿勢	● 長時間とっていた姿勢と逆の姿勢を数分間とることをできるだけ実行する ● できれば、使っていた側と左右反対側を使う。左脚でしゃがんでいた場合、右脚でしゃがむようにする。 ● 可能であれば、作業場の評価を依頼する

静的姿勢を予防するための表の提言について、クライアントはどう感じていますか？　いずれかの提言を日常に取り入れることができましたか？　クライアントが姿勢を変えるのに役立ちそうな方法が他にありますか？　クライアントからさらに

良い提言がありますか？

長時間姿勢を続けるのを避けるのが難しい場合があります。たとえば、通勤のため電車の中で長時間立つことを強いられる人もいるでしょう。

習慣化した日課を変える必要があると悟らせるところから、難しい課題ように思えるかもしれません。長時間動かないでいる時間を特定することが、重要なスタート地点です。確認することによって、胸郭の痛みの原因になっている可能性を認めることができるようになり、一旦、この認識がクライアントの頭の中に定着すれば、悪い姿勢を克服する方法を自分で見つけられる可能性がずっと高くなります。

助言7　痙攣の対処法

胸郭領域の痙攣は、腹筋に起きることが多く、体幹を曲げたり捻ったりする姿勢を長時間続けた場合によく起きます。

筋痙攣の対処は、下のとおりです。

- 患部の筋肉をストレッチする(a)(b)
- 患部の筋肉に静圧を加える(c)
- 対立筋群を等尺性収縮または求心性収縮させる(d)
- 患部の筋肉に静圧をかけながらストレッチする。下のイラストでは、筋肉を押しながら、後ろに体を傾けるか、反対側に体を捻る
- ポジショナル・リリース・テクニックを使う。一番楽な静止位を見つける(患部の筋肉を短縮させることが多い)。ポジショナル・リリースは自力でできるが、療法士が行うとさらに効果的。

痙攣をよく誘発する姿勢を特定して、できるだけその姿勢を避けるようにするため、クライアントと話し合うことも有用です。

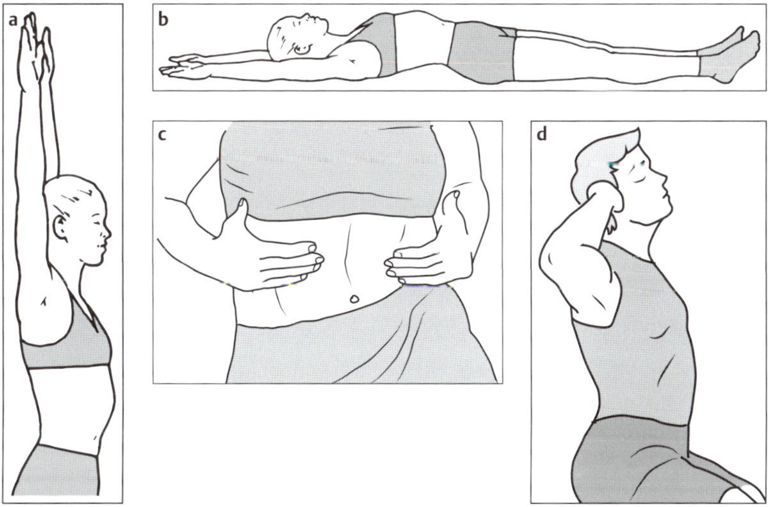

助言8 側弯症に有用な運動

側弯症の治療の詳細は、本章の範疇《はんちゅう》を超えていますが、監視下で側弯症の矯正運動を行い、定期的に再評価すると役に立つでしょう。ごく簡潔に書くと、クライアントが自力で短縮した組織をストレッチで伸ばし、伸びた組織を強化して短縮するようにします。たとえば、ブロックを使って骨盤の位置を直し、その間に壁にもたれたり(a)、座って抵抗バンドにもたれたりします。重要なのは、こうした運動は、安定筋だけではなく動筋も含め多くの筋肉を活性化することで、側弯症のクライアントの治療を行う前にこの種の筋力増強運動について詳しい知識を養う必要があるのを覚えておきましょう。

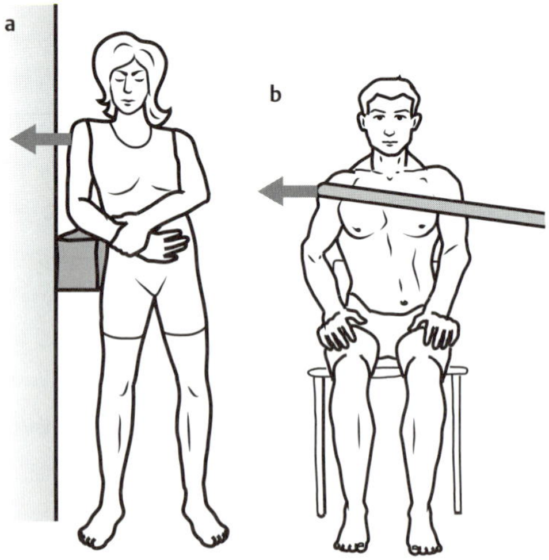

助言9 筋力増強運動

一般に、骨格筋に由来する胸郭の痛みの緩和には、運動が良いです。受傷急性期でない限り、関節、腱、筋肉、その他の軟部組織を動かすと有益な場合が多いです。胸筋ストレッチに使うような単純な肩甲骨の後退運動は(助言1)、菱形筋の強化に役に立ちます。また、ボート漕ぎ、ロック・クライミングなどの活動は、菱形筋を始め多くの筋肉を強くします。姿勢が悪い人に多いのは、僧帽筋下部繊維の筋力低下です。この筋肉を強化するには、〝ダーツ〟と呼ばれる単純な運動(ダーツを投げる時の姿勢をまねる)をしても良いでしょう。

ステップ1　立位または座位で、肩甲骨を後ろにゆっくり引きます。この運動は左右の菱形筋と僧帽筋中部線維を使います。

ステップ2　この姿勢のまま、ゆっくりと両肩を下げます。両肘を床に押し付けるつもりで実施するのがコツです(座位の場合、椅子の肘掛けに両肘を押し付ける)。

ヒント　クライアントに僧帽筋下部線維の位置を把握し、その収縮を認識させるために、療法士は第12肋骨に手で触れ、そこから第12胸椎を探しましょう。そこから指を少し頭側に動かすと、僧帽筋下部線維があります。療法士はその位置を軽くタップし、クライアントに運動を始めるよう指示します。こうすると、クライアントは僧帽筋下部線維に意識を集中させることができます。

このポジションを数秒間保持します。目標は、この低レベルの収縮を保持できる時間を徐々に延ばしていくことです。可動域の限界まで肩甲骨を後退／下制しないことが重要です。筋緊張と疲労を誘発し、僧帽筋下部線維に痛みが発生する可能性があるからです。

ヒント　この運動を腹臥位で行うと、若干難易度が上がります。運動の最初に重力に逆らって肩甲骨を後退させるからです。

助言10　他のアプローチ

胸郭領域に問題があるクライアントの治療には、様々なツールやテクニックがあります。頸椎や腰椎と同様に、胸椎には下記のような単純テクニックがあります。

- 温熱／冷却は疼痛緩和に有用
- 経皮的電気神経刺激(TENS)装置で緩和が得られたと報告するクライアントもいる
- 効果の強い市販ツールとして、インバージョン・ストレッチャー（逆さぶら下がり健康器）や脊椎を牽引する器具などがあり、いずれの使用もその知識がある専門家の指導が必要

見たことがあるかもしれませんが、以下のページに、そのほんの数例を示し、使い方を付記します。

- ボール
- フォームローラー
- トリガーポイント治療器具
- バックストレッチャー

ボール

様々な大きさの治療用ボールが、胸郭に問題があるクライアントのアフターケアに使用されています。テニスボールなどのトリガーポイント治療に使う小さなボール(p.264-265参照)、腹臥位で胸筋をストレッチするのに使う中サイズのソフトゴムボール(a)、仰臥位で胸筋をストレッチする方法を見せるときによく使われる大きなバランスボール(b)まで様々です。

a

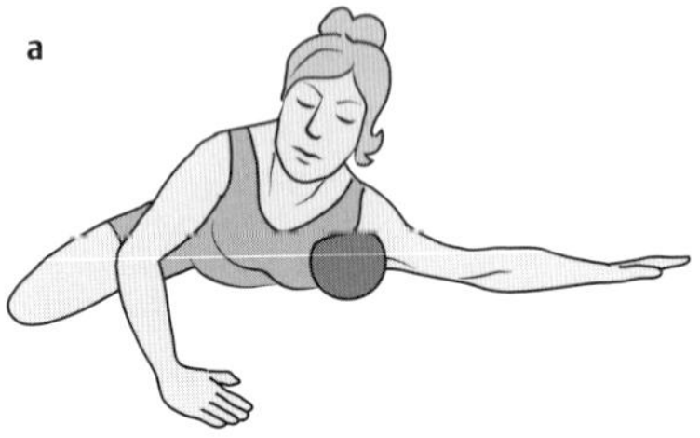

b

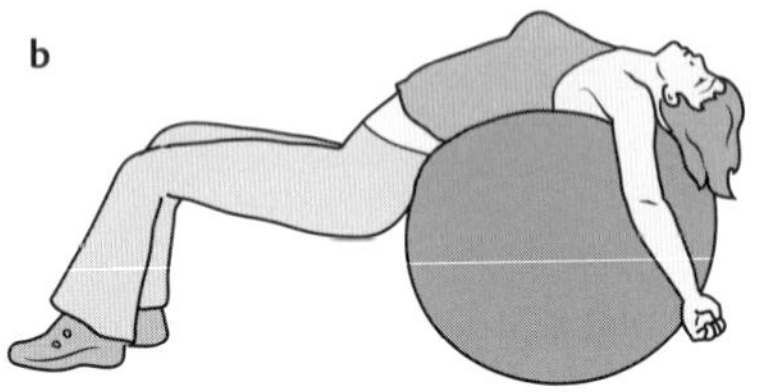

フォームローラー

胸筋(a)のストレッチや、背中の下に敷いて前後に転がす胸椎の運動(b)に使うこともあります。可動性運動のために使用するときは、イラストのような姿勢をとると脊椎の一箇所に大きな力がかかるので注意が必要で、骨粗鬆症や椎間板ヘルニアの既往歴があるクライアントには禁忌です。また、脊椎のリューマチ性疾患があるクライアントにも注意が必要です。

a

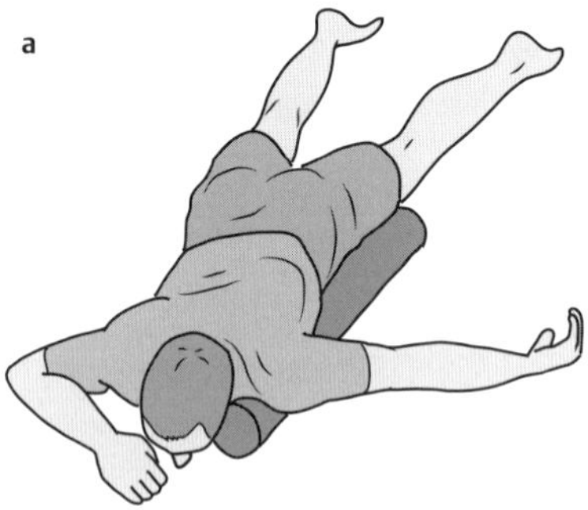

b

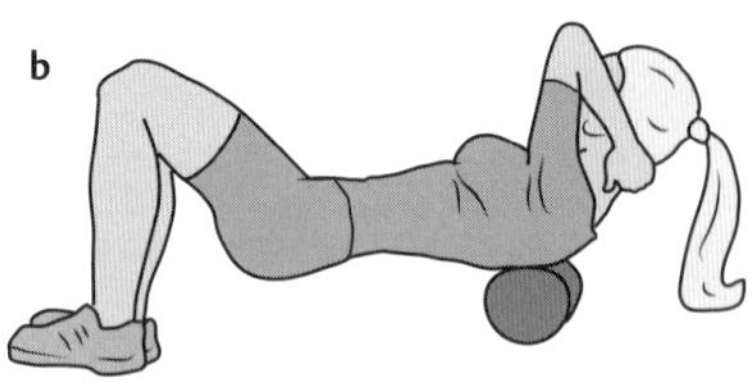

トリガーポイント治療器具

トリガーポイントの治療に使用するもので、単純な2球式(a)、S字状のプラスチック器具(b)、あらゆる角度から容易にトリガーポイントが治療できるように弯曲をつけた各種プラスチック器具(c)があります。

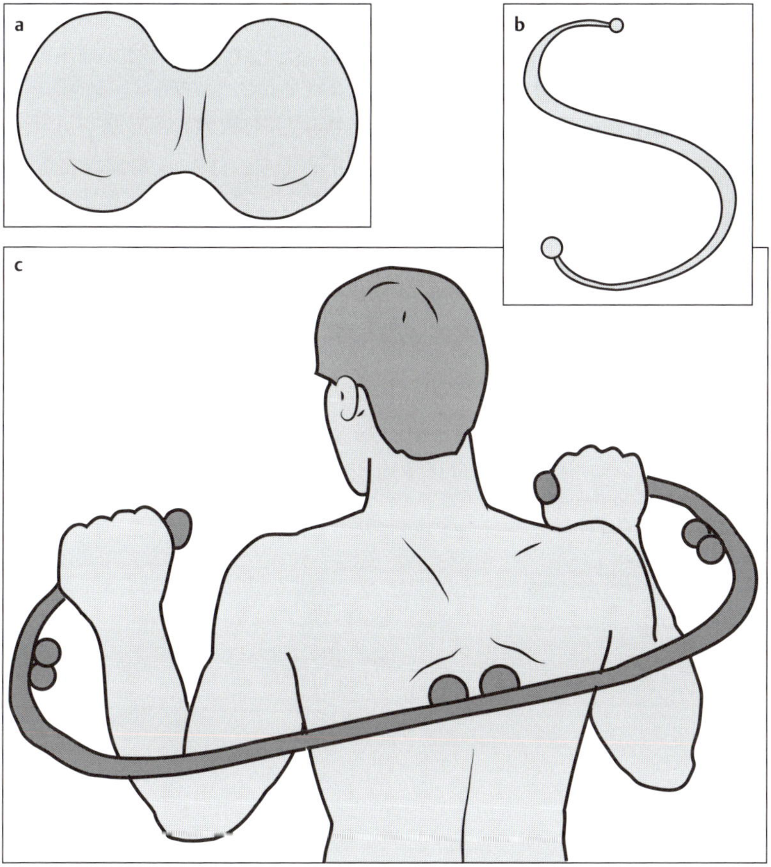

バックストレッチャー

バックストレッチャーは様々な長さの商品があり、デザインも単純なもの、フラットなもの、曲線をつけたものから、脊柱起立筋の形状に合わせて複雑な凹凸をつけたものまで豊富です。

円背のクライアントの治療に特に有用ですが、肋骨のある一点に集中して圧がかかることがあるので注意が必要です。このため、骨粗鬆症のクライアントには禁忌で、その他の疾患でも注意が必要です。

筋骨格に問題があるクライアントの治療を支援するための器具には新旧様々な形式のものがあり、そのすべての使い方を知る必要性があると思うとわくわくしますね。

試すのは良いことですし、有用な器具はたくさんあります。とくに療法士自身の関節を保護してくれる器具は役に立ちます。しかし、胸郭の問題に対処するときは、魅力的な器具よりも知識やスキルの方が、療法士にもクライアントにも有効な場合が多いでしょう。サバイバル専門家のRay Mears (1996)によると、探検を計画するときはサバイバルグッズが詰まったリュックよりも、サバイバルの知識そのものが重要だそうです。曰く、「知識ほど重いものはない」からです。徒手治療の世界でも同じことが言えます——最も基礎的な徒手スキルや知識でさえも、高価な道具よりもずっと価値があり得るのです。本書で紹介したアイディアが皆さんのリュックサックの中身に加わり、今後の治療に生かしてもらえることを願います。

第3部 腰椎

Section III Lumbar Spine

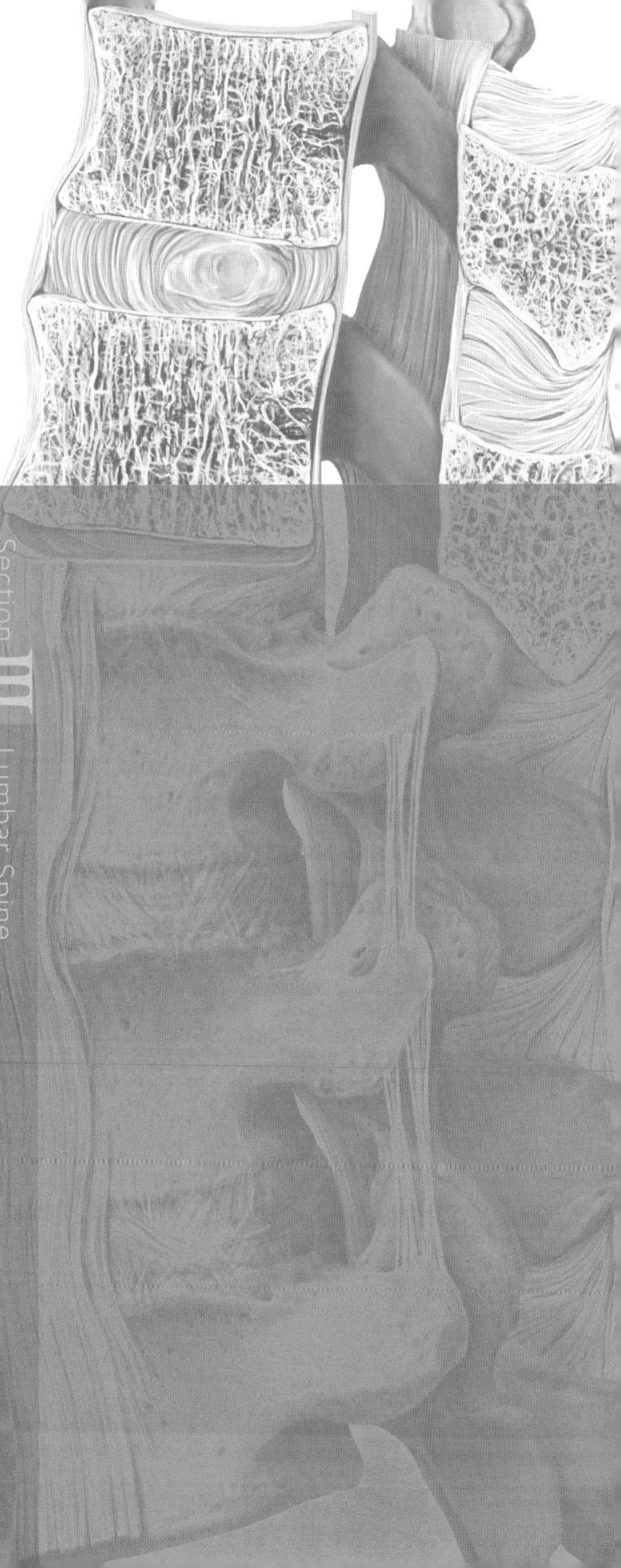

第3部　腰椎　Introduction

本書をお読みの療法士または医療専門家の方々は、長年、いくつもの研究で腰椎に力が注がれてきたことを承知のはずです。それは、腰の症状を訴える人が大勢いるためでしょう――現在または過去に腰痛を経験した人が身の回りにいるはずで、腰や下肢の症状は腰椎の機能障害が原因であることが多いのです。Furlan他（2002）のシステマティック・レビューは、不特定の慢性腰痛に悩む人にマッサージが有益で、特に運動と教育を同時に行うと効果が高いことを見いだしました。Yin他（2014）は疼痛関連症状に対するマッサージの有害作用を評価し、さらにシステマティック・レビューを行い、マッサージ治療にはリスクがないとは言えないが、その発現率は低いと報告しています（重篤な事象は、脊椎に徒手治療を行ったときに起きています。本書ではそのような治療は扱っていません）。したがって、本書をお読みの療法士の中には、問題のマッサージ法を今後治療に使って、成果をあげていく方もいるでしょう。

しかし、マッサージだけで腰の障害を治療することはできません。そうであるなら、腰痛で悩む人はいないはずです。第3部では、マッサージ以外の治療（マッサージの代替に必ずしもなるわけではない）について紹介します。首と胸郭の部と同様に、使ったことがないような腰のアセスメント、治療、アフターケアについて提言します。本書で得た知識で現在の治療を補い、その結果を同僚や学界にシェアしていただけたらと思います。

Chapter 7 Lumbar Assessment

第7章　腰部アセスメント

第7章　腰部アセスメント

本書を最初から最後まで読まれたなら、アセスメントの章は似た様なパターンで書かれていることに気付くでしょう。本章では13の助言があり、骨ランドマークの特定、可動域のアセスメント、触診から得られる情報まで扱っていますが、さらに、就寝時のポジション、日常活動が腰のポジションに与える影響についても触れ、専門的な腰痛質問票の例も紹介します。

治療経験が豊富なら、腰のアセスメントは早めに切り上げ、治療に取りかかりたいと思うかもしれません。マッサージや徒手治療が好きなクライアントが相手ならなおさらです。しかしご存知のように、整体業界も今やエビデンス・ベースの治療の時代になり、ベースライン時の評価が重要になっています。詳細丹念に行う必要はないですが、ベースライン測定は治療の有効性を測る物差しとして必要です。本章の助言でそのための提言をしていきます。

アセスメント中に、クライアントに重篤な病態や問題があり、自分にできる治療範疇を超えていると思ったら、アセスメントを中止し、他の医療専門家に照会しましょう。あるいは、腰椎知らずの同僚が協力してくれるなら、本書に書いたアセスメントの助言を一緒に実践してみると良いかもしれません。そうすれば、どの助言が自分やクライアントに一番役立ちそうか、見極めることができます。

助言1　重要な骨ランドマークの見分け方

本章は腰椎アセスメントの助言から始めます。まず、重要な骨ランドマークについて思い出しましょう。腰椎は第12胸椎(T12)と仙骨の間にあります。5個（時に6個）の腰椎(L1-L5)には四角い棘突起が付いていますが、分厚い筋膜で覆われているため、その一つ一つを見分けることは難しいです。

第1腰椎の見分け方

第1腰椎（L1）を見分けるには、第12胸椎の位置を探し、それより下を指で触診します。第12胸椎は第12肋骨に付着しているので、第12肋骨の位置がわかれば特定できます。第11肋骨は第12胸椎のほぼ水平線上にあり、突き出ています。

第5腰椎の見分け方

第5腰椎（L5）を見分けるには、仙骨の頂点の位置を探し、それより上を指で触診します。仙骨と第5腰椎の棘突起の識別も、厚い筋膜層のせいで難しい場合があります。そこで代わりに、第4腰椎の位置を探します。第4腰椎は腸骨稜にほぼ平行しています。両手を被験者のウェストに置き、腸骨稜の方向に押します。こうすると、親

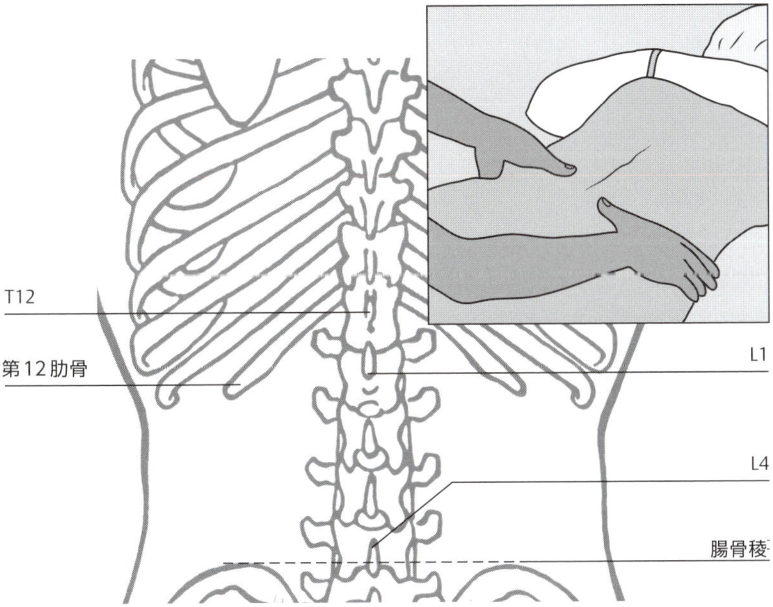

指が第4腰椎のほぼ真上に来るはずです。

腰椎の触診に関する評価者間の信頼性は高いとも、低いとも報告されており(McKenzieとTaylor、1997)、同僚のアセスメントに頼らず、必ず自分でクライアント1人1人をアセスメントするようにしましょう。

助言2　腰部の姿勢アセスメント

腰椎の姿勢アセスメントで得た情報は、治療方法を決めるのに役立ちます。単純なことは忘れたり、見落としがちです。たとえば、皮膚のしわの位置や深さは、骨盤が水平か、脊椎が側屈しているかを知る鍵になります。しわが深いほど、しわがある側に屈曲しているのが普通です。しかし、皮膚のしわは腰を伸ばしたときにも現われます。しわは脊椎前弯や回旋を意味することもあるのです。自分で確かめてみましょう。皮膚にしわがある同僚の協力が得られたら、背後に立って観察します。腰の伸展や側屈をしたときにしわが深くなることに注意しましょう。

また、胸郭のポジションも考慮する必要がありますが、今ここでは、腰椎と骨盤を観察するときに必ず注目すべき事柄と、アセスメントを行うときに自らに問うべき項目をリストアップしました。

後面像

(a) 脊椎は真っ直ぐか、側弯のエビデンスがあるか？

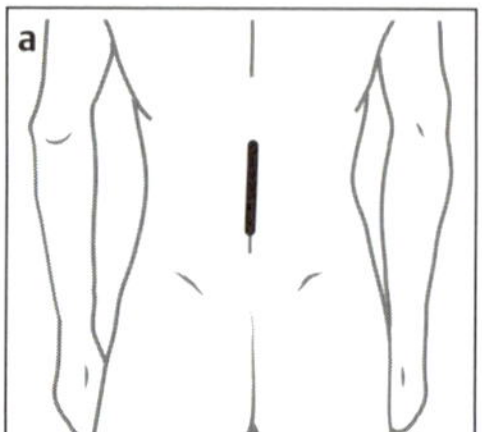

(b) 腰の筋肉構造は左右対称か、たとえば脊柱起立筋の過緊張のエビデンスがあるか？

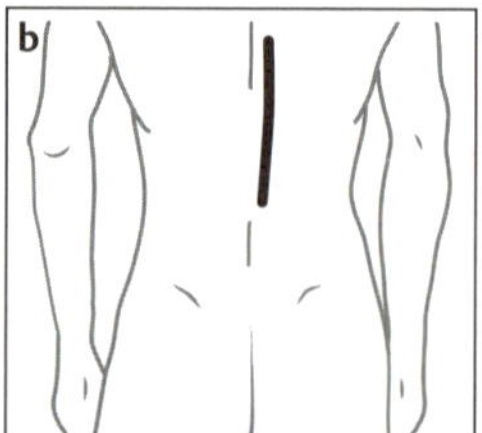

(c) 腸骨稜は水平か、骨盤の片側が反対側より上がっているか?

皮膚のしわの位置と深さは左右対称か?

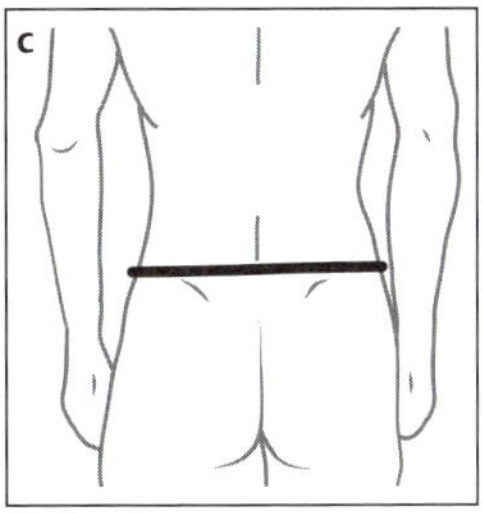

(d) 後ろから見たとき、仙椎の上部が水平か?

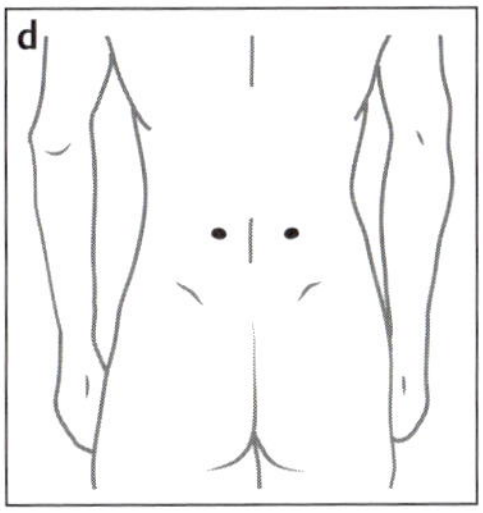

(c) 座骨が水平か?　座骨が見えないときは、代わりに臀部のしわが水平かどうかを観察する必要がある

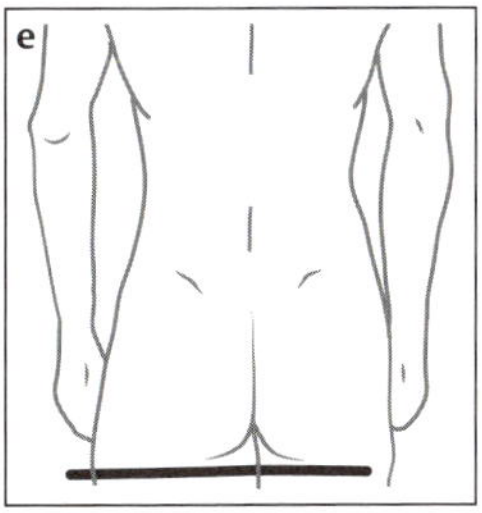

(f) 骨盤はニュートラルポジションか、(g) 時計回りに回旋しているか、(h) 反時計回りに回旋しているか?　イラストはかなり誇張しているが、骨盤の片側が対側よりも手前にあるように見えるかどうかを考えながらアセスメントしてもよい

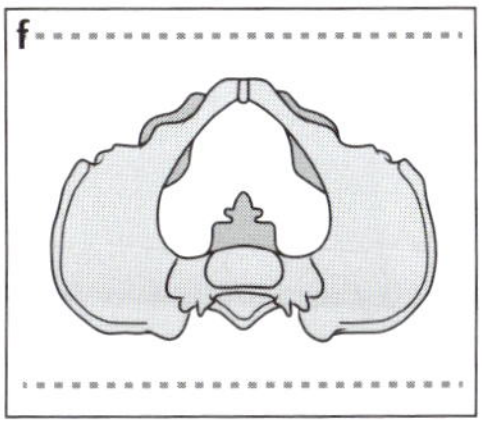

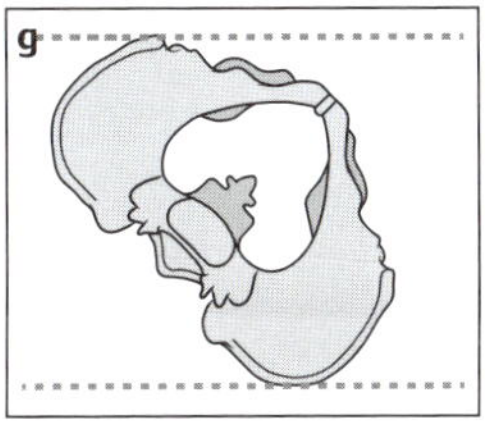

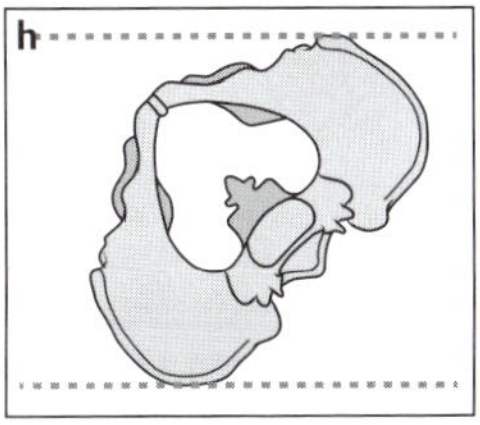

側面像

腰椎カーブは(a) ニュートラルか、(b) 脊柱前弯過度か、(c)脊柱前弯過小か？

腹部は平坦か、前突しているか？

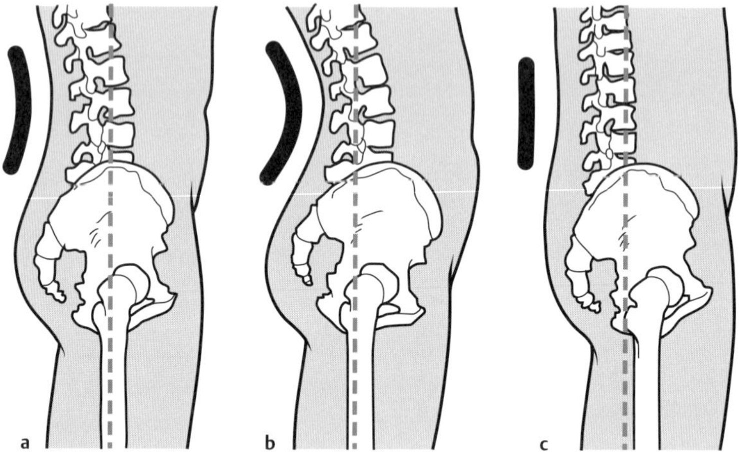

骨盤は(d) ニュートラルポジションか、骨盤の(e) 前傾、または(f) 後傾のエビデンスがあるか？

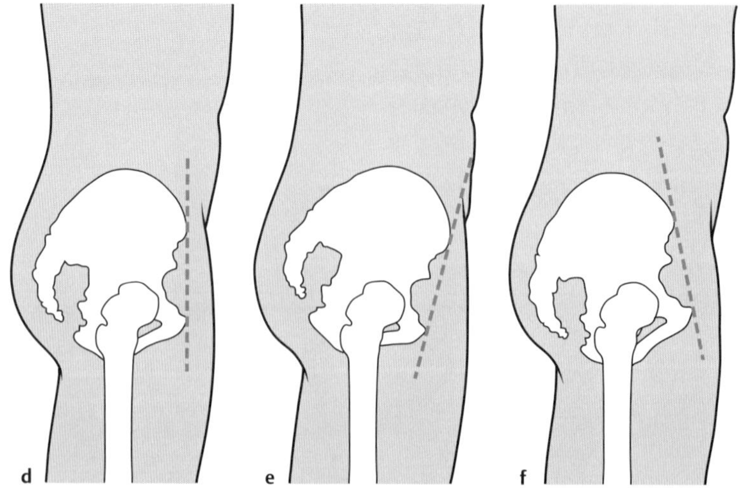

前面像

(a)腹部が前突しているか？　(b)骨盤が水平か？

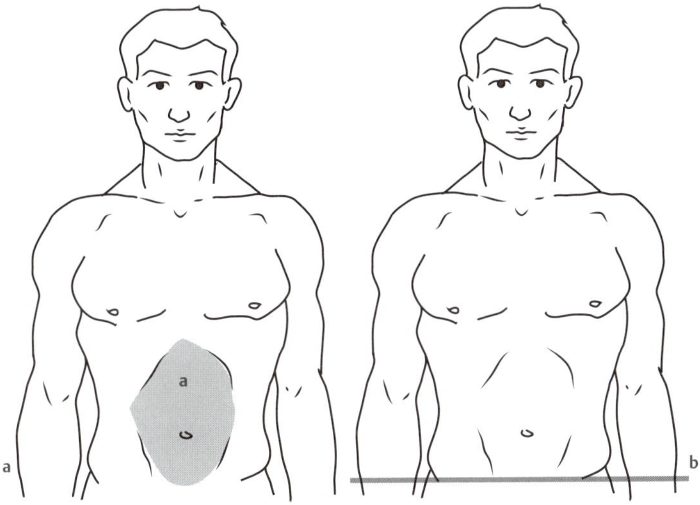

(c) 骨盤はニュートラルポジションか、(d) 時計回りに回旋しているか、(e) 反時計回りに回旋しているか？

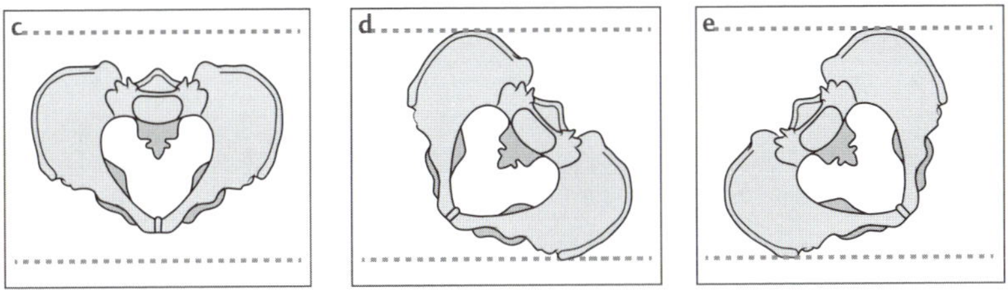

腰椎の視覚的アセスメントの信頼性に関する研究で、Fedorak他(2003)は、腰椎が正常か、脊椎前弯が増加／減少しているか、療法士にアセスメントをさせました。その結果、評価者内の信頼性はまずまずでしたが、評価者間の信頼性は低いことがわかりました。したがって、クライアントの腰の姿勢は常に自分でアセスメントすることが大事です。腰の姿勢が症状の原因になっていると考えられる場合や、経過を確認するため定期的に姿勢アセスメントを行いたい場合は、特にそうです。

姿勢の変化は必ずしも痛みや痛みの変化と相関しないことを認識するのが大事です。たとえば、FranklinとConner-Kerr (1998) の研究により、妊娠第1期から第3期に腰椎の前弯と骨盤の矢状面の傾きが増加しても、こうした変化が腰痛に繋がらないことがわかりました。

助言3 骨盤のポジションを見分ける秘訣

肥満のクライアントをアセスメントするとき、姿勢アセスメントだけで骨盤のポジションを知るのは難しいかもしれません。たとえば上前腸骨棘(ASIS)の位置を知るには、通常触診が必要です。しかし、クライアント全員が触診を気分よく受けているわけではなく、また、立位で皮下脂肪の下にある骨盤の位置を触診で知るのは難しいことがあります。下記の秘訣を使ってアセスメントすれば、立位の被験者の骨盤が(a) ニュートラル、(b) 前傾、(c) 後傾しているか容易にわかるでしょう。

1. まず、療法士が立った状態で骨盤を後傾させる手本を示し、必要ならば、クライアントを仰臥位にさせ、骨盤の後傾を手伝う(方法の詳細は第7章助言2参照)。
2. 次に、立位で骨盤前傾の手本を示す。
3. 骨盤のポジション変更の方法をクライアントが完全に理解できたと判断したら、骨盤の前傾と後傾とどちらが簡単か、クライアントに質問する。

いずれかのポジションへの変更が難しそうに見える場合は、すでにそのポジションに入っているからかもしれません。

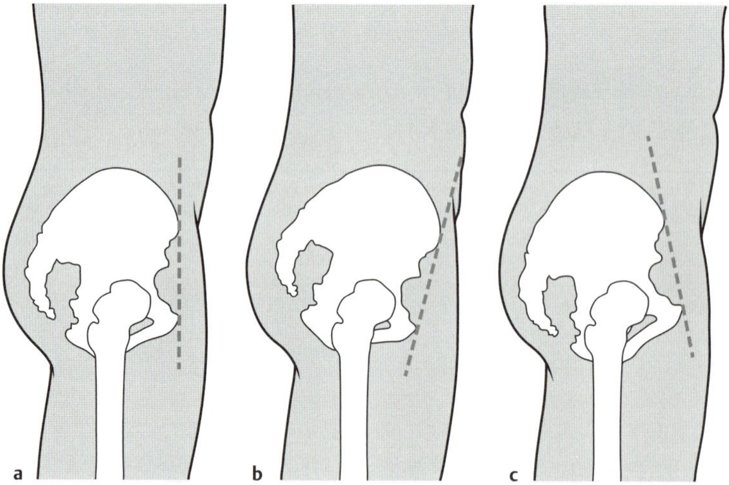

クライアント:

- 骨盤前傾の方が簡単だと感じる人は、骨盤が後傾している可能性が高い。
- 骨盤後傾の方が簡単だと感じる人は、骨盤が前傾している可能性が高い。
- 骨盤前傾も後傾も容易にできると感じる人は、骨盤がニュートラルポジションにある。

助言4　座位が腰椎に及ぼす影響のアセスメント

背中は静的姿勢を続けることを嫌います。長時間座位を続ける習慣があるクライアントに施療する場合、その座り方を観察すると、有用です。

- 就業時
- 在宅時
- リラックスしているとき
- 乗り物に乗っているとき

座っているときのクライアントの姿勢を観察すると有用です。脊椎や骨盤が長時間強いられているポジションについて情報が得られるからです。情報が得られたら、どの筋肉が短縮し、どの筋肉が伸張しているかが容易にわかるので、軟部組織の疲労などで生じた痛みを和らげるのに必要な運動の種類もわかります。腰痛を和らげられる姿勢がわかっていて意図的にしているクライアントもいますが、その事実を知ることも有用です。長時間、一つの椅子だけ座り、他の椅子には座れないクライアントがいますが、何がその差を生むのかわかっていない場合があります。座面の高さや傾きを少し変えただけで、症状に絶大な影響を与えるかもしれません。それによって、腰椎の姿勢が変わるからです。

ヒント 背筋を伸ばして座るときに覚えておきたいことは、次のとおりです。

- 腰を深く曲げると、腰椎カーブが小さくなる
- 腰を浅く曲げると、腰椎カーブが大きくなる(背中を曲げて膝が伸びた状態で座る場合は別)

次ページの図に、色々な座り方をしたときの腰椎の姿勢を詳しく書きました。ボートを漕ぐ、絵を描く、字を書く、ゲームをする、テレビを視るなど、長時間にわたる余暇活動中の姿勢の観察も忘れないようにしましょう。

座ったときの姿勢が腰椎骨端関節と椎間板の形と機能をどのように変えるかについては、AdamsとHutton (1985)の報告をお読みください。

腰と膝を約90度に曲げた正常な端座位では、腰椎は自然なカーブを保っています。

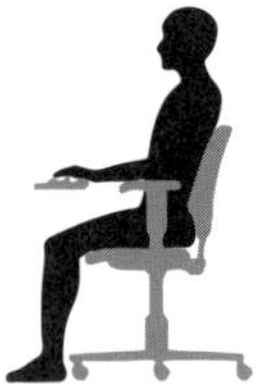

前傾して両腕で机にもたれると、腰と脊椎が曲り、腰椎の前弯が少なくなります。

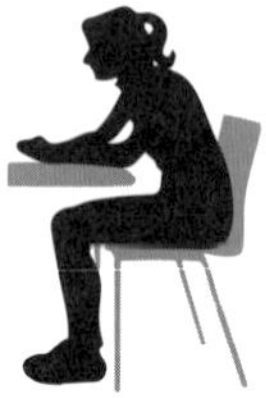

端座位で足乗せに足を乗せると、腰と脊椎が曲り、腰椎の前弯が少なくなります。

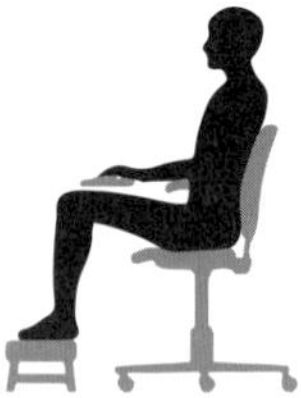

座面の低い椅子に座ると、腰と脊椎が曲り、腰椎の前弯が少なくなります。

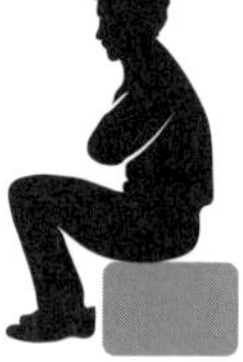

両膝の上に両腕を置いて読書すると、腰と脊椎が曲り、腰椎の前弯が少なくなります。

前屈みで両膝が伸びると、骨盤が後傾し、腰椎の前弯が少なくなります。

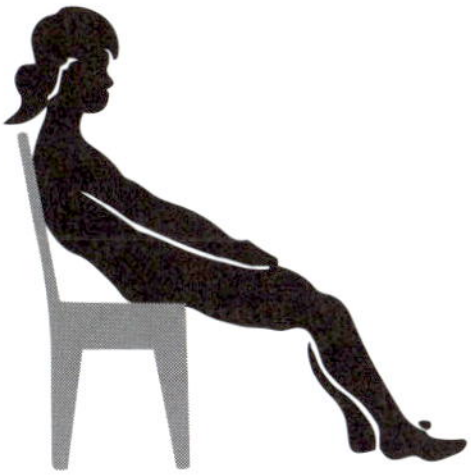

本かラップトップを絵のように膝に乗せて床に座ると、腰と脊椎が曲り、腰椎の前弯が少なくなります。

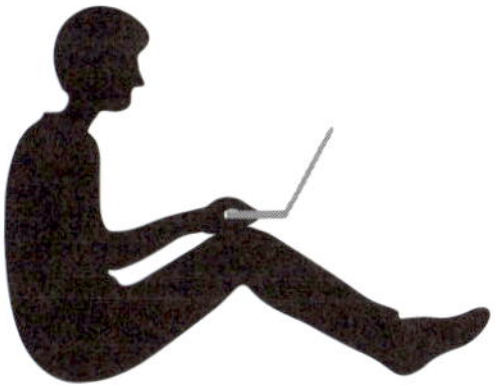

運転中に体を前傾させると、腰の屈曲度に応じて、腰椎はニュートラルになるか、屈曲します。腰を深く曲げると、腰椎の屈曲度も大きくなります。

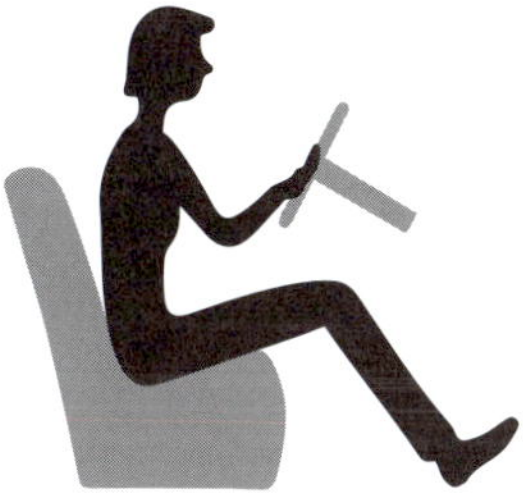

座面の前を下げると、骨盤が前傾し、腰椎の前弯が大きくなります。

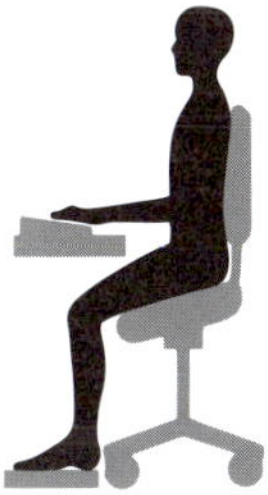

傾斜クッションの上に座ると、骨盤が前傾し、腰椎カーブが大きくなります。

バランスシートに座ると、腰の曲りが浅くなり、骨盤が前傾し、より自然な腰椎前弯に近づきます。

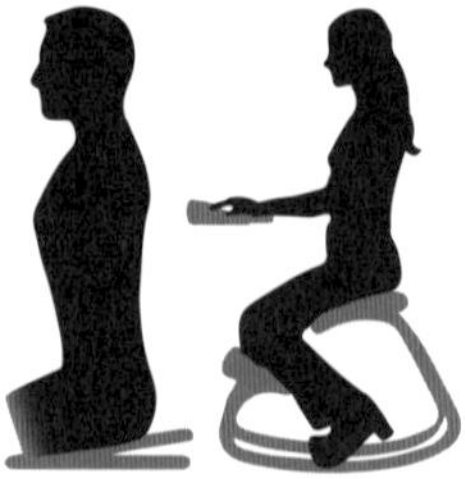

〝サドル〟状シートや止まり木に座ると、股関節の屈曲が小さくなり、骨盤が前傾し、より自然な腰椎カーブに近づきます。

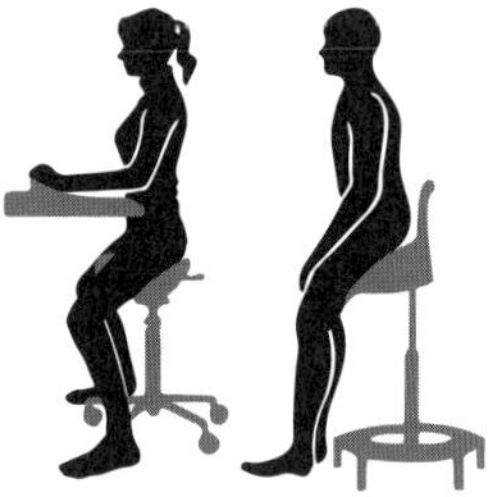

足を組んで座ったり、分厚い財布を尻ポケットに入れたまま座ると、腰椎が側屈します。

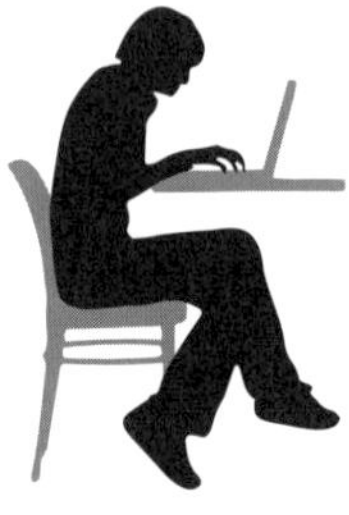

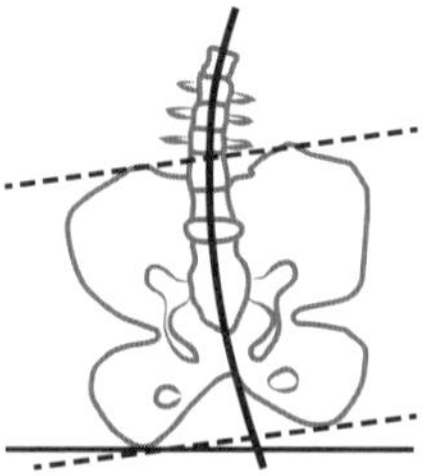

姿勢を組み合わせることもできます。たとえば、足を組んで背中を丸めて座ると、骨盤が後傾し、腰椎の回旋と側屈が同時に起きます。

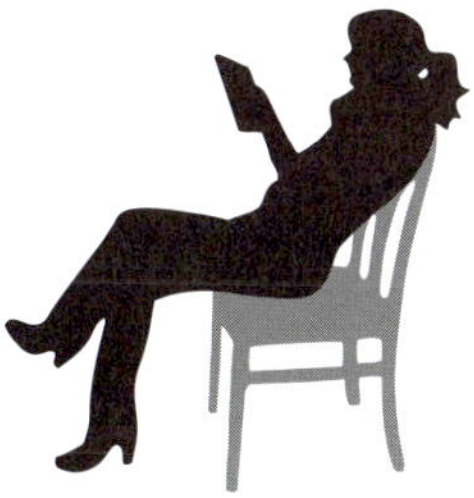

自転車に乗るときの姿勢は様々に変化します。背筋を伸ばすと脊椎はニュートラルポジションに近づきますが、正常な腰椎カーブが保たれる可能性は低いです。レーシングバイクに乗り、ハンドルに体をもたせかけると、腰椎が屈曲します。

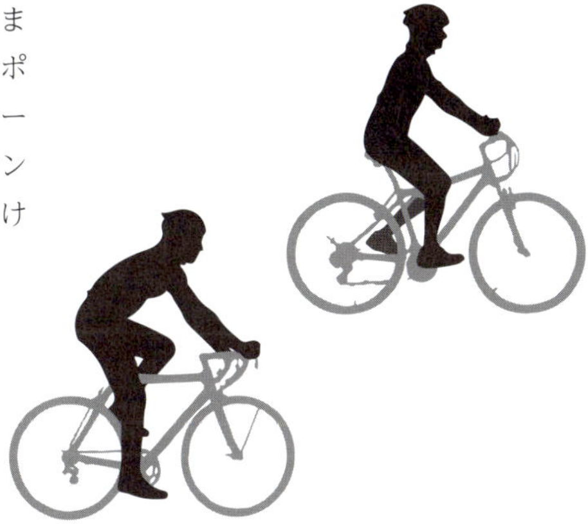

クラシックギターを弾くとき、片足を足乗せに置くことが多いですが、足を乗せた側の腰が曲り、骨盤を押し上げるので、脊椎の側屈と前屈が同時に起きます。

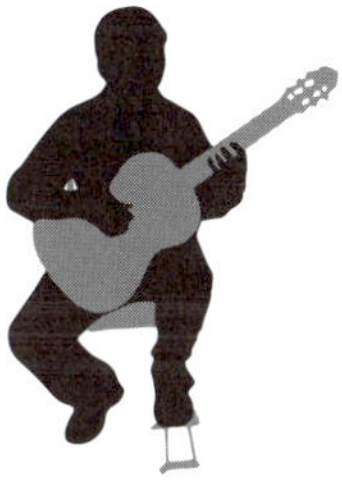

おわかりのとおり、色々な座り方が腰椎カーブに影響を与えます。立位と座位が脊椎に与える影響が違うことも覚えておいてください。Lord他(1997)は、腰痛患者のアセスメントをした結果、立位のときは座位よりも平均約50%大きく腰椎が前弯することを明らかにしました。よって、立ち時間が長いクライアントにとっては、座る姿勢よりも立つ姿勢の方が重大な意味を持つでしょう。痛みと姿勢の関係を裏付けるエビデンスはほとんどありませんが、これはこれまで問われてきた問題の種類や実施したアセスメントに深く関係する可能性があり、実際に、姿勢は痛みと関連がある可能性も指摘されています(Sahrmann, 2002)。

助言5　睡眠ポジション

腰の痛みやこわばりがあるクライアントに施療するとき、就寝方法について尋ねると有用です。睡眠ポジションについての有用な情報は次のとおりです。

- 睡眠ポジションが今の症状を悪化させているかどうかを見極める
- 無症状のクライアントに腰の問題が生じる可能性を判断する
- 今の問題の原因を明らかにする。クライアントは問題が起きる姿勢と逆の姿勢をとることがよくある。たとえば、屈曲で痛みが緩和されるのであれば、腰椎の伸展が問題である。

治療計画やクライアントに助言をするときにこうした情報を使えば役に立ちます。

よくある睡眠姿勢をとったときの腰椎のポジションを下の表にまとめています。

睡眠ポジション	腰椎ポジション
腹臥位 	腰椎がやや伸展し、腰椎カーブが大きくなり、背中の軟部組織が圧迫される。両側の仙腸関節(SIJ)と椎間関節がやや圧迫される

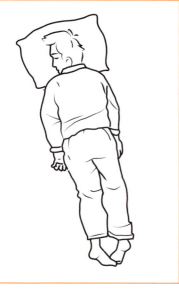

睡眠ポジション	腰椎ポジション
仰臥位 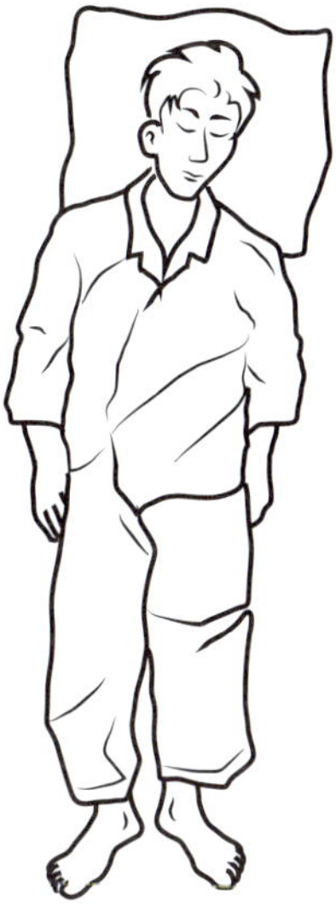	筋肉が弛緩すると、重力で椎骨がマットレスの方向に引っ張られるので、正常な腰椎カーブが消えていく。しかし、腸腰筋が硬いクライアントの場合は違う。なぜなら、股関節がニュートラル位にあると、腸腰筋が腰椎を前に引っ張り、腰椎前弯を一時的に強めるからである。
腹臥位で片方の腰を曲げる 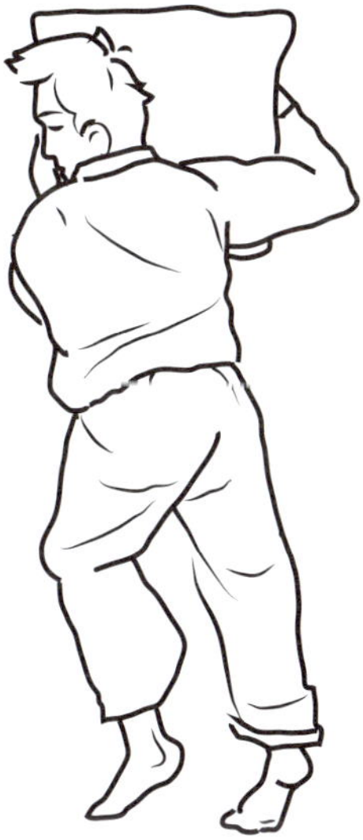	股関節屈曲で腰椎前弯がやや小さくなる。腰を曲げた側の骨盤が持ち上がり、脊椎が側屈し(腰を曲げた側が凹む)、腰椎が回旋する。股関節を曲げた側の椎間関節が圧迫される。曲げた膝の下に枕を入れるかどうかによるが、股関節を曲げた側の仙腸関節の間隙が若干開き（枕の使用で隙間が減る)、対側の仙腸関節の圧迫があるかもしれない。全体的に、骨盤が歪んでいて、股関節がニュートラル位の側は、骨盤がニュートラル位または前傾し、股関節を曲げた側は骨盤が後傾している。

睡眠ポジション	腰椎ポジション
仰臥位で両膝を曲げる 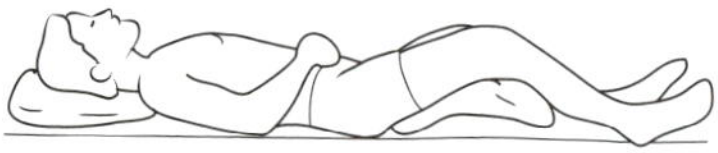	腰椎カーブが小さくなる。この姿勢では腰が曲がり、骨盤が後傾し、腰椎がやや屈曲するからである。
腰と膝を曲げ、両膝をつける 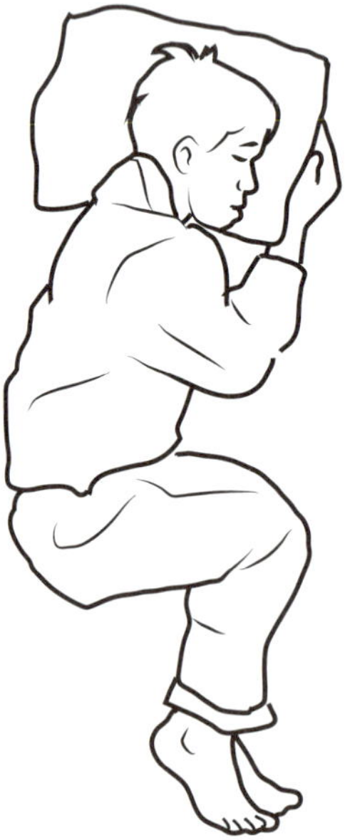	腰椎カーブが減る。股関節が屈曲し、骨盤が後傾し、腰椎がやや屈曲するからである。股関節を大きく曲げるほど、腰椎カーブが平坦になる。仙腸関節が若干開き、仰臥位で膝を屈曲したときよりも大きく腰の後部組織が伸展する。 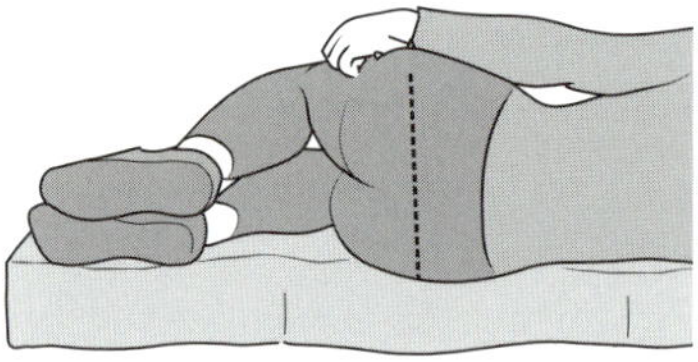
側臥位で上側の膝がマットに近いとき 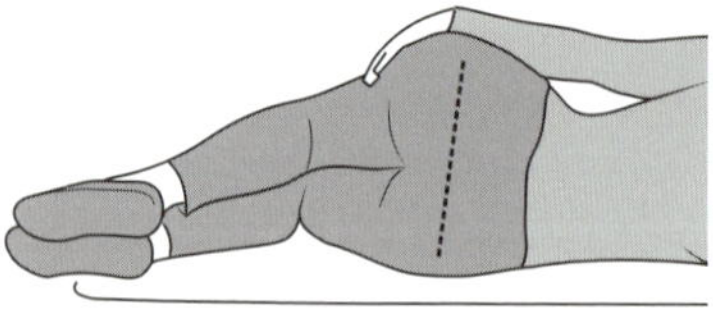	腰椎カーブが小さくなる。股関節屈曲のため、骨盤が後傾するからである。上側の足の向きに合わせて骨盤が回旋するため、腰椎もやや回旋しているかもしれない。マットに近い側の脊椎椎間関節がやや圧迫される。

助言6　腰椎可動域のアセスメント

首と胸郭と同じく、腰の症状で来院したクライアントに対しては、腰椎の可動域（ROM）のアセスメントが役に立ちます。腰椎の可動性の過剰または過少は、局所または下肢あるいは両方の症状の原因になり得ます。おそらく皆さんは、背中を痛めた後、脚に症状が出たクライアントを診たことがあるでしょう。よくある例は座骨神経痛です。

腰椎の可動域テストで腰椎ROMだけを調べるのは難しいのです。以下のように、腰椎の動きは常に胸郭の動きを伴うからです。

- 腰椎の回旋は、胸郭の反対方向への屈曲を伴う
- 腰椎の側屈は、胸郭の反対方向への回旋を伴う

腰椎と胸椎の動き

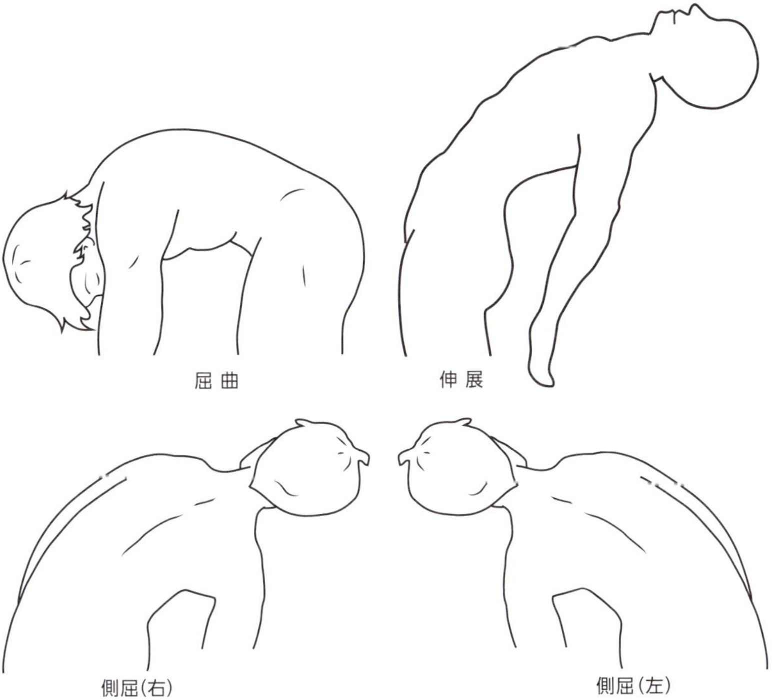

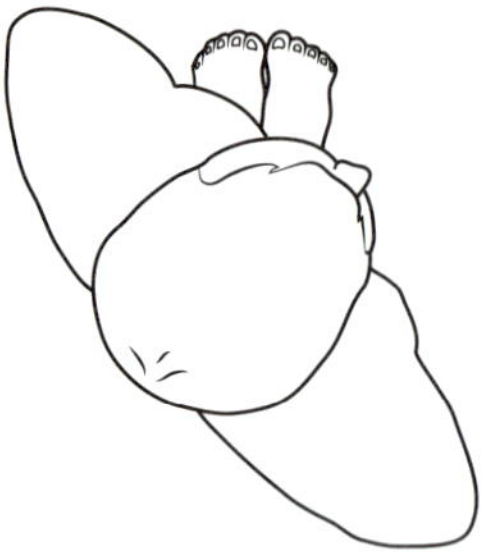

回 旋(右)

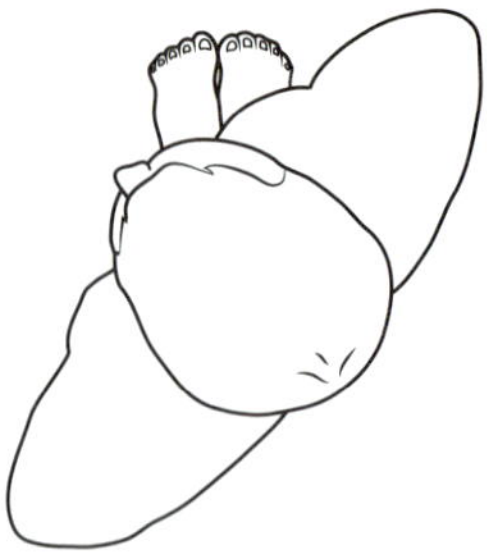

回 旋(左)

腰椎のROM評価では、1度に1種類の運動だけやって見せ、クライアントに同じ動作を真似するよう指示すると良いです。可動範囲を見るだけでなく、動かし方も観察します。

実践した各動作について以下の評価を行います。

- 動作はスムーズだったか、ぎこちなかったか?
- 苦しそうな様子はなかったか?
- 指示した動作を達成するために、代償動作をしていなかったか?
- 動作をするときに、躊躇していなかったか?
- この段階で、動作ができない原因(例:恐怖感、痙攣、痛み、解剖学的構造による制限)がわかるか?

ヒント 主観的アセスメントで、症状が出る動きの種類について思い当たるものを既に掴んでいるかもしれません。そこで、そうした動作は最後にするようアドバイスしましょう。この方法でアセスメントをしたことがない場合、助言7が役立つかもしれません。助言7の表を見れば、腰椎のどの動作が日常活動と関連しているかがわかります。

ヒント 主観的アセスメントで特定の動作によって症状が悪化するという訴えがあったのに、一緒にその動作をしてみると症状が現れない場合、その動作のポジションを15秒間続けるよう指示すると良いかもしれません。

各腰椎のROMには大きなバラツキがあり、年齢層によっても大きな違い、加齢でROMは減少します。

	正常な腰椎の可動域[a]
屈 曲	40度
伸 展	30度
側 屈	20〜30度
回 旋	10度

[a]Kapandji (2008)のデータ

腰椎回旋を確認するときのアドバイス

腰椎回旋を観察する方法は色々あります。汎用されているのは、立位および座位で行う二つの方法です。

立位では、股関節と脚を動かすことができ、股関節を動かせないときよりも大きく回旋しているように見えるでしょう。座位でROMアセスメントを行う方が骨盤が安定するので、正確とも言えます。

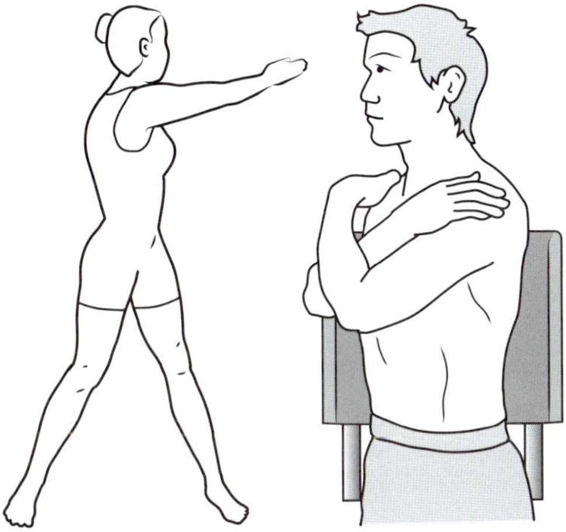

ヒント 立位または座位のいずれで観察するときも、頭は見ないようにしましょう。その代わりに体幹によく注意を向け、骨盤の位置から体幹がどれ位回旋しているか判断します。

次頁の表を使い、立位と座位で腰椎回旋をしたときの違いを調べましょう。3名を対象に、まず立位で、次に座位で左右どちらかに回旋動作をしてもらいます。観察所見を記憶します。

立位				
被験者				
左回旋	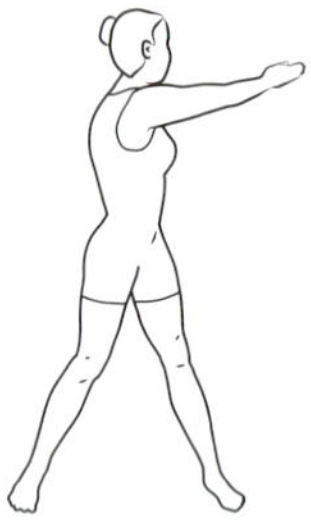	A	B	C
右回旋	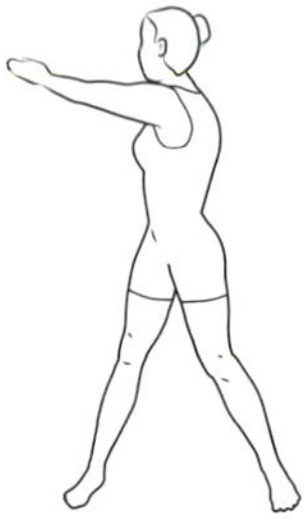			

座位				
被験者				
左回旋	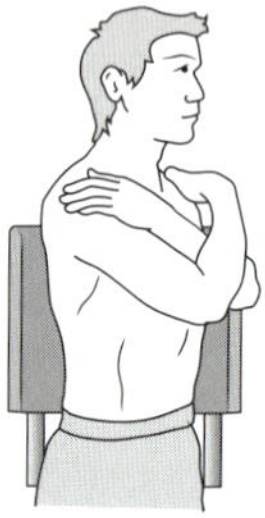	A	B	C
右回旋	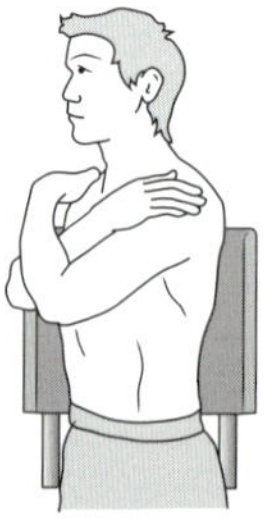			

助言7　日常活動中の腰椎可動域

腰痛が起きる理由が特定できないとクライアントが訴えることはよくあります。しかし質問をしていくと、ある特定の活動を行った後に痛みが悪化するのを思い出してくれることがあります。その活動中に脊椎に起きたある動きや、動きの組み合わせがわかるので、療法士としては助かります。こうした動きの組み合わせを理学療法士、整体師、カイロプラクターは自らの手で再現できるよう訓練を受けます。このとき、症状を再現できるかどうか見極めるため、通常、少し過剰な圧を加えます。しかし、本書は、主にマッサージ療法士向けに書いており、読者の皆さんはこのような訓練を受けたことはないかもしれませんし、この方法でクライアントをアセスメントしても保険の対象外になるかもしれません。それでも、症状を悪化させた動作やその可能性がある動作を避けるように、アドバイスをすることはできます。

次ページの表は、日常活動とそれに伴う腰椎の動きを例示しています。たとえば、クライアントが歯磨きをしようとして身を乗り出したときに症状が現われると訴えた場合、下の表から屈曲が一因だとわかるので、体を曲げる動作を避ける一時避けるべきです。

日常活動	必要な可動域
歯磨き	軽度前屈
物を洗う	軽度前屈
ホウキを使う	軽度前屈
ゴミ袋を回収	ゴミ袋を掴むときに中等度前屈、ゴミ袋をゴミ箱から出すときに荷重伸展
掃除	軽度～中等度の前屈
乳幼児の体を洗う	前屈
靴下や靴などを履く	完全な前屈
低めの洗濯機に洗濯物を入れる	屈曲
低めの洗濯機から洗濯物を取り出す、洗濯籠を持ち上げる	前屈後、相当な圧迫を伴う伸展。
洗濯物を干す	洗濯ばさみで挟む／外すときは伸展、洗濯籠の置き位置が低い場合、洗濯物を取るときに屈曲
オーブンを使う	オーブンの位置が低い場合、屈曲と伸展に加え、ローストビーフ肉やキャセロールなど重い物を支える場合は脊椎に荷重がかかる
庭仕事	様々な動きを伴う：鍬を使う、草を抜く、植物を植えるときは屈曲。ひざまづきながら植物をとるために片側を向く場合は回旋。肥料を持ち上げる場合などは荷重を伴う伸展（屈曲位からが多い）。土を掘るときは屈曲に始まり、相当な圧を伴う回旋、伸展と続く。

日常活動	必要な可動域
背筋を伸ばして座る	伸展
後を振り返って車をバックさせる	回旋
買い物袋をトランクに入れる／取り出す	屈曲＋伸展＋回旋
車に乗り込む	屈曲＋回旋
車から降りる	回旋＋屈曲
窓拭き、高い位置の棚の埃を払う	伸展＋回旋＋側屈
手を伸ばしてカーテンを閉める	伸展＋回旋＋側屈

*大半の日常活動は各運動を様々に組み合わせたもので、日常活動のこなし方は人によって違うことに注意。腰痛がある人は、〝普通〟と違う動作の方法を身に付け、痛みを起きにくくしているかもしれません。こうしたことは意識的に行われることも、無意識に行われることもあります。

助言8　腰方形筋の位置を探す

腰方形筋（QL）については様々な記述があり、この筋肉の徒手治療が奨励されることが多々あります。しかし、徒手でこの筋肉を治療するには、触診でその位置を探す必要があります。筋肉の解剖図では大抵、それぞれの筋肉がよく見えるように描かれていて、筋肉の付着を理解するには良いのですが、どの位の深さにその筋肉が存在するのか忘れてしまいがちです。

下の腰部断面図をよく見てください。QLは脊柱起立筋群の下層にあり、脊柱起立筋群を囲む胸腰筋膜中葉と後葉という2層

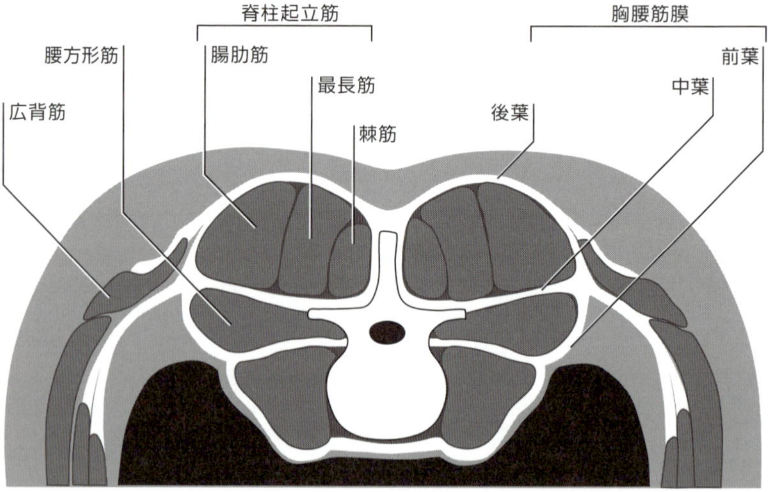

の筋膜よりさらに奥にあります。

QLの位置を探すには、診察台の上で腹ばいになったクライアントの横に立ちます。両手を奥側のウェストに乗せます。たとえば、診察台の左側に立つ場合、右側のウェストに手を乗せます。軟部組織にしっかり圧をかけて、指をゆっくりと手前に引きます。最初にぶつかる〝塊〟がQLで、その直後に脊柱起立筋群にぶつかります。

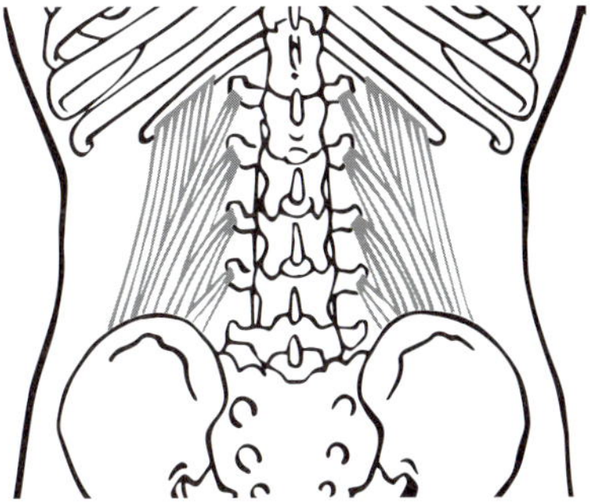

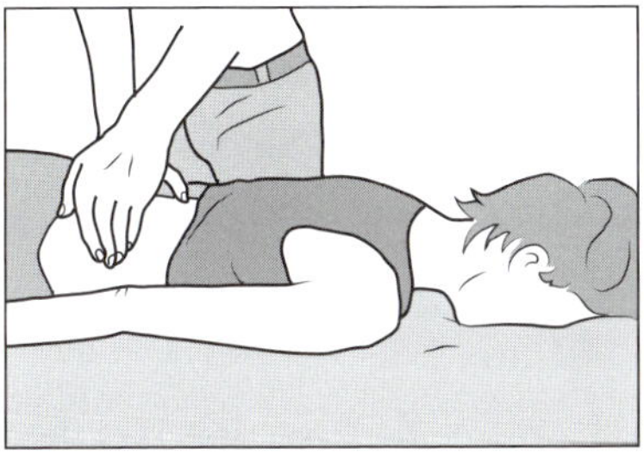

本当にQLを探し当てたのか確認するには、QLがあると思われる側の股関節を引き上げてもらいます。QLは腰を引き上げる筋肉なので、この動作をすると収縮するため、筋肉が硬くなったのが感じられます。

質問 QLを触診するのに、側屈か脊椎の伸展だけではなぜいけないのですか？

腹臥位では片側の腰を引き上げる方(a)が、側屈(b)よりも簡単です。また、側屈や伸展(いずれもQLが作用する必要がある)をしようとすると、脊柱起立筋も収縮するので、探し当てたのがQLか脊柱起立筋かわからなくなります。

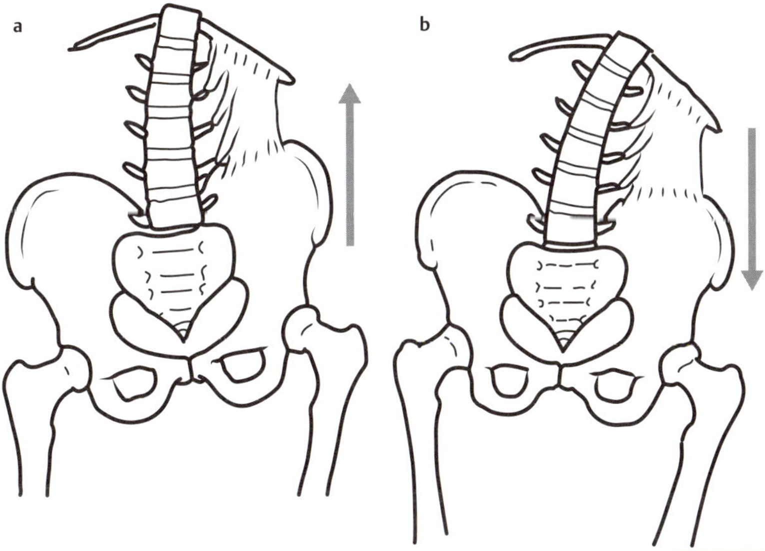

助言9　脊柱起立筋の機能評価

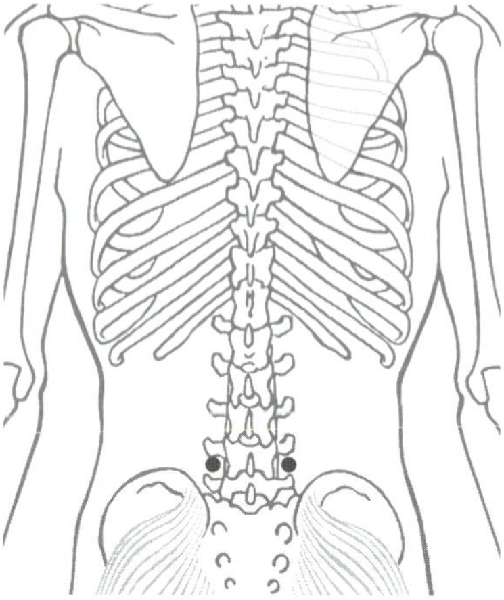

療法士である皆さんは、身体のすべてが互いに繋がり合い、ある部位が他の部位にどう影響するか教わっています。頭の動きが腰椎に対して持つ意味を、ごく簡単なテストで思い出しましょう。脊柱起立筋を例にします。(このテストは、頭が腰椎に与える影響や、特に頭の位置の重要性についてクライアントを教育するときに使えます。)

1. 腹臥位で顔を下にしてもらいます。できれば、うつぶせ枕か、枕に穴があいたマッサージ台を使います。
2. 指を腰の左右いずれかの脊柱起立筋がある場所(ウェストのすぐ下)に置き、強すぎない力でしっかりと押します。クライアントが無言でリラックスしている間に、触診することが大事です。
3. 療法士は加圧を維持しながら、クライアントに頭を上げて左右どちらかを向くように指示します。何か気づいたことがありますか?　頭を持ち上げた途端、腰の脊柱起立筋が収縮します。これは頭を診療台から持ち上げ首を捻る動作の間、頭を支えるために棘筋群全体(および関連の筋膜)が収縮するからです。

在宅マッサージ：重力に逆らって頭を持ち上げることは、腰の脊柱起立筋に有意な影響を与えます。座位または立位のときと同様に、直立時の頭の動きは腰椎に影響しますが、その度合いは小さいです。

!ヒント 脊柱起立筋群はすべて垂直方向に走る筋肉で、その位置を簡単に覚えられる方法があります。

被験者の後ろに立ちます。外側(脇)から内側(背骨)に向かって位置をずらしながら3回、垂直方向に背中を指でなぞります。1回目は「力を」、2回目は「支える」、3回目は「筋肉」と唱えます。最初の文字が脊柱起立筋の名前の頭文字です。

ち＝腸肋筋(ちょうろっきん)
さ＝最長筋(さいちょうきん)
き＝棘筋(きょくきん)

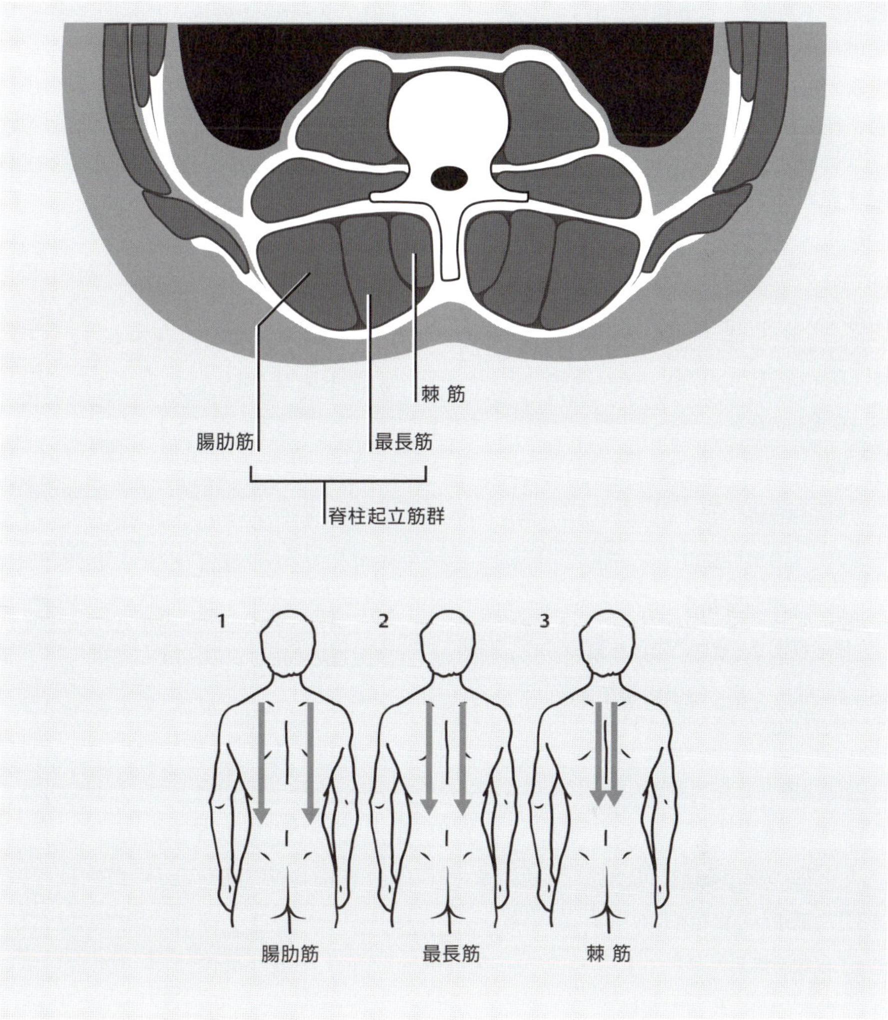

助言10 Quebec Back Pain Disability Questionnaire（ケベック腰痛障害質問票）

観察、ROM、筋長テスト、触診の他に、特に疼痛または能力障害をアセスメントするテスト法を使うと役立つときがあります。Quebec Back Pain Disability Questionnaire（QBPDS）はその一つで、質問票形式です（Kopec他, 1996）。

これは、腰痛被験者の機能障害を測定するための質問票です。20項目の日常活動について、実施したときの難易度（簡単、少し困難、幾分困難、かなり困難、非常に困難、不可能)を自己採点します。リッカート様尺度[(簡単)～5(実施不可能)]を使って答えさせても良いです。スコアが高いほど、機能障害のレベルが高くなります。

次の質問票を見てください。その後ろに記入済みの質問票を二つ例示しています。例1のクライアントのスコアは37で腰痛レベルは低く、日常機能に影響しません。例2のスコアは74で、障害レベルが高いことを示しています(スコア0-5の見出し行と総スコアの行を追加し、スコアの計算方法がわかるようにしています)。

能力障害についての質問	簡単	少し困難	幾分困難	かなり困難	非常に困難	不可能
1. 寝床から起き上がる	□	□	□	□	□	□
2. 夜通しの睡眠	□	□	□	□	□	□
3. 寝返り	□	□	□	□	□	□
4. 車に乗り込む	□	□	□	□	□	□
5. 20～30分間立つ	□	□	□	□	□	□
6. 椅子に数時間座る	□	□	□	□	□	□
7. 踊り場まで1続きの階段を登る	□	□	□	□	□	□
8. 数ブロック歩く(300～400m)	□	□	□	□	□	□
9. 20分程度歩く	□	□	□	□	□	□
10. 高い棚に手を伸ばす	□	□	□	□	□	□
11. ボールを投げる	□	□	□	□	□	□
12. 1ブロック走る(約100m)	□	□	□	□	□	□
13. 冷蔵庫から食物を取り出す	□	□	□	□	□	□
14. 寝床を整える	□	□	□	□	□	□
15. 靴下(ストッキング)を履く	□	□	□	□	□	□
16. 背中を曲げてバスタブを洗う	□	□	□	□	□	□
17. 椅子を動かす	□	□	□	□	□	□
18. 重いドアを開ける(押す・引く)	□	□	□	□	□	□
19. 食料品の入った袋を二つ持つ	□	□	□	□	□	□
20. 重いスーツケースを持ち上げて運ぶ	□	□	□	□	□	□

Kopec J.A., Abrahamowicz M, Abenhaim L, Wood-Dauphinee S, Lamping D.L., Williams J.I. 1996 The Quebec Back Pain Disability Scale: conceptualization and development. J Clin Epidemiol. Feb;49(2):151-61.

治療またはその他の手段でクライアントが改善すると、総スコアが低下するはずです。

例1	簡単	少し困難	幾分困難	かなり困難	非常に困難	不可能
	0	1	2	3	4	5
1. 寝床から起き上がる	☑	☐	☐	☐	☐	☐
2. 夜通しの睡眠	☐	☑	☐	☐	☐	☐
3. 寝返り	☑	☐	☐	☐	☐	☐
4. 車に乗り込む	☐	☑	☐	☐	☐	☐
5. 20～30分間立つ	☐	☐	☑	☐	☐	☐
6. 椅子に数時間座る	☐	☐	☑	☐	☐	☐
7. 踊り場まで1続きの階段を登る	☐	☑	☐	☐	☐	☐
8. 数ブロック歩く(300～400m)	☐	☑	☐	☐	☐	☐
9. 20分程度歩く	☐	☐	☑	☐	☐	☐
10. 高い棚に手を伸ばす	☐	☐	☑	☐	☐	☐
11. ボールを投げる	☐	☐	☑	☐	☐	☐
12. 1ブロック走る(約100m)	☐	☐	☐	☑	☐	☐
13. 冷蔵庫から食物を取り出す	☐	☑	☐	☐	☐	☐
14. 寝床を整える	☐	☐	☑	☐	☐	☐
15. 靴下(ストッキング)を履く	☐	☐	☑	☐	☐	☐
16. 背中を曲げてバスタブを洗う	☐	☐	☐	☑	☐	☐
17. 椅子を動かす	☐	☐	☐	☑	☐	☐
18. 重いドアを開ける(押す・引く)	☐	☐	☐	☑	☐	☐
19. 食料品の入った袋を二つ持つ	☐	☐	☐	☑	☐	☐
20. 重いスーツケースを持ち上げて運ぶ	☐	☐	☐	☑	☐	☐
	0	5	14	18	0	0
	総スコア 37					

例2	簡単	少し困難	幾分困難	かなり困難	非常に困難	不可能
	0	1	2	3	4	5
1. 寝床から起き上がる	☐	☐	☐	☑	☐	☐
2. 夜通しの睡眠	☐	☐	☐	☐	☐	☑
3. 寝返り	☐	☐	☐	☑	☐	☐
4. 車に乗り込む	☐	☐	☑	☐	☐	☐
5. 20～30分間立つ	☐	☐	☐	☑	☐	☐
6. 椅子に数時間座る	☐	☐	☐	☐	☐	☑
7. 踊り場まで1続きの階段を登る	☐	☐	☑	☐	☐	☐
8. 数ブロック歩く(300～400m)	☐	☐	☑	☐	☐	☐
9. 20分程度歩く	☐	☐	☐	☐	☑	☐
10. 高い棚に手を伸ばす	☐	☐	☑	☐	☐	☐
11. ボールを投げる	☐	☐	☐	☐	☑	☐
12. 1ブロック走る(約100m)	☐	☐	☐	☐	☐	☑
13. 冷蔵庫から食物を取り出す	☐	☐	☑	☐	☐	☐
14. 寝床を整える	☐	☐	☐	☐	☑	☐
15. 靴下(ストッキング)を履く	☐	☐	☐	☐	☑	☐
16. 背中を曲げてバスタブを洗う	☐	☐	☐	☐	☐	☑
17. 椅子を動かす	☐	☐	☐	☐	☐	☑
18. 重いドアを開ける(押す・引く)	☐	☐	☐	☐	☑	☐
19. 食料品の入った袋を二つ持つ	☐	☐	☐	☐	☐	☑
20. 重いスーツケースを持ち上げて運ぶ	☐	☐	☐	☐	☐	☑
	0	0	10	9	20	35
	総スコア　74					

助言11　股関節屈筋長と腰椎アセスメントの関連性

股関節屈筋は骨盤を前方に引っ張るので、腰椎に影響します。股関節屈筋によって、正常な腰椎カーブが強まり、腰椎の前弯が大きくなります。股関節伸筋の力がそれに拮抗しない場合、そのアンバランスが腰の不快感や痛みの一因になります。股関節屈筋長をテストする方法はいくつかあります。その二つの例が、腹臥位膝関節屈曲テストと、トーマステストです。

腹臥位膝関節屈曲テスト

腹臥位での膝関節屈曲テストは、股関節の前を縦断する大腿直筋を含め、膝の伸筋群の長さを調べるものです。クライアントの足首を持って膝を受動で屈曲させながら、クライアントの腰椎を観察します。大腿直筋が特に緊張するポイントで腰椎が動くことに気付くはずで、そこで腰椎の前傾がわずかに増えます。腰椎の棘突起は互いに近づき、腰の軟部組織が圧縮されます。腰椎がほんの少し動いただけで腰痛が悪化するので注意が必要で、大腿直筋が短縮しているクライアントの中には、このテストで大腿前側全体が伸びたように感じるだけでなく、腰が苦しくなる人がいるかもしれません。腰椎が動くのは、大腿直筋が受動で伸ばされ、その結果、大腿直筋が起始する下前腸骨棘を引っ張るからです。大腿直筋が短縮している可能性がわかれば有用です。大腿直筋を伸ばせば前傾が減るため、腰の症状が少なくなる場合があるからです。

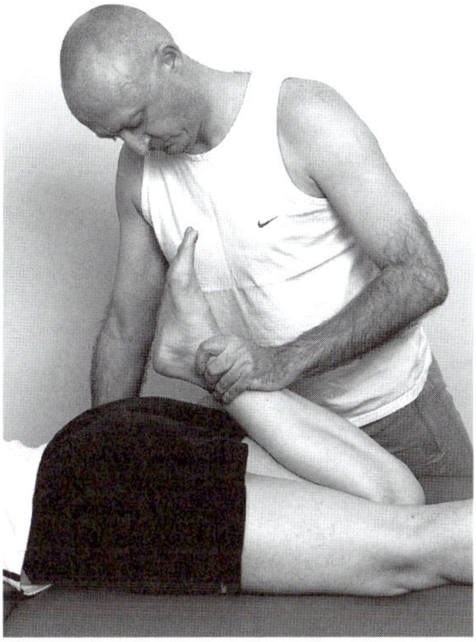

腹臥位膝関節屈曲テストの詳細情報は、Kendall他(1993)を参照。

トーマステスト

トーマステストはイギリス人整形外科医ヒュー・オーウェン・トーマスの名を採ったもので、股関節屈筋の短縮のアセスメントに使用します。クライアントに診察台の端で仰臥位になってもらいます。診察台が傾かないように注意してください（診察台と違い、マッサージ台は軽くて不安定です）。体を後ろに反らして片足を抱えるよう指示します。ただし、胸に強くひきつけ過ぎないようにさせます。対側の股関節屈筋(試験側）の硬直度の判断を誤るからです。このポジションで腰は真っ直ぐな状態で診察台の上に乗っているか、診察台より少し下がっていることもあります(これが、診察台の端で行うことが重要な理由です。大腿が診察台に乗った状態でテストすると、股関節がもっと伸展するかどうかがわからないからです)。考えられうる所見を図に示しています。

a．正常な股関節屈筋長よりやや短い
b．大腿直筋が短縮
c．股関節屈筋が短縮

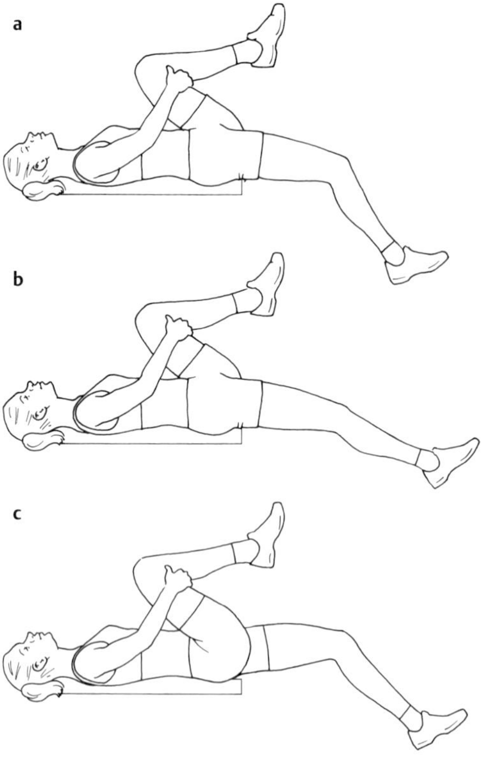

助言12　巻き尺を使って腰椎可動域を測る

腰椎の可動域を測る方法の中には、皮膚の伸展を利用するものがあります。腰椎棘突起を挟む2箇所を測定基準点として皮膚にマークし、屈曲時と伸展時でその距離を測ります。屈曲中はマークが離れて行き、伸展中はマークが近づきます。この2点の基準として知っておきたいのは、L1と仙骨開始点(S1)です。

ステップ1　被験者のL1とS1の位置を探します。2点間の距離を測定し、所見を記録します。

ステップ2　体を前に曲げるよう指示します。距離を測り所見を記録します。

ステップ3　ニュートラルポジションに戻り、そこから体を反らす指示します。距離を測り所見を記録します。

立　位

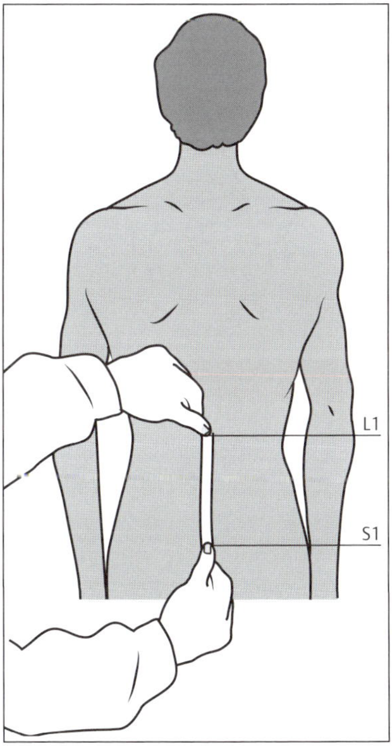

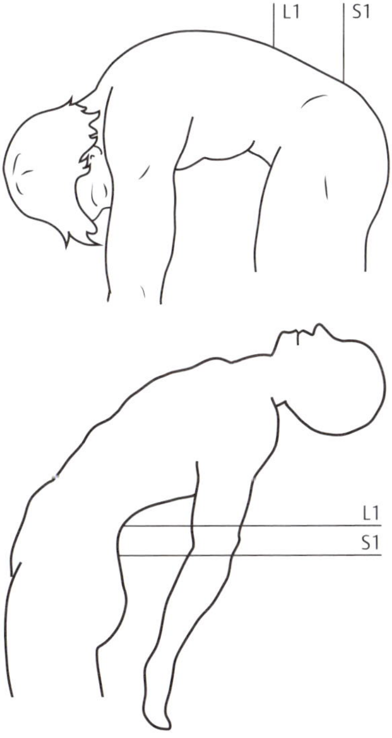

立位と座位では違った結果が得られる可能性が高いので注意が必要です。それでも、下肢の負傷で立てないクライアントや、逆に尾骨の痛みで座位が苦痛なクライアントもいるので、両方のポジションで測定ができれば役に立ちます。

下の表を用いて、立位と座位で測定したときの所見を比較します。被験者５名に対し測定を行い、表に所見を記録しましょう。

座　位

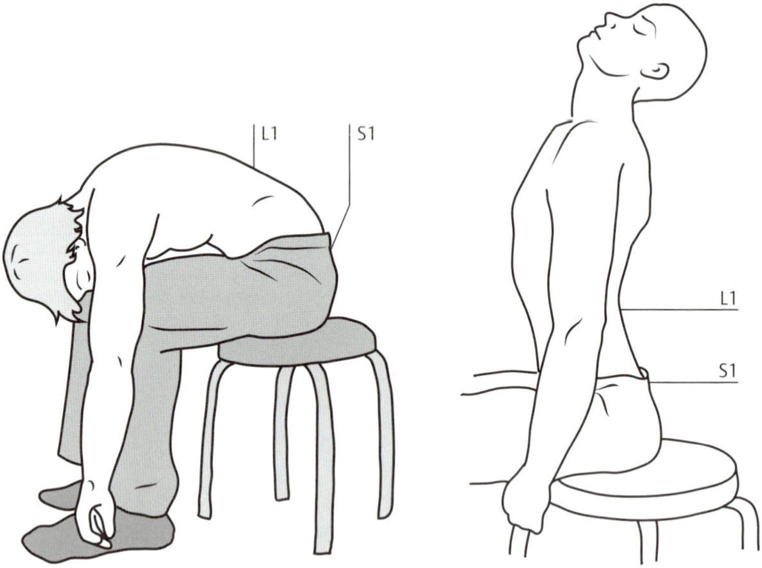

	ニュートラルL1-S1	屈 曲	伸 展
立 位			
座 位			

被験者	ニュートラルL1-S1	屈 曲	伸 展
A			
B			
C			
D			
E			

助言13　正常な腰椎の可動域

臨床で腰椎ROMを測定するのは難しいです。下のイラストは、中年被験者の腰椎ROMをX線で測定する方法を図示しています。イラストは、米国整形外科学会(GreeneとHeckman，1994)および、3つの研究(Dvorák他，1991)とPearcy他(1984a, b, 2試験）から引用したものです。座位で測定した場合、イラストと測定結果に差があるかもしれません。本書のデータは立位で測定した結果だからです(座位では腰椎全屈曲はできない)。

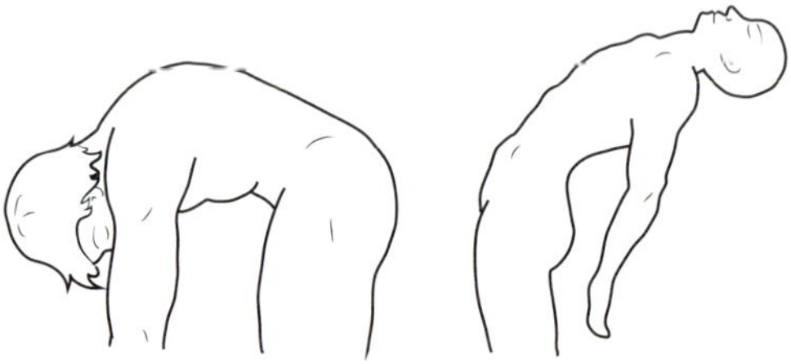

屈曲／伸展70-76.9度

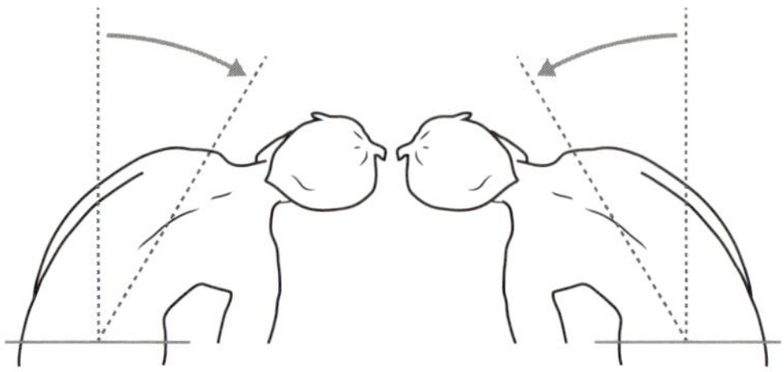

側屈(右から左）40-49.8度

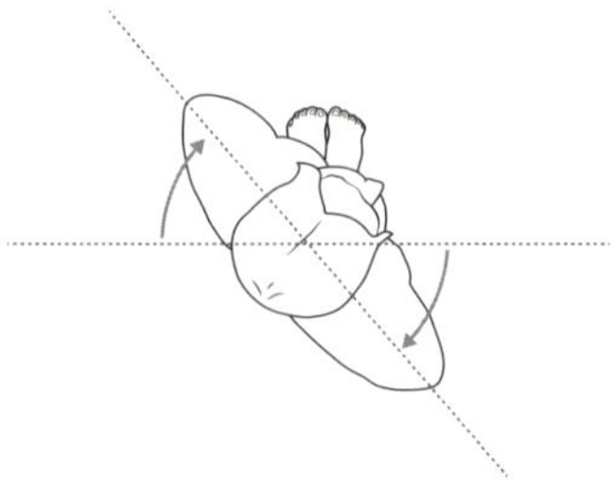

回旋(右から左）12度

Chapter 8 Lumbar Treatment

第8章　腰部治療

第8章　腰部治療

本章は他章よりも治療に関する助言の数が少ないです。本章では腰椎治療で重要なのに軽視されがちな点について採りあげていますが、その説明が長いからです。骨盤を確実に後傾させる方法（およびその理由）、腰の筋肉の痙攣を押さえる方法、腰椎を安全に牽引する方法の助言などを載せています。軽度側弯の影響を緩和するための運動(著者は〝クラップ式這行法〟と呼称)を、類のないユニークな例としてとりあげます。腰椎治療については、使うテクニックだけではなく、療法士として実地で治療を行う以外にどのような貢献ができるかについて、まず色々な方法で考える必要があります。這行運動は科学的に証明されていませんし、信頼性は確立されていません。はるか昔（1904年頃）、変わった運動を提唱するのには勇気が要ったと思いますが、人を納得させる合理性があったのだと推察できます。

腰痛治療に関する助言は、療法士として最新知識を活用し、クライアントにいかに情報提供をするかを示すもう一つの例です。たとえ、健康に関する情報が容易に得られるようになった現代社会であっても、トレーニングやその後の長年の経験で得た我々の知識は、クライアントにとっては馴染みがないことを忘れてしまいがちです。腰痛症状の治療は実地で行うものですが、腰痛対処方について教育したり、まず症状発現を予防するという形でサポートすることが、現在では特に求められています。

助言1　骨盤を後傾させるためのヒント

骨盤はニュートラル・ポジション(a) を保ち、上前腸骨棘(ASIS) と恥骨が同一の垂直面上に来るのが理想的です。このポジションでは、腰椎がわずかに後ろに凹んだ曲線を描きます。

しかし、腰椎の弯曲が大きい(脊柱前彎過度) 人もおり、軟部組織が後方に圧迫されるため痛みが起きることがあります。ASISが恥骨より前にある骨盤前傾ポジション(b) や、ASISが恥骨より後ろにある骨盤後傾(c) を自力で正しい位置に戻すことができれば、有用です。それには次の3つの理由があります。

- 動作そのものが関節を動かし、腰椎の可動性を増やし、凝りを和らげます。
- この動作には腹筋の収縮が要ですが、立位または仰臥位ででき、腰に問題がある人にも安全にできる腹筋強化運動です。
- 後傾位(c) になると腰の伸筋が弛み、上層の筋膜が少し伸びるので、苦痛が軽減されることがあります。

残念なことに、骨盤を後傾させた感じがわからず、骨盤の後傾に苦労するクライアントが多くいます。クライアントの骨盤を手で動かしてあげるとやりやすくなります。両手を仙骨において、骨盤を動かす整体師やカイロプラクターがいますが、マッサージ療法士がこれをするのは不適切と考えられます。タオルを使えば肌に直接触れずに済みます。

1. 仰臥位で股関節と両膝を曲げさせ、背中を少し浮かしてもらい、その下にタオルを敷きます。このとき、タオルの上端が胸郭の基底(腰椎の上端) になるように敷くと最も効果的です。

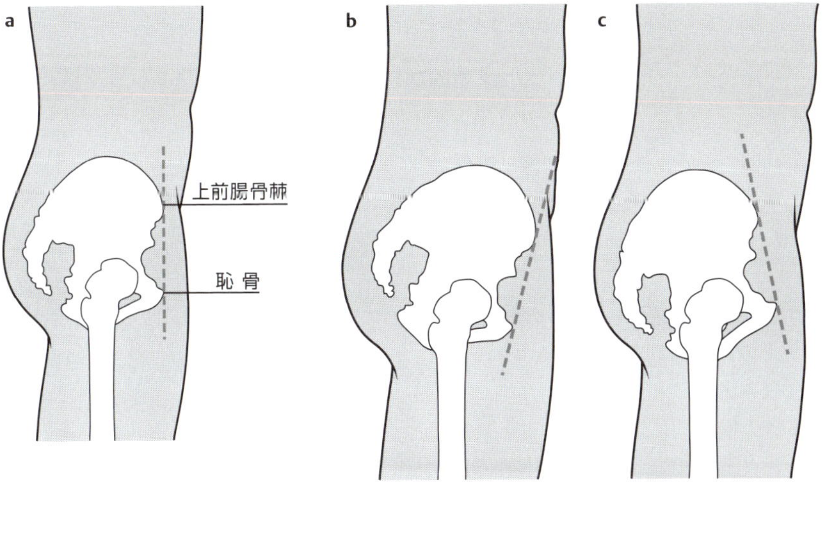

2. 股関節と両膝を曲げたまま、両足を診察台の上に着いた状態で、リラックスするように促します（ブリッジをするように臀部を診察台から浮かさないように伝えます）。
3. クライアントの背中の下からタオルを引き抜くように数回ぐいっと小刻みに引っ張ります。このとき、骨盤を軽く引っ張り、骨盤が後傾するようにします。クライアントにどのような感じがするか聞きます。背筋が伸び、人によっては背中に診察台が触れるようになったと言うはずです。

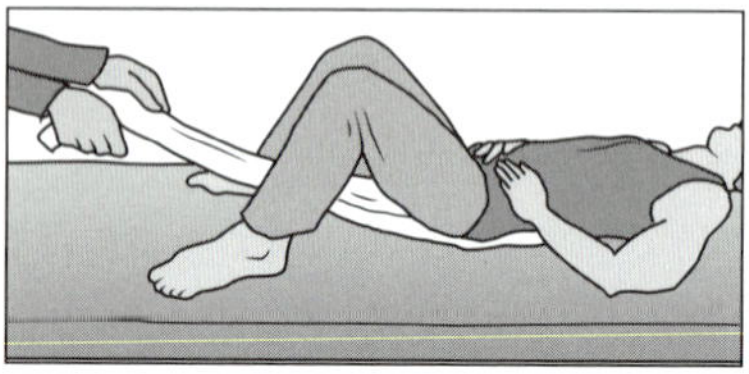

質問　タオルを一気に引き抜いてはいけないのはなぜですか？　小刻みに引っ張る必要がある理由は？

小刻みに引っ張った方が、骨盤をより後傾させることができますが、試しにタオルを引き抜いてもよいでしょう。自分に一番合った方法を選択してください。

ヒント　ウェストが緩いズボンを履いている場合、タオルを引っ張るとズボンが脱げることがあるので、クライアントはウェストを持っていても良いでしょう。

助言2　タオルを使った受動的な腰椎のリラックス・ストレッチ法

軽いロッキングには筋肉の弛緩・鎮静効果があり、緊張を緩和します。ここではタオルを使って体をロッキングする方法を紹介します。

1. タオルの横幅がクライアントの腸骨稜と胸郭との距離と同じ位になるようにタオルを畳みます。
2. 診察台の横方向に畳んだタオルを縦長に置き、タオルがウェストの位置に来るように仰向けに寝かせ、楽にしてもらいます。

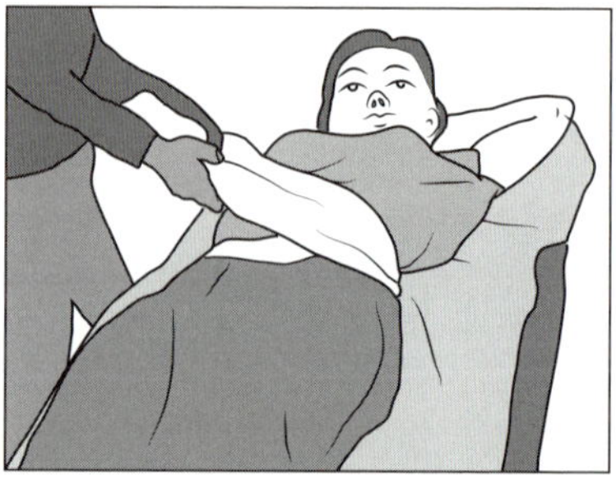

3. 診察台の横に立ち、奥側のタオルの端を持ち、ごく軽くタオルを手前に引きます。このとき、クライアントのウェストの奥側が診察台から浮くことを確認してください。

このテクニックを軽くリズムをつけて行い、ウェストの左右どちらかをロッキングします。次に反対側も同様に施術します。

ヒント クライアントが片腕を頭の上に伸ばすと、同側側がよりストレッチできます。

質問 このロッキング法はどのくらい続けると良いですか？　また治療のどのタイミングで行うと良いですか？

激し過ぎたり、頻繁に、強すぎる力でロッキングして船酔いさせてはいけませんよね。これはリラックスさせることが目的であり、刺激するという発想はありません。最初からタオルがウェストの下に敷いてあれば、タオルに気づくクライアントはほぼいませんので、適宜このテクニックを使えば良いです。

助言3　腰椎椎間板への圧迫を抑える

1970年、スウェーデンの研究者であるNachemsonとElfströmは、被験者3名のL3椎間板に圧力センサを挿入し、日常活動（歩く、跳ぶ、立つ、物を運ぶ等）に関係がある動作をさせ、椎間板にかかる圧の変化を記録し集めたデータを発表しました。その結果(下のグラフを参照)、運動の種類によっては椎間板に相当大きな圧がかかることが判明しました。元々椎間板に問題がある場合、圧の増加で痛みや坐骨神経痛等の神経症状が悪化する恐れがあります。したがって、こうした情報をクライアントと共有し、腰椎椎間板にかかる圧を増やす可能性がある活動を避けるよう指示すると良いでしょう。

グラフにある『正しくない持ち上げ』とは、両膝が伸び、ウェストの位置で体を曲げ、荷物を体に十分引きつけていない持ち方のことです。

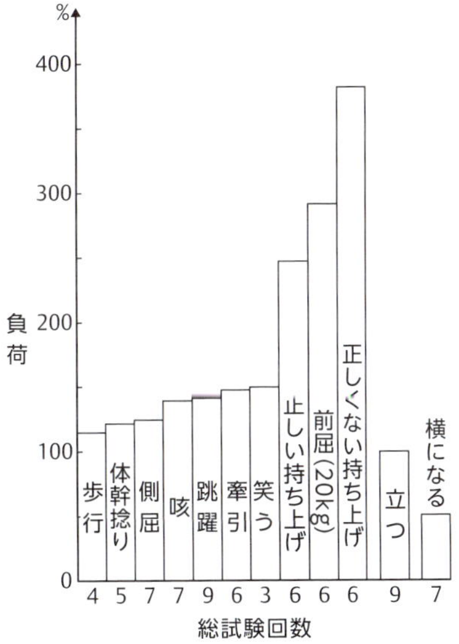

Nachemson, A. and G. Elfström. 1970. Intravital dynamic pressure measurements in lumbar discs. Scand J Rehabil Med 2. suppl 1: 1-40.による

質問　こうした情報が一番利益になるのはどのようなクライアントですか？

腰痛持ちが、ある動き方をすると痛みが強くなる、と他人に説明できるとは限りませんが、たとえば靴を履こうとして前屈したり、急に咳が出て体が強く揺れると痛みが強くなることを自覚しています。このような人は、痛みを強くする姿勢を取らないようにし、症状を自分で管理をする傾向があります。今痛みがなくても、痛みがよく再発するクライアントは、痛みのエピソードへの対処法も習得済みで、身体を〝動かし過ぎた〟時点で察知できる人が多いものです。〝わずかな痛み〟はより重い症状の前触れなのです。療法士からのアドバイスが最も効くクライアントは、腰椎椎間板または椎間関節の圧迫または腰の靱帯の伸ばし過ぎが原因による痛みのエピソードを1度しか経験していない人と、再発を経験したことがない人です。こうしたクライアントは、ある種の日常活動に潜む有害性を知らない可能性があります。

NachemsonとElfströmは、単純立位(A)と比べ、10kgの重りを両手に持つと(B)圧が有意に増大し、さらに両脚を曲げたり(C)脚を伸ばした状態で重りを持ち上げようとする(D)とさらに圧が増大することを見いだしました。

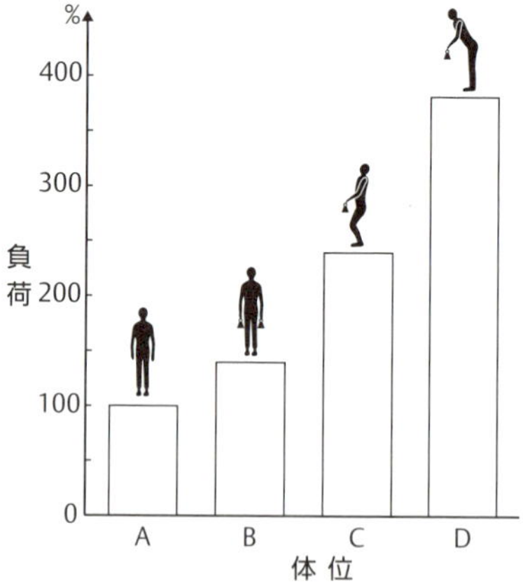

助言4　有害性のある腹筋運動を避ける

多くのクライアントが減量して筋肉にかかる緊張を緩和したいと訴えています。腹筋を緊張させると体幹の安定性が増し、それによって背部痛が起きる可能性が少なくなると一般に考えられています。本書に紹介した運動は健康なアスリートには比較的安全ですが、腰椎に相当な圧がかかるため、背中に問題があった人や、現在背部痛がある人は避けるべきです。

助言3で、NachemsonとElfströmが、日常活動中の腰椎の椎間にかかる圧を測定したことについて書きました。2人は同じ研究で、当時（1970年）、腹筋強化のためによく行われていた運動を被験者が実践した時の圧も測定しました。その結果、すべての運動で椎間への圧がかなり上昇することがわかりました。この結果は、腰に問題のある人にこうした運動は安全ではなく、早期リハビリテーションに不向きであることを示しています。

NachemsonとElfströmは、立位のときの腰椎椎間板にかかる圧と比べ、両脚を伸ばして床から持ち上げたとき(a)は約50%増加し、両膝を曲げて起き上がったとき(b)と、両膝を伸ばして起き上がったとき(c)はともに100%増加することを見いだしました。仰臥位下肢屈曲位(crook lying)(d)で腹筋の等尺性収縮運動を行うと、圧が約40%増加しました。

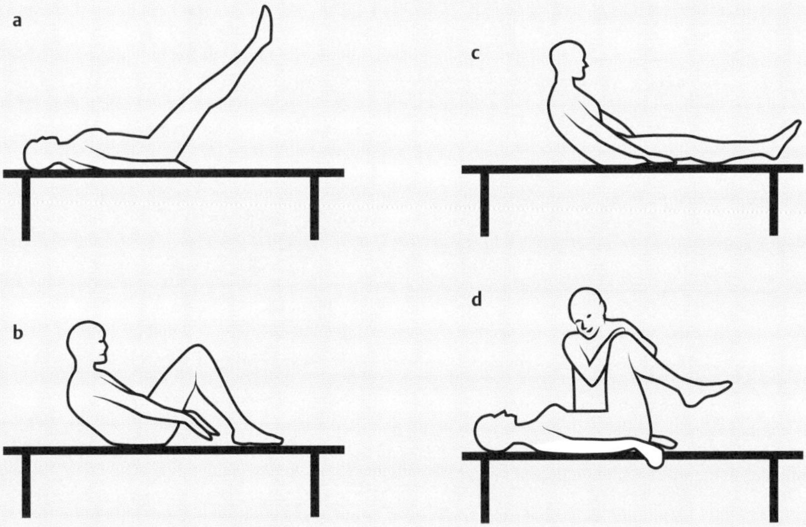

助言5　腰椎を牽引する5つの方法

牽引は腰の筋肉の痙攣軽減に有用です。すなわち、椎間を大きくすると神経組織への圧が減るので、坐骨神経痛などの神経根症状の治りが良くなる可能性があるのです。ここでは5つの牽引方法を紹介します。各方法には微妙な違いがあります。どの方法も仰臥位で行います。助言5の末尾に表を載せていますので、各方法を実施した後で所見を記録しましょう。

質問　5つのテクニックに対する禁忌はありますか？

ありますか。過剰運動性または妊娠中のクライアントには使うべきではありません。妊娠後12ヵ月以内で靱帯が緩んでいると思われる時期には注意が必要です。股関節、膝、足首に影響する問題を抱えたクライアント、指示通りに足を保持すると問題が起きうる場合は、下肢の牽引は避けるべきです。急性損傷の治療にこうしたテクニックを使ってはいけません。背部痛の原因が痙攣であり、それ以外の原因はないことを確認してください。ここで紹介する方法は、腰の筋肉の痙攣軽減が目的です。

シーツ／タオルを使って腰を軽く牽引ストレッチする方法

この方法で牽引すれば、腰椎を直接ストレッチできます。下のイラストのように骨盤の位置でシーツを体に巻き、療法士は自重を使って体を後ろに傾け、骨盤を軽く牽引します。このテクニックを行う場合、療法士は自分の骨盤を痛めないように保護してください。

ヒント　このストレッチは、マッサージ台で行うよりも床にマットを敷いてその上に寝かせて行った方が良いです。

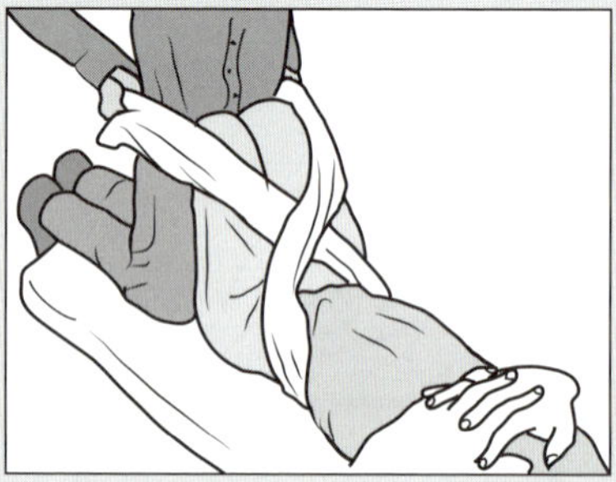

シートベルトを使って腰を軽く牽引ストレッチする方法

ストレッチの補助具にシートベルトを使う方法もあります。仰臥位で股関節と両膝を曲げ、両足の裏を診察台の上に付けさせます。療法士は自分の臀部の辺りに輪にしたシートベルトが来るようにセットします。次に、クライアントの両膝に反対側の輪をくぐらせます。クライアントの両太腿にはタオルを乗せておき、その上にベルトがかかるようにします。準備ができたら、療法士は自分の体重を利用して軽く後ろに体を傾けるだけで、腰の牽引ができます。

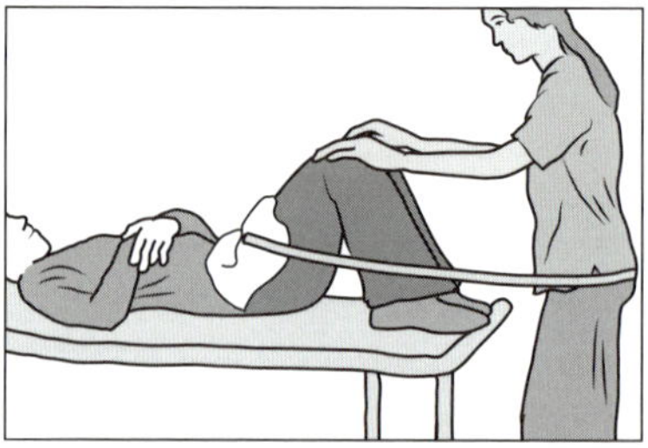

重力を使って腰を軽く牽引ストレッチする方法

このストレッチは1番目の方法と同様、床の上で両膝と両股関節を曲げて行った方が良いです。下肢に影響する問題がなければ、両脚の下に療法士の太腿を差し入れて下肢の重みを受け止め、脚の力を使ってゆっくりクライアントの股関節を床から浮かせます。こうすると、腰椎が軽く引っ張られます。クライアントよりもかなり背が低い場合、このストレッチは上手くいかないでしょう。代わりにバランスボールを使う方法があります。

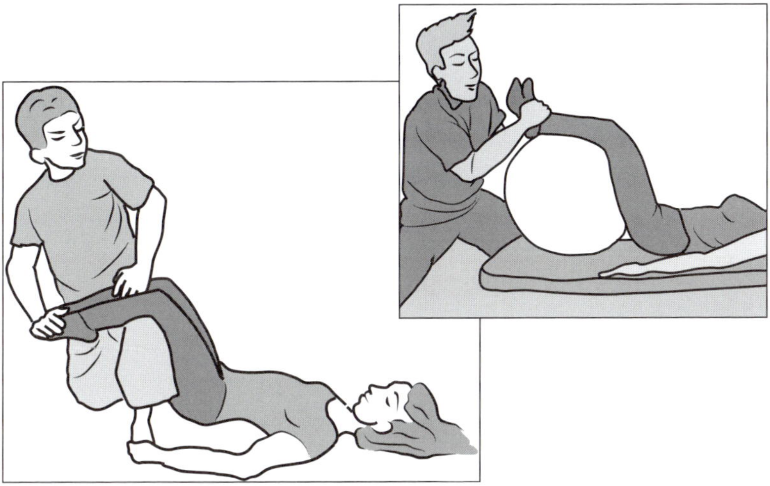

片側下肢を軽く牽引ストレッチする方法

これは非間接的なストレッチで、牽引した側の腰椎をごく軽くストレッチすることができます。イラストのように片側の足首を持って体を後ろに傾け、ゆっくり牽引します。

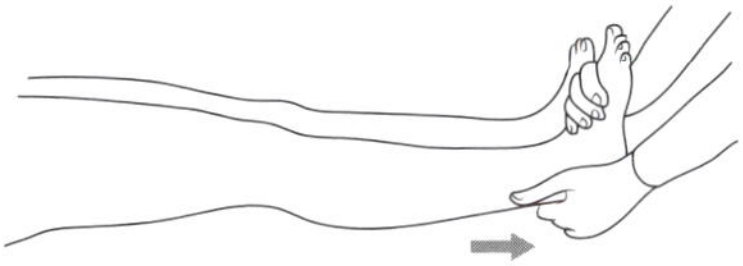

両側下肢を軽く牽引ストレッチする方法

これも非間接的なストレッチで、腰部全体を軽くストレッチすることができます。クライアントの両脚を伸ばして揃え、左右の掌ですくうように踵を持ち、ゆっくりと体を後に傾けます。このようにして両脚を持つと強い力で牽引しにくいため、軽くストレッチができるわけです。

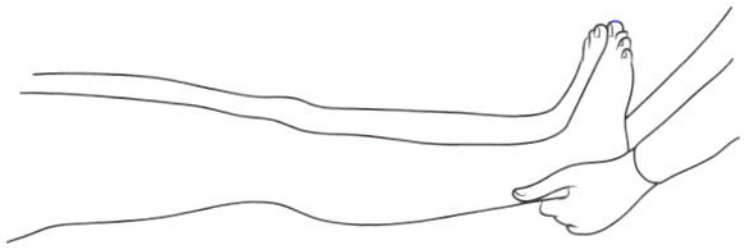

少し強めに牽引する方法として、クライアントを診察台の上で仰臥位にさせ、足首の下にタオルを水平に敷き(a)、次に足首の周りにタオルを巻いて足の甲の上で両端を交差させます。次に、(足首ではなく)タオルの両端を握り、体を後ろに傾けます(b)。

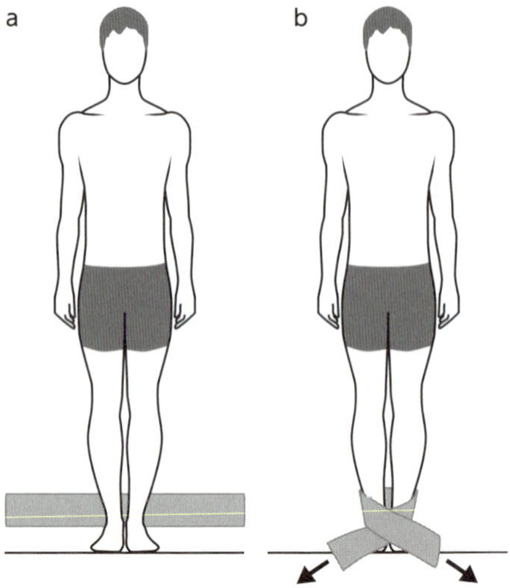

テクニック	所見
タオルを使った腰の牽引	
シートベルトを使った腰の牽引	
重力を利用した腰のストレッチ	
片側下肢の牽引	
両側下肢の牽引(徒手)	
両側下肢の牽引(タオル)	

!ヒント レッグテクニックを使って牽引する場合、牽引したときにクライアントに骨盤を後傾するよう指示すれば、筋肉の緊張をより減らすことができます。骨盤を後傾するには、脊柱起立筋群の拮抗筋である腹筋を収縮させる必要があります。拮抗筋を収縮させれば、痙攣している筋肉の緊張を減らすことができます。

?質問 **他のポジションで腰椎の牽引ができますか？**

できます。側臥位にさせ、上側の足に片側下肢テクニックを使用できます。しかし、腹臥位では牽引の効果が弱くなります、それは腹臥位になると間違いなく腰椎の弯曲が正常になるためです。これによって、筋肉が短縮位になり、痙攣を再発する可能性が高くなります。他方、この助言で述べた仰臥位では腰椎が軽く屈曲し、腰椎の弯曲が小さくなり、軟部組織が軽く引き延ばされるので、筋肉の緊張が解れやすくなります。

助言6　腰部筋痙攣の治療

腰の急激な痛みは、時に筋肉の痙攣に因って起きます。痙攣は不随意な筋肉の収縮で、多くは一時的なものです。腰に起きる痙攣は、触診で筋肉が緊張していることでわかります、緊張は脊柱起立筋群に起きることが多く、一側性がほとんどです。突発性の痙攣は短期間のうちに自然に収まりますが、長引く場合の痛みの緩和には治療が有用です。

助言6で紹介するテクニックはいとも簡単に適用できます。特に順番を決めて行う必要はなく、一つのテクニックを使っただけで、痙攣や症状を十分解消できるかもしれません。

仰臥位で下肢ロッキング

このテクニックは受動〝金魚運動〟マシンのテクニックに似ています。〝金魚運動〟マシンとは、仰臥位でマシンに両脚を乗せると左右に軽くスイングしてくれる器具です。クライアントの足首を両手ですくうように支え、軽く左右にスイングします。両脚を診察台から高く上げる必要はなく、動かしやすい高さで十分です。クライアントの脚が見るからに重そうな場合、このテクニックを使わなくてもよいです。左右に振る時、

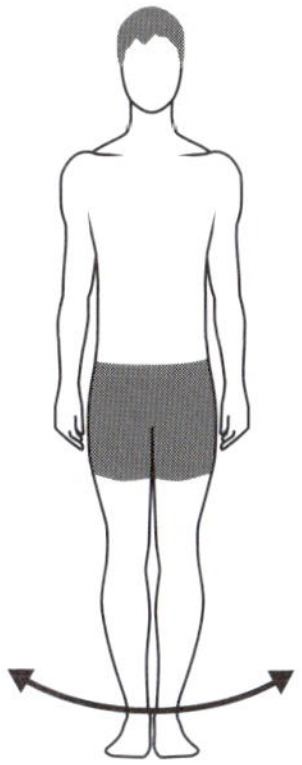

効果を上げようとして振れ幅を大きくする必要ありません。リズムをつけて左右に振った方が効果的と思われます。まず腰椎の組織が弛緩し、運動を続けるうちに筋痙攣が軽くなっていきます。

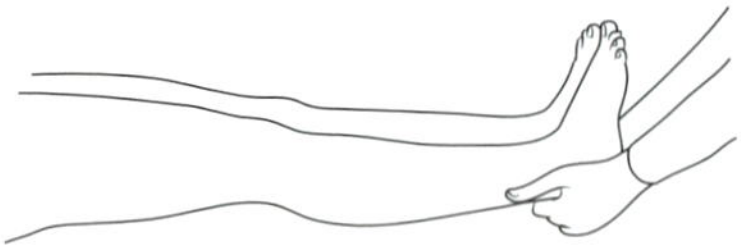

このテクニックを行うときは自分の姿勢に注意しましょう。クライアントの両脚の重みを支えるので、療法士は自分の腰を保護してください、数分以上この運動を続けると疲れますが、仰臥位で行う予定の別のテクニックがあれば前後に入れても良いでしょう。

このテクニックを行うときは、背中を縦に走る筋肉にどのように影響しているか考えましょう。クライアントの足を動かす前のクライアントの骨盤は水平で、脊椎伸筋は平行（a）です。両脚を左右一方に動かすと骨盤が傾さ、動かした方向の軟部組織が軽く圧迫されますが、反対方向の組織は軽く伸びています(b)。

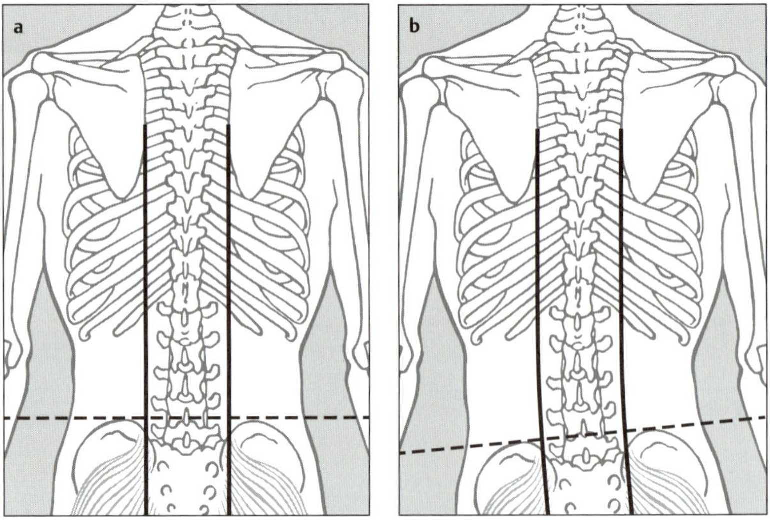

ヒント　クライアントの脚を揺らしながら少し後ろに体を傾けると、背中の組織が軽く引っ張られるので、同時に少しですが組織が伸びます。これだけで十分に癒やされ、ロッキングが不要な場合もあります。

仰臥位でストレッチ&ロッキング

ストレッチングによって筋肉の緊張が減ります。仰臥位で腰部伸筋を受動ストレッチするには、股関節と膝を曲げ、両膝を胸の方向に軽く押し、股関節を深く曲げます。

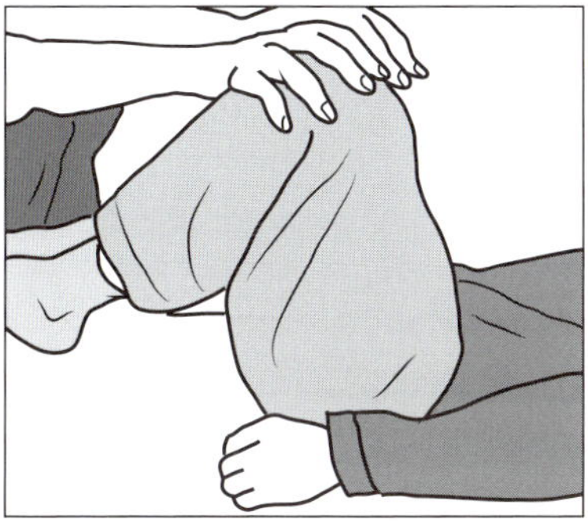

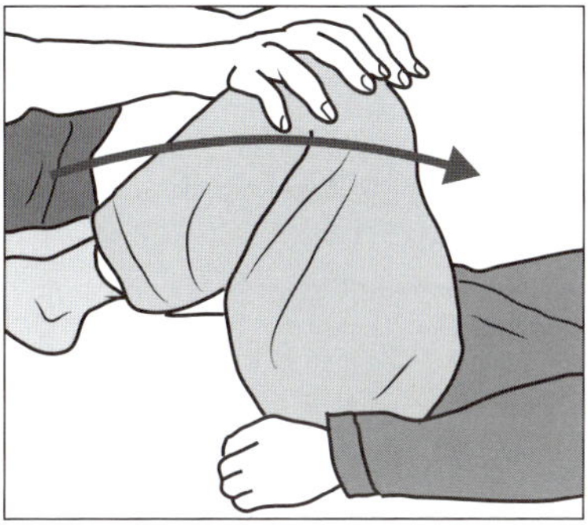

この体位が楽にとれる場合、股関節を深く曲げた位置からさらに軽く押します(股関節をより屈曲させる)。これによって骨盤が後傾し、腰部伸筋と筋膜が伸びます。

下垂腹や股関節屈筋に痛みがあるクライアントの治療には、このストレッチができないかもしれません。また、片側または両側の股関節置換術を受けたクライアントには使わないでください。

骨盤後傾+ストレッチ

仰臥位ストレッチやロッキングテクニックが使用できない場合、同じ姿勢で股関節を90度に曲げ、骨盤を後傾させるよう指示します(骨盤後傾の指導方法については助言1を参照)。骨盤後傾には腹筋の収縮が必要で、痙攣している腰部筋肉の緊張を和らげることができます。

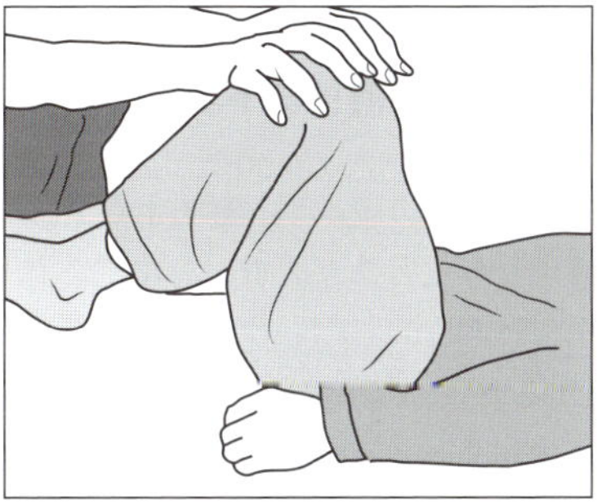

静 圧

腹臥位で腰椎の組織を伸ばすには。まず胃の下に枕を入れます(a)。痙攣している腰部筋肉に軽く静圧を加えます (b)。脊椎両脇を縦方向に走る脊柱起立筋の一方が痙攣している可能性が高いです。約60秒静圧を加えてやると、症状が鎮まるのを相手は感じるはずです。痙攣している筋肉の他の部位にも施術します(最大5回まで)。

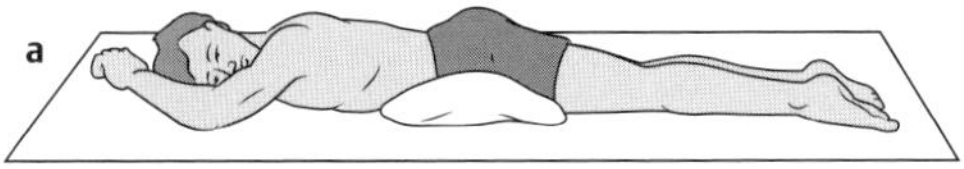

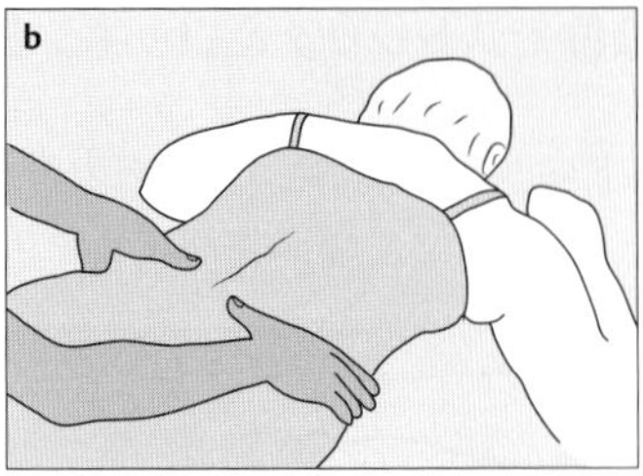

胎位で静圧&静的ストレッチ

このテクニックは非常に難しいですが、有用です。クライアントを胎位にさせ、痙攣中の筋肉に軽く圧を加えます。圧をかけたまま、ウェストの位置で体をもっと曲げるか、骨盤後傾をするよう指示します。どちらの動作を加えても、腰部の脊柱起立筋がよく伸び、ストレッチしやすくなります。右のイラストでは療法士はクライアントの頭側に立っていますが、クライアントの後ろに立っても良く、好きな方を選んでください。このテクニックを行うときは、療法士は自分の姿勢に注意し、背筋が伸び過ぎないようしてください。

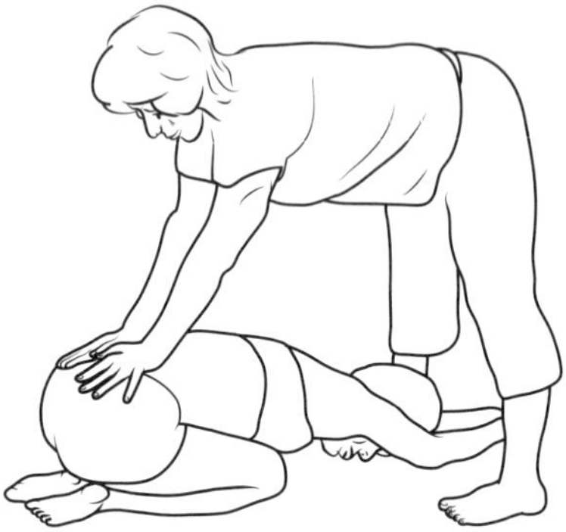

座位で静圧&静的ストレッチ

診察台の上に座らせ、療法士が背後から施術する方法もあります。座位でこれを実施するときの欠点は、クライアントを前に押してしまい、相手はそれに抵抗しようとする傾向があることです。そうすると、これから弛緩させようとしている脊柱起立筋が収縮してしまいます。痙攣している筋肉に圧をかけたら、前屈みになるか骨盤を後傾させるよう指示します。どちらも腰部伸筋を伸展させます。療法士は親指の関節の過剰可動性または疼痛がある場合、親指を使わないようにしてください。

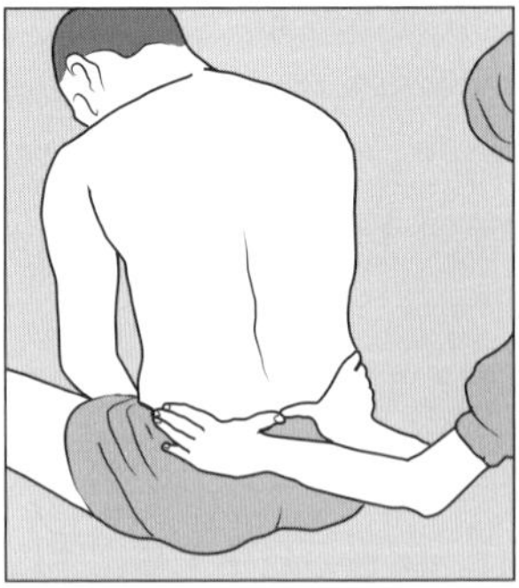

対立筋群の等尺性収縮／求心性収縮

痙攣している筋肉の緊張を下げるには、対立筋を収縮させる方法がよく使われます。しかし、脊柱起立筋群の治療にこの方法を使うのは難業かもしれません。骨盤を後傾している間に腹筋は収縮し、これだけで脊柱起立筋群の痙攣が改善することがあります。他にも、上体を起こして、頭と両肩を床から数センチ浮かせ(a，b)、腹筋をより強く収縮させる方法があります。頑張って上体起こしをして逆効果にならないようにする必要があります。つまり、上体起こしをしようすると筋力が低下した人は筋肉全体の緊張が増えるので、それによって腰筋の痙攣が悪化しないようにします。

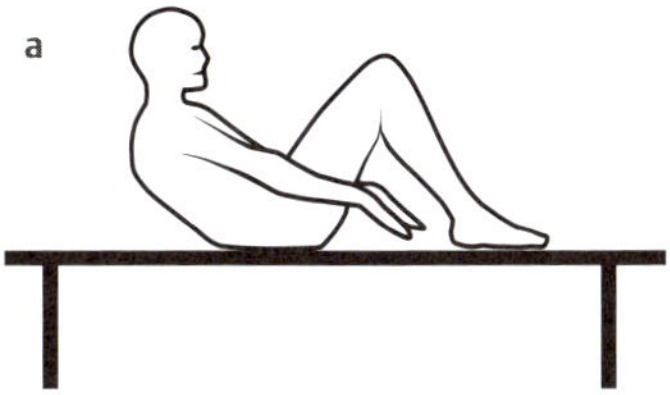

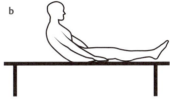

ポジショナルリリーステクニック

ポジショナルリリーステクニックを使って、痙攣している筋肉の緊張を下げる方法もあります。このテクニックでは、痙攣中のポジションより筋肉をさらに短縮位にさせます。腰椎にポジショナルリリーステクニックを試みる場合は慎重を要します。腰椎周辺筋を楽に短縮するには腰椎をさらに伸展させる必要があり、大半のクライアントが苦労するからです。

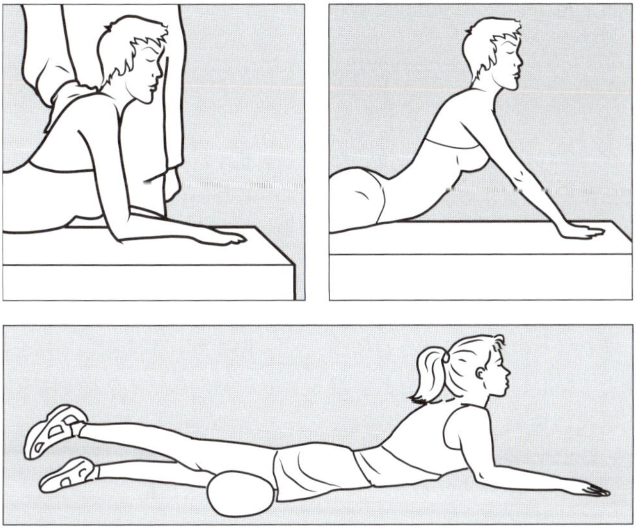

腹臥位になり、両肘で上体を起こす方法もあります。ポジショナルリリーステクニックが効果を発揮するには、クライアントが十分リラックスし、患部の筋肉を短縮させて最も痛みが少ないポジションにする必要があります。そこで、腹臥位の状態で両大腿の下に枕を置いて股関節と脊椎を少し伸ばしてやれば、理想に近づきます。

牽引

牽引すると筋肉を軽くストレッチできます。その例と牽引方法の詳細は助言5を参照。

腹臥位でロッキング

ロッキングを使用する場合、診察台の上で腹臥位にさせてその横に立ち、手を骨盤の横に置き、奥に押し出すように軽く揺すります。こうすると、腰の組織をわずかに回旋させてストレッチができます。下位胸椎はそのままで、骨盤を動かすことで腰椎が軽く回旋するためです。このテクニックは助言13に詳述します。

マッサージ

筋緊張を解すのにマッサージが役立つことがあります。胃の下に枕を置いて腰椎の前弯を少なくし、腰椎の組織を軽く伸ばします。広い範囲を大きくゆっくりとした動きでしっかりストロークすると緊張が解れやすいですが、軽いタッチで急いでストロークすると緊張を高めてしまいがちです。

禁忌について

腰が痙攣しやすいクライアントには、毎日、姿勢のアセスメントをすると有用でしょう。筋肉を短縮させるポジションを続けると、その筋肉は痙攣しやすくなります。したがって、クライアントが長時間腰の伸展、側屈、回旋、またはその組み合わせ動作が必要な姿勢をしていないか、知ることが重要です。腰部筋肉の短縮が必要な姿勢は、たとえば次のとおりです。

- 机やパソコン画面に向かって真っ直ぐ座らない(回旋)
- 脚を組んで座る(側屈)
- 体を後ろに反らす(天井にペンキを塗る)(伸展)
- 助手席に手を置いて体を捻ってリアウィンドウを見るなど、体を後ろに反らして捻る(回旋と伸展)

筋痙攣を軽減するテクニックの一覧

テクニック	備考
仰臥位で下肢ロッキング	
仰臥位でストレッチ&ロッキング	
骨盤後傾+ストレッチ	
静 圧	
胎位で静圧&静的ストレッチ	
座位で静圧&静的ストレッチ	
対立筋群の等尺性収縮／求心性収縮	
ポジショナルリリーステクニック	
牽 引	
腹臥位でロッキング	
マッサージ	
姿勢の観察とアドバイス	

? 質問 腰部の筋痙攣を軽減すると不利なことがありますか?

あります。筋肉は痙攣することで、隠れた問題から体を守っているのかもしれません。関節の挟み込みなど椎間関節の損傷、問題箇所に関係する靱帯の病変、または腰椎椎間板ヘルニアなどがある部位での筋痙攣が良い例です。このような症例で、痙攣した筋肉の過度な緊張を解せば、痛みが緩和されますが、大抵は一時的に過ぎず、体を動かそうとするとすぐに痙攣が再発します。このタイプの痙攣は、折れた骨に添え木で固定するようなものと考えても良いでしょう。つまり、腰の脊柱起立筋が痙攣することで、古傷のある腰の動きを減らそうとしているのです。

助言7　クラップ式四つ這い運動

腰椎がわずかに横に弯曲しているクライアントを見たことがあるかもしれません。側弯症の場合、弯曲がさらに著しいかもしれません。側弯症の治療で難しいのは腰の伸筋群が弱っていることで、スポーツ活動への参加が原因かもしれません。これが、日常活動に影響を与える可能性があります。

整形外科医のルドルフ・クラップは、非対称のストレッチポーズや筋肉強化運動を取り入れた一連の運動方法を開発しました。それは、側弯症を発症しない四つ足動物の観察結果を基にし、編み出されたものです。クラップ式四つ這い運動の小児への使用は膝障害の発現により廃止されましたが、成人への使用は今でも再考の価値があります。

Iunes他（2010）は、特発性側弯症の患者16名を対象にクラップ式四つ這い運動を使った治療前後の写真を撮り、クラップ法は体幹の不均整を治療するのに有効な治療テクニックであると結論づけました。

何種類の運動を何回行う必要があるかについては、不明です。Iunesらは、20回の治療を行いました。

クラップは多種多様な運動を使っていましたが、まずは簡単な四つ這い運動を考えましょう。四つ這い運動が安全でないクライアントはあまりいません。唯一の欠点は、膝に圧力がかかることで、さらに上肢にも圧力がかかる可能性があります。このため、膝に問題があったり、上肢に関節炎があるクライアントには使わないようにしましょう。2種類の四つ這い運動を考えて、自分で試してみましょう。

両手両膝を床につける単純前方直線四つ這い運動

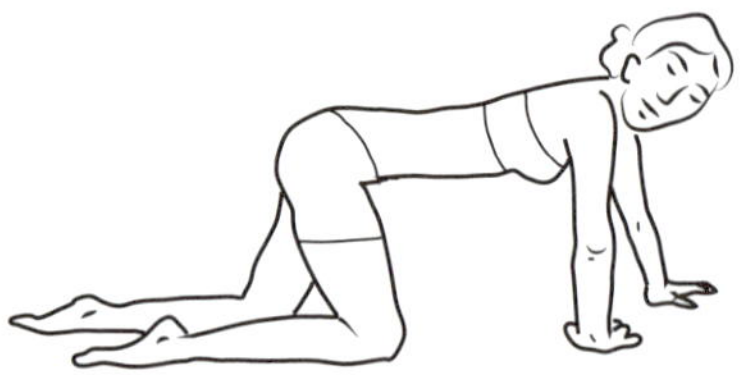

この運動をするには、脚が交互に前進するために骨盤が傾き、その動きに合わせて脊椎が左右に側屈する必要がありますが、上肢の体重はかかっていません。この運動は、腰椎を対称的に動かす効果があります。

自分で練習してみると、脚を前に出す側のウェストが少し圧迫されるのに気づくでしょう。これは、脚を前に出す側の骨盤が少し挙上するためです。この治療方法は現在の標準からは外れていますが、クラップが推薦した矯正運動などを再検討するのは有益です。

両肘両膝を床につける単純前方低位四つ這い運動

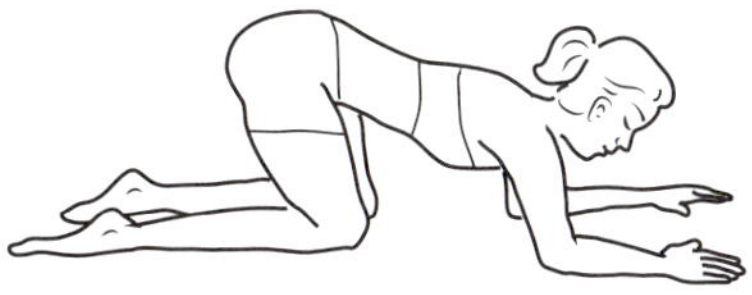

変法として、前腕でより多くの体重を支えて四つ這い運動します。このポジションは筋力があまり要らず、組織をより大きく伸ばせるはずです。

実践すると、首が苦しいと感じるかもしれません。重力に逆らって頭を保持するため、後頸筋が作用して首を伸展させるためです。脊椎と首のアラインメントを合わせると（顔を上げず、床の方に見る）、首が苦しくなくなります。

腰部弯曲を矯正する四つ這い運動

円を描くように四つ這い運動すると、腰椎は円の内側が凸状に、外側が凹状になり、内側の筋肉が円の大きさに合わせて収縮せざるを得なくなるので、弯曲を小さくすることができる、とクラップは言っています。たとえば、左が凸状、右が凹状に腰椎が弯曲したクライアントには、反時計回りに四つ這い運動をするよう勧めます。

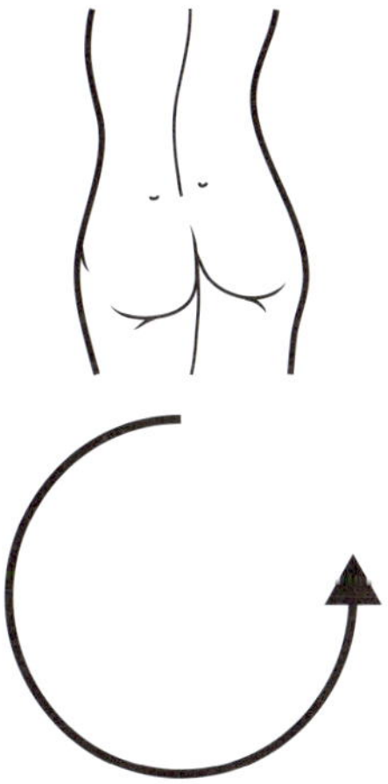

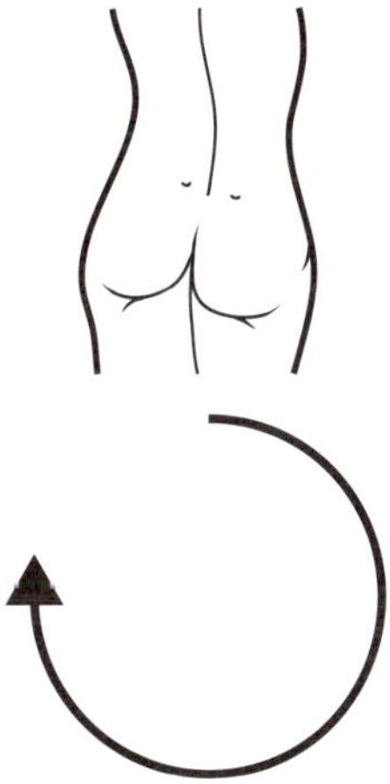

4つのテクニックを実践し、脊椎の感覚を一覧表にそれぞれ記入する

テクニック	備考
両手両膝で直線四つ這い運動	
両肘両膝で直線四つ這い運動	
両手両膝で円状四つ這い運動	
両肘両膝で円状四つ這い運動	

助言8　背部痛があるクライアントの治療

療法士が提供できる最も有効な治療は、施術ではなく、情報を与えることです。特に、背部痛に悩むクライアントに対してです。当たり前ですが、背部痛のクライアントの多くは恐怖心と不安や不満で一杯で気が滅入ることもあります。答えをもらえない疑問を抱えていることがよくあるのです。

質問 背部痛のクライアントはどのような質問をしてくるでしょうか？

- なぜ背部痛が起きたのか？
- 痛みが起きる原因は？
- 診断がない理由は？
- 悪い診断結果が出たらどうなるのか？
- 背部に重篤な問題がある場合はどうなるのか？
- なぜ痛みが続くのか？
- どれ位続くのか？
- 背部痛が消えなかったらどうなるのか？
- 背部痛の再発予防にできることがあるか？

助言8は、急性背部痛のクライアントを安心させられそうな伝え方についてのアイディアです。ここでは主に、説明すること、元気づけること、自己治療について教育することについて述べます。

- 背部痛の原因に関する**説明**
- 重篤な傷害を意味する背部痛は稀だと言って**安心させる**
- 痛みを自分で対処し、すぐにでも動くようクライアントを促す**教育**

助言8は、助言の仕方をわかりやすく分類しています。これを基に、自分で箇条書きの一覧を作ってもよいでしょう。適宜、クライアントにその一覧を渡したり、背部痛を治療するときの自分用のメモとして使ってもよいでしょう。

背部痛の治療についての情報は非常に多く、ここでは一般的な内容にとどめます。具体的な運動方法や、日常生活活動の対処については、第9章をご覧ください。

背部痛の原因

背部痛の原因箇所の構造を説明するときに、イラストや人体解剖モデルを使うと便利。

- 脊椎は骨（椎骨）で出来ている。骨が背部痛を起こすことはあるが、非常に稀だ（骨折または骨癌が原因の骨痛はある。背部痛の原因の中で、癌が占める割合はごくわずかなので、この点を強調することが重要（ただし、癌と聞いただけで縮み上がるクライアントにそこまで言うのは賢明ではない)。

- 骨と骨は靱帯で支えられている。靱帯は強靱な組織だが、急激な力で捻れることがある。この状態が捻挫である。背中の靱帯も足首の靱帯と同様に捻挫を起こすことがあると伝え、安心させる。また、捻挫すると非常に痛いが、重篤ではないと言って安心させる。
- 脊椎には椎間関節がある。これは二つの椎骨を接合する小さな関節だ。椎間関節同士が衝突すると痛みが起きるのは、関節表面を押し合うからだ。これも痛いが、重篤ではない。
- 二つの椎体の間には軟骨で出来た強靱な円板(椎間板)がある。円板がはみ出すことがあり、これを俗に〝ぎっくり腰〟と呼ぶ。押し潰されたサンドイッチのように椎間板の一部が骨の間からはみ出て神経を圧迫すると、激しい痛みが起きる。それが脚の支配神経であると、脚に痛みが起きることが多い。椎間板を正常な位置に戻すと、通常、脚の症状も解消する。
- 背中は強靱な筋肉と、筋膜という強い組織で支えられている。筋肉も筋膜も断裂することがある。これも痛いが、重篤ではない。
- 不安やうつの感情で背部痛が悪化することがある。痛む部位の構造は特に傷ついていないのに、恐怖や不安が相まって、非常に強い痛みの感覚が生じる。不安を取り除けば、症状も減らせると説明する。
- 原因不明の背部痛もある。

背部痛の診断

- 上述のとおり、背部痛の原因は様々な人体構造に由来する。複数（靱帯と筋肉など）の軽い損傷で起きることもある。この場合は診断が難しい。
- X線検査やスキャンで重篤な病態がわかることがあるが、痛みがあっても小さな損傷の確認にX線検査はあまり役に立たない。背部痛の原因は小さな傷であることが大半だ。重篤な病態よりも背中の機械的構造に関係があるという意味で、〝機械的な〟腰痛とも言われる。
- X線検査やスキャンで変性が見つかることがある。変性は万人に起きる普通の変化で、関節が毎日磨耗し断裂する様を指しているだけである。X線画像で高度な変性が見られても痛みがあるとは限らず、頻繁な痛みを訴えていても脊椎に変性が見えない場合もあるのは研究で示されている。X線画像で変性があっても、それが痛みの原因とは言えない。
- 残念だが、多くの場合、痛みの原因を特定することは不可能だと肝に銘じよう。

クライアントを安心させる

- 背部痛の大半は重篤ではない。確かに非常に痛いかもしれないが、重大な損傷があるという意味ではない。
- 背中の問題はよくあることだ。この種の背部痛を経験した人は他にも大勢いる。

- 背部痛が再発する人は多い。ただし、その間隔は何ヵ月から何年と幅があるだろう。
- 通常、急な痛みが続くのは数日だ。
- 損傷が痛みの原因なら、正常な治癒プロセスが始まる。治癒・修復プロセスの詳細については、Tim Watson教授の『Soft tissue repair and healing review（軟部組織の修復と治癒に関する総説）』（http://www.electrotherapy.org/assets/Downloads/tissue%20repair%202014%20Final.pdf）を参照。治癒過程で起きる複雑な事象の数々、各プロセスにかかる時間のめど、治癒の段階には重複が多く、個人差があることなどが記されている。

治療

医療専門家による背部痛の治療法の変遷について、クライアントに説明することが大切です。昔は、休息するように指導されていました。今では、1～2日を超える休息は有用ではなく、痛みが悪化し、能力障害に繋がる可能性があることがわかっています。現在は、クライアントが自分ですることが重視されています。医療専門家に治してもらうより、自分で痛みをコントロールする方が、結果が良くなるのはこのためです。

質問　背部痛に病床安静が推奨されなくなったのはなぜですか。

数日以上の病床安静は体に有害な影響を与え、回復を遅らせます。

- 骨が弱る
- 関節の硬化
- 筋力低下
- 体力の低下
- うつ病が頻発
- 痛みが悪化すること多い
- 鎮痛薬の必要性が増加すること多い

通常生活に戻るのがもっと難しくなります。

療法士ができるアドバイスの例は次のとおりです。

- 痛みが激しく、日常活動が何もできないときは、横になる
- 痛みが完全に収まらなくても、通常活動に戻って良い。不動によって筋肉が衰え、さらに痛みが増すことがある
- 数週間すれば、通常、日常活動をこなせる程度に痛みが和らぐ。活動中はよく注意する。
- 背中は動かした方が良い。動き始めるまでが早いほど良い。

質問　背部痛にはなぜ身体活動が良いのですか？

身体活動は体と心の健康を改善するので、回復に役立ちます。身体活動は次の効果があります。

- 骨が強くなる
- 関節の動きが良くなる
- 筋肉が強くなる
- 健康状態が改善する
- 自然の鎮痛物質が血流に放出される
- 一般に、幸福感が強くなる
- 能力の範囲内で活動することは、薬や治療を受けるよりも効果的で、自分でコントロールしながら、できるだけ早く、軽い身体活動を少しずつ取り入れることが重要。当初の痛みや不快感は仕方ないと観念すること。その苦痛も徐々に減り、安静にするよりずっと回復が早いだろう。
- 生活の中で痛みをコントロールすると決めた人の方が、痛みに屈する人よりも、背部痛に上手く対処できる

質問　背部痛の人にはどのような身体活動が安全ですか？

衝撃がない軽い運動は、背中を傷めることなく、回復を早めてくれます。たとえば、水泳、サイクリング、ウォーキングです。

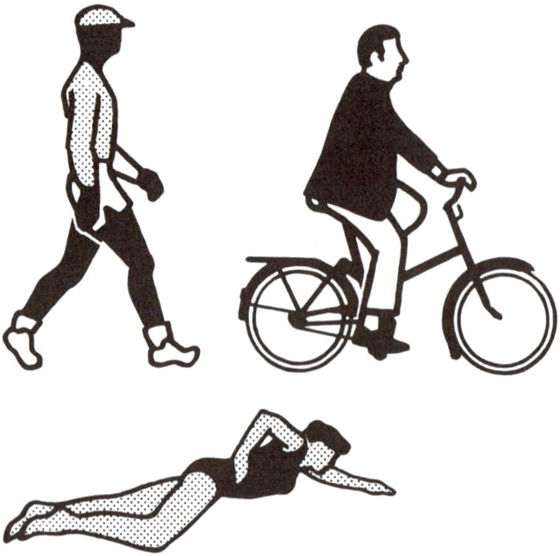

助言9　腰椎のテーピング

腰痛のクライアントには、キネシオ・テープ（Kinesio Holding Corporation）などのテープを使うべきだと言われています。比較的安価で使いやすいので、テーピング治療の研究に対する関心が高まっています。伸びた筋肉にテーピングをする理論的根拠は、筋肉が機能しやすくなり、可動域運動もできることです。皮膚を刺激したり、伸縮性テープそのものが元に戻ろうとすることで、このような効果が得られると考えられています。さらに別の仮説によると、筋肉が伸びて皮膚がストレッチされた状態でテーピングをするため、筋肉がニュートラル・ポジションになるとテープにしわが出来て皮膚を〝持ち上げ〟、皮膚表面の血液とリンパの流れを刺激するそうです。製造業者が掲げるこのような仮説に対する研究が進められています。たとえば、Lemos他（2014）は、テープを長軸方向に平行に複数貼付すると、健康な若年女性の前屈量が増えることを見いだしました。4つの無作為対照試験の系統的レビュー（Vanti他, 2015）では、テープ使用の有効性に関する研究が非常に少なく、最終的な結論を引き出すことができないとしています。

Vantiによると、長軸方向並列貼付法では結果のバラツキが極めて大きいものの、非特異的な腰痛被験者の一部はテーピング後に腰痛が減り、テープ除去の約3日後に痛みが増加したそうです。ただし、テープの効果か、プラセボ効果なのかは不明です。

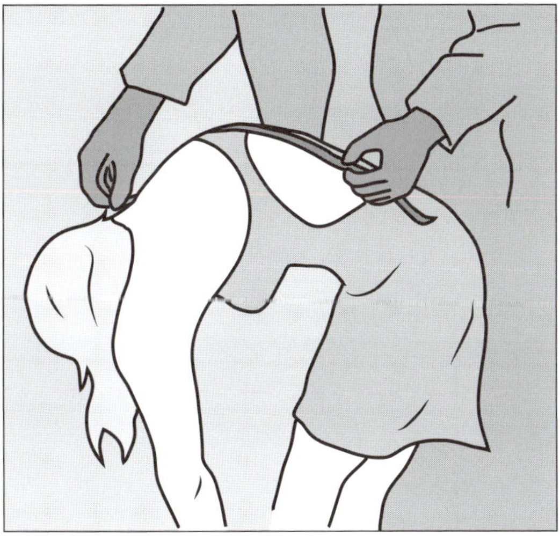

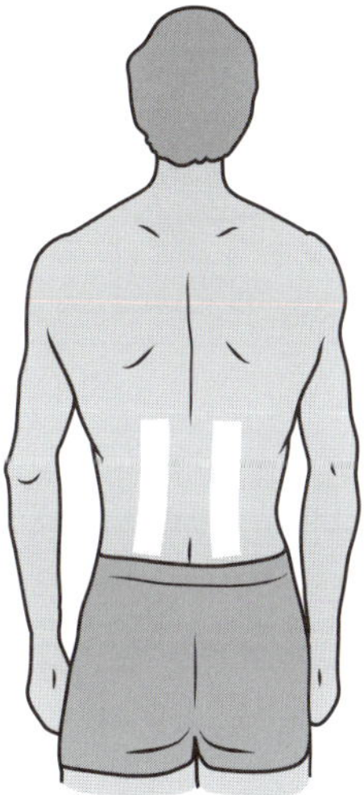

助言10　腰屈筋のストレッチング

本章では、短縮した股関節屈筋が骨盤を前方に引っ張り、腰椎の弯曲が強くなり、腰痛の原因になることを学びました。股関節屈筋をストレッチングすると、骨盤の引っ張りが小さくなり、骨盤がニュートラル・ポジションに近づいて行くので、理論上、腰痛が減ります。

股関節屈筋のストレッチ法はたくさんありますが、簡単な方法を一部、下のイラストに示します。最初に股関節屈筋の長さを測り、所見を記録します。30秒以上受動ストレッチを行い、股関節屈筋の長さをもう1度測ります。この治療で症状にどのような効果が得られたか、経時的にアセスメントします。

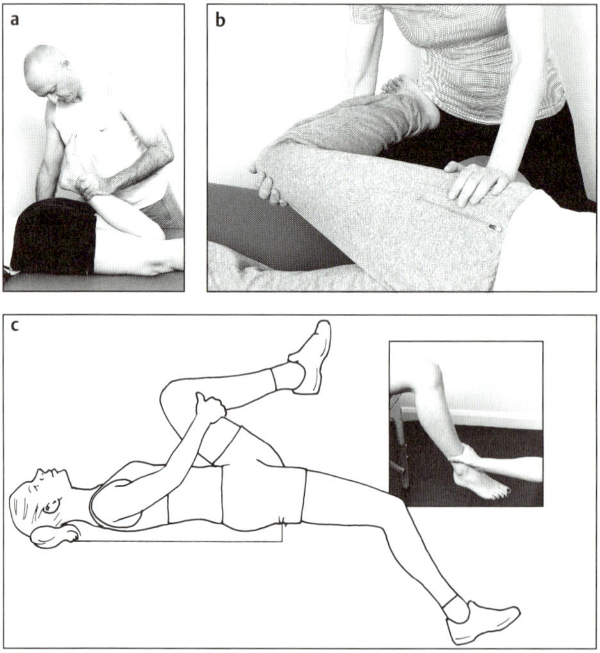

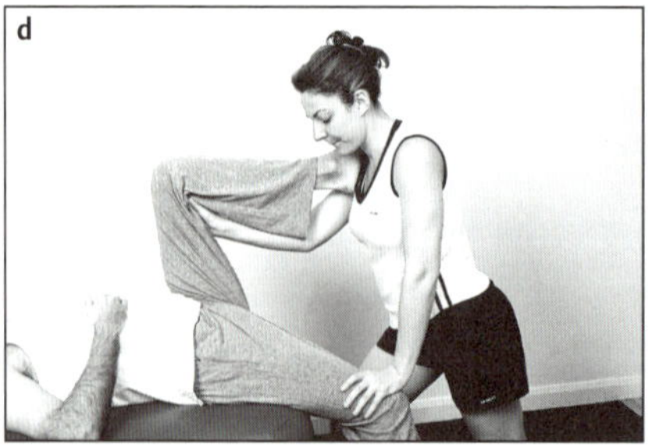

(a) 腹臥位で、股関節を屈曲させる
　大腿直筋などの四頭筋を受動ストレッチ
(b) 側屈で股関節屈筋をストレッチ
(c) 仰臥位で大腿直筋をストレッチ
(d) 仰臥位で股関節屈筋をストレッチ

第9章　腰部アフターケア

Chapter 9 Lumbar Aftercare

第9章　腰部アフターケア

ここまでお読みになった方は、本書に記したヒントは、理学療法とマッサージ療法に長年携わり、主に骨格筋の症状に悩むクライアントや一般の方々に向き合ってきた著者の経験に基づいていると、気づいておいででしょう。著者の結論は、腰部(首や胸郭も)の痛みや凝りは静的姿勢を長時間続けることで起きたり、悪化するということです。したがって、本章は腰の症状を自分でアフターケアする方法を主題とし、特に、腰椎の動きを促す方法を重点的に記します。5つの助言はこのトピックだけに絞り、腰痛クライアントに様々なポジションで安全に腰をよく動かすようにさせられるアイディアを盛り込みました。腰痛症状の自己管理については、研究で裏付けられ、推奨されています。自己管理ではマッサージで得られる癒やし効果の代わりになりませんし、一連のストレッチ方法についてクライアントに説明する喜びが減るわけでもありません。腰痛患者の治療では、必ず実地治療の場面が出てきます。本章に記すアフターケアに関する助言は、有効と判明した現行治療を補足したり、他のスキル(腰痛管理をサポートするしっかりしたアドバイス)をクライアントに提供することを目的としています。

助言1　入浴時の運動

多くの人は温浴で腰痛が軽くなります。腰の痛みで疲れた1日が終わり、ようやくほっとできる悦びで、浴槽に浸かったまま動かない人が大半でしょう。そんなクライアントには助言1の情報を使い、簡単な運動を定期的に行うと痛みの軽減にいかに有益であるか、説明しましょう。助言1の7種の運動は浴槽で行うもので、次の場合に適応します。

- 急性期の腰の障害のため、治療ができないとき
- 不動期から回復中で、背中の凝りが感じられる場合、または可動域減少が見られる場合
- 疼痛を緩和する治療が尽きたとき
- 受傷後のリハビリテーションが早期段階で、医師の承諾を得ているとき

入浴時の運動の目的は、風呂の湯で痛みを和らげ、浴槽の大きさで動きが制限されることを逆に利用して、腰椎をゆっくり動かすことです。

以下の効果により、腰を動かせるようになるでしょう。

- 湯温で筋痙攣を減らす効果
- 腰の筋肉を優しく伸ばす効果
- 腰椎の軽い運動効果

助言1の運動は、無症状の人にはあまり効果がないですが、有症状の人は安全に腰椎の運動（おそらく浴槽以外ではできない運動）ができます。運動はすべて横臥位で行い、順番は問いません。激しく、無理に行う運動ではなく、コントロールできる範囲で行います。まずは各種目を数回程度実施するよう、クライアントに提言してみましょう。

運動1：腰の部分伸展

両手を湯中に入れ、両掌を浴槽の底に付けます。両脚を前に伸ばしたまま、浮力で臀部だけを少し浮かします。この運動の目的は、腰を水面から出す（体に危険な場合があります）ことではなく、踵を床につけてその力で臀部を浴槽の底から持ち上げるだけです。股関節伸筋がこの動きをするときに、力はほとんど要りません。

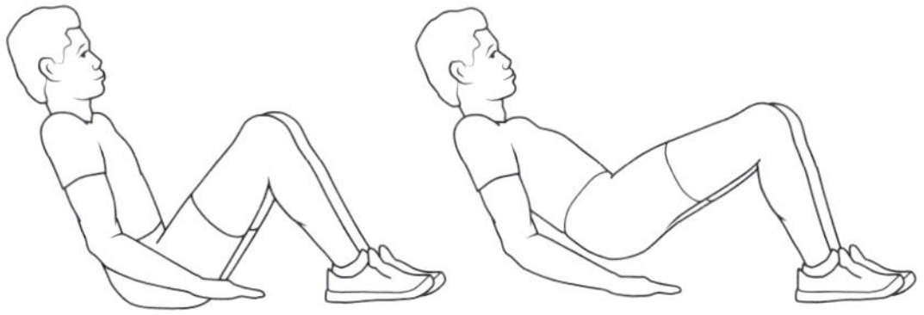

効　果：腰椎の部分伸展で腰がごくわずかに伸び、腰椎弯曲が小さいクライアントに有益でしょう。骨盤後傾を併用すると、腰椎を前から後ろにゆっくり動かす効果があります。

運動2：骨盤後傾

両手を湯中に入れて掌を浴槽の床に付けるか、浴槽の横に楽な格好でもたせ、股関節と両膝を楽な状態に曲げてリラックスします。その上で、腹筋で骨盤を後傾させます。

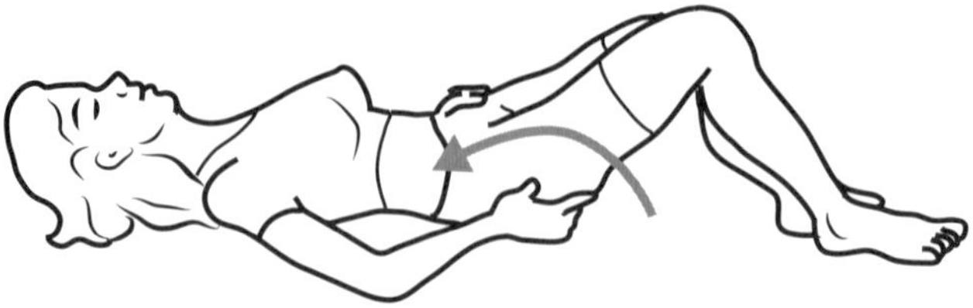

この骨盤運動に慣れないクライアントは、骨盤後傾を促す秘訣について記した第8章助言1のアドバイスが有益でしょう。この軽い運動を浴槽で行うと、温湯で癒やされ、腰の痛みや凝りに悩むクライアントに有益でしょう。

効 果：骨盤後傾で腰椎がわずかに屈曲し、腰椎弯曲が小さくなり、左右の腰伸筋が伸びます。

運動3：片側股関節屈曲

両手を湯中に入れて掌を浴槽の床に付けるか、浴槽の横に楽な格好でもたせ、片側の股関節と膝を同時に曲げ、踵を同側の臀部に引き寄せ、ゆっくりとニュートラル・ポジションに戻します。

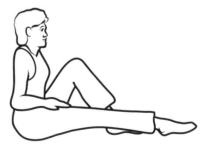

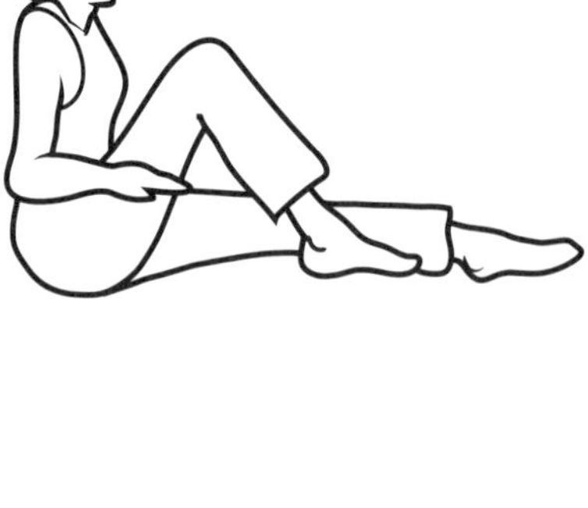

効 果：片側の股関節屈曲により、骨盤が少し後傾し、腰椎前弯が小さくなり、股関節を曲げた側の腰伸筋が伸びます。

運動4：両側股関節屈曲

両手を湯中に入れて掌を浴槽の床に付けると、この運動がしやすいる場合が多いですが、両腕を浴槽の横にもたせてもできます。両側の股関節を同時にゆっくりとまげ、両足の踵を臀部に引き寄せてからニュートラル・ポジションに戻します。

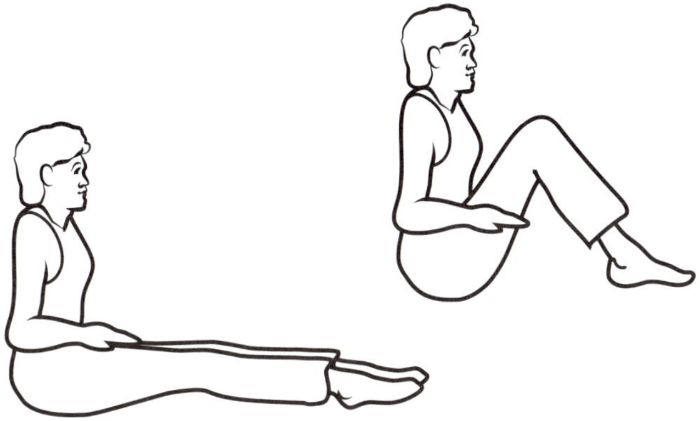

効 果：両側の股関節屈曲により、骨盤が少し後傾し、腰椎前弯が小さくなり、腰伸筋が伸びます。

運動5：股関節の引き寄せ

両腕を浴槽の横にもたせかけ、右の股関節を引き寄せ（両足を伸ばしたままで右足だけを浴槽の向かいの端から遠ざかるように動かします）、腰方形筋（QL）を収縮させます。次に股関節を〝落とし〟、爪先が向こうの端に触れるようにします。数回これを繰り返し、左側も同様に繰り返します。

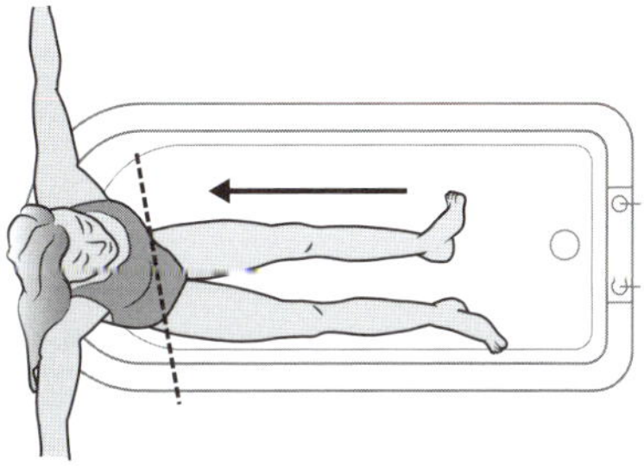

効 果：股関節の引き寄せでQLを強化できます。股関節を〝落とす〟とQLが伸びて腰椎の側屈ができます。

運動6：両脚の左右揺さぶり

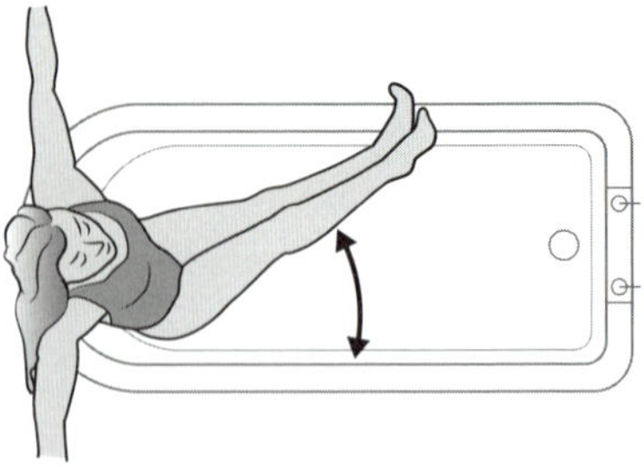

両腕を浴槽の横にもたせかけます。両足を揃えて伸ばし、自力で左右に揺らすようにします。このとき、右足首の右横が浴槽右横に当たるようにし、次に脚を揃えたまま反対側に回し、左足首の左横が浴槽左横に当たるようにします。

効　果：脚を左右に揺らすことで側屈筋群の前面後面が鍛えられ、脊椎の側屈ができます。

運動7：腰の部分回旋

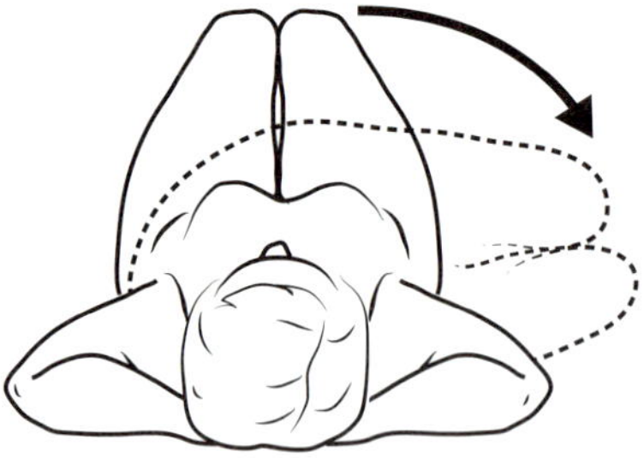

両腕を浴槽の横にもたせかけます。浴槽でできる非常に簡単な運動として、左右の足首をつけたまま左右股関節と両膝を曲げた状態から、両膝を右側に倒し、次に左側に倒します。脚が短い場合や、両膝の曲げが浅い場合は、さらに深く左右に倒してください。

効　果：この運動で腰筋群が少し伸び、腰椎の回旋ができます。

ヒント　こうした運動を処方する前に自分で実践し、その難易度と、指導するときに役立ちそうなこともあればメモしましょう。水中から出て行うときと比べ、浮力のお蔭で上記の運動が簡単にできることに注目しましょう。こうした運動がクライアントに適しているかどうか判断してください。

運動	備考
1. 腰の部分伸展	
2. 骨盤後傾	
3. 半側股関節屈曲	
4. 両側股関節屈曲	
5. 股関節の引き寄せ	
6. 両脚の左右揺さぶり	
7. 腰の部分回旋	

助言2　自力牽引

何世紀にもわたって、腰痛治療に牽引法が使われてきました。助言2では、クライアントが腰椎の自力牽引に使用できる4つの安全で簡単なポジションを紹介します。まず自分で実践し、クライアントに合いそうなポジションを決めましょう。末尾にある表(『所見』)を使って、所見を記録し、ポジショニングが容易になるアイディアが他にあればメモしたり、クライアントに必ず伝えておきたいポジショニングについて情報があれば書きましょう。

自力牽引ポジションの使い方

- 別のポジションを数日間実践し、症状を軽減できるかどうか判断するよう提案しても良いでしょう。クライアントにも好みがあるはずです。たとえば、日頃重い物を持ち上げ、事後に圧縮された脊椎を元に戻したいクライアントには、ぶら下がり牽引が適しているでしょう。
- 30秒位かけて定期的に行うとストレッチの効果が高まります。以下に示すポジションを30秒間保持できるかどうかは、クライアントによって差があるでしょう。
- 症状を悪化させることがなければ、ポジションAを急性期に使用してもよいでしょう。
- 各ポジションは朝夕1日2回実施できます。
- クライアントのリラックス感が高いほど、その牽引法が有益である可能性が高いので、以下に述べるポジションAとBが最も効果的である可能性が高いです。

ポジションA

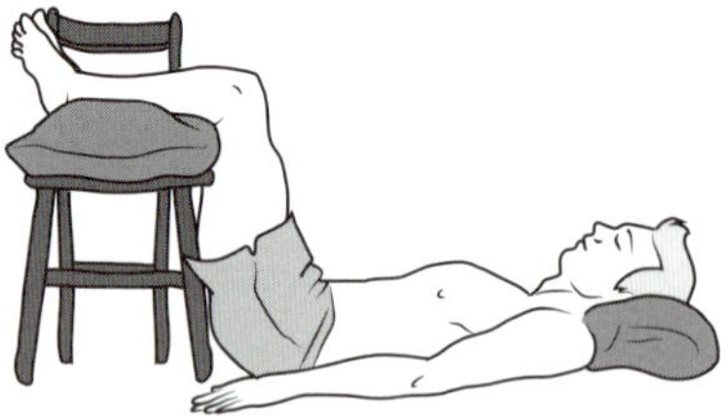

このポジションにあった椅子の高さを決めるために実験が必要です。両脚を空中に上げて股関節がぶら下がった状態にすると、腰椎が牽引できます。有症状のクライアントは、椅子やクッションを正しい高さにするときに補助が必要でしょう。ソファ、ベッド、ベンチのいずれも同等に使用できます。

ポジションB

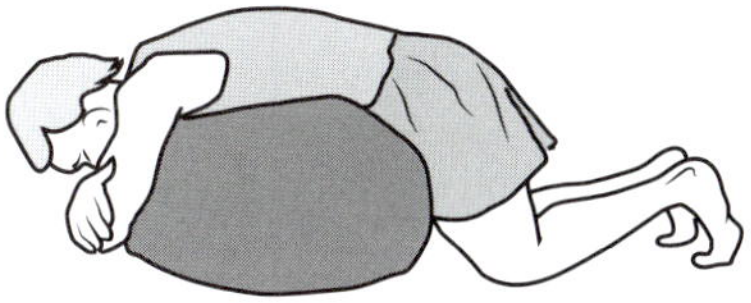

イラストではバランスボールの上に伏せていますが、小型スツールやプーフ（円筒型の座布団）も使用できます。この例では両膝が床に着いていますが、両膝で体重を支持すると逆効果になるので、床に着けないのが理想です。股関節が〝ぶら下がった〟状態にします。

ポジションC

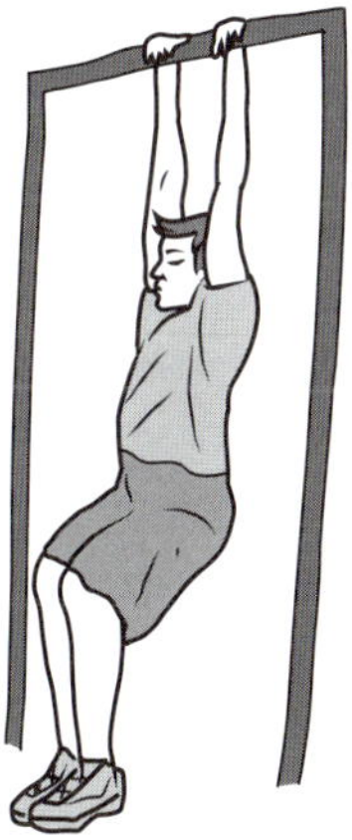

ただぶら下がって、腰と下肢の重みで牽引します。上肢の筋力がかなり必要です。ぶら下がる物は木の枝、懸垂バー、クロスバーなど丈夫で動かないものであれば何でも良いです。ポジションCでは上肢を牽引するので、肩や肘の亜脱臼または転位の既往歴があるクライアントには適用しないでください。

ポジションD

ポジションCと似ていますが、若干違いがあります。ポジションDでは紐を使ってぶら下がり、体が両腕の真下になく、下肢でより多くの体重を支えるため、腰椎に対する牽引力が小さくなります。（自分でポジションCとDを実践すれば、違いがわかります）。もう一つの違いは、ポジションDでは股関節がより大きく屈曲し、股関節屈曲は骨盤を後傾させるため、ポジションCよりも腰椎の弯曲が小さくなります。ポジションCと同様に上肢が牽引されるので、肩や肘の亜脱臼または転位の既往歴があるクライアントに適用しないでください。

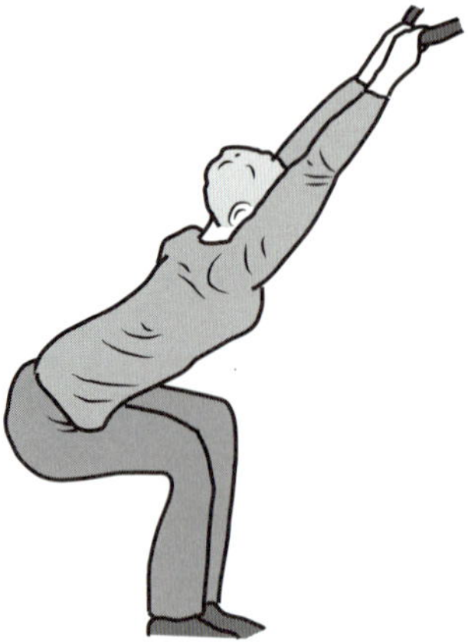

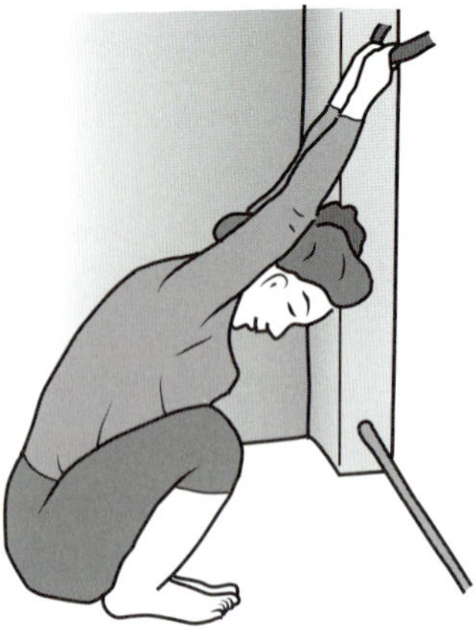

所 見

ポジション	注記／アイディア／ヒント
A 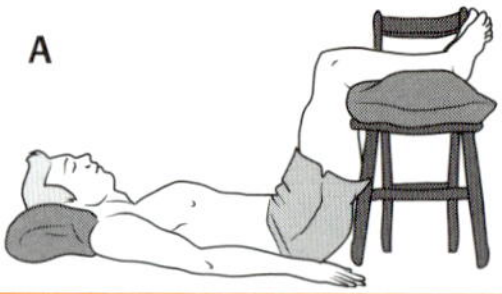	
B 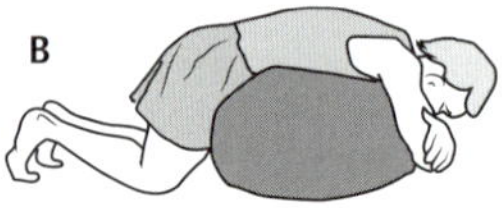	
C 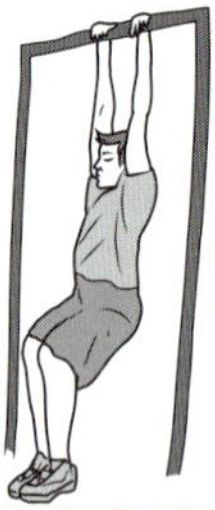	
D 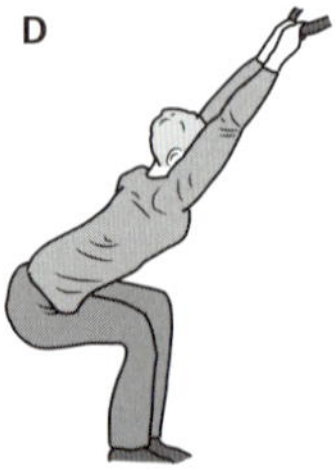	

牽引がどのように症状を軽減するか、効果が出るには何が必要かについてはわかていません。メカニズムについていくつかの提言がなされています。たとえば、Krause 他(2000)の論文お読みください。持続的牽引が腰痛急性期に有益な場合もありますが、非特異的な腰痛の症状軽減に対し、牽引が他の治療法を上回るというエビデンスはありません（考察については、Beurskens 他，1997を参照）。助言2で紹介したアイディアは、発想の域を超えるものではありません。椎間板圧迫や変形性関節炎ではなく、姿勢による筋緊張が原因の腰痛クライアントの治療を通じて得た個人の経験に基づくものです。紹介したアイディアに則れば、不動のため縮こまっていたであろう股関節が伸び、腰椎の軟部組織がストレッチしやすくなる、という仕組みです。牽引に関する研究は、ここで引用した二つの論文以外に多数あるのでご注意ください。

助言3　腰椎の動きを促す――一般的アドバイス

腰椎周辺の痛みに悩む人がかかりつけ医師以外の助けを求めることはよくあります。これは、もはや効果がないと思われる薬剤を処方されていたり、鎮痛薬を服用したくないからかもしれません。マッサージ療法士の読者なら、マッサージによる症状緩和を期待してやってくるクライアントを何人も迎えたことでしょう。マッサージで痛みは和らぎますが、骨格筋の痛みは静的姿勢(臥位、座位、立位に関係なく)を保つことでしばしば悪化します。よって、体を動かすことは良いことです。クライアントが毎日、自力で症状に対処する方法を見つけられるように手助けするのも、療法士の仕事の内です。しかし、腰痛の人が最初に体を動かして症状が悪化したため、動くとさらに状態が悪くなると思い込み、恐怖心から運動を避けたとしても不思議ではありません、結果的に、腰痛の人は痛みが永遠に続くサイクルに自分を陥れてしまうのです。

1. 腰痛が起きる ①
2. 動くのを避ける ②
3. 不動により、筋力が低下し、関節が硬くなり、筋痙攣が起きることもある③。これによってさらに痛みが増す①。その結果、運動を避ける②。この流れが持続します。

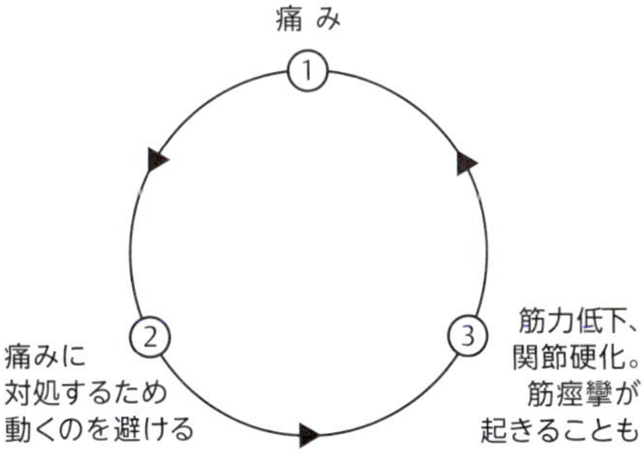

殆どの場合、動きが少なくなることで痛みが時間とともに悪化しますが、軽く動かせば痛みが徐々に引きます。このことについてクライアントを教育するという重要な役割が我々にはあり、背中を動かし始める時は慎重にするよう優しく励まし、安心させましょう。腰痛のクライアントにもっと体を動かすよう促すためにフィットネスの専門家や運動専門家になる必要はありません。本書で紹介するのは安全で軽い運動です。勿論、こうした運動が禁忌のクライアントもおり、質問の項で禁忌について記しています。

日常生活で背中の軽い運動を取り入れてもらうためのアドバイス

- クライアントがどの運動を選択しても問題ありません。簡単と思えるものから始めるとよいでしょう。
- まずは、各動作を3～5回実施してみましょう。
- 運動を毎日行えば、癒やし効果が最も高くなるはずです。これらは可動域運動であり、間に1～2日の休憩が必要なジム等で行う運動とは違います。
- 楽でない運動があったとしても、坐骨神経痛など痛みやその他の症状を悪化させるような運動はだめです。
- 症状が悪化したら、問題の運動を中止します。
- 毎日実践すれば、3～5日で症状が改善したと報告する人が多いです。よって、症状が悪化しない限り、運動を続けるように励ましましょう。
- どの運動を実践したか、改善したと思う点、難しい点について記録するには、日誌をつけると有用です

以下に横臥位、仰臥位、四つ這い位、立位で行う簡単で安全な各種の運動について紹介します。いくつかの助言に分けて記しているのは、クライアントはある運動のグループだけ楽にできる可能性が高く、最初はそのグループだけに集中すべきだからです。どの運動から始めるのが理想かということは決まっていません。臥位より立位の方が楽なクライアントもいれば、立位や座位が苦痛なクライアントも同じようにいるでしょう。ある程度の癒やしを得るには、どのポジションが好きか、クライアントの嗜好を尋ねることが大事で、そうすればそのポジションに最適な運動グループから運動を選ぶことができます。

? 質問　この種の運動が禁忌のクライアントがいますか？

はい。不適切なのは以下の場合です。

- 腰椎の手術直後の場合。リハビリテーションの一環でこうした運動が用いられることがよくありますが、入院中で、リハビリテーションチームが特別プログラムに従ってケアしている場合に限ります。
- 腰部や骨盤の骨折など外傷後で治癒促進のため一時的な固定が必要な場合
- 腰部に治癒していない創傷がある場合
- 腰痛診断が未確定で、椎骨の腫瘍など、物理的な原因ではない可能性があるとき

こうした運動は術後の患者や重傷から回復中の患者によく処方されます。自分のクライアントに適しているかどうか少しでも疑問があれば、処方しないでください。

慢性腰痛患者の活動回避に関する総説は、Verbunt他（2003）の論文が興味深いのでご覧ください。腰痛患者の活動についての推奨事項については、Abenhaim他(2000)などの論文が非常に役に立ちます。急性腰痛は身体能力を大きく損ない、絶対安静が必要と考えがちです。しかし、活動を奨める研究もいます。たとえば、Malmivaara他（1995）は、「急性腰痛患者は、臥床安静や背中の運動よりも、痛みが出ない範囲で普通の活動を続けた方が早く回復に結びつく」と結論づけています。

助言4　腰椎の動きを促す――側臥位でのテクニック

助言4で紹介する動作は腰椎の屈曲を促します。腰椎屈曲は腰を丸めればできますが、股関節を曲げても腰椎が屈曲します。下記の運動を行うとき、股関節と膝を同時に曲げる必要はありません。

先に助言3を読んでから、助言4のテクニックを使いましょう。

この運動の変法として、上側の脚だけ曲げ、次に反対側を下にして側臥位になり、反対側の脚を曲げます。ただし、この体位変換自体が問題で、痛みが生じるクライアントが多いです。

運動1

左右どちらか楽な方を下にして側臥位になり、場合によって左右の太腿、膝、または足首の間にクッションを挟み（a）、股関節と膝をゆっくりと、楽にできる範囲まで曲げ（b）、その後、元のポジションに戻します(c)。

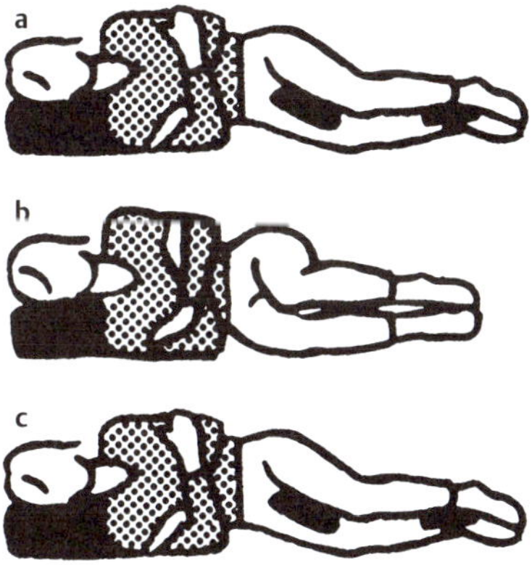

運動2

代替法として、両手で両膝を胸に引きつけ、腰の屈曲を促します(a)(または、体幹を緩めて両膝に近づけます)。この運動の目的は、股関節を深く曲げることで、腰椎弯曲を導くことです(b)。いずれの場合も、腰椎を軽く屈曲させた後に元のポジションに戻します(c)。

a

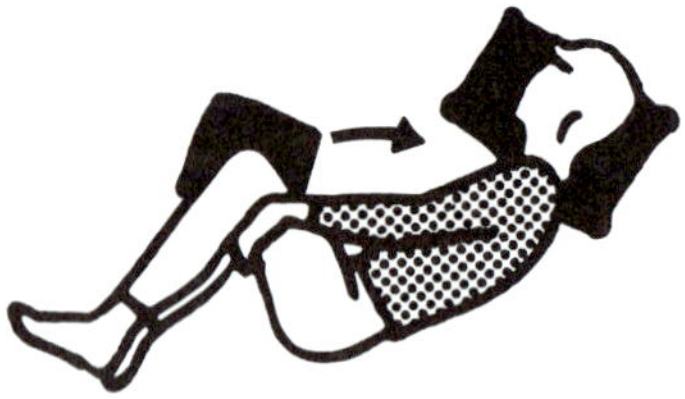

b

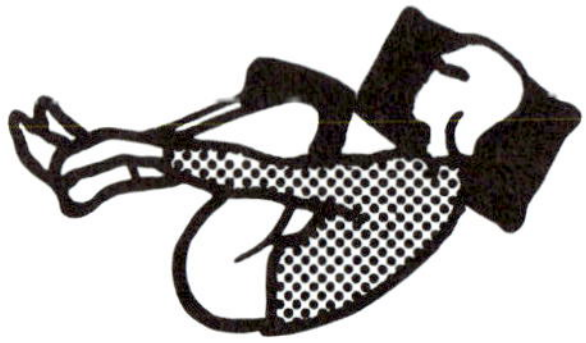

c

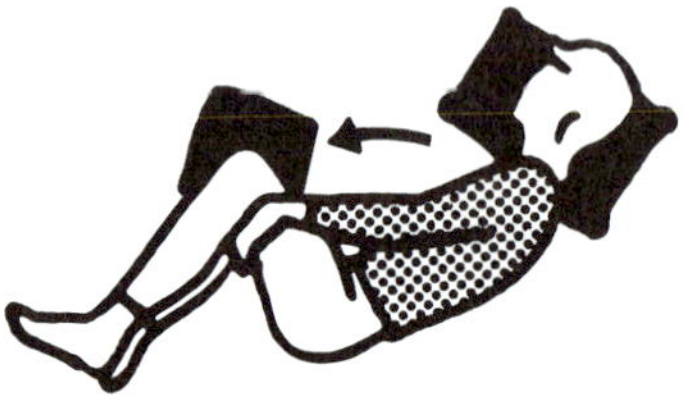

運動3

クライアントが不安から脚を動かさなかったり、脚を動かすこと自体ができない場合、側臥位のままで、骨盤後傾をします。これにより、腹筋が収縮して腰椎弯曲が平坦になります。骨盤後傾の詳細は第8章の助言1および助言2を参照してください。

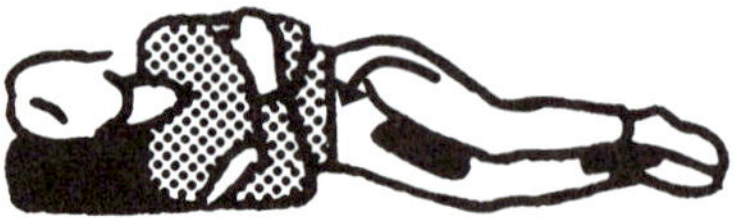

助言5　腰椎の動きを促す――仰臥位

仰臥位では骨盤のポジションに応じて、腰椎のポジションも屈曲から伸展まで変化します。股関節が屈曲すると、腰椎も屈曲します。股関節がニュートラルに戻ると、腰椎は少し伸展し正常な前弯を取り戻します。仰臥位で両足を伸ばすと、多大な苦痛を感じるクライアントがいるので、片足ずつ伸ばすようにすると良いでしょう。

助言3を読んでから、下記のテクニックをクライアントに適用してください。

運動1

まず左右の股関節と膝を軽く曲げ（a）、ゆっくりと右足の膝を伸ばして行き、伸ばしきります（b）。その後、右脚を最初のポジションに戻します（c）。左脚も同様に行います(d)。

運動2

まず左右の股関節と膝を軽く曲げ（a）、右膝をゆっくり胸に引き寄せ（b）、股関節と腰椎の屈曲を強くします。その後、右脚を最初のポジションに戻します（c）。左脚も同様に行います(d)。

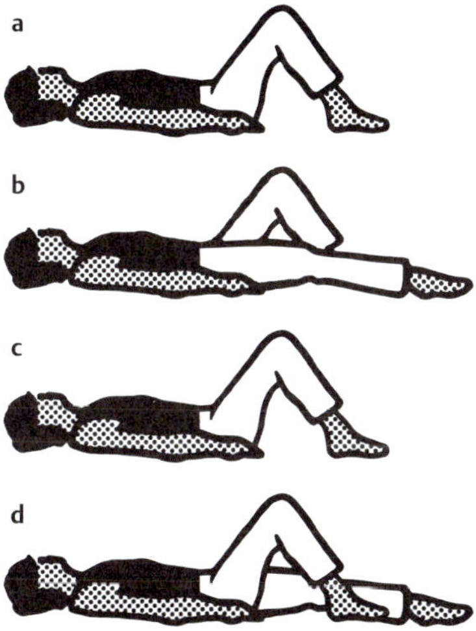

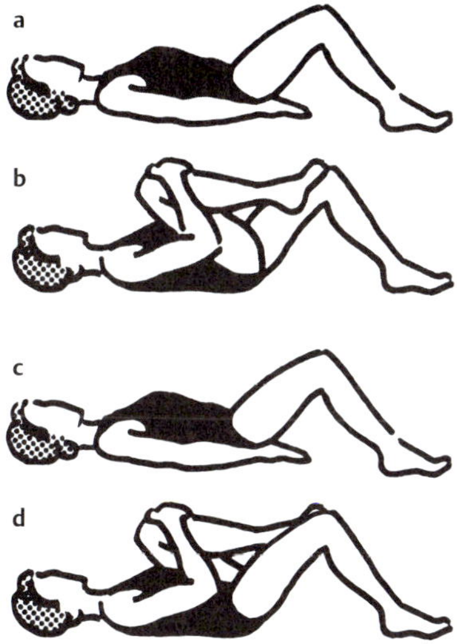

運動3

まず左右の股関節と膝を軽く曲げ（a）、片脚を宙に上げて股関節と膝を深く曲げ、反対側も同様に曲げます(b)。このポジションで、両膝をまず時計回りに回し（c）、次に反時計回りに回し（d）、最初のポジションに戻ります。

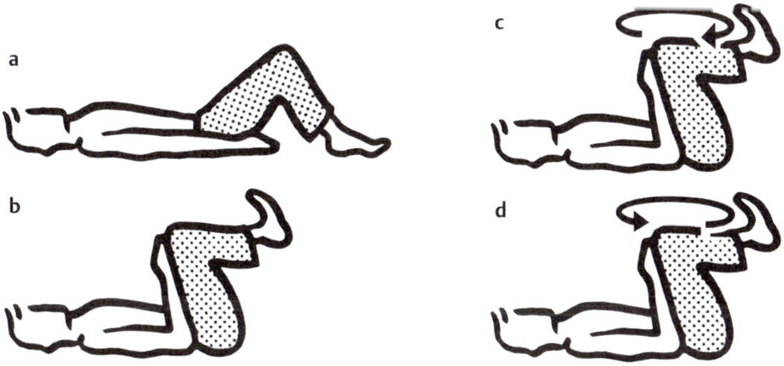

運動4

左右の股関節と膝を軽く曲げ(a)、右膝を宙に上げて両手で保持し、左脚を伸ばします(b)。右膝が曲がり、左脚が伸びたポジションになったら、両手を離し、両腕をゆっくり頭上に上げて耳の横に付けます(c)。その後、最初のポジションに戻ります(d)。反対側も同様に行います。

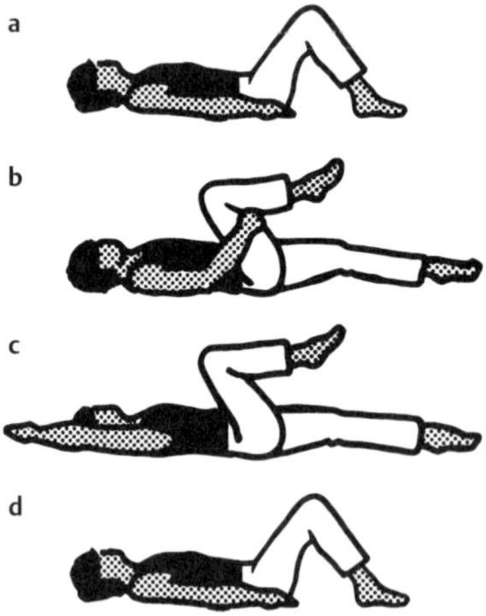

運動5

この運動は腰椎伸展を促しますが、苦痛を感じるクライアントもいるでしょう。左右の股関節と膝を軽く曲げ(a)、右脚をゆっくりと伸ばし(b)、左脚もゆっくりと伸ばし(c)、次に両腕をゆっくり頭上に上げて耳の横に付けます(d)。体を元に戻していきます。まず、両腕を体幹の横に戻し、左脚を曲げ、最後に右脚を曲げて最初のポジションに戻ります。

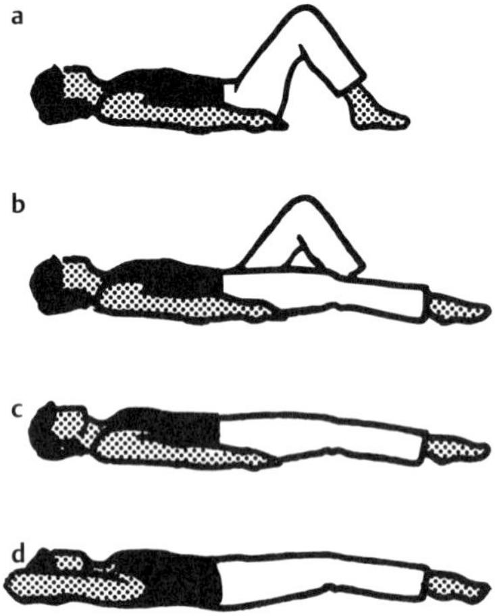

運動6

脚を使った動作を嫌がるようであれば、骨盤後傾だけで腰椎を屈曲させることができます。左右の股関節と膝を曲げ、腹筋を使って腰を床に押し当てるようにし、床との隙間がなくなるように背中を平らしてください。詳細は助言1と2をご覧ください。

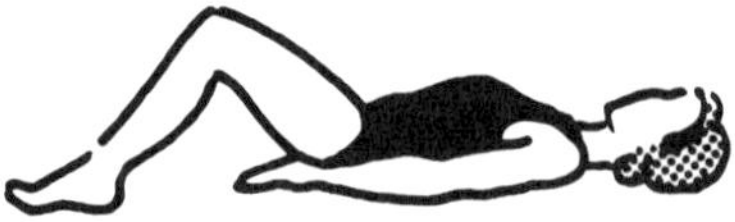

運動7

股関節引き寄せ運動は腰の側屈筋強化によく用いられますが、軽い可動域運動として使っても良いでしょう。通常は両膝を伸ばして行いますが、股関節と膝を曲げてこの運動をしようとするクライアントには苦痛かもしれません。股関節を引き寄せ、左側の腰方形筋（QL）を収縮させてから股関節を元に戻し、右側のQLを収縮させます(b)。

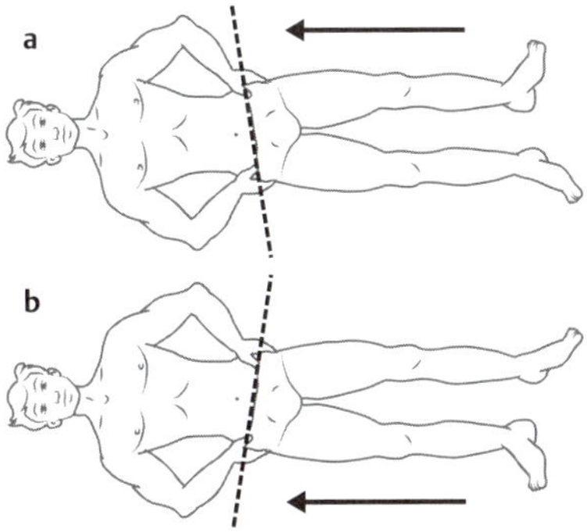

助言6　腰椎の動きを促す――四つ這いと座位

助言6で紹介する運動は腰椎をほんの少し動かすだけで、腰痛クライアントの痛みと筋肉の凝りを減らし、通常活動に戻る後押しになるでしょう。順序は特になく、クライアントが一番楽にできると思う運動から始めて良いのです。

助言3を読んだ上で、クライアントに下記のテクニックを適用しましょう。

膝と上肢で体重を支えることが難しいクライアントには、こうした運動は適切ではないでしょう。

運動1：屈曲を促す

この運動は非常に簡単で、まず四つ這いになり(a)、足首の上に腰を落とし(b)、できれば胴体も落とします。これにより、腰椎はニュートラル・ポジションからわずかに屈曲します。

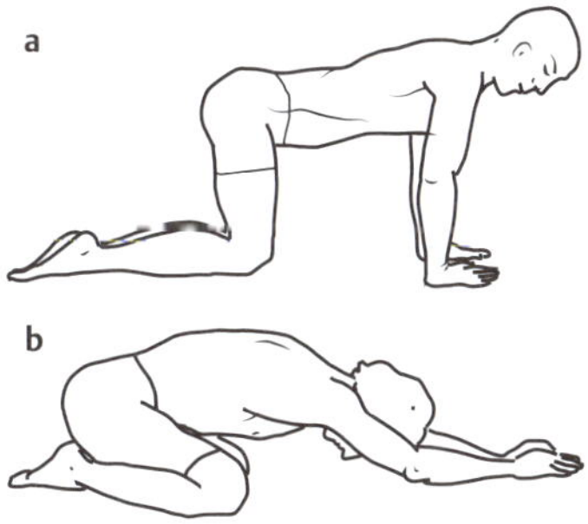

運動2：四つ這いで背中をアーチ状にする

四つ這いになって背中を丸め（a）、次に背中を反らします(b)。こうすることで、腰椎の屈曲と伸展ができます。

a

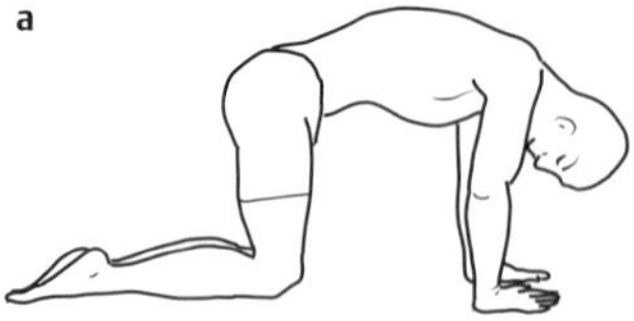

b

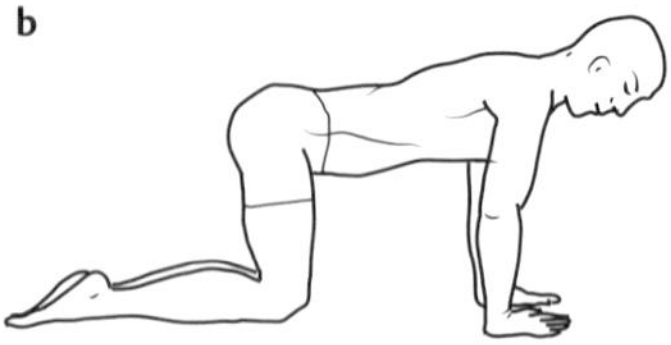

運動3：円状四つ這い運動

四つ這いになり、両膝が円の中心にあり、両手が円周上にあると思ってください（a）。両手が円周上を右回りに〝歩く〟かのように、右方向に両手を動かしていきます。腰椎が側屈し始めます。手を進めるほど、側屈が強くなっていきます。この運動には回旋も入っています。這う距離は10cmほどで良く、後退して元に戻し、今度は左回りに這行します。

a

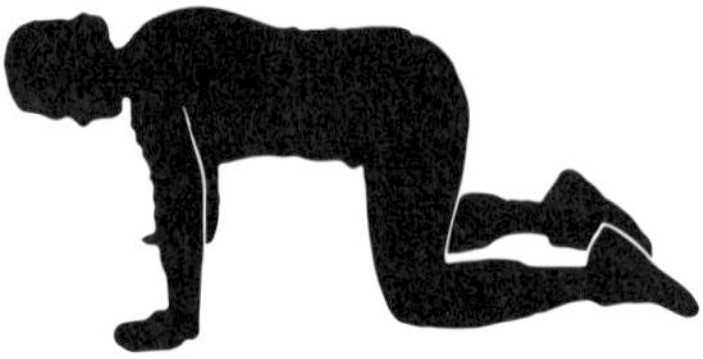

b

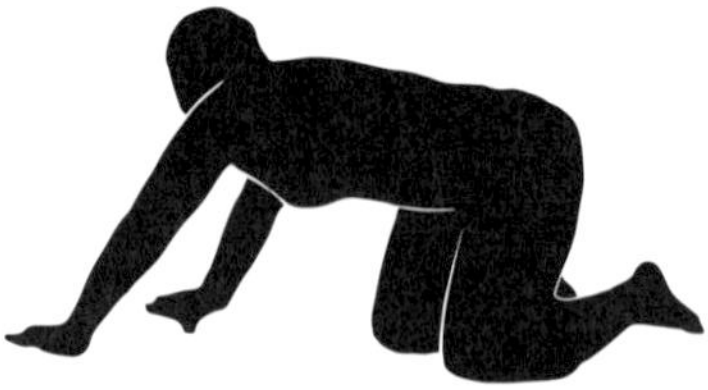

運動4：片側股関節屈曲

まず四つ這いになります（a）。次に体重を左膝に移します。ゆっくりと右の股関節を曲げ、右膝を床から離して胸の方に近づけます（b）。最初のポジションに戻し、左脚も同様に行います。この運動で、ニュートラル位の腰椎がやや屈曲位になります。

a

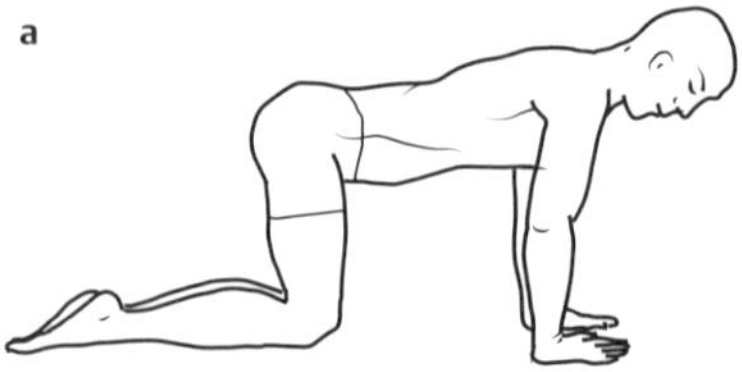

b

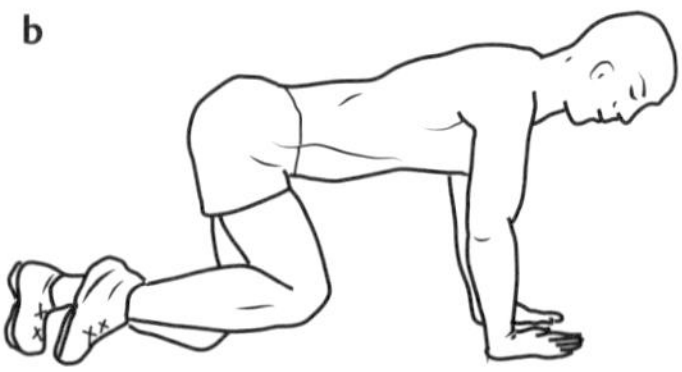

運動5：四つ這い回旋

四つ這いになり（a）、右腕を胸の下で左側の床に触れる位伸ばします（b）。この動きによって、腰椎がわずかに回旋します。反対側も同様に行います。

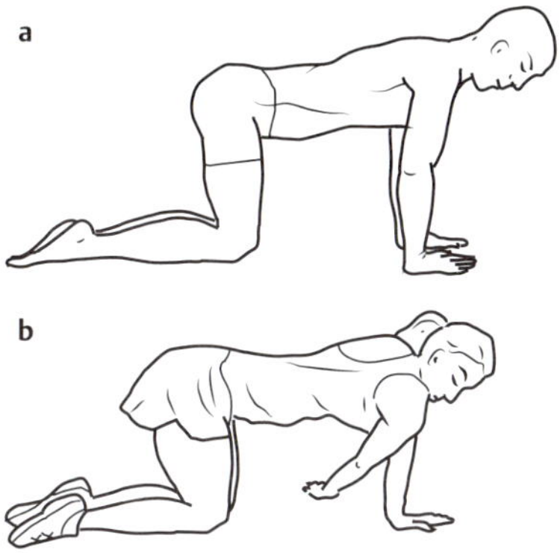

運動6：座位で足踏み

座位で、片膝を椅子から持ち上げた後、元に戻します。反対の膝も同様にします。この軽い足踏みを交互に行います。膝を椅子から高く上げる必要はありません。膝を高く上げるほど、腰椎の屈曲度が大きくなります。

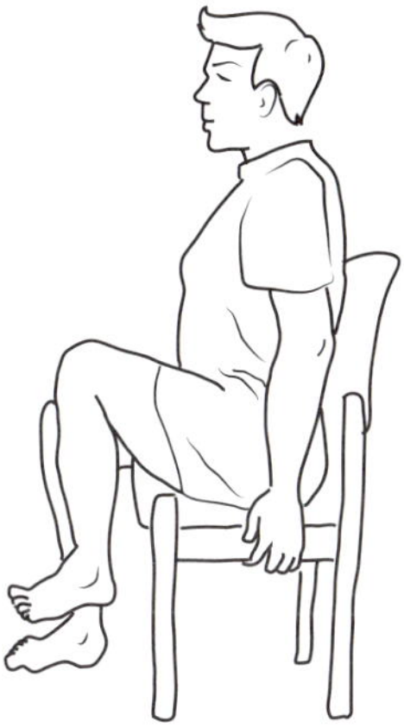

運動7：伸展を促す

腰椎伸展を促すには、背中に両手を握り拳（a）または開いた状態であてがい、軽く背中を反らします。椅子の背もたれに腕がぶつかるので、この運動はスツール（背もたれのない椅子）に座る方がやりやすいです。

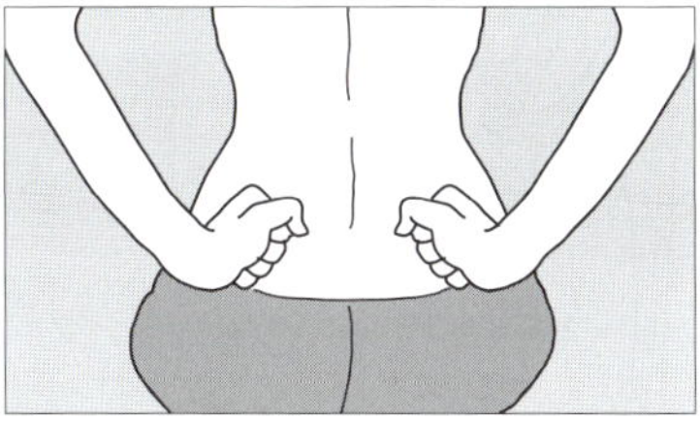

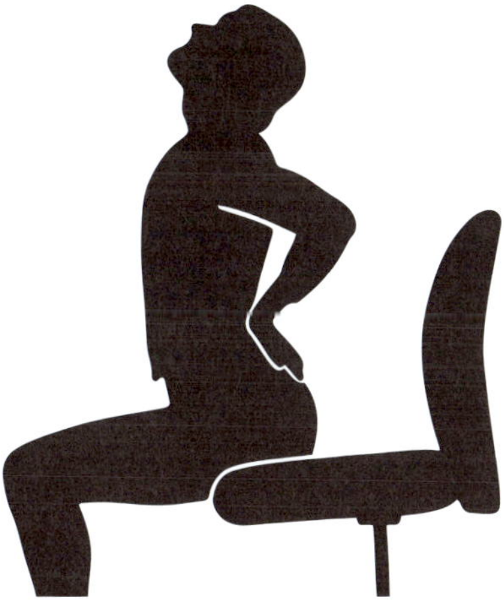

運動8：側屈を促す

この運動は肘掛けのない椅子か、スツールに座って行うと良いでしょう。腹を締めて、左右どちらかに体を傾けて腰椎を側屈させます。反対側も同様にします。

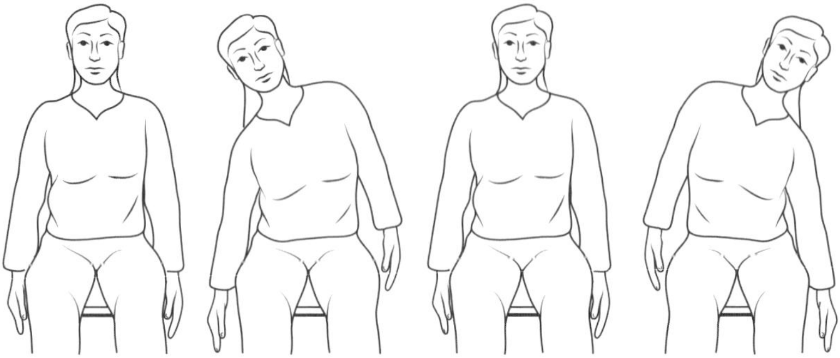

運動9：回旋を促す

背部痛がある場合、座位回旋(a、b) を試みると痛みが出ることがよくあります。下のイラストは、腰椎のストレッチングによく用いられます。回旋運動にストレッチングは必須ではありません (回旋は単なる動作です)。代わりに、回転椅子(コマが5つ付いた事務用椅子等) を使って回旋をし易くします。机の端を持ち、足を使って椅子を回転させることで、ゆっくり座面と骨盤(腰椎)の向きを変えるか、足はそのままで机を押す反動で椅子を回転させます。ゆっくりと椅子をまず時計回りに、次に反時計回りに回転させます。

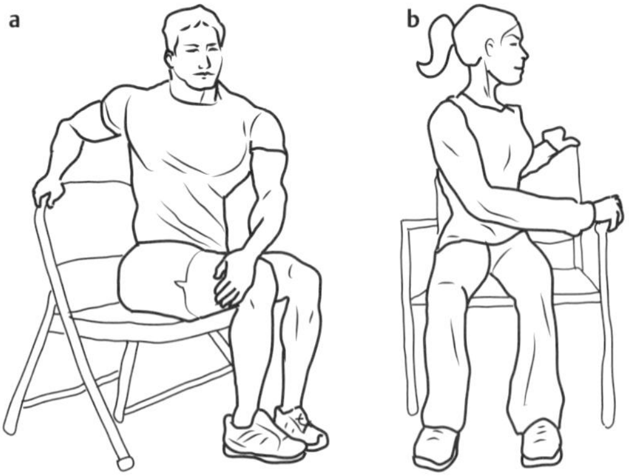

助言7　腰椎の動きを促す——立位

立位では、頭、胴体、上肢の重みを腰椎が支えなければなりません。歩行中は足どりに伴う骨盤の動きに合わせて、腰椎は屈曲から伸展へと自然にその形状を変えます。片足を地面から持ち上げていくと、脊椎は側屈し、回旋します。痛みに対する恐怖心から動こうとしない人は、背筋が硬くなるというリスクを犯しており、このため最終的に回復が遅れます。

これから紹介するのは、体重負荷を変えたり、骨盤のポジションを変えるだけの目に見えにくい運動で、腰のポジション変更を促します。順序の決まりは特になく、動きが一番少ない、好きな運動から始めると良いでしょう。各運動を2～5回反復すると、腰椎の動きを高め、痛みを緩和し、凝りを予防するのに有益でしょう。

助言3を読んでから、クライアントに下記のテクニックを適用しましょう。

運動1：振り子運動

立位で、足を腰幅に広げ、重心が中央に来るようにした後、体重を右足に乗せ(a)、次に重心を中央に戻します。重心を中央から左足に移し(b)、また重心を中央に戻します。足は床に付けたままにしてください。この振り子の動きは、脊椎の側屈を促します。

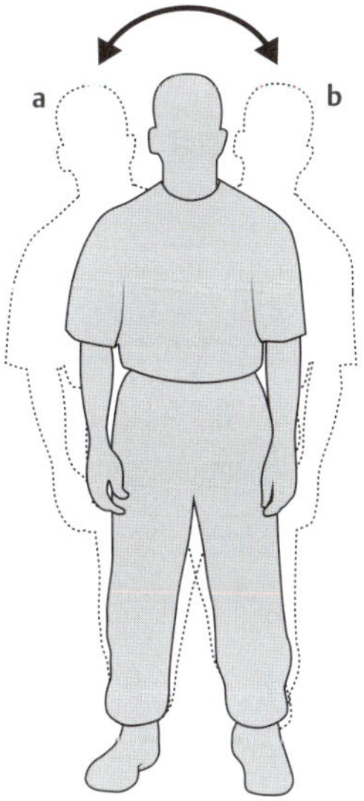

運動2：体重移動

立位で、足を腰幅に広げ(a)、体重を右足に乗せますが、運動1とは違い、今度は左足を少し床から持ち上げます(b)。重心を中央に戻し、両足を床に着け(c)、重心を左足に移し、右足をゆっくり床から持ち上げます(d)。重心を中央に戻します。

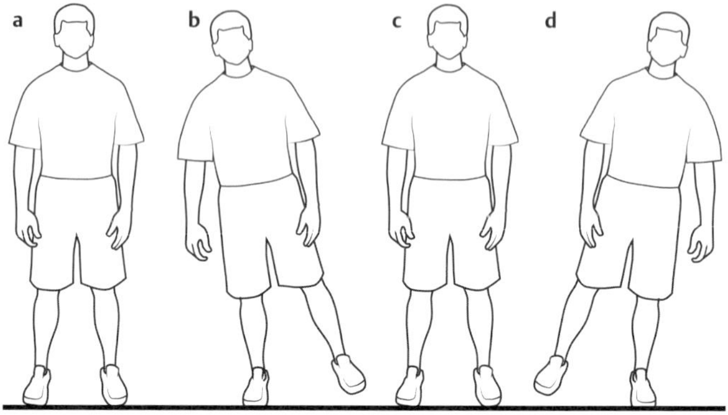

運動3：足を交差させて爪先でタップ

手すりや作業台、テーブルなどを支えにし、まず足を腰幅に広げます(a)。運動2と同様に体重を左足に乗せ、右足を持ち上げますが(b)、今度は右足を左足に交差させ、右の爪先で地面を軽く叩きます(c)。最初のポジションに戻ります(d)。反対側も同様にします。

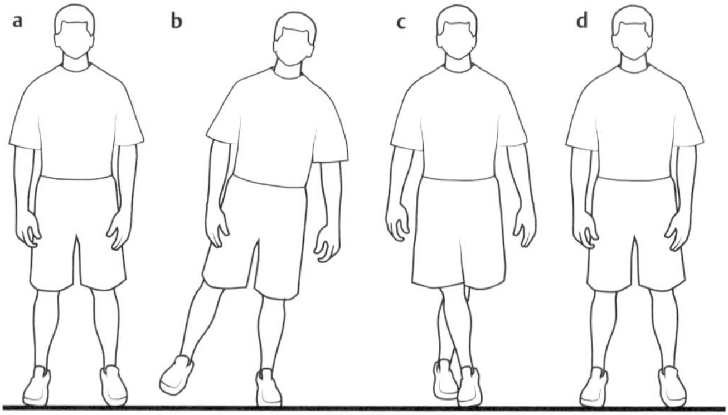

運動4：足を交差させて揺らす

運動3が楽にできるようになったら、体重を片足に乗せ、反対側の足で床を叩く代わりに、その足をゆっくりと左右に振ります。反対側も同様にします。この運動で腰椎の軽い側屈が促されます。

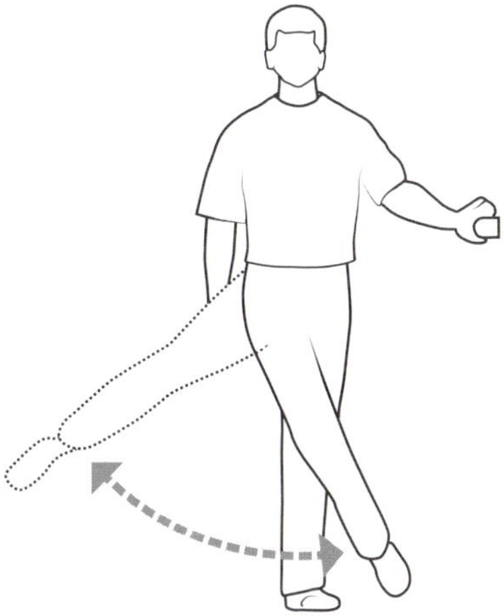

運動5：足を前後に広げて体重移動

これは運動1と似ていますが、横に揺れる代わりに、踵または爪先を床から離さず着けたままで前後に揺れます。片足を前に置くとき(a)、綱渡りのときのように踵と爪先を付けることはせず、両足の間を少し空けるのがミソです。踵を床から浮かし(b)、前方に重心をずらして行って前の足に体重を乗せ(c)、今度は後方に重心をずらして行って爪先を床から浮かし(d)、後ろの足に体重を乗せて行って踵を床に着けます(e)。足の前後を変えて反対側も同様にします。

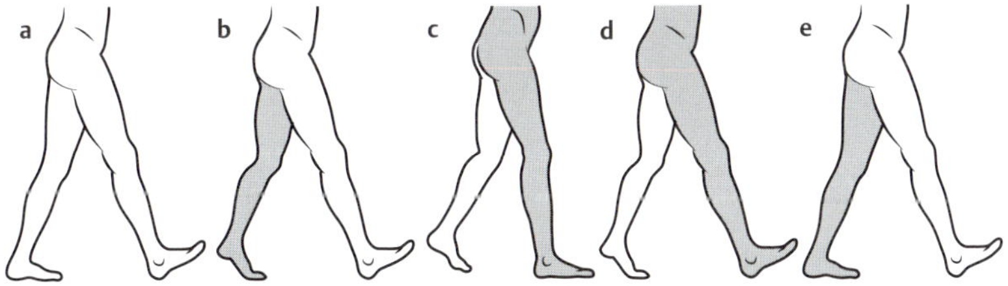

運動6：脚を振る

運動5が楽にできるようになったら、何かに掴まって脚をゆっくり前後に振ります。左右交互に実施します。脚を振ることで、腰椎が屈曲、伸展します。

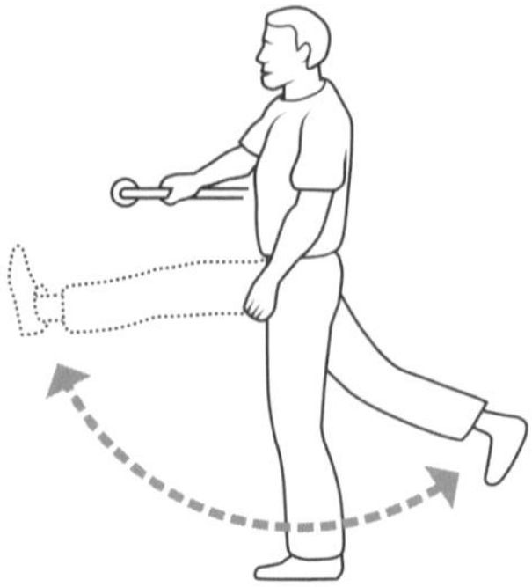

運動7：立位で腰を落とす

この運動には5cm以上の安定した立ち台が必要です。片足を台から外して立ち(a)、股関節を落として浮いている足を床に下ろします(爪先を床につけるのではありません)(b)。床から足を浮かし(c)、反対側の足も同様にします。この運動で腰椎が側屈します。

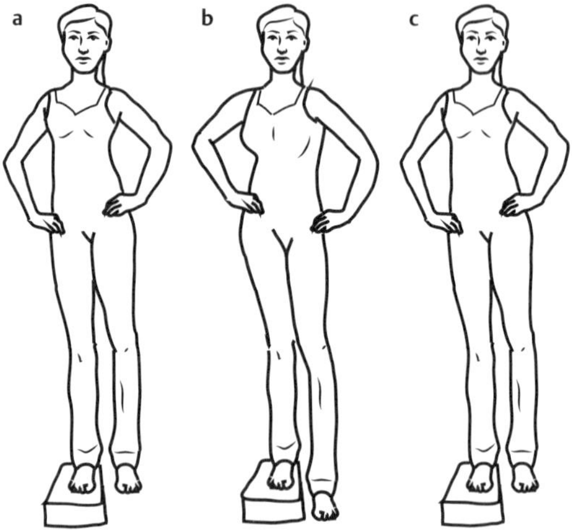

助言8　背部痛のクライアントの日常生活活動を増やす

日常活動活動（ADL）とは、洗濯、更衣、掃除、買い物などの毎日行う活動です。背部痛のクライアントはこうした活動をこなすのが非常に難しいですが、できるだけ早期に通常のADLに戻った人は、そうでない人よりもADLにはるかに上手く対処できることが研究でわかっています。助言8は背部痛のクライアントがADLに上手く対処する方法についてのアイディアを紹介しており、背部痛の人の治療に役立つのがわかると思います。

Bigos他（1994）、英国関節炎研究会（Arthritis Research Council, 2015, www.arthritisresearchuk.org）、Roland他（2011）などの詳しく有用な情報源を始め、様々なソースから情報を集めています。

助言8に記した情報に特に順序はなく、睡眠、洗浄、更衣、運転、買い物、その他の家事、ガーデニングなどのADLを網羅しています。最もよく当てはまるカテゴリーを選択し、そこに書かれた内容をそのクライアントに合わせて修正します。各活動をできるだけ行うようクライアントを励まし、活動量を徐々に少しずつ上げていきます。上達には個人差があり、数日のときも、数週間、数ヵ月かかるときもあるので、背部痛の知人と自分を比べて気落ちさせないようにします。

！ヒント ADL対処法を学ぶ最良の道は、背部痛のクライアントが療法士に訴えていること、日常生活活動をこなすためにクライアントが使っている秘訣、作業のペース、クライアントの奥の手の道具について、継続的にメモを取ることです。

睡眠

朝に腰の痛みや凝りを訴えるクライアントには、起床の方法を色々考えてみましょう。たとえば、

A. 側臥位(a)から、ベッドの端に体を引き寄せ、肘と腕を使って体を押し上げ、片足を振り出してマットレスから下ろします(b)。両手を使って胴体を起こし(c)、ベッドの端に腰かけます(d)。

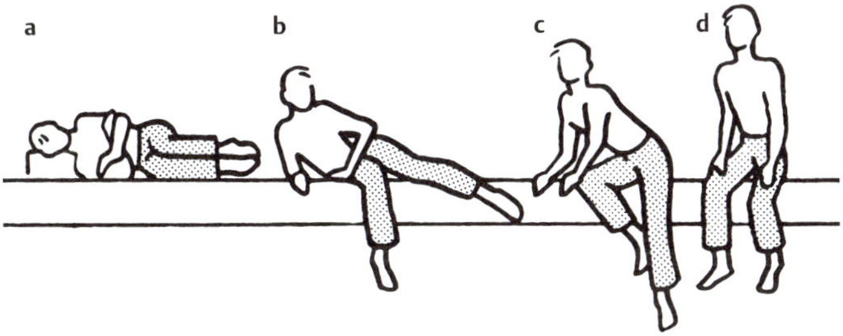

B.側臥位(a) から、ベッドの端に体をずらして行きます。うつぶせになって両膝両腕を着けます (b)。両腕を使って胴体を起こし、両脚をベッドの下に下ろします(c)。

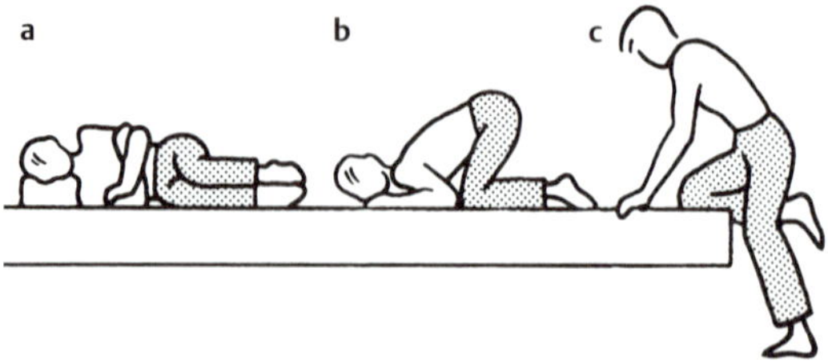

バスルームで

浴槽内で蛇口を捻ろうとして手を前に伸ばしたり、洗い場で石鹸を取ろうとして腰を曲げたり、洗面台に身を屈めて歯を磨ぐときに、背部痛が悪化する可能性があります。こうした問題を克服するには以下の方法があります。

- 湯温を確かめてから湯船に入り、水を足したり、湯を足したりの作業をしなくて済むようにする
- 洗い場では液体ソープの容器または石鹸を紐で吊して、背中を曲げなくても取れる位置に掛けておく。
- 蛇口をひねったり、浴槽の栓をはめたりするときは前屈みにならず、膝をつく。
- 小さなタオルを使う。大きなタオルを持ち上げただけでも、背部痛の急性期では症状が悪化しうる。
- タオルの代わりにマイクロファイバーのミトンで体を拭く
- 体を拭くときは足をスツールの上に乗せ、体幹の屈曲を減らす
- バスルームに椅子を常備しておく
- トイレを使うときは、スツールの上に足を乗せる

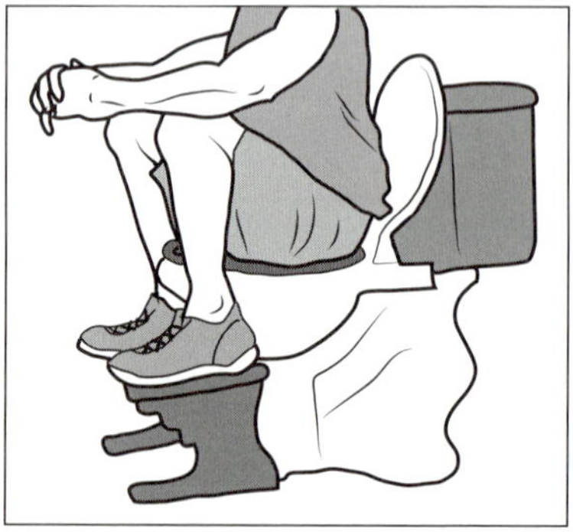

更衣

腰痛の人は靴下や靴を履くときに多大な苦労をします。長柄の付いたマジックハンド(a) または靴べら等の補助道具を使ったり、紐靴の使用を一時的に止めると良いでしょう。

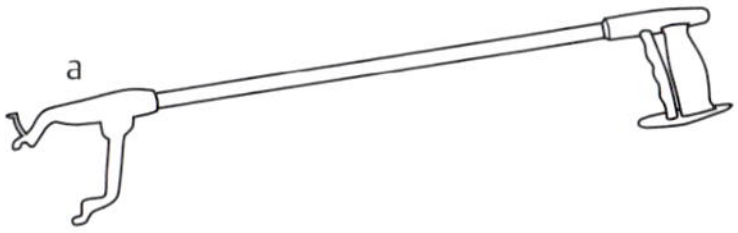

さらに更衣に役立つヒントとして、足を少し上げてスツール、踏み台、階段に置き、靴下や靴を履くと良いでしょう。ただし、立ったまま台に足を乗せるときは注意が必要です。踏み台を椅子に引き寄せ、椅子に座ったままで靴下や靴を履きます。また、ベッドに横になったまま（必要なら仰臥位で）、半分着替えをしてからベッドから出ます。腕をジャケットやコートの袖に通すのは、脊椎を少し回旋させる動作なので、注意が必要です。

運転

通常、静的姿勢を長時間続けると腰痛が悪化するので、腰痛もちの多くの人は運転がひどく苦痛で、目的地に着いた後も痛みが残ります。以下のアドバイスが役立つでしょう。

- 運転が必要な場合、定期的に休憩を取る
- 普段運転する時間を最小限にする
- 行程を区切り、何度か休憩を挟む。車から降りて、体を動かす
- 小さいクッションを手元に置いて、運転中の背中のポジションを変える

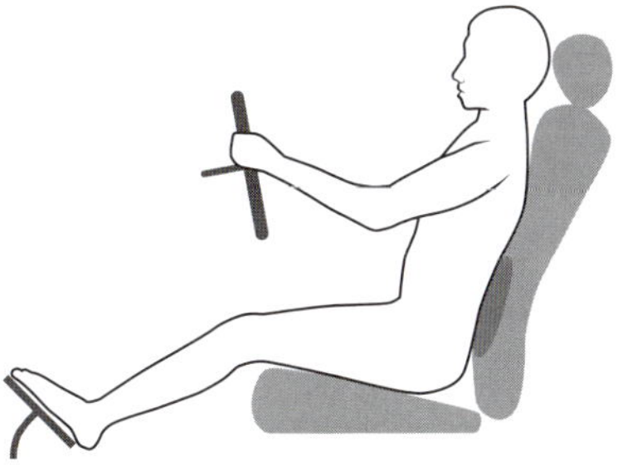

- 座席のポジションを調整してみる
- 背中にヘッド付パッドを当てて痛みを和らげる

買い物

- オンラインショッピングを使ったり、食料品を配達してもらう
- 物品を運んだり、片付けたりしてくれる家族や友人を近所に持つ
- スーパーマーケットに行く必要がある場合、助っ人を連れて行く
- （イギリスやアメリカの）スーパーマーケットの大半は、物品を車に積み込んでくれる支援スタッフがいる。そうしたスタッフに支援を求める
- 物を持ち上げないようにする。どうしても必要なら、物品を体に引きつけて持

ち上げること。車から物を出し入れするときは特に注意が必要。そのとき、腰椎に多大な負荷がかかり、背部痛発作を誘発することがよくある
- 1度に運ぶ量を最小限にする
- 近所で買い物する場合、可能なときは常にショッピングカートで物品を運ぶようにする。背部痛のある人は、カートを引っ張るよりも押す方が良い。前者は脊椎を一方向に回旋させなければならず、痛みを悪化させうる
- 物を運ぶのを避けるか、最小限にとどめる。物品を常に体に近づけて運ぶか、荷物を半分に分けて鞄に入れ、片手に一つずつ持つ
- リュックサックを使うときは、必ず両肩に紐をかけて重心が中心に来るようにする。リュック本体を下方にずらさず、背中の上方に来るように紐を調節する。

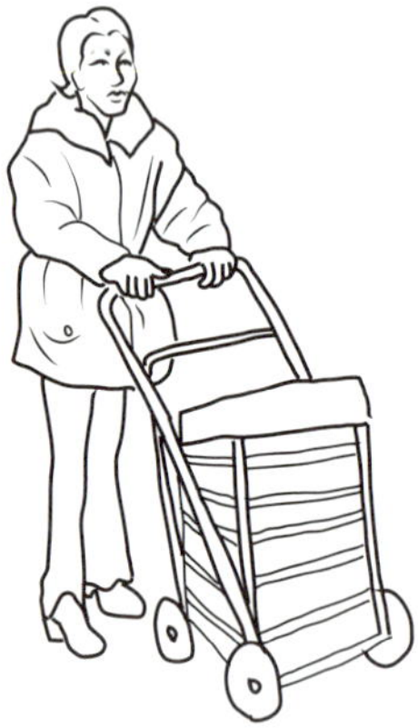

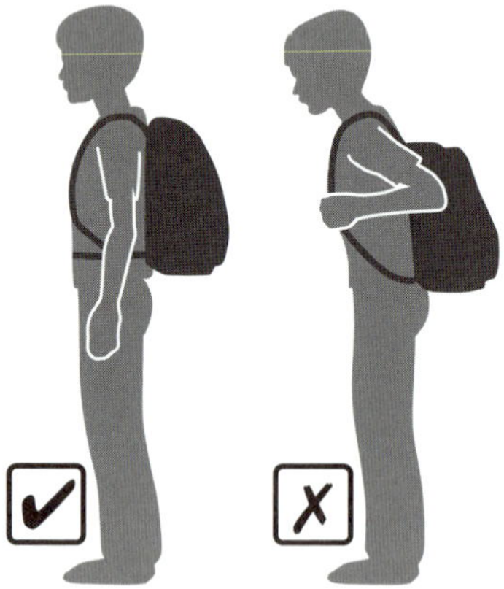

洗濯とアイロンがけ

洗濯は必須の作業で、アイロンがけも時に必要です。こうした日常活動は背部痛の人に有害な場合があり、洗濯物やアイロンがけが必要な物が溜っていると不安が増すと訴えるクライアントもいます。役に立つヒントを以下に記します。

- 静的姿勢を続けないようにする。静的活動(アイロンがけ、洗濯物を畳む)と動的活動(軽く埃を落とす)を交互に行う
- 体を捻る動作(洗濯物を洗濯機から出し入れする等)も背中の損傷があるときには有害なので、避ける。
- 洗濯物を洗濯機から取り出すときに、膝をつくか、マジックハンドなどを使う
- 洗濯籠から衣服を出してもらい、アイロンをかける
- 家族やパートナーにアイロン台をセットしてもらう
- 軽いアイロンを使う
- 屈まなくて済むようにアイロン台の高さを調節する
- アイロン中に座るのが苦痛であれば、立って作業することを考える(立ったときの高さに合わせてアイロン台の高さを上げる)

- アイロンをかけた衣服を片付けるときに一度に運ばない
- 濡れた洗濯物をコマ付の籠に入れ、持ち上げずに押して運ぶ。または、濡れた物をまとめて洗濯紐の所まで運ばず、1点ずつ持って行く
- 干すときは洗濯紐に手を伸ばすのではなく、紐の高さを下げて干し、終わったら紐の高さを上げる。手を伸ばすには脊椎を伸展させる必要があり、背部痛の症状が極度に悪化する。

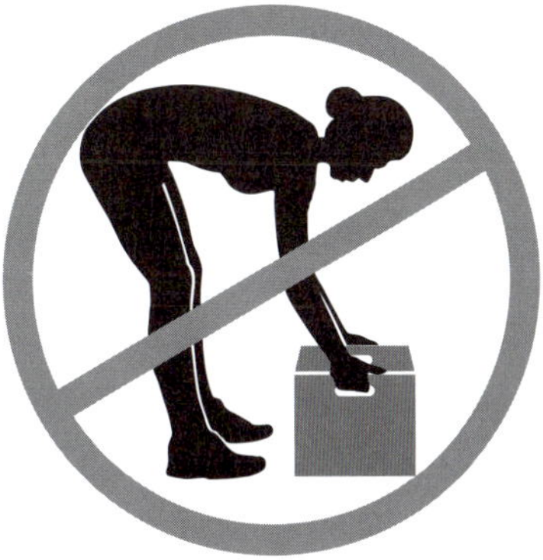

掃除

通常、床をブラシでこする、床を洗う、モップをかける、掃除機をかける、床を磨くなど、掃除は身を屈めて同じ動作を繰り返す必要があり、どれも症状を悪化させる可能性があります。

- 作業を細分し、定期的に休憩を取って背中を伸ばす
- 長柄のブラシやモップを、背筋を真っ直ぐ伸ばした状態で使う
- 掃除機などの家電のコンセントを挿すときは、身を屈めなければならない床面に近いソケットではなく、中位の高さのソケットに挿す
- 同様に、掃除機をかけるときは背筋を伸ばしたまま行い、前後に大きく振らずに、細かくゆっくり動かして行く
- 床を拭くときにウェストの位置で背中を曲げずに、両膝と片手を床につくと、

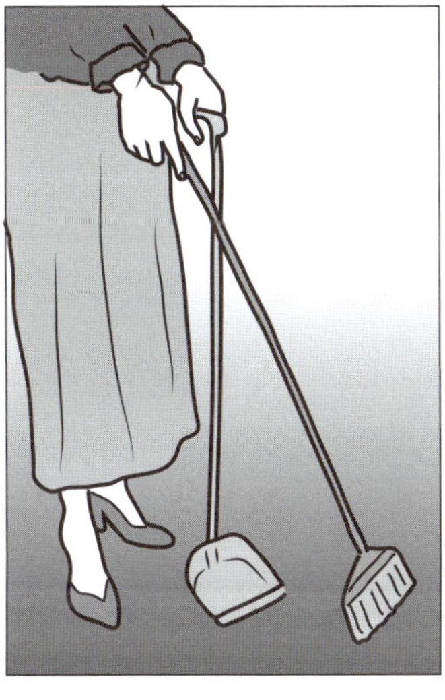

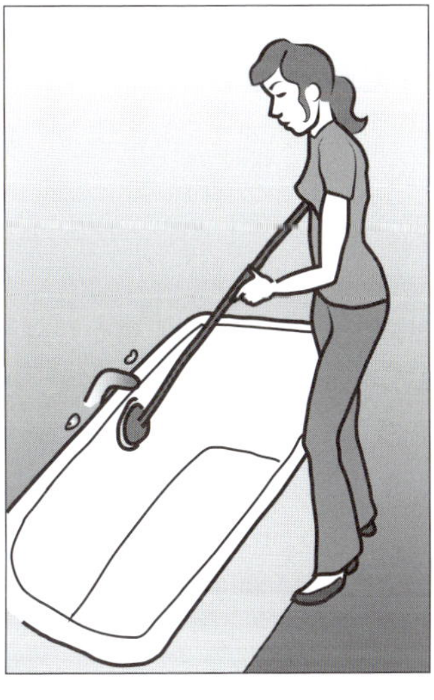

背椎をよりニュートラル・ポジションに保つことができる。両腕を前後左右に大きく振らず、小さな区分を拭いてから次の区分に移る。掃除道具は体に近づけ、雑巾などを絞るときは体を捻らないようにする

- ベッドメーキングをするときは、重いマットレスを持ち上げてシーツを差し込むのは止める。一時的手段として通常のマットレスの上に軽いフォームマットレスを使えば、シーツを折り込むときに軽いマットレスの角を持ち上げれば良いので、一考する。シーツや羽布団を振るときによく怪我をするので、注意する
- ゴミは小さな袋に集め、重いゴミ袋をゴミ箱から出さずに済むようにする
- 野菜や皿を洗うときはシンクを使い、シンクの縁と腹部の間にタオルを挟み、シンクにもたれて支えにする。スペースがあれば、スツールに片足を左右交互に乗せる。洗い桶の下に物を置いて底上げする

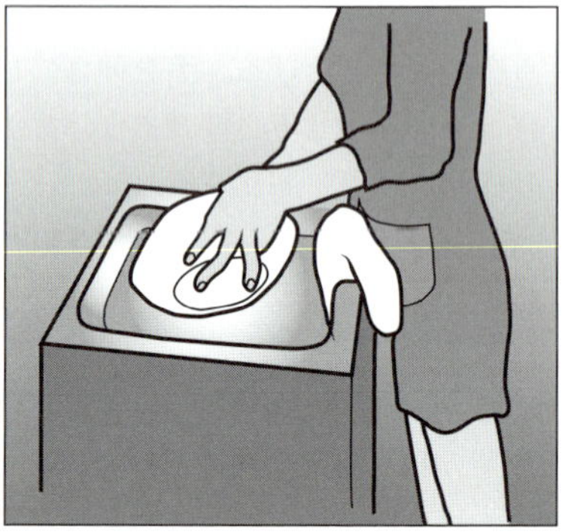

料理

- 水や塊肉が入った大きな鍋など重い物を持ち上げるのは避ける。スチーマーを使って少量の水で野菜を料理し、鍋の中身を軽くする
- できれば、腰を屈めて低位置のオーブンを使うのを避ける。オーブンの位置が低い場合、オーブンを使わず調理できる調理器具を使うと良い
- 盛り付けに必要な皿を高い棚や食器棚から降ろすときや、片付けるときは家族に頼み、一度に1枚以上の皿を運ばないようにする
- 料理をキッチンから食卓に運ぶときはワゴンを使うことを考える

仕事

背部痛のため1～2年仕事から離れていた人は、その後の治療に関わらず、どんな就業形態であっても仕事に復帰できない可能性が高いという強いエビデンスがあります(WaddellとBurton, 2001)。段階的な就業復帰が適切かもしれないし、短期間に職務を変える必要があるかもしれません。体を動かさない仕事は、肉体的要求の高い仕事と同様に、復帰が困難な可能性があります。今の大企業の大半に労働

衛生担当課があるので、気軽に産業医からアドバイスを受けられるかどうかクライアントに聞くと良いでしょう。産業医はクライアントと雇用者を仲立ちし、就業時間の変更、一時的な補助道具の使用、または職務の一時的調整など、就業調整を奨めてくれる立場にあります。

運動とスポーツ

体重増加を抑え、骨／筋肉／関節を強く保ち、心血管の機能を維持し、気分の状態を良くするのに運動は不可欠です。背部痛のクライアントは常に体を動かすことが大変重要ですが、痛みのために運動やスポーツへの参加が阻まれることは当然あります。

- 一時的に水泳やサイクリングなどの衝撃の小さいスポーツに変えてみる
- 腹臥位の泳法は症状を悪化させうるので、水中エアロビクスや水中ウォーキング／ランニング、その他のプールでできる運動を考える
- 今やっているスポーツ活動を変え、頻度を減らすか、1回に行う時間を減らす
- ごく短時間のウォーキングを試して、毎日徐々に積み重ねる
- 太極拳などの軽い運動を考える
- 自転車レースなど静的姿勢を長時間続けるスポーツは一時的に止める
- 対戦スポーツやラグビーなど衝撃が加わるスポーツは一時的に止める
- 日常的にスポーツをしていた場合、腰痛で普段通りにスポーツができないと気落ちするかもしれない。スポーツ日誌をつけ、自分にできる活動に集中すれば、今の能力に自信を持ち、やる気を保つのに役立つだろう

デスクワーク

書類を書いたり、パソコンで仕事をするために、誰もが時折机の前に座る必要があります。

- 定期的に休憩をとる
- 座るときは、机の高さに合わせて椅子の位置を正しく調整する
- 座面シートや腰部サポートを使い、背中のポジションを変えることを考える。時々使うのを止めて、背もたれの形状を変える
- 座面にチルト機能が付いた椅子の使用を考える
- 机にまっすぐ向かって座り、体を捻って座らない。ほんの少し捻っただけでも、腰痛を悪化させうる
- 座った状態で軽い可動性運動を行う。単純な骨盤前傾または後傾でも、回旋運動でも良い。座位回旋運動は、体を捻って座位を続けるのとは違うので注意する。腰を能動的に動かすことは有益だろう。しかし、腰が不動の姿勢を続けるのは有益ではない

ガーデニング

- できれば、長柄付のガーデニング道具を使う
- 物を持ち上げたり運ぶのを避ける。できれば、物品を数回に分けて運ぶ。たとえば、肥料を大袋に一杯入れて持ち上げるのではなく、少量をすくって運ぶ
- できれば、コマ付きのワゴンに物品を乗せて庭やテラスを回る
- 道具は身近に置いておく
- 静的姿勢を長時間続けないようにする
- 屈まず、膝を着いて草むしりをする
- 定期的に休憩をとり、背中を伸ばす
- ガーデニングで出た重いゴミ袋を運ぶのは避ける
- 鋤を使うことは物を持ち上げる動作に等しいので、できるだけ避ける
- 頭上に手を伸ばして枝を切る動作は脊椎の伸展を伴い、症状を悪化させうるので避ける。この種の動作を短時間ずつ、屈曲を伴う作業と交互に行うのは良いが、いずれの作業も長時間休みなく行ってはいけない
- ジョウロではなくホースで水を撒く。巻いたホースを持ち上げると重い場合があるので、避けるように注意する。
- フェンス越しに花の剪定をしたり、苗床の向こうにある道具を両手を着いて四つ這いで取ろうとするなど、腰を水平に伸ばす動作は避ける
- できるだけ軽い道具を使う
- 物を運ぶときは、重量を最小限にし、体に近づける
- できるだけ苗床の容器は腰の高さに置き、地面に身を屈めない
- 籠を持ち上げたり吊すときは注意する
- 土で満杯にするとプラスチックの箱でも重くなるので、動かすのを避ける。満杯の状態で運ぶ必要がある場合は、持ち上げずに引きずって運ぶ

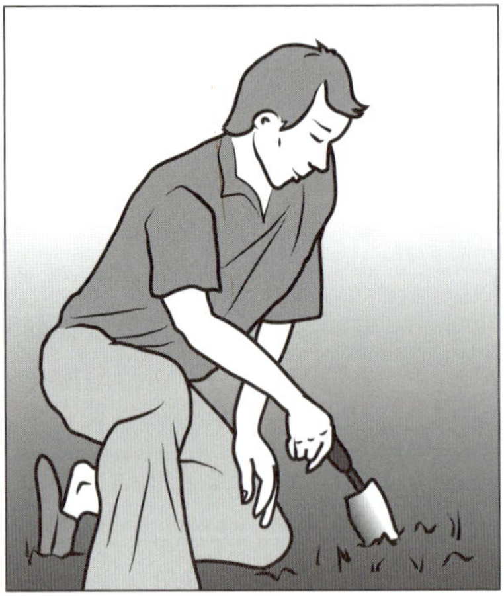

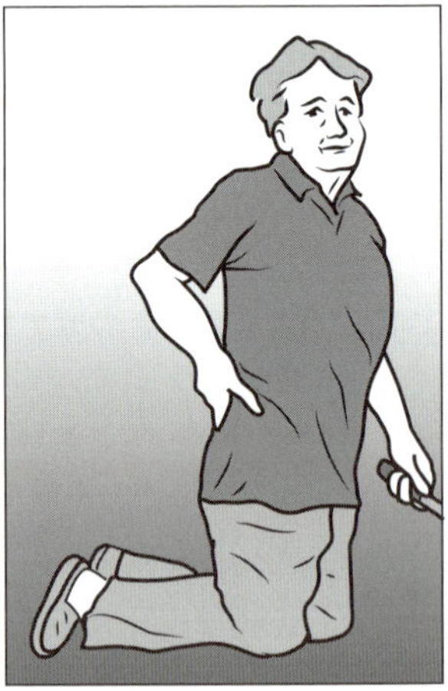

助言9　腰椎の〝バナナ〟ストレッチ

腰椎の側屈筋をストレッチする方法はたくさんあるのに、一番簡単で有効なストレッチがよく見落とされています。ここに紹介するストレッチは、側屈の動作を基本にしています。

これから挙げる例を読むにあたっては、一番リラックスできるストレッチ・ポジションをとると、一番効果的なストレッチができることを忘れないでください。無理が必要な場合は、筋緊張が増します。したがって、ストレッチで頑張るほど、効果が薄れる可能性が高くなります。30秒くらい保持し、毎日繰り返すとストレッチは効果的です［アメリカスポーツ医学会American College of Sports Medicine, 2011)］。

助言9で紹介するストレッチは、心地良いと思う強度（筋肉のストレッチ度）をクライアントが選ぶことができ、改善のモニタリングも容易にできます。しかし、腰筋の凝りや側屈筋の損傷または使い過ぎのクライアントを施術するときは、一番軽いストレッチを処方したいと思うでしょう。そこで、本章の他の助言でも述べているように、まず自分でストレッチを実践し、クライアントがどう感じるかを理解し、末尾にある表を使って所見を記録しましょう。あるいは、クライアントに表をチェックリストとして使ってもらい、毎週違うストレッチを使う選択権を与え、簡単なポジションから難易度を上げていっても良いでしょう。

このストレッチの考え方は、筋肉の両端が離れるように動かすと、筋肉は伸びるということにあります。腰方形筋（QL）という大きな側屈筋は、下部肋骨と腸骨稜に（勿論、腰椎にも）起始します。したがって、肋骨と骨盤が離れるように動かすと、この筋肉が伸びます。

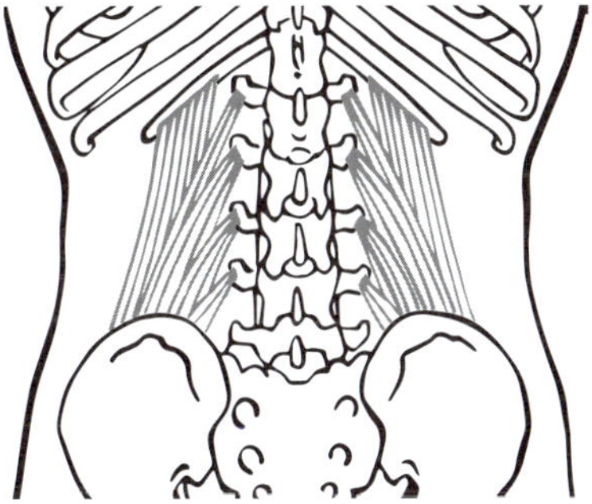

胴を一平面上から動かさず、肋骨を骨盤から離すように動かすと、体がバナナのような形になります。助言9を最後まで読むにあたっては、肋骨が骨盤から離れて行っているのか、骨盤が肋骨から離れて行っているのか、あるいはその両方か、自問してください。

助言9では、仰臥位、蹲踞《そんきょ》位、腹臥位、座位、四つ這い位、立位で行うストレッチを含め、様々なストレッチがあることがわかります。

仰臥位のバナナ・ストレッチ

仰臥位で両腕を外転させ、左右の膝と股関節を**少し**曲げます。胴体はそのままで、下半身全体を左右どちらかに振り子のように振り、体を〝バナナの形〟にします。両膝を伸ばし、股関節を緩め、両脚を真っ直ぐ揃えた状態で一方に引き寄せます。この状態で、骨盤は肋骨から引き離されています。

このストレッチを強化するには、体が凸状になった側の腕を挙げるだけです。これにより肋骨が上がって骨盤から離れます。

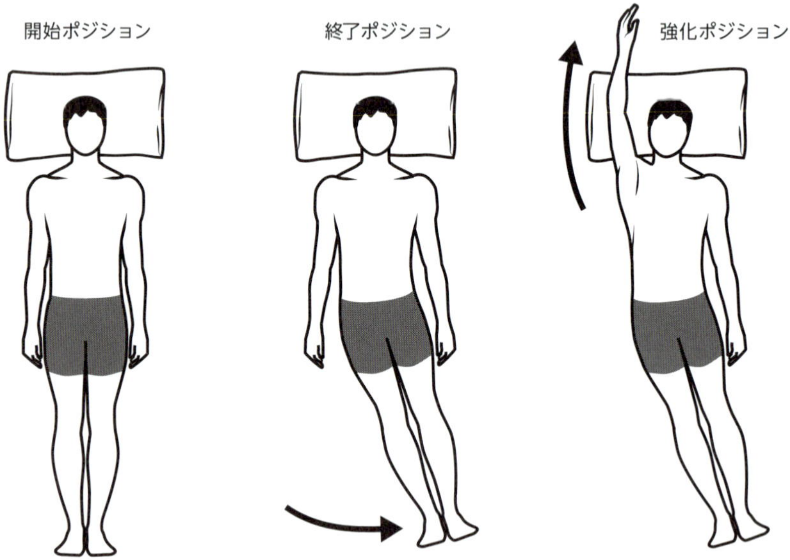

ヒント 脚を動かして側屈位をとる方が、上半身を浮かせて体を側屈させるよりも簡単です。

腹臥位でバナナ・ストレッチ

これは難易度がやや上がるので、脚を使って股関節を肋骨から離すのではなく、両肘をついて上半身を左右一方に〝歩かせ〟、バナナの形になり、股関節を肋骨から離すと簡単にできます。

開始ポジション

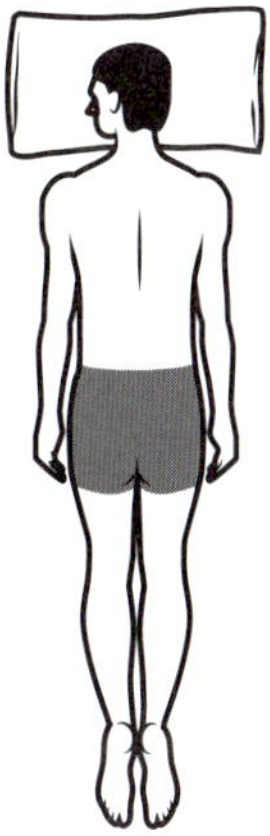

終了ポジション

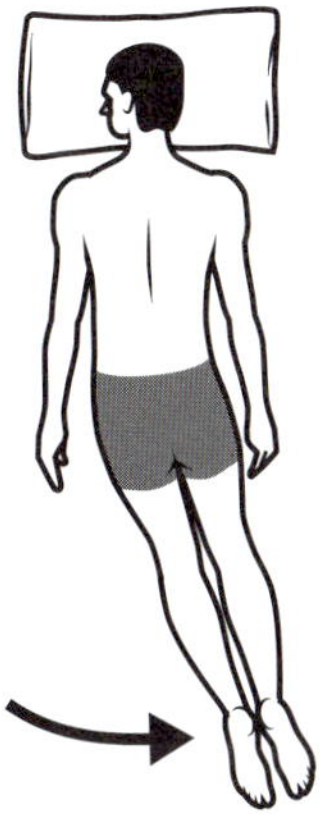

強化ポジション

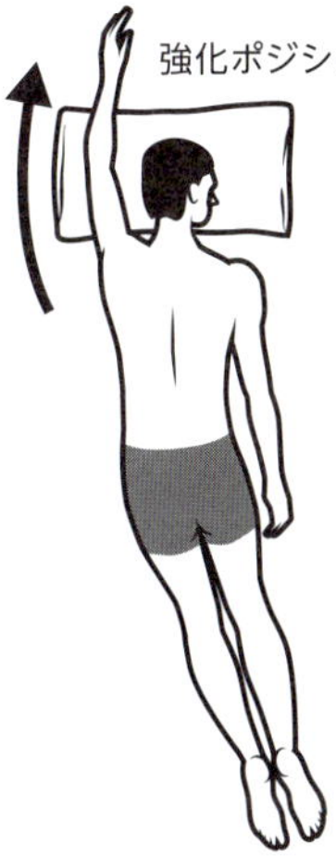

このストレッチを強化する場合は、骨盤を動かして肋骨から引き離しますが、そのためには足を振って下半身を左右どちらかに引き寄せる必要があり、腹臥位では難しいです。

四つ這いでバナナ・ストレッチ

両手と膝を床に着け、膝は動かさず、両手で前進して左右どちらかに体を曲げます。

開始ポジション

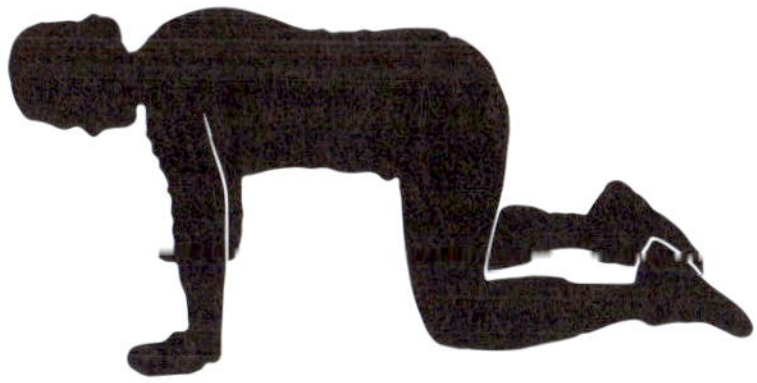

終了ポジション

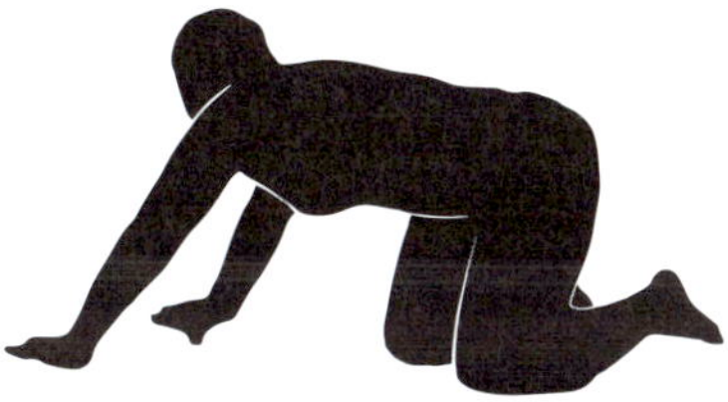

蹲踞《そんきょ》位でバナナ・ストレッチ

変法として、正座して両手で前進して左右どちらかに体を曲げます。

開始ポジション

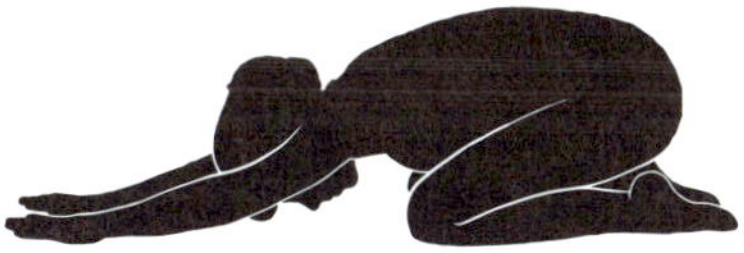

終了ポジション(右または左に手を這わす)

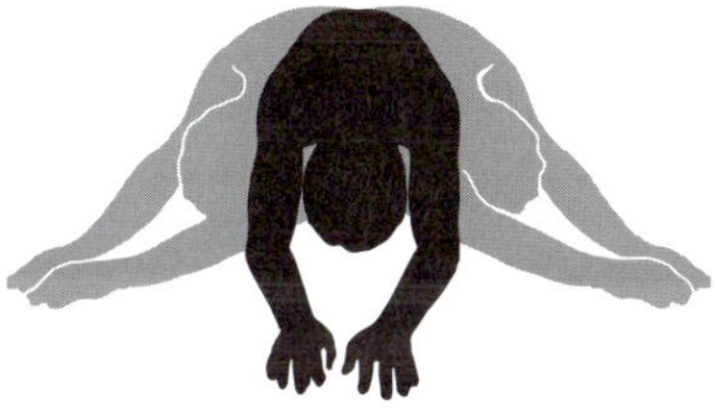

横座位で腰方形筋をストレッチ

側屈筋をストレッチするごく簡単な方法は、横臥位から起き直ることです（骨盤を肋骨から引き離します）。

イラストを90度回転させて両脚を縦向きにすると、横座位で脊椎がどのように側屈しているかがわかるでしょう。肘を伸ばして体を起こす代わりに、肘を着く変法もあります。

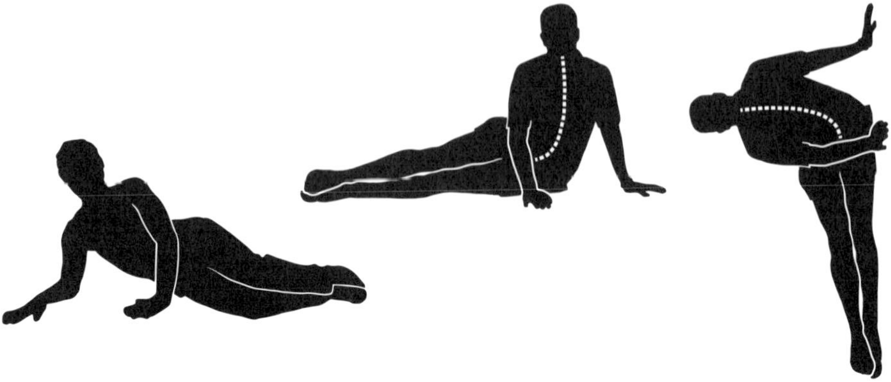

横臥位で腰方形筋をストレッチ

ベッドまたは安定した台の上で骨盤を肋骨から引き離します。

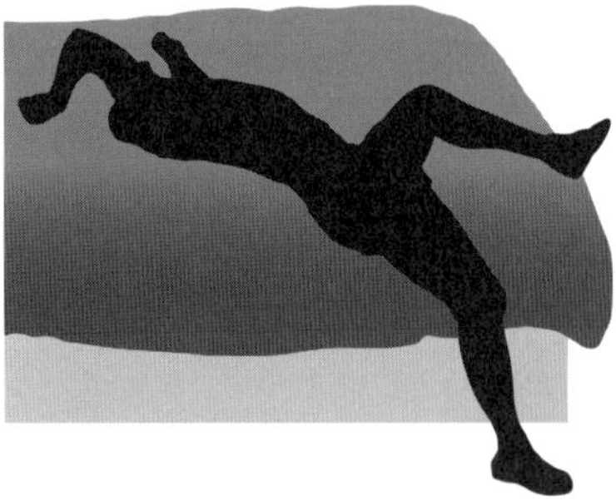

立位で腰方形筋をストレッチ

このストレッチではまず壁で体を支えてから、骨盤を肋骨から引き離します。次にこのストレッチを強化するため、ストレッチ側の腕を挙げて、支柱から〝ぶら下がり〟ます。

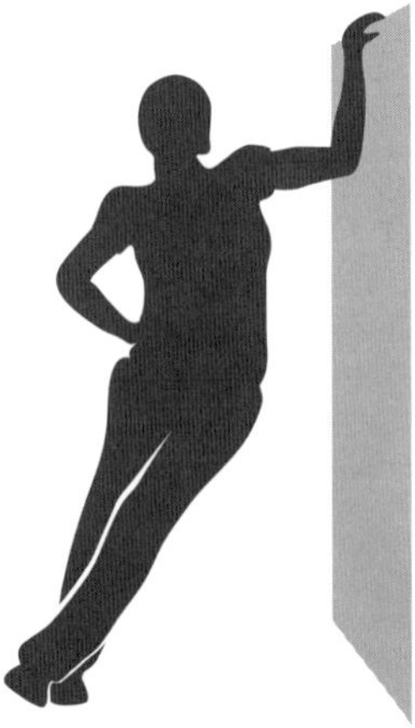

通常ポジションまたは強化ポジションで、ストレッチする側の足を後ろに引き、股関節を落とすとさらにストレッチを強化できます。

下に示すストレッチは腰方形筋（QL）をストレッチする方法として紹介されることがよくありますが、効果があるのでしょうか？　QLは脊椎を側屈させる筋肉なので、被験者がリラックスしていない限り、そのときのストレッチ・ポジションを支える筋肉はQLで、伸ばしたい筋肉（QL）に等尺性（または求心性）運動をさせていることになります。

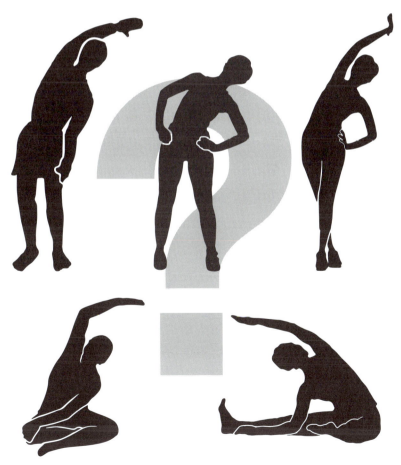

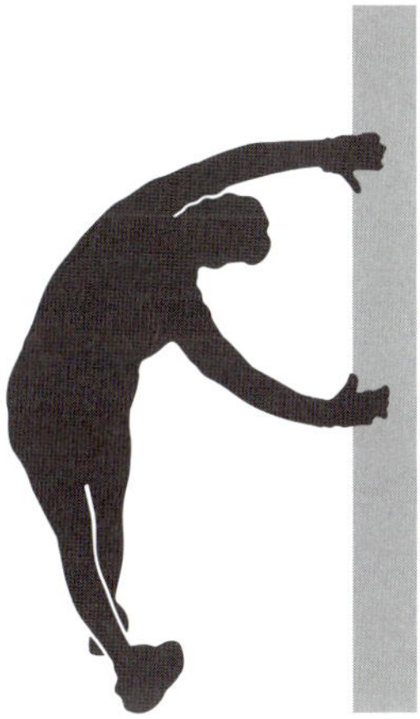

ストレッチ・ポジション	備 考
仰臥位バナナ・ストレッチ 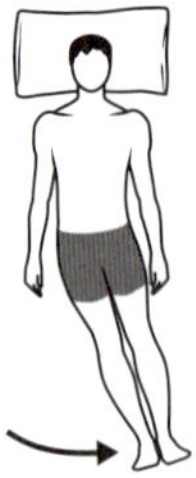	
仰臥位バナナ・ストレッチ(強化法) 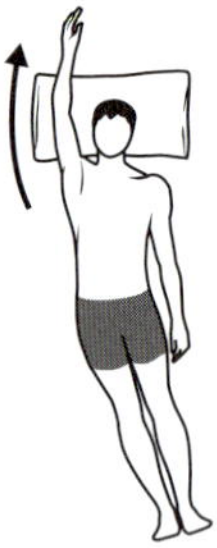	
腹臥位バナナ・ストレッチ 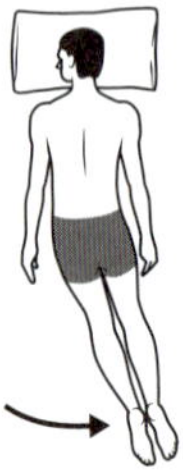	
腹臥位バナナ・ストレッチ(強化法) 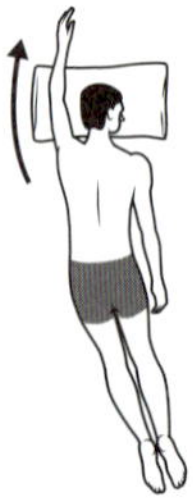	

ストレッチ・ポジション	備 考
四つ這いでバナナ・ストレッチ 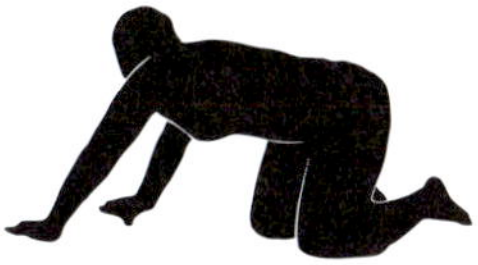	
正座でバナナ・ストレッチ 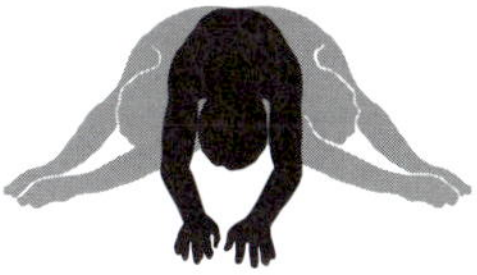	
横座位でQLストレッチ 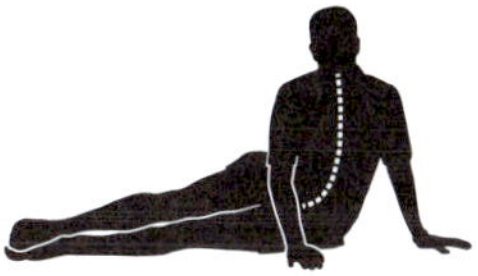	
横座位でQLストレッチ(変法) 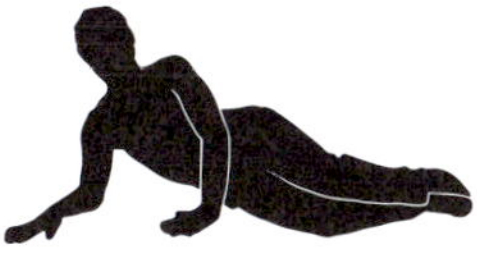	

QL：腰方形筋

ストレッチ・ポジション	備考
側臥位でQLストレッチ 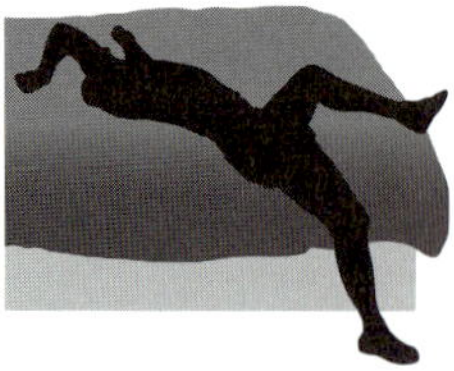	
立位でQLストレッチ(1) 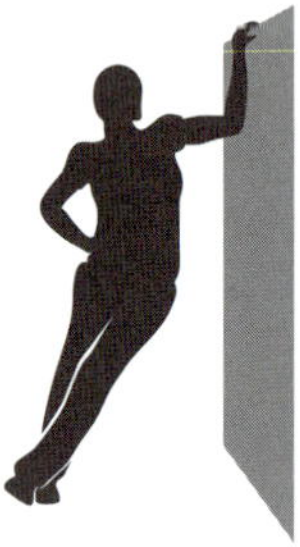	
立位でQLストレッチ(2) 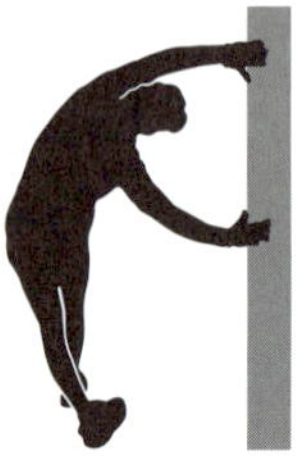	
その他のQLストレッチ(?) 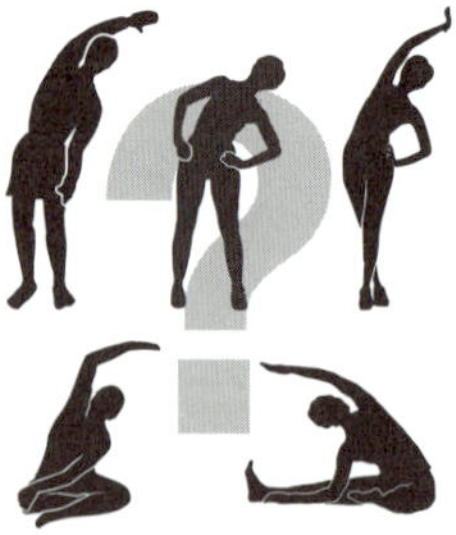	

QL：腰方形筋

助言10　腰椎の回旋ストレッチ

助言9に側屈をベースにした腰椎の各種ストレッチ方法をご紹介しました。助言10のストレッチはすべて回旋をベースにしています。座位、仰臥位、横臥位、四つ這い、立位と様々なポジションのストレッチが含まれています。

側屈ストレッチと同様、ストレッチで最大効果を得るにはクライアントがリラックスできるポジションで行い、30秒間以上保持し、毎日繰り返すと非常に有効です。ストレッチで頑張るほど、その効果は薄れる可能性が高いです。

助言10のストレッチングの考え方は、助言9と同じで、筋肉の両端を引き離すと、その筋肉が伸びる、ということです。助言9では側屈によって腰方形筋（QL）の二つの起始部を引き離すように動かすと、どのようにQLが伸びるかについて説明しました。この二つの起始部(下部肋骨と腸骨稜)は冠状面以外の平面上でも引き離すことができます。体幹、骨盤、またはその両方を回旋させればそれが可能です。回旋するときにゆっくりと注意して行う必要があります。

助言10の末尾に表があるので、自分で以下のストレッチを実践した後の所見を記録しましょう。

単純な座位回旋

単純に胸郭を左右どちらかに回旋し、骨盤を肋骨から引き離すことによって腰椎を伸ばすのは合理的と考えられます（a）。この方法（その変法も）の欠点は、体を回旋する力が必要なことで、腰椎ストレッチとしてよりも、筋力増強や可動性運動としての利益の方が大きいかもしれません。

座位で肩に乗せた棒に両腕を引っ掛け（b）、体を捻ると（c）、よりストレッチ感が得られると報告する人もいます。

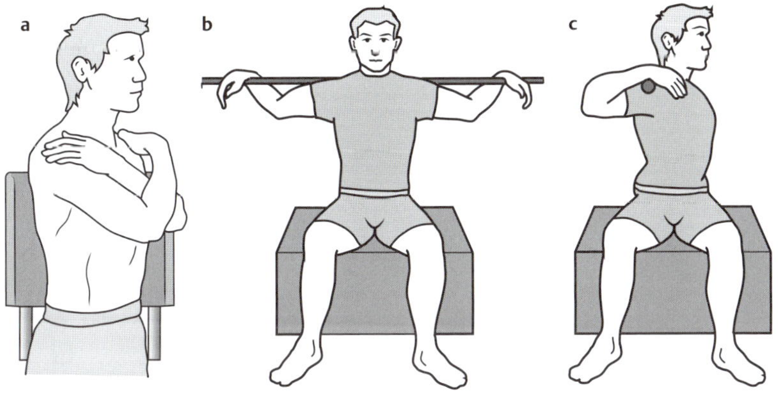

座位回旋ストレッチ

足をしっかり床に着け、胸郭だけを回旋してみます。このストレッチをしやすくするため、肘掛けや背もたれを利用しても良いです（a）。こうすると肋骨が骨盤から離れるように回旋します。肩越しに後ろを向くと（同じ回旋方向）、ストレッチをさらに強化することができます(b)。

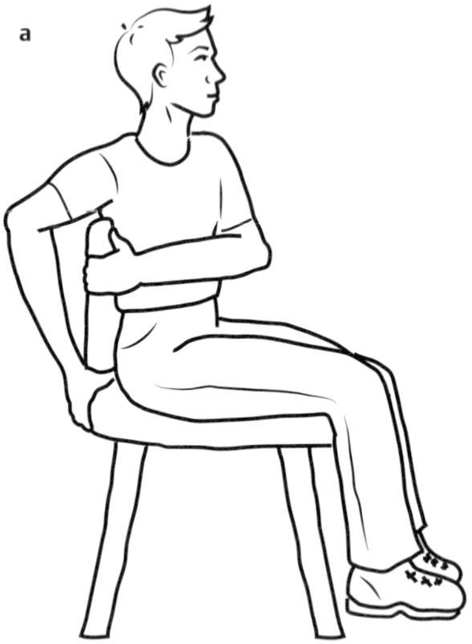

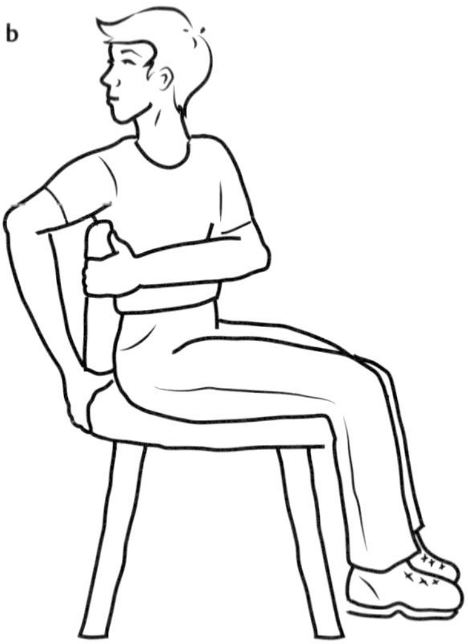

ストレッチを強化するには、イラストのように前屈してから回旋します。その理由は、脊椎の回旋だけではなく屈曲も必要になるからで、側屈筋群だけではなく腰の伸筋群もストレッチできます。

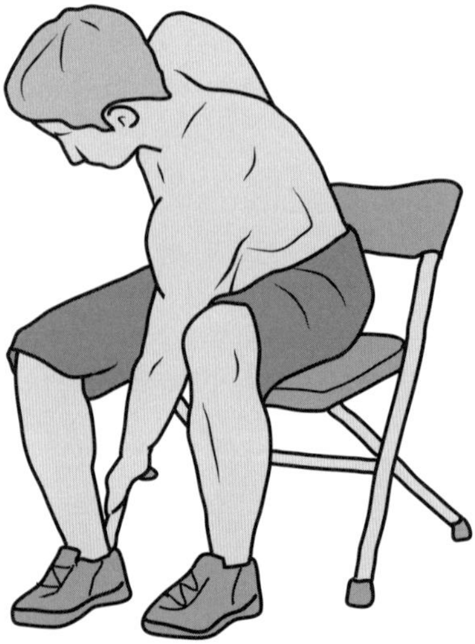

簡単な仰臥位股関節ストレッチ

これは比較的簡単に実施できる動作ですが、そうだとしても、腰椎の可動域が減少しているクライアントは楽ではないこともあります。そのような場合、苦痛のない程度に膝を倒し、完全に倒せなくても悲観しないことです。このストレッチでは、股関節を回旋させて肋骨から引き離します。

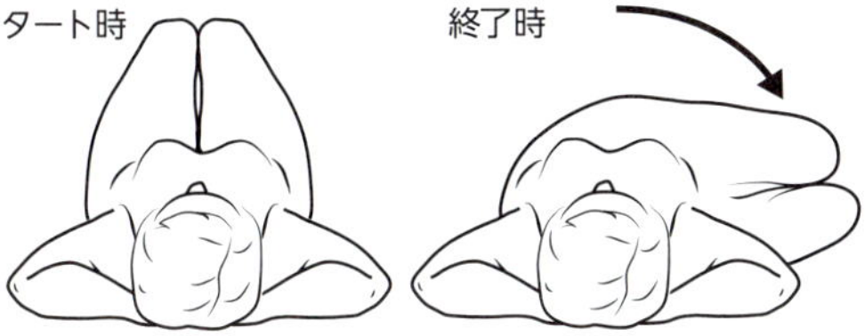

側臥位回旋ストレッチ

肋骨を骨盤から離すもう一つの方法として、まず側臥位で左右の股関節と膝を楽な範囲で曲げ、次に胴体を捻って上向きになり、片腕を外転させます。多くのクライアントにとってこれはきつめのストレッチで、特に腰椎の可動域が低下したクライアントにはきついストレッチです。このストレッチでは。肋骨を回旋させて骨盤から引き離します。

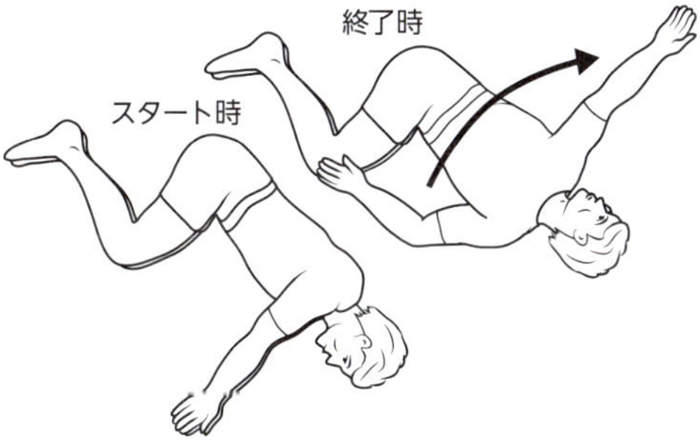

ヒント 小さな柔らかいボールや枕を膝の下に置くとストレッチの強度が下がります。また、支えの足を伸ばすと、やりやすくなります。

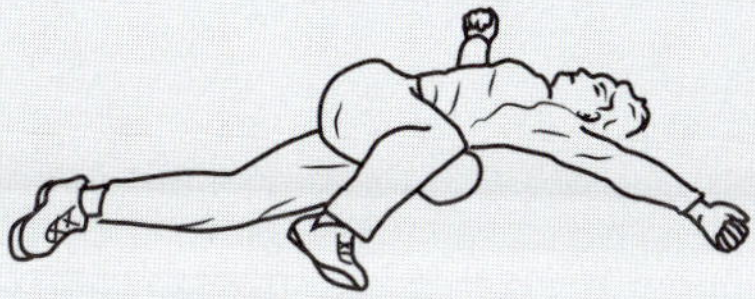

立位回旋ストレッチ

立位でも腰椎のストレッチができます。背中を壁に向け、胴体をできるだけ後ろに捻り、両手を壁につけます。これにより両膝と両足首に捻りがかかるので、苦痛を感じるクライアントもいるでしょう。逆に、捻れ力の一部が下肢に吸収されるので、このストレッチを好むクライアントもいます。

四つ這い回旋ストレッチ

実はこのストレッチは肩の後ろをストレッチするためのものですが、イラストでわかるように、腕を使った腰椎回旋がある程度必要です。

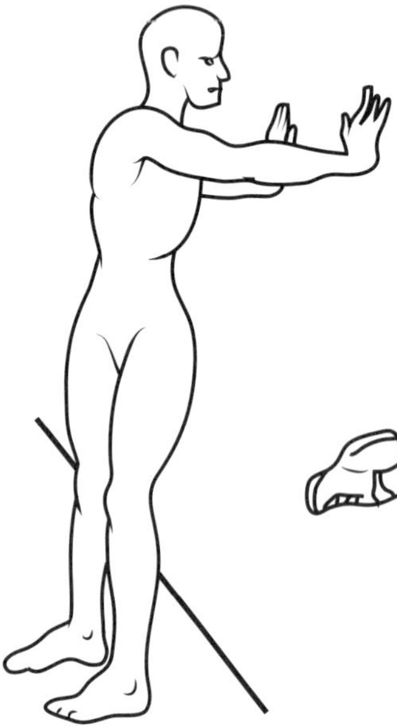

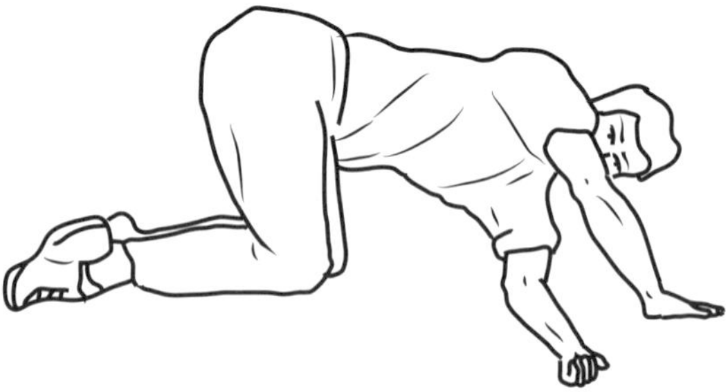

ストレッチ	備考
座位、椅子の支え無し	
座位 棒使用	
座位 背中を背もたれに向けたまま	
座位 上半身を捻る	
前屈　座位	
単純股関節回旋	
側臥位回旋ストレッチ	
立位回旋	
四つ這い回旋	

助言11　ロッキングと自動脚スイングで腰痛緩和

ロッキング

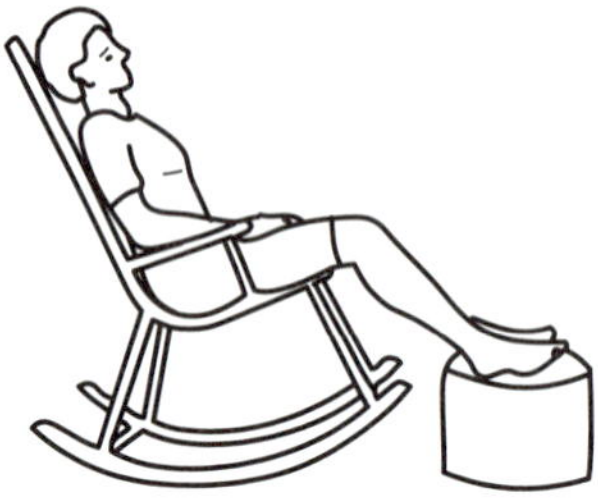

座位で行う持続的受動運動は、背部痛に対する古い治療法です。ロッキングチェアーはかつて、多くの家庭でよくみかけられましたが、今では家庭で機能している家具というよりアンティークと考えられる傾向があります。ロッキングチェアーは脊椎を屈曲／伸展させます。足を床に着けるかスツールの上に乗せ、背中の筋肉ではなく脚を使って体を前後に揺らします。

ロッキングチェアーを腰痛治療に使うことについて決まった手順はありません。しかし、フィンランドで虚弱高齢被験者を対象に行われた研究（Niemelä他，2011）の結果、ロッキングチェアーを使った在宅運動プログラムにより、身体能力が向上することが数値的にわかりました。この研究では、実際に使用した運動の種類について具体的に述べている箇所があり、背部痛のクライアントには不適切かもしれないとはいえ、ロッキングチェアーを治療の一環で使うことを考えるきっかけになるでしょう。

腰痛患者60名を対象にしたVan Deursen他（1999）の研究で、座面の回転が痛みを軽減することがわかりました。ただし、この研究に使用した受動運動は振幅が小さく、そのような運動で痛みが減った理由は不明とされています。

ブランコ

ブランコを漕ぐときに生じるはずみは、ロッキングチェアーと同じように腰痛治療に使えるのでしょうか？　ブランコを漕ぐには膝の伸展と屈曲が必要であり、上昇スィング中に膝が伸展すると腹筋の収縮が起きる傾向があります。これは痛みの緩和に有益効果をもたらすでしょうか。

ブランコの代わりに、固定椅子に座って脚をスィングする動作は、脊椎の軽い運動になり、症状を軽くしてくれるでしょうか？　スィングは身体の振り子運動として検討されています（Post他，2007）。固定椅子に座って行う脚のスィング運動や、道具を使った全身のスィング運動を腰痛治療に適用することについての研究はありませんが、いずれもロッキングチェアーと同じ種類の屈曲／伸展運動です。このことは、こうした運動がリハビリテーションのツールになる可能性があることを示唆しています。

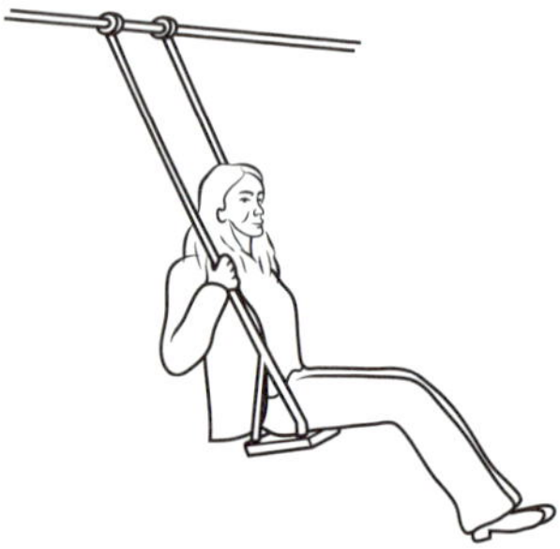

参考文献

Abenhaim L, Rossignol M, Valat JP, et al. The role of activity in the therapeutic manage- ment of back pain: report of the Internati- onal Paris Task Force on Back Pain. Spine 2000;25(Suppl 4):1S-33S

Adams MA, Hutton WC. The effect of postu- re on the lumbar spine. J Bone Joint Surg Br 1985;67(4):625-629

American Academy of Orthopaedic Surge- ons. Joint Motion, Method of Measuring and Recording. Chicago, IL: American Academy of Orthopaedic Surgeons; 1965

American College of Sports Medicine. Quan- tity and quality of exercise for developing and maintaining cardiorespiratory, mus- culoskeletal, and neuromuscular fitness in apparently healthy adults: guidance for prescribing exercise. Med Sci Sports Exerc 2011;43(7):1334-1359

American Orthopaedic Association Web site. http://www.aoassn.org/

Arthritis Research UK. Keep Moving. [Leaf- let], 2014.

Berry FB. Material on Thoracic Exercises Gi- ven to Patients at Thoracic Surgery Center, 160th General Hospital, European Theater of Operations, Surgery in World War II. Vol.
I. Washington, DC: Medical Department, Of- fice of the Surgeon General, Department of the Army; 1963

Beurskens AJ, de Vet HC, Köke AJ, et al. Effica- cy of traction for nonspecific low back pain: 12 week and 6 month results of a randomized clinical trial. Spine 1997;22(23):2756-2762

Bigos S, Bowyer O, Braen G, et al. Acute Low Back Problems in Adults. Clinical Practice Guideline No. 14. AHCPR Publication No. 95- 0642. Rockville, MD: Agency for Health Care Policy and Research, Public Health Service, US Department of Health and Human Ser- vices; 1994

Bockenhauer SE, Chen H., Julliard KN, Weedon J. Measuring thoracic excursion: reliability of the cloth tape measure tech- nique. J Am Osteopath Assoc. 2007;107(5): 191-196

Braune W, Fischer O. Ueber den Schwer- punkt des Menschlichen Korpers mit Rück- sicht auf die Ausrüstung des Deutschen Infanteristen. Abh. D. Kgl. Sächs. Ges. D. Wis- sensch. Math. Phys. Klasse 1889;26:562

British Orthopaedic Association Web site. http://www.boa.ac.uk/

Brunnstrom S. Clinical Kinesiology. Philadel- phia, PA: F.A. Davis Company; 1972

Cloward RB. Cervical diskography: a con- tribution to the etiology and mechanism of neck, shoulder and arm pain. Ann Surg 1959;150(6):1052-1064

Davies C. The Trigger Point Therapy Work- book. Oakland, CA: New Harbinger; 2004

Duncan R. Integrated Myofascial Therapy Le- vel 3 Workbook Notes & Technique Manual. Glasgow, UK: Myofascial Release; 2012

Dvorák J, Panjabi MM, Chang DG, Theiler R, Grob D. Functional radiographic diagno- sis of the lumbar spine: flexion-extension and lateral bending. Spine 1991;16(5): 562-571

Earls J, Myers T. Fascial Release for Structural Balance. Berkley, CA: North Atlantic Books; 2010

Ezzo J, Haraldsson BG, Gross AR, et al. Mas- sage for mechanical neck disorders: a syste- matic review. Spine (Philadelphia, PA, 1976) 2007;32:353-362

Fairbank JC, Couper J, Davies JB, O' Brien JP. The Oswestry low back pain disability ques- tionnaire. Physiotherapy 1980;66:271-273

Fairbank JCT. William Adams and the Spine of Gideon Algernon Mantell. Ann R Coll Surg Engl 2004;86(5):349-352

Fallon S, Walsh M. Positional Release Tech- nique: a valid technique for use by physical therapy practitioners. IPTAS Conference (2012), Wordpress.com

Fedorak C, Ashworth N, Marshall J, Paull H. Reliability of the visual assessment of cervi- cal and lumbar lordosis: how good are we? Spine 2003;28(16):1857-1859

Franklin ME, Conner-Kerr T. An analysis of posture and back pain in the first and third trimesters of pregnancy. J Orthop Sports Phys Ther 1998;28(3)133-138

Fritz S. Sports & Exercise Massage. Philadel- phia, PA: Elsevier; 2005

Furlan AD, Brosseau L, Imamura M, Irvin E. Massage for low-back pain: a systematic review within the framework of the Cochra- ne Collaboration Back Review Group. Spine 2002;27(17):1896-1910

Greene WB, Heckman JD, eds. The Clinical Measurement of Joint Motion. Rosemont, IL: American Academy of Orthopaedic Sur- geons; 1994

Hertling D, Kessler RM. Management of Common Musculoskeletal Disorders. 3rd ed. Philadelphia, PA: Lippincott Williams & Wil- kins; 1996

Hoving JL, O' Leary EF, Niere KR, Green S, Buchbinder R. Validity of the neck disa- bility index, Northwick Park neck pain questionnaire, and problem elicitation tech- nique for measuring disability associated with whiplash-associated disorders. Pain 2003;102(3):273-281

Iceton J, Harris WR. Treatment of winged scapula by pectoralis major transfer. J. Bone Joint Surg Br 1987;69(1):108-110

Iunes DH, Cecílio MBB, Dozza MA, Almeida PR. Quantitative photogrammetric analysis of the Klapp method for treating idiopa- thic scoliosis. Rev Bras Fisioter 2010;14(2): 133-140

Johnson J. Soft Tissue Release. Champaign, IL: Human Kinetics; 2009

Johnson J. Postural Assessment. Champaign, IL: Human Kinetics; 2012

Kapandji AI. The Physiology of the Joints. Vol. 3. The Spinal Column, Pelvic Girdle and Head. London: Churchill Livingstone; 2008

Kendall FP, McCreary EK, Provance PG. Muscles: Testing and function. 4th ed. Balti- more, MD: Lippincott Williams and Wilkins; 1993

Kopec JA, Esdaile JM, Abrahamowicz M, et al. The Quebec back pain disability scale: conceptualization and development. J Clin Epidemiol. 1996;49(2):151-161

Krause M, Refshauge KM, Dessen M., Bo- land R. Lumbar spine traction: evaluation of effects and recommended application for treatment. Man Ther 2000;5(2):72-81

Leak AM, Cooper J, Dyer S, Williams KA, Tur- ner-Stokes L, Frank AO. The Northwick Park Neck Pain Questionnaire, devised to measu- re neck pain and disability. Br J Rheumatol 1994;33:469-474

Lee LJ. Is it possible to be too stable? Ortho Div Rev 2006;(Nov/Dec):19-23

Lee LJ. Is it time for a closer look at the thorax? In Touch 2008; (1):13-16

Lemos TV, Albino AC, Matheus JP, Barbosa Ade M. The effect of kinesio taping in for- ward bending of the lumbar spine. J Phys Ther Sci. 2014;26(9):1371-1375

Lord MJ, Small JM, Dinsay JM, Watkins RG. Lumbar lordosis: effects of sitting and stan- ding. Spine 1997;22(21): 2571-2574

Maigne R. Origine dorso-lombaire de cer- taines lombalgies basses. Rôle des articu- lations interapophysaires et des branches postérieures des nerfs rachidiens. Rev Rhum 1974;41(12):781-789

Maitland J. Spinal Manipulation Made Sim- ple: A Manual of Soft Tissue Techniques. Berkeley, CA: North Atlantic Books; 2001

Malmivaara A, Häkkinen U, Aro T, et al. The treatment of acute low back pain—bed rest,

exercises, or ordinary activity? N Engl J Med. 1995; 332(6):351-355

Manheim CJ, Lavett DK. The Myofascial Re- lease Manual. Thorofare, NJ: Slack Incorpo- rated; 1989

Martin RM, Fish DE. Scapular winging: anato- mical review, diagnosis, and treatments. Curr Rev Musculoskelet Med 2008;1(1): 1-11

McKenzie AM, Taylor NF. Can physiothera- pists locate lumbar spinal levels by palpati- on? Physiother 1997;83(5):235-239

McPartland JM, Brodeur RR, Hallgren RC. Chronic neck pain, standing balance, and suboccipital muscle atrophy-a pilot study. J Manipulative Physiol Ther 1997;20(1): 24-29

Mears R. Bushcraft Survival, Series 1 [DVD], BBC; 1996

Min SH, Chang S-H, Jeon SK, Yoon SZ, Park J-Y, Shin HW. Posterior auricular pain caused by the trigger points in the sternocleido- mastoid muscle aggravated by psychological factors—a case report. Korean J Anesthesiol 2010; 59:S229-S232

Moll JMH, Wright V. Normal range of spi- nal mobility. Ann Rheum Dis 1971;30:3 81-386

Moll JMH, Wright V. Measurement of spinal movement. In: Jayson M., ed. The Lumbar Spine and Back Pain. New York: Grune & Stratton; 1981:93-112

Moseley GL. Impaired trunk muscle func- tion in patients with sub-acute neck pain: etiologic in the subsequent development of low-back pain. Man Ther. 2004;9:157-163

Mulligan BR. Manual Therapy: NAGS, SNAGS, MWMS, etc. Wellington, New Zealand: Plane View Services Ltd; 2010

Nachemson A, Elfström G. Intravital dy- namic pressure measurements in lumbar discs: a study of common movements, maneuvers and exercises. Scand J Rehabil Med 1970;2(Suppl 1):1-40

Niemelä K, Väänänen I, Leinonen R, Lauk- kanen P. Benefits of home-based rocking- chair exercise for physical performance in community-dwelling elderly women: a randomized controlled trial—a pilot study. Aging Clin Exp Res 2011;23(4):279-287

Nissen H. Practical Massage and Corrective Exercises. Philadelphia, PA: F.A. Davis Com- pany; 1905

Norkin CC, White DC. Measurement of Joint Motion: A Guide to Goniometry. Philadel- phia, PA: F.A. Davis Company; 1985

Ohashi W. Do-It-Yourself Shiatsu. London: Unwin Paperbacks; 1977

Paulin E, Brunetto AF, Carvalho CRF. Effects of a physical exercise program designed to increase thoracic expansion in chronic obst- ructive pulmonary disease patients. J Pneu- mologia 2003;29(5):287-294

Pavelka K. Rotations - messung der Wirbel- saule. Z Rheumaforsch 1970;29:366-370

Pearcy M, Portek I, Shepherd J. Three-dimensional x-ray analysis of normal movement in the lumbar spine. Spine 1984a;9(3):294-297

Pearcy MJ, Tibrewal SB. Axial rotation and lateral bending in the normal lumbar spine measured by three-dimensional radiogra- phy. Spine 1984b;9(6):582-587

Petias P, Grivas TB, Kaspiris A, Aggouris C, Evangelos D. Review of the trunk surface metrics used as scoliosis and other deformi- ties evaluation indices, Scoliosis 2010;5:12

Post AA, de Groot G, Daffertshofer A, Beek PJ. Pumping a playground swing. Motor Control 2007;11(2):136-50

Proctor D, Dupuis P, Cassidy JD. Thoracolum- bar syndrome as a cause of low back pain: a report of two cases. J Can Chiropr Assoc 1985;29(2):71-73

Quebec Back Pain Disability Scale. http://www.backpainscale.ca/. Accessed July 19, 2015

Roland M, Waddell G, Moffett JK, Burton K, Main C. The Back Book: The Best Way to Deal with Back Pain; Get Back Active. Norwich, UK: Stationary Office (STO); 2011

Rose J. Upper back: osteopathic lesions in the thoracic spine. http://www.holistic-doc-pain support.com/ thoracic-spine. html. 2008

Sahrmann SA. Does postural assessment contribute to patient care? J Orthop Sports Phys Ther 2002;32(8):376-379

Sherman KJ, Cherkin DC, Hawkes RJ, Miglio- retti DL, Deyo RA. Randomized trial of thera- peutic massage for chronic neck pain. Clin J Pain, 2009;25:233-238

Shin S, Yoon DM, York KB. Identification of the correct cervical level by palpation of spinous processes. Anesth. Analog 2011;112(5):1232-1235

Solberg G. Postural Disorders and Musculo- skeletal Dysfunction: Diagnosis, Prevention and Treatment. Edinburgh, UK: Churchill Livingstone; 2008

Struyf F, Nijs J, De Coninck K, Giunta M, Mottram S, Meesen R. Clinical assessment of scapula positioning in musicians: an intertester reliability study. J Athl Train 2009;44(5):519-526

van Deursen, LL, Patijn J, Durinck JR, Brou- wer R, van Erven-Sommers JR, Vortman BJ. Sitting and low back pain: the posi- tive effect of rotatory dynamic stimu- li during prolonged sitting. Eur Spine J 1999;8(3):187-193

Vanti C, Bertozzi L, Gardenghi I, Turoni F, Guccioni AA, PIllastrini P. Effect of taping on spinal pain and disability: systematic review and meta-analysis of randomized trials. Phys Ther 2015;95(4):493-506

Verbunt JA, Seelen HA, Vlaeyen JW, et al. Di- suse and deconditioning in chronic low back pain: concepts and hypotheses on contribu- ting mechanisms. Eur J Pain 2003;7(1):9-21

Vernon H, Mior S. The Neck Disability Index: a study of reliability and validity. J Manipu- lative Physiol Ther 1991;14:409-415

Waddell G, Burton AK. Occupational health guidelines for the management of low back pain at work: evidence review. Occup Med 2001;51(2):124-135

Wall P. Pain: The Science of Suffering. Lon- don: Weidenfeld & Nicolson; 1999
Watson AHD, William C, James BV. Activi- ty patterns in latissimus dorsi and sterno- cleidomastoid in classical singers. J Voice 2012;26(3):e95-e105

Yin P, Gao N, Wu J, Litscher G, Xu S. Adverse events of massage therapy in pain-related conditions: a systematic review. Evid Based Complement Alternat Med 2014;1-1

索引

き

こ

り

ろ

著 者
ジェーン・ジョンソン(Jane Johnson)
Health and Care Professions Council(英国医療専門家協議会)
登録公認リハビリテーション医。
Chartered Society of Physiotherapy(英国理学療法協会) 会員。

監修者
高田 治実 (たかだ はるみ)
帝京科学大学医療科学部東京理学療法学科教授。専門分野は、補装具学、切断の理学療法学、徒手療法運動療法学、運動療法の阻害因子に対する即時的治療法の研究。著書に『マイオチューニングアプローチ入門』(協同医書出版社)、監修書に『最新カラーリングブック筋骨格系の解剖学』『ヘルスケア臨床現場におけるクリニカルマッサージ』『理学療法士のための臨床測定ガイド』『脊椎の機能障害』(いずれもガイアブックス) などがある。

翻訳者
盛谷 明美 (もりたに あけみ)
大阪大学薬学部薬学科卒業。医薬翻訳者。主な翻訳書に『 脳卒中の回復期から生活期へつなぐ作業療法』『がんリハビリテーション―原則と実践完全ガイド―』(ガイアブックス) など。

The Big Back Book Tips and Tricks for Therapists
頸部・胸部・腰部の治療大事典
療法士のためのヒントとコツ

発　行　2018年3月31日
発行者　吉田 初音
発行所　株式会社 ガイアブックス
〒107-0052　東京都港区赤坂1-1-16　細川ビル
TEL.03(3585)2214　FAX.03(3585)1090
http://www.gaiajapan.co.jp
印刷所　モリモト印刷株式会社

ISBN978-4-86654-000-9　C3047

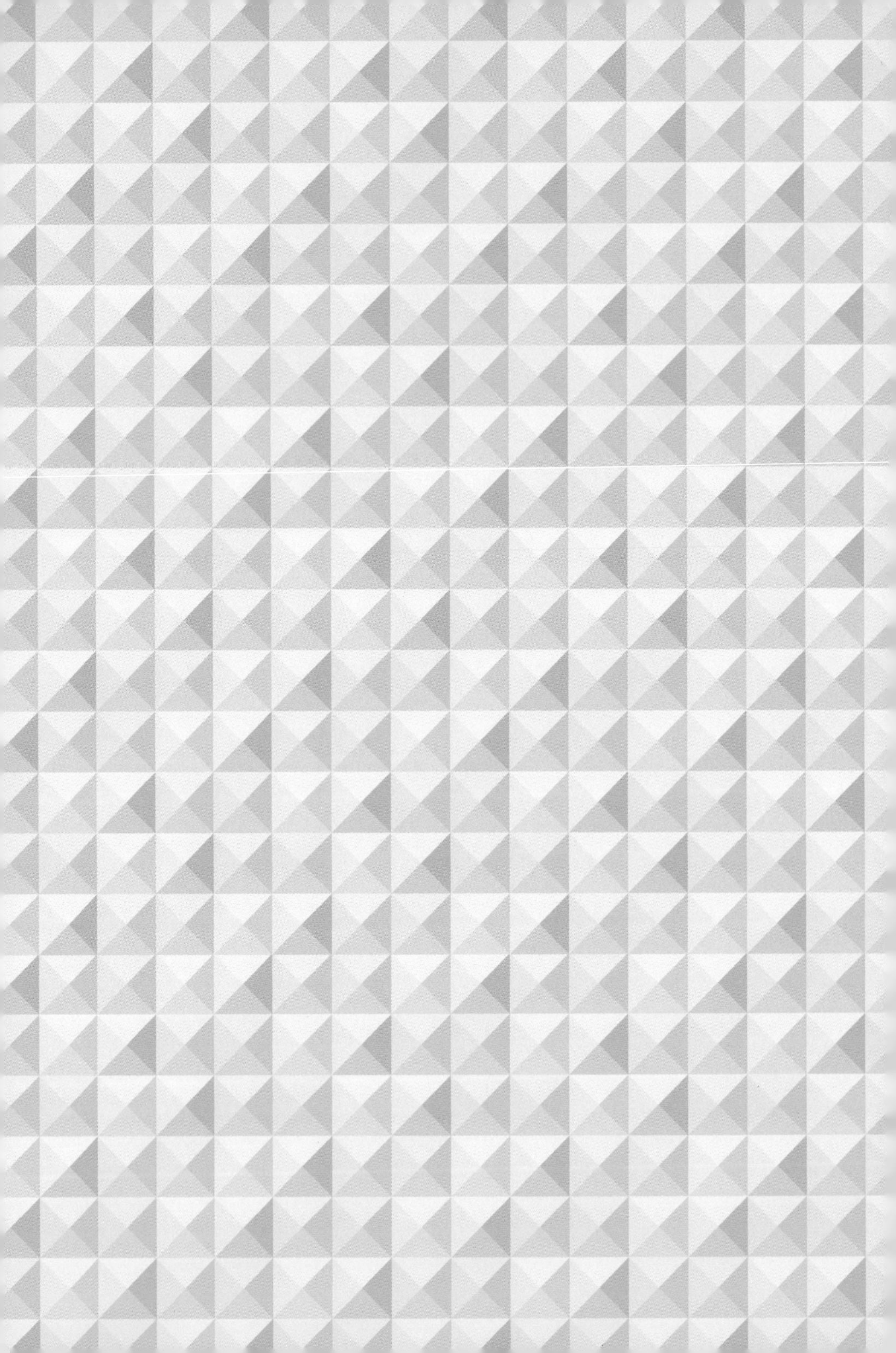